DEUTSCHE DEMOKRATISCHE REPUBLIK
DEUTSCHE AKADEMIE DER LANDWIRTSCHAFTSWISSENSCHAFTEN ZU BERLIN
INSTITUT FÜR LANDWIRTSCHAFTLICHE INFORMATION UND DOKUMENTATION

Landwirtschaftliches Zentralblatt

ABTEILUNG IV

VETERINÄRMEDIZIN

9. JAHRGANG

1964

AKADEMIE-VERLAG · BERLIN

LZ. IV VETERINÄRMEDIZIN JG. 1964 · NR. 5 · SEITE 897–1120 · BERLIN · MAI 1964

LANDWIRTSCHAFTLICHES ZENTRALBLATT

ABTEILUNG VETERINÄRMEDIZIN

INHALTSVERZEICHNIS

Bibliographische Angaben von Büchern und Dissertationen am Schluß eines jeden Kapitels

LZ. IV/5/64

NAMENVERZEICHNIS

4–64/05–0001 bis 0685

Ab Jahrgang 1964 beziehen sich die hinter dem Autorennamen angegebenen Zahlen auf die Signatur des Dokumentationsmaterials

Signatur in [Klammern] bedeutet Bibliographie, mit Stern * bedeutet Buchbesprechung

LANDWIRTSCHAFTLICHES ZENTRALBLATT
ABTEILUNG VETERINÄRMEDIZIN

1964 NR. 5 MAI

I. ALLGEMEINES

4-64/05-0001 Toit, R. du; Onderstepoort, Fac. of Veterin. Sci. Veterinary education. **(Tierärztliche Ausbildung.)** J. South African veterin. med. Assoc. **34** (1963) Nr. 2. S. 221–223. 20.

4-64/05-0002 Jansen, B. C.; Onderstepoort, Veterin. Res. Inst. Veterinary research. **(Die tierärztliche Forschungsarbeit.)** J. South African veterin. med. Assoc. **34** (1963) Nr. 2. S. 195–198. 60.

4-64/05-0003 Schwertner, E. **Zur ökonomischen Ausbildung der Tierärzte.** Mh. Veterinärmed. **18** (1963) Nr. 17. S. 643–645.

Vf. sieht die wichtigste Aufgabe darin, das Studium der ökonomischen Fragen als geschlossenes System vom ersten bis zum letzten Studienjahr durchgehend zu organisieren und inhaltlich systematisch aufzubauen. Während in den ersten Studienjahren mit der „Politischen Ökonomie“ bestimmte Grundlagen vermittelt werden, sollten im weiteren in der Disziplin „Ökonomik der sozialistischen Landwirtschaft“ neben den Fragen der Planung und Leitung sowie der Ökonomik der sozialistischen Viehwirtschaft bereits die Fragen der Stellung des Veterinärwesens im System der sozialistischen Landwirtschaft behandelt werden (insbesondere strukturelle und „Entwicklungsfragen“). Im Fach „Ökonomik, Organisation und Leitung des sozialistischen Landwirtschaftsbetriebes“ müßten schwerpunktmäßig auch hier die Fragen der tierischen Produktion im Sozialismus gelehrt werden. Notwendig wäre auch, daß in den Disziplinen Staatsveterinärkunde, Hygiene, Parasitologie, Tierzucht und Tierernährung stärker als bisher auf die ökonomischen Probleme dieser Fachgebiete eingegangen würde. Auch die Praxisabschnitte der Ausbildung müssen inhaltlich Veränderungen erfahren. Bei der Behandlung ökonomischer Fragen der Veterinärmedizin muß man nach Auffassung des Vf. offensichtlich 2 Bereiche auseinanderhalten — die Ökonomie, Leitung und Planung des staatlichen Veterinärwesens sowie die ökonomischen Fragen der tierärztlichen Tätigkeit in der sozialistischen Viehwirtschaft. H. Rauch. 100.

4-64/05-0004 Morris, Mark L. Some changes affecting veterinary practice. **(Einige Veränderungen in der tierärztlichen Praxis.)** Cornell Veterinarian **43** (1963) Nr. 2. S. 282–288.

In den letzten 35 Jahren hat sich in Amerika sowohl in der Ausbildung der Studenten als auch in der Ausübung des tierärztlichen Berufes vieles geändert. Bis 1980 soll sich die Zahl der Tierärzte verdreifacht haben, in den nächsten 20 Jahren sind 40000 neue Tierärzte auszubilden. Betrachtet man die Bedeutung der einzelnen Praxiszweige in der Zukunft, so spielt die Pferdepraxis noch eine ganz erhebliche Rolle. Dies betrifft besonders die Behandlung von Vollblutpferden. 500 Praktiker beschäftigen sich mit der Pferdepraxis. Ihre Fortbildungsmöglichkeiten sind gering. Gegenüber anderen Tierarten sind experimentelle Untersuchungen am Pferd in den letzten 50 Jahren selten gewesen. Der Futterbedarf und die Grundlage der Elektrolytbalance bei dieser Tierart sind wenig erforscht. Daher finden moderne wissenschaftliche diagnostische und therapeutische Verfahren in der Praxis nur zögernd Anwendung. Die

Schweinepraxis nimmt eine hervorragende Stellung ein. Die Bekämpfung der Schweinepest hat in dem Gesetz vom 6.9.61 ihre nationale gesetzliche Grundlage gefunden. Der Geflügelwirtschaft hat die Tierärzteschaft früher nicht immer die notwendige Aufmerksamkeit gewidmet. Die pharmazeutische, chemische und die Futtermittelindustrie haben sich zunächst dieses Feldes bemächtigt. Nun wird aber eine diagnostische und haltungsmäßige Beratung benötigt, die man in einzelnen Staaten durch Schaffung von Speziallaboratorien zu gewährleisten beginnt. Die Kleintierpraxis ist auch in Amerika zu einem Problem geworden. Viele Tierärzte gewinnen einen Teil ihres Unterhaltes aus dieser Tätigkeit. Die Aufwendungen für Instrumente und Einrichtungen sind groß, günstig gelegene Praxen werden knapp. Es macht sich das Bedürfnis nach einer Praxisgebietseinteilung bemerkbar. Medizinisch-technisches und Labor-Personal ist schwer zu beschaffen. Für eine erfolgreiche Tätigkeit ist eine zusätzliche Spezialausbildung auf diesem Gebiete dringend notwendig. Diese Probleme bestehen für den Rinderpraktiker in Milchviehbeständen nicht in der gleichen Weise. Der Farmer erwartet jedoch von ihm keine körperliche Arbeit mehr, die er selbst verrichten kann. Er will den wissenschaftlichen Rat der Tierärzte in der Ernährung, Haltung und der Gesundheit seiner Tiere sowie den Fragen der Krankheitsvorbeugung. Wenn dieser hierin seine Erwartungen nicht erfüllt, sind auch die Verdienstaussichten mäßig. Die Einstellung des Milchviehfarmers beruht auf der sinkenden Bedeutung der Butterfetterzeugung in den USA, und der Weg des Milcheiweißes zur Behebung der Nährstoffnot bei vielen Völkern muß durch den Welthandel erst erschlossen werden.

H. Busse. 100.

4-64/05-0005 Cockrill, W. Ross. The veterinarian in the developing countries. **(Der Tierarzt in den Entwicklungsländern.)** Veterin. Rec. **75** (1963) Nr. 28. S. 722–729. 100.

4-64/05-0006 Comben, Norman. The veterinary surgeon in commerce. **(Der Tierarzt in Handelsbetrieben, unter besonderer Berücksichtigung der Futtermittelindustrie.)** Veterin. Rec. **75** (1963) Nr. **3**. S. 827–830. 100.

4-64/05-0007 Schalkwyk, I. van. The veterinarian's role in tomorrow's industrialised production of livestock. **(Die Rolle des Tierarztes in der industrialisierten tierischen Produktion von morgen.)** J. South African veterin. med. Assoc. **34** (1963) Nr. 2. S. 207–210. 100.

4-64/05-0008 Horwitz, B. M. The veterinarian in public health services. **(Der Tierarzt im öffentlichen Gesundheitsdienst.)** J. South African veterin. med. Assoc. **34** (1963) Nr. 2. S. 213–217. 100.

4-64/05-0009 Boswell, J. G. und Box, P. O. Veterinary practice in South Africa. **(Die tierärztliche Praxis in Südafrika.)** J. South African veterin. med. Assoc. **34** (1963) Nr. 2. S. 205–206. 100.

4-64/05-0010 Boiko, W. **Einige Ergebnisse der Zusammenarbeit auf dem Gebiet der Veterinärmedizin.** Int. Z. Landwirtsch. [Sofia/Berlin] **1963** Nr. 4. S. 94–98.

Von der Abteilung Landwirtschaft des Sekretariats des RGW wurden die ersten Schlußfolgerungen über die internationale Zusammenarbeit der Mitgliedsländer auf dem Gebiet der Veterinärmedizin im Verlauf der letzten 3 Jahre gezogen, über die Vf. ausführlich berichtet. Grundlage der Arbeit der Veterinärmediziner in den einzelnen Ländern sind das 1959 abgeschlossene multilaterale Abkommen über die Zusammenarbeit im Veterinärwesen sowie die Empfehlungen der 8., 9. und 10. Tagung der Ständigen Kommission für Landwirtschaft. Die multi- und bilaterale Zusammenarbeit erstreckt sich auf: Austausch von Literatur, Gesetzen, Informationen, Methodiken, Bulletins, Impfstoffen, Apparaturen; Studienreisen, Koordinierung der Seuchenbekämpfungsmaßnahmen. Die Verwirklichung der von der ständigen Arbeitsgruppe für Veterinärmedizin erarbeiteten und von der Kommission angenommenen Empfehlungen zur Bekämpfung der gefährlichsten epizootischen Erkrankungen in den einzelnen Ländern wird an einigen Beispielen veranschaulicht. Letztere betreffen die Verhütung der Einschleppung des MKS-Typs SAT-1 nach Bulgarien, die Herstellung und Anwendung von wirksamen Schweinepestvaccinen, die Bekämpfung der Mykoplasmose in Bulgarien und der Hühnerpest in Ungarn sowie die Problematik der Diagnostik und Bekämpfung der Tuberkulose und Brucellose in den Mitgliedstaaten. H. Rauch. 120.

4-64/05-0011 Schlegel, W.; Leipzig, Karl-Marx-Univ., Veterinärmed. Fak. **Ökonomische Aufgaben des sozialistischen Veterinärwesens in der Deutschen Demokratischen Republik.** Mh. Veterinärmed. **18** (1963) Nr. 19. S. 723–730. Ausgehend von der mittelbaren und unmittelbaren Aufgabenstellung des 6. Parteitages der SED ergibt sich für die Veterinärökonomie, die Anwendung bzw. Erarbeitung spezifisch-tierärztlicher Mittel und Methoden unter den Bedingungen der sozialistischen Landwirtschaft der DDR zu erreichen. Diese ökonomischen Hauptaufgaben beziehen sich insbesondere auf die Leitung, Planung und Organisation des Produktionsprozesses in der Viehwirtschaft (Bekämpfung von Tierverlusten infolge Krankheiten und Seuchen; Planung der prophylaktischen Maßnahmen; materieller Anreiz der Tierärzte; Einführung des wiss.-technischen Höchststandes). Die Veterinärökonomie müßte sich nach Auffassung des Vf. in folgende Hauptabschnitte gliedern: 1. Allgemeine ökonomische Probleme. 2. Ökonomik der Tätigkeit der praktizierenden Tierärzte. 3. Ökonomik der Tiergesundheits- und Seuchenbekämpfungsdienste. 4. Ökonomik der tierärztlichen Hygienedienste. H. Rauch. 120.

4-64/05-0012 Strümpf, K. H. **Betrachtungen zu einigen Grundfragen des Veterinärwesens.** Mh. Veterinärmed. **18** (1963) Nr. 15. S. 563–567. In Auswertung der historischen Dokumente des 6. Parteitages der SED nimmt Vf. zu einigen theoretischen Grundfragen und -aufgaben des Veterinärwesens in der DDR Stellung. Es wird in dialektischer Folgerichtigkeit festgestellt, daß sich auch das Veterinärwesen im Zustand der ständigen Bewegung und Erneuerung, in der Entwicklung zum Höheren befindet. Der jeweilige Stand des Veterinärwesens wird in jedem Land durch die ökonomische Entwicklung, die gesellschaftliche Struktur des Staates und der vorherrschenden Produktionsverhältnisse bestimmt. Während in den kapitalistischen Ländern das Veterinärwesen den Interessen der herrschenden Klasse vollständig untergeordnet und von dieser Klasse abhängig ist, befinden sich in der sozialistischen Gesellschaftsordnung die persönlichen und gesellschaftlichen Interessen in Übereinstimmung. Der Tierarzt ist mit seinen spezifischen Fachkenntnissen befähigt, die Entwicklung der Produktivkräfte und der Produktionsmittel in den sozialistischen Landwirtschaftsbetrieben positiv zu beeinflussen. Die auf der 1. Zentralen Konferenz der Tierärzte 1959 in Leipzig gefaßten Beschlüsse reichen heute für die Lösung der dem Veterinärwesen gestellten Aufgaben nicht mehr aus. Heute muß das gesamte Veterinärwesen den Bedingungen der sozialistischen Produktionsweise Rechnung tragen. Daraus resultiert eine Mitverantwortung der Tierärzte für die Erfüllung des Volkswirtschaftsplanes. Der Tierarzt wird zum Organisator der Produktion. Deswegen ist eine grundlegende Änderung in Form und Inhalt der tierärztlichen Tätigkeit in allen ihren Zweigen erforderlich. Große Aussprachen sind erforderlich, damit nicht Standes- und Zugehörigkeitsfragen in den Vordergrund treten. H. Rauch. 120.

4-64/05-0013 Lambrechts, M. C.; Pretoria, Veterin. Field Serv. The role of state services in animal disease control and health promotion. **(Die Rolle der staatlichen Dienststellen für die Kontrolle der Tierkrankheiten und die Gesundheitsförderung.)** J. South African veterin. med. Assoc. **34** (1963) Nr. 2. S. 199–202. 120.

4-64/05-0014 Sahai, Shri L.; New Delhi, Indian Council of Agric. Res. Veterinary preventive medicine in India. **(Präventive Veterinärmedizin in Indien.)** Brit. veterin. J. **119** (1963) Nr. 8. S. 354–357. 120.

4-64/05-0015 Daubney, R. Veterinary preventive medicine in the Near East. **(Präventive Veterinärmedizin im Nahen Osten.)** Brit. veterin. J. **119** (1963) Nr. 8. S. 357–361. 120.

4-64/05-0016 Griffiths, R. B.; Rome, Food and Agric. Organization of the U. N. Veterinary preventive medicine in South-East Asia. **(Präventive Veterinärmedizin in Südostasien.)** Brit. veterin. J. **119** (1963) Nr. 8. S. 362–366. 120.

4-64/05-0017 Beaton, W. G.; Muguga, Kenya, Interafrican Bureau for Animal Health. International preventive veterinary medicine in Africa South of the Sahara. **(Internationale Präventive Veterinärmedizin in Afrika südlich der Sahara.)** Brit. veterin. J. **119** (1963) Nr. 8. S. 367–372. 120.

4-64/05-0018 Ellis, Peter R.; Rome, Food and Agric. Organization of the U.N. Veterinary preventive medicine in Latin America. **(Präventive Veterinärmedizin in Latein-Amerika.)** Brit. veterin. J. **119** (1963) Nr. 8. S. 373 bis 376. 120.

4-64/05-0019 Wardle, R. N.; Canberra, Dep. of Health. Veterinary preventive medicine in Australia. **(Präventive Veterinärmedizin in Australien.)** Brit. veterin. J. **119** (1963) Nr. 8. S. 350–354. 120.

II. ANATOMIE, HISTOLOGIE, EMBRYOLOGIE

4-64/05-0020 Keller, Hermann; Zürich, Univ., Veterin.-Chirurg. Klin., Veterin.-Anatom. Inst. **Die topographische Anatomie der ventralen Seite des Hundehalses unter spezieller Berücksichtigung chirurgischer Eingriffe.** Zbl. Veterinärmed., R. A **10** (1963) Nr. 6. S. 513–535. — 6 Abb., 3 Tab., 19 Lit. Zus. in Engl., Franz., Span.

Für die Herstellung der topographisch-anatomischen Präparate wurden 10 ausgewachsene, reinrassige Schäferhunde verwendet. Es wurden folgende Regionen präpariert und auf 6 Tafeln dargestellt: 3 Kopfregionen: R. intermandibularis, R. buccalis und R. masseterica. 6 Halsregionen: R. parotidica, R. glandulae mandibularis, R. pharyngica, R. trachealis, Fossa jugularis und R. praevertebralis. Im Hinblick auf diese topographisch-anatomischen Untersuchungsbefunde wird auf die wichtigsten Standardoperationen im ventralen Halsbereich eingegangen. Es werden die Zugänge zum Spatium colli (R. trachealis), die Tracheotomie, die Thyreoidektomie, die Oesophagotomie, das Aufsuchen der A. carotis communis, die Exstirpation der Gl. mandibularis und die Diskusfensterung beim Hunde beschrieben. R. Berg. 300.

4-64/05-0021 Heinze, W.; Berlin, Humboldt-Univ., Inst. für Veterin.-Anatomie. **Die Morphologie der Kaumuskulatur des Pferdes.** Anatom. Anz. **113** (1963) Nr. 2. S. 119–130. — 11 Abb., 17 Lit.

Alle Kaumuskeln des Pferdes, deren Ursprung und Ansatz eingehend beschrieben werden, stellen, wie mittels der Auffaserungsmethode festgestellt und in Muskeldiagrammen dargestellt wird, mehrfach gefiederte Muskeln dar. Der M. masseter besitzt im allgemeinen 5 Ursprungs- und 4 Ansatzsehnenspiegel, die annähernd oberflächenparallel angeordnet sind und mediolateral miteinander alternieren (Abweichungen werden als besondere Typen angeführt). Der M. temporalis, welcher kontinuierlich mit dem M. masseter verbunden ist, ist doppelt gefiedert. Der M. pterygoideus medialis besteht im allgemeinen aus 4–5 (3 größeren und 1 oder 2 kleineren) Ursprungs- und 5–6 Ansatzsehnenspiegeln, die eine bestimmte, teils komplizierte Anordnung zeigen, während der

kleine M. pterygoideus lateralis in der Regel 7 Ursprungs- und 8 Ansatzsehnenspiegel aufweist. In der Diskussion wird von einem Pferd mit einer beiderseitigen totalen Atrophie des M. masseter berichtet. Es zeigte keinerlei Störungen bei der Futteraufnahme, woraus geschlossen wird, daß die Funktion dieses größten Kaumuskels von den anderen Muskeln ohne wesentliche Beeinträchtigung der Gesamtfunktion übernommen werden kann.
G. Michel. 400.

4-64/05-0022 Oehmke, Hans-Joachim; Marburg/Lahn, Philipps-Univ., Anatom. Inst. **Beitrag zur Kenntnis des makroskopischen Baues des Rattenmagens.** Z. Versuchstierkunde **3** (1963) Nr. 1/2. S. 55–62. – 6 Abb., 16 Lit. Zus. in Engl.
Der Magen der Ratte wird durch die äußerlich sichtbare Linea circularis, welcher im Inneren die Plica circularis entspricht, in einen linken blindsackartigen, mit verhorntem Plattenepithel ausgekleideten Teil und in den rechts gelegenen eigentlichen Drüsenmagen unterteilt. Durch die Schlundrinne, die nach dem Vf. besser als Magenrinne zu bezeichnen ist, werden die beiden Magenabteilungen verbunden. Vf. schlägt vor, die linke Magenabteilung als Pars cardiaca zu bezeichnen und den Drüsenmagen in eine Pars angularis (bis zur Plica angularis) und eine Pars pylorica zu unterteilen.
G. Michel. 425.

4-64/05-0023 Rotter, Albrecht; München, Univ., Inst. für Tierpathol. **Morphologische Studien an den Blutgefäßen des Hundeskrotums. Ein Beitrag zum Problem der spontanen und rezidivierenden Skrotumblutungen.** Zbl. Veterinärmed., R. A **10** (1963) Nr. 6. S. 536–552. – 7 Abb., 4 Tab., 23 Lit. Zus. in Engl., Franz., Span.
Zur Untersuchung gelangten die Scrota von insgesamt 114 Hunden verschiedener Rassen im Alter von 7 Wochen bis zu 14 Jahren. Von den insgesamt 114 untersuchten Hunden erwiesen sich 23 als Träger von Blutgefäßveränderungen am Scrotum. Bei den histologischen Befunden zeichnen sich 2 Gruppen ab; Tiere mit Ektasien kapillärer Venen und Tiere mit Ektasien der großen Hautvenen. Die erstgenannte Form, die als Erweiterung der venösen Peripherie angesprochen wird, entspricht morphologisch den Varizen nach Jacob, der Varicosis nach Bloom und den Hämangiomen nach Silbersiepe-Berge. Die zweite Form entspricht den von Schindelka erwähnten Varizen der großen Hautvenen. Damit ist eine befriedigende Erklärung für die zu Blutungen neigenden Gefäßveränderungen am Hundescrotum gegeben. Die erstgenannten Gefäßveränderungen werden als primäre Dysplasien der Gefäße selbst oder ihrer kollagen-elastischen bzw. muskulösen Verankerung im Scrotumgewebe gedeutet. Die zweite Gruppe der beobachteten Scrotalvenenveränderungen werden morphologisch als Varizen eingestuft. R. Berg. 510.

4-64/05-0024 Heinze, W. und Lindner, D.; Berlin, Humboldt-Univ., Inst. für Veterin.-Anatomie. **Makroskopische und mikroskopische Untersuchungen der V. facialis des Rindes — ein Beitrag zum Problem der Muskelvenen.** Anatom. Anz. **112** (1963) Nr. 4. S. 362–376. – 11 Abb., 14 Lit.
Als Untersuchungsmaterial standen 37 Rinderköpfe von Tieren beiderlei Geschlechts vom geburtsreifen Alter bis zu 9 Jahren zur Verfügung. Zu Beginn werden allgemeine Probleme des Kreislaufs und das makroskopisch-anatomische Verhalten der V. facialis erörtert. Bei der histologischen Untersuchung konnte festgestellt werden, daß die Intima im Gegensatz zu vielen anderen Venen aus dem Endothelrohr und einer deutlich ausgeprägten Tunica elastica interna besteht. Oft kann zwischen beiden Intimaanteilen eine in sich geschlossene oder nur auf kleine Wandabschnitte beschränkte dünne Lage glatter Muskulatur erkannt werden. Sie wird als Intimamuskulatur bezeichnet. Die Media ist sehr dick und besteht fast nur aus glatter Muskulatur. Stets ist in ihr eine unterschiedlich dicke, der Tunica elastica interna peripher anliegende Binde-

gewebsschicht festzustellen. Die Muskulatur der Media läßt sich in eine äußere Längs- und in eine innere Kreis- bzw. Schräglage unterteilen. Eine Tunica elastica externa ist stets vorhanden. Es wird der Wandmuskulatur der V. facialis eine aktive Beteiligung am Rücktransport des Blutes zugeschrieben. R. Berg. 510.

4-64/05-0025 Lohman, A. H. M.; Nijmegen, Univ. The anterior olfactory lobe of the Guinea pig. A descriptive and experimental anatomical study. **(Der Lobus olfactorius anterior des Meerschweinchens. Eine beschreibende und experimentell anatomische Studie.)** Acta Anatom. [Basel], Suppl. **53** (1963) Nr. 49. S. 9–109. – 54 Abb., 114 Lit.

In dem 1. Teil der Arbeit wird die Kernconfiguration des Lobus olfactorius anterior untersucht und die Beschreibung durch einen Atlas mit zahlreichen Zeichnungen von frontalen und horizontalen Serienschnitten sowie Mikrophotos von Zellen ergänzt. Unterschieden werden die Area bulbaris mit dem Bulbus olfactorius und dem Bulbus olfactorius accessorius, die Area retrobulbaris mit dem Nucleus olfactorius anterior und der Pars rostralis, der Cortex praepiriformis, die Area olfactoria mit dem Tuberculum olfactorium und dem Gyrus diagonalis sowie die Area septalis mit dem medialen und lateralen Kern. Im 2. Teil werden an Hand der nachgewiesenen degenerierenden Fasern nach dem experimentellen Setzen von kleinen Läsionen die Faserverbindungen des Bulbus olfactorius und Bulbus olfactorius accessorius sowie des Nucleus olfactorius anterior untersucht, zeichnerisch dargestellt und die Ergebnisse im Vergleich zur Literatur erörtert. G. Michel. 545.

4-64/05-0026 Reimann, Bernhard; La Jolla, Univ. of California, Scripps Inst. of Oceanogr. A simple holder for trimming blocks for ultrathin sectioning. **(Ein einfacher Halter zum Trimmen in Blocks für Ultradünnschnitte.)** Mikroskopie [Wien] **18** (1963) Nr. 5/6. S. 162–163. – 4 Abb. Zus. in Dtsch.

Es wurde ein Halter konstruiert, der das Eindringen von Licht in den Block erlaubt und dadurch dem Operateur ermöglicht, einfache eingebettete Zellen bis zur Vergrößerung von 200:1 während der Ausführung des präzisen Trimmens zu beobachten. Der Halter besteht aus zwei rechtwinkeligen Aluminiumbacken, die mit einem Stift zusammengehalten werden, um das Gleiten zu verhindern. Der Halter ist mit einer Kopfkappenschraube der Größe 10–32 (oder IMBUS Schraube M 5 im metrischen System) versehen, um den Zwischenraum zwischen den beiden Backen zu regulieren. Aussparungen in den Backen halten den Block. Diese Aussparungen sind für Blöcke bestimmt, die in Gelatinkapseln der Größe 3 präpariert sind. Sie können aber auch für andere Größen verwendet werden. R. Berg. 710.

4-64/05-0027 Seifert, Klaus; Kiel, Univ., Pathol. Inst. **Eine einfache Wasserkühlanlage für Elektronenmikroskope.** Mikroskopie [Wien] **18** (1963) Nr. 5/6. S. 148–154. – 3 Abb. Zus. in Engl.

Eine zuverlässige Kühlwasserversorgung hat sich beim forcierten Einsatz der Elektronenmikroskope als recht problematisch erwiesen. Es wurde deshalb eine eigene Kühlwasseranlage projektiert und diese in der Arbeit beschrieben. Bei der Planung wurden folgende Forderungen berücksichtigt: 1. Die Anlage soll als Kreislaufsystem mit einer gleichbleibenden Füllung reiner Kühlflüssigkeit arbeiten. 2. Die Installation soll keinerlei Umbauten am Elektronenmikroskop selbst bedingen. 3. Die Anlage soll, unabhängig von der automatischen Abschaltung der Vakuumpumpen-Heizung und der Linsensysteme des Elektronenmikroskopes, eine ausreichende Kühlung auch bei vollständigem Ausfall der Netzwasserversorgung gewährleisten. 4. Ein Ausfall der Netzstrom- oder Netzwasserversorgung soll durch eine zugeschaltete Alarmeinrichtung angezeigt werden. R. Berg. 710.

4-64/05-0028 Bode, Fritz. **Elektronenblitz-Mikrofotografie. Entwicklung und gegenwärtiger Stand.** Mikrokosmos **52** (1963) Nr. 10. S. 313–318. – 5 Abb., 5 Lit.
Im Hinblick auf die Möglichkeiten des Elektronenblitzes wurde vom Vf. schon früh begonnen, das Elektronenblitzlicht in der Mikrophotographie einzusetzen. Die ersten Aufnahmen wurden mit einem großen Gerät und einer Blitzdauer von $^1/_{6000}$ Sek. gemacht. Das Blitzrohr war bei diesen Geräten relativ groß und gewendelt. Für die Benutzung innerhalb des Köhlerschen Beleuchtungsprinzips kamen nur zwei Möglichkeiten in Betracht: 1. Benutzung des ganzen Blitzrohres als Lichtquelle in Verbindung mit einem langbrennweitigen Kollektor. 2. Benutzung eines Teils des Blitzrohres in Verbindung mit einem kurzbrennweitigen Kollektor. Die unter Punkt 2 erwähnte Technik dürfte heute allgemein angewandt werden. Im Hinblick auf die Verwendung einer zweiten Lichtquelle als Pilotlichtquelle dürfte die Erzeugung eines Bildes der Beobachtungslichtquelle im Blitzrohr in Verlängerung der optischen Achse nach dem heutigen Stand der Technik die sinnvollste Einrichtung sein.
R. Berg. 710.

4-64/05-0029 Boutelje, J. B. und Ishida, S.; Stockholm, Swedish Forest Product Res. Lab. Notes on the preparation of thin wood sections for ordinary light microscopy with help of some technics from the field of ultra microscopy. **(Bemerkungen über die Präparation dünner Holzschnitte für das gewöhnliche Lichtmikroskop mit Hilfe einiger Techniken aus dem Gebiet der Ultramikroskopie.)** Mikroskopie [Wien] **18** (1963) Nr. 5/6. S. 133–144. – 13 Abb., 3 Tab., 3 Lit. Zus. in Dtsch.
Diese Arbeit beschäftigt sich mit dem Schneiden von Holz, das in einem wasserlöslichen Einbettungsmittel (Durcupan Fluka) eingebettet wurde, sowie mit dem Schneiden dieser Präparate mittels Glas- und Stahlmessern in gewöhnlichen Mikrotomen. Bei den beiden verwandten Mikrotomen handelt es sich einmal um ein Reichert-Modell und zum anderen um ein MSA-Modell. Durcupan Fluka, ein neues Einbettungsmittel für die Elektronenmikroskopie wurde im Hinblick auf seine Verwendungsfähigkeit in der Lichtmikroskopie geprüft. Es besteht aus 4 Komponenten: 1. Einbettungssubstanz, ein wasserlösliches aliphatisches Polyepoxyd; 2. Härter 964, ein Anhydrid eines Diacids mit aliphatischer Seitenkette, nicht mischbar mit Wasser; 3. Härter 960, ein Phenolderivat mit Aminogruppen, begrenzt mischbar mit Wasser; 4. Weichmacher (Dibutylphthalat), nicht mischbar mit Wasser. Diese 4 Komponenten bilden ein polymerisierbares Gemisch. Es können sowohl große als auch kleine Holzproben geschnitten werden, wenn die Imprägnierung mit Durcupan Fluka zufriedenstellend verlaufen ist. Schlechte Imprägnation ergibt eine schlechte Qualität der Schnitte. R. Berg. 710.

4-64/05-0030 Schnabel, R.; Magdeburg, Med. Akad., Inst. für Pathol. **Eine neue Färbetechnik für die Faserglia.** Mikroskopie [Wien] **18** (1963) Nr. 3/4. S. 92–95. – 1 Abb., 10 Lit. Zus. in Engl.
Die neue Methode, die sich für normale und pathologische Gliafaserstrukturen des menschlichen ZNS eignet, wird an formalinfixiertem (10%iges Neutralformalin) Paraffinmaterial durchgeführt. Auf das Aufkleben der Schnitte besonders achten! 1. Entparaffinieren, bis zum 70%igen Alkohol bringen, 3 Min. in das Kanzlersche Gemisch (10%ige Phosphormolybdensäure, 96%iger Alkohol, Azeton- 1:4:4) einstellen. 2. Ablöschen mit Filterpapier, 3 Min. 5%ige Nachtblaulösung (im 96%igen Alkohol) auf der Färbebank. 3. Ablöschen mit Filterpapier, mehrmals Anilinöl-Xylol ($\overline{aa}$) aufträufeln, bis keine groben Farbwolken abgehen. 4. Ablöschen mit Filterpapier, Xylol bis Anilinöl entfernt wird, absoluter und 96%iger Alkohol (differenzieren, bis sich die blaugefärbten gliafaserhaltigen Strukturen gut von dem farblosen Untergrund abheben). 5. 70%iger Alkohol, Aqua dest., Kernechtrotlösung 1 Min., Aqua dest.

6. Alkoholreihe, Xylol, Balsam. Ergebnis: Cytoplasma der Gliazellen – rötlich; Kerne – rötlich bis blaurötlich; Gliafibrillen – himmelblau; Nucleoli, Erythrocyten, Fibrin, mesenchymale Fasern – blau. Die Färbung erteilt den Gliafibrillen einen künstlichen Dichromismus, der bei Texturanalyse mit Gewinn herangezogen werden kann. Die Versager sind auf autolytische Veränderungen oder ungenügende Fixierung zurückzuführen. D. Lindner. 710.

4-64/05-0031 Jerusalem, Christoph; Tübingen, Univ., Anatom. Inst. **Das Hennigsche Verfahren zur Volumenbestimmung kugelförmiger Zellkerne und seine praktische Anwendung.** Mikroskopie [Wien] **18** (1963) Nr. 3/4. S. 98–104. – 3 Abb., 19 Lit. Zus. in Engl.

Es wird das von Hennig vorgeschlagene Verfahren zur Volumenbestimmung kugelförmiger Zellkerne (mittels Kreisschablone in vierstufigem Verdoppelungsintervall) mit einer der bisher üblichen Technik (Kernumrißzeichnung und Bestimmung des mittleren Durchmessers) verglichen. Hinsichtlich der graphischen Darstellung der Meßergebnisse ist zwischen beiden Methoden kein Unterschied festzustellen. Werden die Meßkreise in zwei vertikalen Reihen so angeordnet, daß zwischen ihnen eine Strichliste befestigt werden kann, ist bei dem Kreisschablonen-Meßverfahren nur $^1/_5$ bis $^1/_{10}$ der sonst notwendigen Zeit zum Ausmessen der gleichen Kernzahl erforderlich. Bei gleichem Zeitaufwand läßt sich deshalb die für statistische Berechnung erwünschte Meßgenauigkeit um den zwei- bis dreifachen Wert steigern. D. Lindner. 710.

4-64/05-0032 Curtis, A. S. G.; London, Univ., Zool. Inst. **Die Zellrinde.** Endeavour **22** (1963) Nr. 87. S. 134–137. – 7 Abb., 19 Lit.

Nach Transplantationsversuchen an befruchteten Eiern der südafrikanischen Krötenart *Xenopus laevis* kommt Vf. zu der Meinung, daß die Zellrinde einen wesentlichen Teil der Information beim Aufbau des Amphibienembryos in sich birgt. Es ist besonders die Information der räumlichen Anordnung aller Teile, die „Planung" des Embryos. Die Bildung der dorsalen Urmundlippe und die anschließende Induktion, die zur sichtbaren Zelldifferenzierung führt, sollen nach den Angaben des Vf. vom grauen Halbmond der Rinde gesteuert werden. Anschließend wird die Struktur der Zellrinde, der Mechanismus der Rindenfunktion sowie der Ursprung der Zellrindenfunktion kurz diskutiert und dabei auch der Frage nachgegangen, ob die Zellrinde neben der Steuerungsfähigkeit auch das Vermögen der Selbstverdoppelung besitzt. G. Michel. 730.

4-64/05-0033 Luciano, Liliana, Bucher, Otto und Reale, Enrico; Lausanne, Schweiz, Univ., Histol.-Embryol. Inst. **Über die Granula intramitochondrialia.** Z. Anatom. Entwicklungsgeschichte **123** (1963) Nr. 6. S. 543–548. – 3 Abb., 21 Lit. Zus. in Engl.

Bei Versuchen an Meerschweinchen fanden Vff., daß die Granula intramitochondrialia, die als stark elektronendichte Körner in der feinkörnigen Matrix der Mitochondrien verschiedener Epithelien zu sehen sind, in den proximalen und distalen Hauptstückabschnitten der Niere ein verschiedenes Verhalten hinsichtlich ihrer Größe, Struktur und Häufigkeit zeigen. Der Durchmesser beträgt proximal 20–70 mμ, distal oft bis 200 mμ und mehr. Die Häufigkeit nimmt distalwärts ab. In den Mittelstücken sind sie selten und wieder klein (20–50 mμ). In den Granula lassen sich bei sehr starker Vergrößerung und gutem Auflösungsvermögen stark elektronendichte Partikelchen von etwa 30 Å Durchmesser erkennen. G. Michel. 730.

4-64/05-0034 Bianchi, N. O. und Bianchi, Martha S. A. de; La Plata, Argentina, Comisión de Investigación Cientifica de la Provincia. Sex chromatin in the liver of rat embryos. **(Geschlechtschromatin in der Leber von Rattenembryos.)** Exp. Cell Res. **31** (1963) Nr. 1. S. 236–239. 730.

4-64/05-0035 Adams, J. P. und Paff, G. H.; Coral Gables, Fla., Univ. of Miami, School of Med. The peritoneal mast cell as a contributor to hemoconia. **(Die peritonealen Mastzellen als Förderer der Hämokonie.)** Anatom. Rec. **144** (1962) Nr. 1. S. 19–23. – 6 Abb., 1 Tab., 9 Lit.

Die Lymphe des Ductus thoracicus der Ratte enthält Granula, die sich mit wässeriger Toluidinblaulösung metachromatisch färben. Nach der Ruptur der peritonealen Mastzellen durch intraperitoneale Injektion von Protaminsulfat erscheinen Granulaschauer in der Lymphe. Es wird angenommen, daß die peritonealen Mastzellen durch Totalruptur oder Klasmatosis Granula in die Peritonealflüssigkeit abgeben. Diese Granula gelangen in die Lymphgefäße, erreichen den Ductus thoracicus und eventuell den Blutstrom als eine der Hämokoniekomponenten. R. Berg. 730.

4-64/05-0036 Tanzer, Marvin L. und Hunt, Ronald D.; Denver, Colo., Fitzsimons General Hospital, U.S. Army Med. Res. Osteoclasts: Organization in chick embryo bone. **(Osteoklasten: Organisation in Knochen von Hühnerembryonen.)** Science [Washington] **141** (1963) Nr. 3587. S. 1270–1272. – 4 Abb.

Im Verlaufe der Untersuchungen über die Pathogenese des experimentellen Lathyrismus bei Hühnerembryonen wurde ebenfalls die Histologie der langen Knochen normaler Embryonen berücksichtigt. Dabei wurde das Vorhandensein eines multinucleären embryonalen Endosts festgestellt, das bisher noch nicht beschrieben ist. Als Untersuchungsmaterial dienten 14–17 Tage alte Embryonen. Das Endost scheint für die extensive Knochenresorption verantwortlich zu sein. Die Hauptmasse des diaphysären Knochens ist während dieses besonderen 3-Tage-Intervalls meistens vollkommen ersetzt. Eventuell erscheint das Endost in zahlreiche einzelne Osteoklasten umgewandelt. Sowohl das Endost als auch die Osteoklasten wurden in den meisten Fällen auf den medialen Flächen der innersten Knochenbälkchen gefunden, und sie scheinen das Kollagen durch extracelluläre Proteolyse zu zerstören. R. Berg. 805.

4-64/05-0037 Hulth, A. und Nylander, G.; Uppsala, Sweden, Acad. Hospital. The effects of thiouracil on growing cartilage in the rat. **(Die Wirkungen von Thiouracil auf den wachsenden Knorpel der Ratte.)** – Virchow's Arch. pathol. Anatom. Physiol. klin. Med. **336** (1963) Nr. 6. S. 580–591. – 6 Abb., 1 Tab., 16 Lit. Zus. in Dtsch.

Die mit Thiouracil (0,05 g/Tag) behandelten jungen Ratten zeigten nach 8 Wochen mit durchschnittlich 102,0 g ein bedeutend geringeres Gewicht als die unbehandelten Kontrolltiere (179,4 g). Das Wachstum in der Epiphysenknorpelzone ist bei den behandelten Tieren nahezu völlig aufgehoben, jedoch zeigt der Epiphysenknorpel ein normales Aussehen. Die Ablagerung von experimentell verabreichtem radioaktiven Sulfat war, wie autoradiographisch nachgewiesen wurde, bei den behandelten Tieren bedeutend geringer. Dagegen zeigte sich eine auffällige Erhöhung der Aktivität der alkalischen Phosphatase sowie eine deutliche Vermehrung des PAS-positiven Materials. Die Ergebnisse unterstützen nach Angabe der Vff. die Annahme, daß die schädigende Wirkung des Thiouracil nicht lokal, sondern indirekt durch eine thyreostatische Wirkung erfolgt. G. Michel. 805.

4-64/05-0038 Weiss, Leon; Baltimore, Md., Johns Hopkins Univ., School of Med. The structure of intermediate vascular pathways in the spleen of rabbits. **(Die Struktur der intermediären Gefäßbahnen in der Milz des Kaninchens.)** Amer. J. Anatomy **113** (1963) Nr. 1. S. 51–91. – 16 Abb., 33 Lit.

Nach elektronenmikroskopischen Untersuchungen wird die Ausbildung der Sinus, Pulpastränge sowie das Verhalten der Endaufzweigungen der Arterien der Milz des Kaninchens beschrieben und in 15 elektronenmikroskopischen

Aufnahmen, teils mit einer erklärenden Skizze, sowie in einem Übersichtsbild anschaulich dargestellt. Die Reticulumzellen der Sinus laufen, auf der Basalmembran liegend, spitz aus, während die Reticulumzellen der Stränge sich verzweigen und die Fortsätze sich mit dem aus den argyrophilen Fasern bestehenden extracellulären Reticulum verbinden. Die Arterien enden in verschiedener Weise in den Strängen, teils finden sich direkte Verbindungen zwischen den Arterien und den Sinus durch Öffnungen der Basalmembran. Da die Stränge aus den gleichen cellulären und extracellulären Elementen wie die Sinus bestehen, Blutzellen enthalten und mit zahlreichen arteriellen Endigungen einerseits und Sinus andererseits in Verbindung stehen, erscheint es Vf. angebracht, sie als Gefäßräume und nicht als extravasculäres Gewebe zu betrachten. G. Michel. 835.

4-64/05-0039 Steinhausen, M., Iravani, I., Schubert, G. E. und Taugner, R. (unter Mitarb. v. Braun, A., Egidy, H. v., Rohmann, F. P. und Taugner, G.); Heidelberg, Univ., Physiol. Inst. **Auflichtmikroskopie und Histologie der Tubulusdimensionen bei verschiedenen Diuresezuständen.** Virchow's Arch. pathol. Anatom. Physiol. klin. Med. **336** (1963) Nr. 6. S. 503–527. – 9 Abb., 7 Tab., 24 Lit. Zus. in Engl.

Vff. untersuchten an Nieren von Ratten und Katzen in mehreren Versuchsreihen vor allem mit der Auflichtbeobachtung, deren Methodik eingehend beschrieben wurde, die Dimensionen der Tubuli des Tubulus contortus I und II. Die gewonnenen Ergebnisse werden den nach histologischen Methoden erhaltenen Befunden gegenübergestellt und die Zuverlässigkeit und Fehlerquellen der Untersuchungsverfahren erörtert. Dabei zeigten sich auffallende, in den einzelnen Abschnitten und bei den experimentell hervorgerufenen unterschiedlichen Belastungszuständen verschiedene Abweichungen. So ergeben sich ohne osmotische Belastung infolge des postmortalen Tubuluskollaps bei der üblichen histologischen Methode viel zu kleine Werte für das proximale Tubuluslumen. Bei fehlendem Kollaps unter Tyrode- bzw. Mannitdiurese findet man irrtümlich eine massive „Tubulusdilatation“. Dabei zeigen die verschiedenen histologischen Verfahren noch spezifische, bei osmotischer Diurese und Antidiurese meist verschiedene Artefakte. G. Michel. 850.

4-64/05-0040 Widmaier, R.; Halle/S., Martin-Luther-Univ., Biol. Inst. **Über die postnatale Hodenentwicklung und Keimzellreifung bei der Maus.** Z. mikroskop.-anatom. Forsch. **70** (1963) Nr. 2. S. 215–241. – 24 Abb., 39 Lit.

Es wird die Entwicklung des Keimepithels der Maus beschrieben und dabei festgestellt, daß unmittelbar nach der Geburt oder sogar schon kurz vorher der erste Spermatogenesezyklus beginnt. Eine präpubertäre Wachstumsperiode fehlt vollständig, so daß Körperwachstum und Geschlechtsreife Hand in Hand gehen. Die Entwicklungszeit der einzelnen Stadien ist bei jungen und erwachsenen Tieren gleich, jedoch degenerieren zahlreiche Zellen im Spermatocytenstadium und bei der ersten und zweiten Reifeteilung. Aus dem Auftreten der einzelnen Stadien läßt sich an Hodenschnitten der Maus zwischen 0 und 30 Tagen eine genaue Altersbestimmung treffen. G. Michel. 865.

4-64/05-0041 Eichner, Harry; Berlin-Dahlem, Univ., Inst. für Veterin.-Anatomie. **Messungen am Endometrium des Rindes im mittleren Postoestrum und späten Interoestrum.** Zbl. Veterinärmed., R. A **10** (1963) Nr. 6. S. 485 bis 498. – 2 Abb., 2 Tab., 16 Lit. Zus. in Engl., Franz., Span.

Für die Untersuchungen standen 54 Uteri des mittleren Postoestrums und 64 Uteri des späten Interoestrums zur Verfügung. Die Schleimhautfläche hat im mittleren Postoestrum einen arithmetischen Mittelwert von 1,31 cm^2, die Schleimhauthöhen einen von 5,87 mm. Durch vergleichende Berechnungen von karunkelhaltigen und karunkelfreien Präparaten wurde festgestellt, daß kein signifikanter Unterschied bezüglich der Drüsenanteile vorlag. Das Oberflächenepithel ist einschichtig und zylindrisch. Mitosen wurden im Oberflächenepithel reichlich und im unteren Drüsenviertel wenig gefunden. Nur vereinzelt konnten Stiftchenzellen und lymphoide Wanderzellen im Oberflächenepithel beobachtet werden. Beim Endometrium im späten Interoestrum liegen folgende Meßergebnisse vor. Die Schleimhautfläche hat einen arithmetischen Mittelwert von 1,10 cm², die Schleimhauthöhe einen der Einzel-Maxima von 5,42 mm und einen der Einzel-Minima von 1,37 mm. Die Flächenanteile der Drüsen an der Schleimhautoberfläche schwanken zwischen 5,76% und 39,74%. Die Zellkerne des Oberflächenepithels zeigen im Gegensatz zum mittleren Postoestrum eine mehr ovale Form. Die Kernlage erscheint oft zweischichtig. Mitosen wurden im Oberflächenepithel nur vereinzelt und im Drüsenepithel nur selten gefunden. Lymphoide Wanderzellen konnten häufig gefunden werden. R. Berg. 870.

4-64/05-0042 Reichenbächer, Karl; Berlin-Dahlem, Univ., Inst. für Veterin.-Anatomie. **Messungen am Uterus des nulliparen Schweines im Oestrum und späten Postoestrum.** Zbl. Veterinärmed., R. A **10** (1963) Nr. 6. S. 499 bis 512. — 3 Abb., 2 Tab., 15 Lit. Zus. in Engl., Franz., Span.
Für die beiden untersuchten Zyklusteilphasen wurden 50 Uteri nulliparer Schweine mit mindestens einem abgeschlossenen Zyklus untersucht. Für den Uterus im Oestrum wurden folgende Meßergebnisse erzielt. Die planimetrierte Fläche des Endometriums hat einen arithmetischen Mittelwert von 1,36 cm², die des Myometriums einen von 0,96 cm², die des Lumems einen von 0,72 cm². Die plasmaarmen Zellen stehen im Oestrum dichtgedrängt in 2–3 ineinander verzahnten Reihen übereinander. In den großen ovalen Kernen sind die wie die Kernmembran tief dunkelblau gefärbten Chromatinschollen im hellen Kernplasma unregelmäßig verteilt. Das gleichmäßig gefärbte, fein granulierte Cytoplasma bildet einen das Epithel lumenwärts abschließenden schmalen Saum. Die Drüsen sind geringgradig geschlängelt. Sie besitzen in allen Schleimhautbezirken nur ein enges Lumen. Das Stroma ist auffallend ödematisiert. Für den Uterus im späten Postoestrum liegen folgende Meßergebnisse vor. Die planimetrierte Fläche des Endometriums hat einen arithmetischen Mittelwert von 1,19 cm², die des Myometriums einen von 0,66 cm², die des Lumems einen von 0,74 cm². Das Oberflächenepithel ist in der Zeit des späten Postoestrum einschichtig zylindrisch. Die ovalen, mittelständigen Epithelkerne zeigen ein dunkel gefärbtes, randständiges Chromatin und nehmen ein Drittel bis die Hälfte der Zellen ein. Das granulierte Cytoplasma ist bei manchen Zellen lumenwärts heller als basal. Die Drüsen zeigen einen starken Schlängelungsgrad. R. Berg. 870.

4-64/05-0043 Valenti, Carlo; Pasadena, Calif., Pasadena Foundation for Med. Res. Harvesting and culture of epithelial cells from hollow organs of the female reproductive system. **(Gewinnung und Kultur von Epithelzellen aus Hohlorganen des weiblichen Geschlechtsapparates.)** Z. Zellforsch. mikroskop. Anatom. **60** (1963) Nr. 6. S. 850–859. — 16 Abb., 10 Lit.
Es wird eingehend eine Methode beschrieben, bei der durch längere (30–40 Min., alle 5 Min. gewechselt) Behandlung mit Trypsin (0,5%ige Lösung von Trypsin in der calcium- und magnesiumfreien „Gey's balanced salt solution") vom Eileiter, Uterus und der Vagina des Kaninchens und des Hundes sowie aus Operationsmaterial dieser Organe vom Menschen Epithelzellen für die Gewebekultur herausgelöst werden. Die auf diese Weise gewonnenen und nach Zentrifugieren in einem bestimmten Nährmedium (1 ml Eagles Medium verstärkt durch 10% Kälberserum, mit 50 Aureomycin pro ml und 1:100 000 Teilen Phenolrot) angesetzten Kulturen zeigen ein rasches Wachstum und sind völlig frei von Verunreinigungen durch Fibroblasten. Auf die Möglichkeit der Anwendung dieser Methode bei anderen Hohlorganen wird hingewiesen, G. Michel. 870.

4-64/05-0044 Sarkar, S. K. und Isler, H.; Montreal, Quebec, Canada, Univ.; McGill Univ. Origin of th "Light cells" of the thyroid gland. **(Über den Ursprung der „Lichtzellen" der Schilddrüse.)** Endocrinology **73** (1963) Nr. 2. S. 199–204. – 2 Abb., 3 Tab., 3 Lit.

Für die Untersuchungen standen adulte Albinoratten der Sprague-Dawley-Linie zur Verfügung. Die „Lichtzellen" der Rattenschilddrüse nehmen nach Behandlung mit somatotropen Hormonen und nach Hypophysektomie an Zahl zu. Die Untersuchungen wurden mit dem Ziel durchgeführt zu prüfen, ob diese Zunahme unter den beiden erwähnten Bedingungen in der Mitoserate der Lichtzellen zu suchen sei. Wenn auch das Vorhandensein einiger weniger „Lichtzellen" den Hinweis dafür gab, daß „Lichtzellen" aus „Lichtzellen" hervorgehen, so mußte doch festgestellt werden, daß die Proliferationsrate zu niedrig war, als daß man sie für die Zunahme der „Lichtzellpopulation" verantwortlich machen könnte. Es wird angenommen, daß die „Lichtzellen" aus anderen in der Schilddrüse vorhandenen Zellen hervorgehen, und zwar aus den Follikelzellen. In Anbetracht dieser Konzeption wären die „Lichtzellen" als modulierte Follikelzellen zu betrachten. R. Berg. 880.

4-64/05-0045 Csaba, G., Törö, I. und Bodoky, M.; Budapest, Med. Univ., Histol.-Embryol. Inst. **Über die Bildung von Mastzellen im Thymus und den lymphatischen Organen.** Z. mikroskop.-anatom. Forsch. **70** (1963) Nr. 2. S. 242–251. – 6 Abb., 24 Lit.

An verschiedenen Versuchsgruppen von Ratten, die vorher immunisiert wurden (jeden 2. Tag intramuskuläre Injektionen von Hühnereiweiß) und teils mit Cortison behandelt wurden, teils einer starken Stress-Wirkung (Colchicin 3 Tage lang in einer Dosis von 0,1/100 g Kgw.) bzw. der Wirkung von Nebennierenrindenhormonen ausgesetzt wurden, untersuchte man die Mastzellenreaktion in den gen. Organen. Zusammenfassend wird festgestellt, daß der Thymus einerseits und die Milz und Lymphknoten andererseits verschiedene Stoffwechsel- und Abwehrfunktionen haben und verschiedene Zellen bilden. Die Funktionen überdecken sich aber teilweise, wodurch sich diese Organe innerhalb bestimmter Grenzen vertreten können. Dabei hemmt die Einstellung in einer Richtung die Reaktionsbereitschaft in der anderen Richtung. Starke Stress-Wirkungen provozieren nur im Thymus als spezifische Reaktion eine intensive Mastzellenbildung. G. Michel. 900.

4-64/05-0046 Adams, J. H., Daniel, P. M. und Prichard, Marjorie M. L.; London, Maudsley Hospital, Inst. of Psychiatry; Oxford, England, Univ., Nuffield Inst. for Med. Res. The effect of stalk section on the volume of the pituitary gland of the sheep. **(Die Wirkung der Hypophysenstieldurchtrennung auf das Volumen der Hypophyse beim Schaf.)** Acta endocrinol. [Copenhagen], Suppl. **43** (1963) Nr. 81. S. 3–27. – 16 Abb., 3 Tab., 20 Lit.

Die Hypophysenstieldurchtrennung wurde am Schaf durch subtemporales Vorgehen ausgeführt. Zwischen den Schnittenden wurde eine Platte deponiert, um eine Barriere zu bilden. Die Hypophysen wurden in einem Zeitraum von 1 Tag bis 1 Jahr p.op. untersucht. Die Drüsen wurden in Serien geschitten und die Volumina der einzelnen Lappen und des Infarktes in der Pars distalis gemessen. Die unmittelbare Wirkung der Hypophysenstieldurchtrennung resultierte in einem massiven Infarkt in der Pars distalis. Der Initialinfarkt zeigte eine charakteristische Verteilung und machte 85–96% des Lappens aus. Die schmalen Partien, die regelmäßig diesen Eingriff überstanden, grenzten dem Dorsalteil des Lappens und dem Lateral- und Ventralrand an. 8 Wochen nach der Durchtrennung wurde nur noch eine relativ kleine Narbe an der Stelle des ursprünglichen großen Infarktes in der Pars distalis beobachtet. Das Volumen dieses Lappens war beträchtlich reduziert. Die Schrumpfung der Pars distalis setzte sich bis zu 1 Jahr nach der Stieldurchtrennung fort. Während der ersten Monate nach der Operation war eine geringe Regeneration des Parenchyms der Pars distalis feststellbar. Im gleichen Zeitraum nahm die Pars intermedia an Volumen zu. In den folgenden Perioden waren diese Veränderungen nicht progressiv. Der Proc. infundibularis zeigte eine rapide und beträchtliche Abnahme seines Volumens. R. Berg. 930.

4-64/05-0047 Salisbury, G. W. und Dongen, C. G. van; Urbana, Univ. of Illinois. The validity of van duijn's formula for head area of bovine spermatozoa. **(Die Gültigkeit der van Duijn-Formel für die Kopfoberfläche der Rinderspermatozoen.)** Mikroskopie [Wien] **18** (1963) Nr. 5/6. S. 144–148. – 2 Tab., 7 Lit. Zus. in Dtsch.
In der cytologischen Routineuntersuchung ist es manchmal erforderlich, gewisse Zellparameter durch direkte Messung eines anderen, mit dem ersten hoch korrelierten Parameter zu schätzen. Die größte Annäherung bei der Bestimmung einer Fläche von einer Oberfläche mit irregulären Grenzen ist durch die Planimetrie zu erreichen. Van Duijn entwickelte eine Formel für die Schätzung der Kopfoberfläche aus linearen Messungen z. B. der Kopflänge, der maximalen Kopfbreite und der Kopfbreite an der Basis. Aus früheren Untersuchungen liegen den Vff. Ergebnisse von planimetrischen Messungen der Kopfoberfläche von 720 Bullenspermatozoen vor. Durch lineare Messungen und Schätzung an 500 Spermatozoen kommen Vff. in der vorliegenden Arbeit zu dem Ergebnis, daß die van Duijn-Formel in hohem Maße für die Berechnung der ebenen Fläche der Bullenspermatozoen zutrifft. Die Formel überschätzt die Flächen regelmäßig um etwa 2,45%. Zwischen Planimeterergebnissen und Formelergebnissen besteht eine Korrelation von $r =$ 0,99. R. Berg. 950.

4-64/05-0048 Botar, J.; Budapest, Staatl. Heilanst. für Nerven- und Geisteskrankh.; Lausanne, Univ., Anatom. Inst. **Über die Innervation der Herzmuskulatur und ihre Veränderungen.** Z. mikroskop.-anatom. Forsch. **70** (1963) Nr. 2. S. 168–214. – 19 Abb., 154 Lit.
Nach einer eingehenden Literaturübersicht wird an 4 unentwickelten (1 bis 3 Mon.), 7 jungen (12–18 Mon.) und an 3 alten Hunden (14–16 Jahre) nach Silberimprägnation (Methode nach Bielschowsky-Gros) die Innervation der Herzmuskulatur der Vorhofswand untersucht und dabei vor allem auch die auftretenden Altersveränderungen berücksichtigt. Es findet sich beim jungen vollentwickelten Hund ein Ganglienzellen enthaltendes Geflecht. Die von diesem ausgehenden dicken Faserbündel bilden ein grobes Fasergeflecht, welches ohne Grenze in das aus immer dünner werdenden Bündeln bestehende feine Geflecht übergeht. Die von diesem ausgehenden Fasern bilden zwischen den Herzmuskelfasern ein terminales Nervengeflecht. Aus den gleichen Geflechten erfolgt in ähnlicher Weise die Innervation der Blutgefäße. Beim unentwickelten Hund sind die Ganglien und Geflechte noch wenig ausgebildet, das terminale Nervengeflecht fehlt völlig. Beim alten Hund finden sich in den Ganglien überwiegend veränderte Nervenzellen, die Fasern sind an Zahl bedeutend vermindert und zeigen charakteristische, jedoch regional unterschiedlich starke Veränderungen. G. Michel. 960.

4-64/05-0049 Kisch, B. und Philpott, D. E.; Elmhurst, N.Y., City Hospital, Electron Microscopic Res. Inst. Electron microscopy of the heart of fish. **(Elektronen-Mikroskopie des Fischherzens.)** Exp. Med. Surgery [New York] **21** (1963) Nr. 1. S. 28. 960.

4-64/05-0050 Pischinger, Alfred; Wien, Histol.-Embryol. Inst. **Über die Organisation des lymphatischen Gewebes.** Z. Zellforsch. mikroskop. Anatom. **60** (1963) Nr. 6. S. 893–908. – 8 Abb., 40 Lit.
Vf. unterzieht seine in früheren Arbeiten geäußerten Ansichten über den Bau des lymphatischen Gewebes durch weitere, vor allem elektronenmikroskopi-

sche Untersuchungen einer strengen Kritik und unterstreicht seine Meinung eindeutig. Danach ist die primär zellige Grundlage des Lymphgewebes ein reticulärer Verband, bestehend aus den großen histiocytären Reticulumzellen mit einem feinstrukturierten, bläschenförmigen, chromatinarmen Kern und den lymphocytären Reticulumzellen mit einem grobscholligen Kern. Dabei folgert Vf. genetische Beziehungen zwischen den lymphocytären Reticulumzellen und den freien Lymphocyten sowie zwischen den histiocytären Reticulumzellen und den Histiocyten, wobei eine Vermehrung durch Kernamitose oder Karyonomie im reticulären bzw. plasmoidalen Zellverband für möglich gehalten wird. Nach Angabe des Vf. ist die alte Vorstellung, wonach das Lymphgewebe aus einem Netz großer (histiocytärer) Reticulumzellen besteht, in deren Maschen vorwiegend freie Lymphocyten liegen, nicht aufrecht zu erhalten. Das lymphatische Gewebe unterliegt nach Meinung des Vf. durch die postkapillären Venen, die als hämolymphatische Schleusen wirken, dem unmittelbaren Einfluß des Blutplasmas, wobei durch eine Milieuänderung die Abkuppelung der Lymphocyten aus dem Verband bedingt werden soll. Es wird weiter angenommen, daß die freien Lymphocyten durch den Strom dieser „Blutlymphe" vorwiegend passiv in die Lymphbahnen gelangen. G. Michel. 980.

4-64/05-0051 Cruz, A. R. und Lison, L.; Brazil, Univ. of Sao Paulo, Fac. of Med. of Ribeirao Preto. Nucleo-cytoplasmic allometric relation in some nerve cells. **(Die nucleo-cytoplasmatische allometrische Beziehung bei einigen Nervenzellen.)** Z. mikroskop.-anatom. Forsch. **70** (1963) Nr. 2. S. 139–167. – 8 Abb., 4 Tab., 47 Lit.

An Spinalganglienzellen der Kröte und des Huhnes sowie an motorischen Rückenmarkszellen und sympathischen Nervenzellen des Huhnes wurden nach einer besonderen, eingehend beschriebenen Methodik die quantitativen Beziehungen zwischen Kern- und Cytoplasmavolumen während der Entwicklung sowie an ausgewachsenen Tieren untersucht. Beim gleichen Individuum läßt sich das Verhältnis zwischen dem Kern- und Cytoplasmavolumen am besten durch eine allometrische Gleichung ($C = aN^k$) mit dem konstanten Wert k (Allometriekoeffizient) ausdrücken. Bei der Untersuchung homologer Neuronen von Tieren verschiedener Entwicklungsstufen zeigt sich, daß der Allometriekoeffizient über kürzere oder längere Perioden weitgehend konstant bleibt, jedoch treten zu bestimmten Zeiten (beim Huhn zwischen 10.–14. Bebrütungstag und zur Zeit des Schlüpfens, bei der Kröte während der Zeit der Metamorphose) plötzliche als funktionelle Aktivitätsänderungen gedeutete Abweichungen („discontinuities") auf, die häufig, jedoch nicht immer, mit auffallenden morphologischen Veränderungen verbunden sind.
G. Michel. 1000.

4-64/05-0052 Loos, H. van der; Baltimore, Md., Johns Hopkins Univ., School of Med. Fine structure of synapses in the cerebral cortex. **(Feinstruktur der Synapsen in der Großhirnrinde.)** Z. Zellforsch. mikroskop. Anatom. **60** (1963) Nr. 6. S. 815–825. – 5 Abb., 29 Lit.

Elektronenmikroskopisch wird die lichtmikroskopisch als einheitliche Membran (Synaptolemma) wahrnehmbare Berührungsstrecke der beiden Neuronen in den axo-dentritischen Synapsen der Großhirnrinde des Kaninchens untersucht. In der das Ende des Axon (Bouton) begrenzenden präsynaptischen Membran finden sich die schon früher beschriebenen Bläschen und nicht selten ein oder mehrere Mitochondrien. Unter der den Dendriten begrenzenden postsynaptischen Membran zeigt sich eine Anhäufung von faden- oder punktförmigen elektronendichten Strukturen, die als „subsynaptic organelle" bezeichnet werden. In dem zwischen den beiden Membranen liegenden 150–250 Å weiten Spalt finden sich fadenförmige, senkrecht zu den Membranen angeordnete und als „interlemmal elements" benannte Strukturen, die entweder von der prä- zur postsynaptischen Membran reichen (Typ A) oder der postsynaptischen Membran aufsitzen und frei, annähernd in der Mitte des Spaltes, teils unter knopfartiger Verdickung enden. Ein großer Teil der Synapsen zeigt annähernd 360 Å von dem Bezirk mit den „interlemmal elements" entfernt eine auffallende Verdünnung des Spaltes bis nahe 40 Å. Die evtl. funktionelle Deutung der festgestellten Strukturen wird kurz erörtert.

G. Michel. 1010.

4-64/05-0053 Andres, K. H.; Kiel, Univ., Anatom. Inst.; Uppsala, Univ., Anatom. Inst.; Gustaf Werner Inst. **Elektronenmikroskopische Untersuchungen über Strukturveränderungen im Zytoplasma von Spinalganglienzellen der Ratte nach Bestrahlung mit 185-MeV-Protonen.** Z. Zellforsch. mikroskop. Anatom. **60** (1963) Nr. 5. S. 633–658. – 19 Abb., 42 Lit.
Bei Bestrahlung mit 185 MeV-Protonen (20 krad) zeigt sich, wie elektronenmikroskopisch nachgewiesen wird, im Initial- und Intermediärstadium zunächst eine typische chromatolytische Reaktion. Bald tritt aber eine feingranulär-schollige Ergastoplasmadegeneration und Vermehrung der Neurofilamente auf. Im degenerativen Stadium der akuten Strahlenschädigung kommt es zum Bild der „toxischen Chromatolyse", die durch weitgehende Auflösung der Nissl-Substanz und Vacuolisierung der Reste des endoplasmatischen Reticulum gekennzeichnet ist. Die Anteile des Golgi-Apparates können bis auf wenige Reste verschwinden, andererseits kann es aber auch zu Aufblähungen des Spalten- und Vacuolensystems kommen. Bei der chromatolytischen Reaktion kommt es zu einer Frakturierung und Abrundung der Mitochondrien. Auffallend gering sind die gleichlaufenden Veränderungen in den anliegenden Satellitenzellen. In der Diskussion werden die Befunde vor allem im Hinblick auf die Wirkungsweise der Strahlen erörtert, und es wird angenommen, daß es neben einer Schädigung des Nucleoproteid bildenden Systems zu Störungen des Energiehaushaltes kommt, als deren Ausdruck die Mitochondrienveränderungen angesehen werden.

G. Michel. 1010.

4-64/05-0054 LaVelle, Arthur; Univ. of Illinois. Mitochondrial changes in developing neurons. **(Veränderungen der Mitochondrien in sich entwickelnden Neuronen.)** Amer. J. Anatomy **113** (1963) Nr. 1. S. 175–187. – 28 Abb., 1 Tab., 42 Lit.
Bei 4 Gruppen von Goldhamstern im Alter von 7, 15, 20 und 25 Tagen wurde der N. facialis am Foramen stylomastoideum durchtrennt. Von den einzelnen Gruppen wurden in bestimmten Abständen nach der Operation Tiere getötet und das Verhalten der Mitochondrien in den Neuronen des motorischen Facialiskernens nach der Färbung von Fain und Wolfe mit basischem Fuchsin und Anilinblau untersucht. Bei den 20–25 Tage alten Tieren findet sich 4 Tage nach der Operation eine gegenüber der Kontrollseite deutliche Schwellung der Mitochondrien. Bei den jüngeren Tieren (7, 15 Tage) dagegen tritt die Schwellung nicht 4 Tage nach der Operation auf, sondern wird erst mit 25 Tagen wahrnehmbar. Die durch das Durchschneiden der Axone induzierten Veränderungen treten somit erst an reifen Zellen auf. In der Diskussion werden die Ergebnisse vor allem im Hinblick auf die allgemeinen postnatalen Differenzierungsvorgänge der Neuronen erörtert.

G. Michel. 1010.

4-64/05-0055 Hall, Elizabeth A.; Ottawa, Canada, Univ., Fac. of Med. Efferent connections of the basal and lateral nuclei of the amygdala in the cat. **(Efferente Verbindungen der basalen und lateralen Kerne der Amygdala der Katze.)** Amer. J. Anatomy **113** (1963) Nr. 1. S. 139–151. – 20 Abb., 22 Lit.
Nach einer besonderen, kurz beschriebenen Methodik wurden kleine umschriebene Läsionen am lateralen und basalen Nucleus der Amygdala der

Katze gesetzt und nach der Färbetechnik von Nauta-Gygax die efferenten Bahnen untersucht. Dabei konnten von jedem Kern aus, neben kurzen Verbindungsfasern untereinander, je zwei Bahnen zu angrenzenden Teilen des Gehirnes gefunden werden, deren Verlauf beschrieben wird. Auf Grund der festgestellten ausgedehnten Verbreitung der Projektionsfasern ist nach Ansicht der Vf. die Lokalisation einer spezifischen Funktion in den beiden Kernen der Amygdala unwahrscheinlich. G. Michel. 1010.

4-64/05-0056 Anzenbacher, H. und Zenker, W.; Wien, Univ., Anatom. Inst. **Über die Größenbeziehung der Muskelfasern zu ihren motorischen Endplatten und Nerven.** Z. Zellforsch. mikroskop. Anatom. **60** (1963) Nr. 6. S. 860–871. – 6 Abb., 16 Lit.

An verschiedenen Extremitätenmuskeln, Kehlkopfmuskeln, dem Zwerchfell, den äußeren Augenmuskeln und dem M. stapedius von Mensch, Rhesusaffe, Ratte und Maus wird nach einem besonderen, eingehend dargestellten Verfahren das Volumen der Muskelfasern, die Fläche ihrer motorischen Endplatte sowie der Durchmesser der herantretenden Nerven bestimmt und die Beziehungen zwischen den ermittelten Größen erörtert. An den graphisch dargestellten und am Schlusse kurz diskutierten Ergebnissen zeigt sich, daß die Größe der Endplatte mit dem Volumen der Faser zunimmt. Beim Vergleich von Muskeln verschiedener funktioneller Gruppen ergeben sich jedoch deutliche Verschiebungen in dieser Größenbeziehung. So besitzen rasch arbeitende Muskeln relativ größere Endplatten. Muskeln gleicher funktioneller Gruppen bei verschiedenen Tieren zeigen dagegen einander entsprechende Relationen. Die Größe der Endplatten steht in direkter Beziehung zum Durchmesser der herantretenden Nervenfasern. G. Michel. 1030.

4-64/05-0057 Böhm, R. **Beitrag zu den postnatalen Veränderungen der Lederhaut des Haushuhnes.** Sborník Vysoké Školy zemědělské Brně, Řada B **10(31)** (1962) Nr. 3/4. S. 95–100. – 8 Abb., 15 Lit. Zus. in Russ., Tschech.

Die Arbeit beschreibt Ergebnisse einer histologischen Untersuchung der Lederhaut vom Rücken und Bauch bei 27 Stück der Rassen Leghorn, Rhodeländer Sussex und rebhuhnfarbige Italiener beiderlei Geschlechtes und im Alter von 3 Tagen bis zu 3 Jahren. Die Proben wurden von verschiedenen Körperstellen genommen. Es zeigt sich, daß die Lederhaut der Vögel ein anderes Aussehen hat als diejenige der Säugetiere. Während der ersten Lebenstage sieht die Lederhaut des Rückens und der Bauchseite beim Haushuhn ähnlich aus; zwischen der oberen Schicht (Stratum profundum) befindet sich eine Schicht (Stratum vasculare), eine von Blutgefäßen gebildete und zusammenhängende Schicht. Diese Schicht bleibt auch im Alter im großen ganzen dünn. An der Bauchseite entwickelt sie sich dagegen weiter, besteht aus zahlreichen Blutgefäßschichten und bildet bereits im Alter von 14 Tagen bis zu einem Monat den wesentlichen Teil des gesamten Profils der Lederhaut. Dieser Körperteil ist bei beiden Geschlechtern entwickelt und reicht bis an die untere Halsgegend, an die Kloake und die mediale Schenkelfläche. ČSSR/ÚVTI. 1080.

4-64/05-0058 Hafez, E. S. E. und Sugie, T.; Pullman, Washington State Univ. Reciprocal transfer of cattle and rabbit embryos. **(Wechselseitige Übertragung von Rinder- und Kaninchenembryonen.)** J. Animal Sci. **22** (1963) Nr. 1. S. 30–35. – 4 Abb., 3 Tab., 16 Lit.

In dieser Veröffentlichung werden sehr eingehend die verschiedenen Techniken zur Übertragung von Embryonen in den unterschiedlichsten Altersstufen von einem Muttertier auf das andere beschrieben. Es handelt sich hierbei vor allem um die wechselseitige Übertragung von Rinder- und Kaninchenembryonen. Es wurden drei Techniken erprobt: 1. Die nicht über den chirurgischen Eingriff verlaufende Transplantation. 2. Die gleiche Methode nur unter Zuhilfenahme einer CO_2-Insufflation. 3. Der chirurgische Weg mit Hilfe der Paralumbal-Laparatomie. Ausführlich werden neben der Technik die Hilfsmittel bei der nichtchirurgischen Methode beschrieben. Die CO_2-Insufflation war wesentlich für eine erfolgversprechende Übertragung. Die chirurgische Methode war der unblutigen, gemessen an den erfolgreichen Transplantationen, überlegen. W. Richter/Kleinmachnow. 1150.

4-64/05-0059 Kudláč, Eduard. Příspěvek k morfologii vajíček ovcí, jejich oplození a prvním stadiím rýhování. **(Beitrag zur Morphologie der Eier bei Schafen, zu ihrer Befruchtung und zu den ersten Furchungsstadien.)** Sborník Vysoké Školy zemědělské Brně, Řada B **10(31)** (1962) Nr. 3/4. S. 101–107. – 4 Abb., 2 Tab., 7 Lit. Zus. in Russ., Dtsch.

Um die Kenntnisse über das Reifen, die Befruchtung und Furchung von Eiern bei landwirtschaftlichen Haustieren zu vertiefen, wurden Eier studiert, die aus dem Eileiter von 37 Schafen (die Zahl der untersuchten Schafe war 69) herausgenommen wurden; die Schafe wurden spätestens 76 Std. nach der letzten Zulassung (nach Beendigung der Brunstzeit) geschlachtet. Bei Schafen, die vor mehr als 60 Std. nach der Beendigung der Brunst, also einem Zeitpunkt, als die Eier offenbar auf dem Wege nach der Gebärmutter sich befanden, geschlachtet wurden, fand man keine Eier im Eileiter. Die meisten Eier waren befruchtet. Sie besaßen bei Schafen, die vor Ablauf von 24 Std. nach Beendigung der Brunst geschlachtet wurden, 2 Richtungskörper; bei Schafen, die nach Ablauf von 24–36 Std. geschlachtet wurden, waren die Eier in 2 Blastomeren, nach Ablauf von 36–48 Std. in 4 Blastomeren, nach Ablauf von etwa 50 Std. in 6 und kurz darauf in 8 Blastomeren geteilt. Auf Ovarien bildet sich bei den Schafen anstelle des geborstenen Follikels der Gelbkörper, der nach Ablauf von 36–48 Std. offenbar eine bis 4 mm breite knopfähnliche Form von rosagelber Farbe und dichter Konsistenz hatte. Die Struktur der Schafeier unterscheidet sich im großen ganzen nicht von der Struktur der Eier anderer Tiere. In 43,75% der Fälle waren sie kugelförmig, die übrigen elliptisch. Bei 9,37% der Eier war der Unterschied zwischen den senkrechten Durchmessern mehr als 10 μ. Ähnliche Form wies auch das Ooplasma auf. Die gewonnenen Eier wurden ohne Rücksicht auf die Furchung mikrometrisch gemessen, und die Meßergebnisse sind in einer Tabelle zusammengetragen. ČSSR/ÚVTI. 1150.

4-64/05-0060 Kircher, C. Ward und Hamilton, Howard L.; Ames, Iowa State Univ. Effects of respiratory inhibitors on development of the down feather. **(Wirkungen von Atmungs-Hemmstoffen auf die Entwicklung der Daunenfedern.)** Amer. J. Anatomy **113** (1963) Nr. 1. S. 101–115. – 25 Abb., 1 Tab., 24 Lit.

An Gewebekulturen von Hautstückchen von Hühnerembryonen (6–8 Tage) untersuchten Vff. unter besonderer Berücksichtigung des Verhaltens der alkalischen Phosphatase und der Ribonucleinsäure die Wirkung von 4 Atmungsgiften (Natriumfluorid, 2,4-Dinitrophenol, Jodacetat, Natriumcyanid) auf die Morphogenese der Daunenfedern. Alle 4 Gifte hemmen die Entwicklung der Federn. Der Einfluß auf die alkalische Phosphatase und die Ribonucleinsäure ist verschieden, woraus auf eine unterschiedliche Wirkungsweise dieser Stoffe geschlossen wird. Diese sowie vor allem die aus den Ergebnissen zu folgernden funktionellen Beziehungen zwischen der alkalischen Phosphatase und der Ribonucleinsäure werden erörtert. G. Michel. 1150.

III. PHYSIOLOGIE, PHYSIOLOGISCHE CHEMIE

4-64/05-0061 Klinger, W. und Leibe, H.; Jena, Friedrich-Schiller-Univ., Inst. für Pharmakol. **Ein einfacher Stoffwechselkäfig für akute und chronische Versuche mit Ratten.** Z. Versuchstierkunde 2 (1963) Nr. 5/6. S. 183–184. – 1 Abb., 2 Lit. Zus. in Engl.

Beschrieben wird eine Anlage zur Stoffwechselbestimmung für akute und chronische Versuche an Ratten, die einfach und beliebig aus vorhandenen Labormaterialien herzustellen ist. Es ist erforderlich, die Tiere mindestens 3–4 Tage an die Apparatur zu gewöhnen, um Werte einheitlicher Norm und sehr geringer Streuung innerhalb der einzelnen Tageswerte/Tier zu erhalten. Es wurde beobachtet, daß ein anfänglicher Gewichtsrückgang bald wieder ausgeglichen wurde. Mit Hilfe dieses Stoffwechselkäfigs sind selbst Bilanzversuche bei kontrollierter Fütterung durchführbar. Hervorgehoben wird bei dieser Methode die zufriedenstellende Trennung von Harn und Kot und die leichte Säuberung der Apparatur. W. Richter/Kleinmachnow. 1220.

4-64/05-0062 Murray, John F. und Young, I. Maureen; Los Angeles, Univ. of California, Med. Center. Regional blood flow and cardiac output during acute hypoxia in the anesthetized dog. **(Der regionale Blutfluß und das Schlagvolumen während akuter Hypoxie beim narkotisierten Hund.)** Amer. J. Physiol. **204** (1963) Nr. 6. S. 963–968. – 5 Abb., 1 Tab., 31 Lit.

Bei insgesamt 10 Hunden wird das Schlagvolumen und der Blutfluß im Kopf, in den Nieren und in der Hinterextremität während einer experimentellen Hypoxie gemessen. In 4 Versuchen wird die atemregulatorische Reaktion auf die Hypoxie durch Succinylcholin gehemmt. Das Absinken der arteriellen Sauerstoffsättigung ist signifikant mit dem Anstieg des Schlagvolumens und des mittleren Blutdruckes korreliert. Im Kopf, in der Niere und in den Hinterextremitäten wird mit zunehmender Hypoxie eine Tendenz zur Beschleunigung des Blutflusses beobachtet. Eine echte Korrelation zwischen der Hypoxie und einem Absinken des Blutflusses besteht eindeutig in den Nieren. Aus den Versuchsergebnissen wird geschlossen, daß die Hypoxie in erster Linie eindeutige Veränderungen des Schlagvolumens zur Folge hat, während die Veränderungen im peripheren Gefäßwiderstand nicht eindeutig sind. H.-A. Ketz. 1315.

4-64/05-0063 Baldwin, B. A. und Bell, F. R.; London, Roy. Veterin. Coll. The effect on blood pressure in the sheep and calf of clamping some of the arteries contributing to the cephalic circulation. **(Der Einfluß einer Abklemmung einiger Arterien des Gehirnkreislaufes auf den Blutdruck bei Schaf und Kalb.)** J. Physiol. [London] **167** (1963) Nr. 3. S. 463–479. – 8 Abb., 19 Lit.

Die gleichzeitige Abklemmung beider Carotiden führt bei Schaf und Kalb zum Blutdruckabfall in den Blutgefäßen des Gehirnes, während die Abklemmung beider Vertebralarterien keine Veränderungen im Gehirnkreislauf und im peripheren Kreislauf verursacht. Die beiderseitige Abklemmung der äußeren und inneren Carotiden und der Vertebralarterien hat einen starken Blutdruckabfall im Gehirn und einen Blutdruckanstieg im peripheren Kreislauf zur Folge. Aus diesen und weiteren Abklemmungsversuchen wird geschlossen, daß die Gehirndurchblutung beim Schaf und beim Kalb überwiegend durch physikalische Regulationsmechanismen gesteuert wird.
H.-A. Ketz. 1320.

4-64/05-0064 Smith, Edward E. und Guyton, Arthur C.; Jackson, Univ. of Mississippi, School of Med. Center of arterial pressure regulation during rotation of normal and abnormal dogs. **(Ein Zentrum für die Regulierung des arteriellen Blutdruckes während des Rotierens bei normalen und anormalen Hunden.)** Amer. J. Physiol. **204** (1963) Nr. 6. S. 979–982. – 3 Abb., 6 Lit.

Läßt man Hunde um einer zur Horizontallage angeordneten Querachse rotieren und verschiebt diese Querachse senkrecht zur Längsachse des Tieres, so findet sich ein Punkt, in dem der arterielle Blutdruck unabhängig von der Rotation konstant bleibt. Diese Querachse liegt etwa in Höhe des Nackens. Nach Denervierung des Pressoreceptoren im Carotissinus und am Aortenbogen muß die Rotationsachse nach caudal verschoben werden, damit der arterielle Blutdruck des Tieres während des Rotierens konstant bleibt. Bei totaler Epiduralanaesthesie verschiebt sich die Rotationsachse noch weiter caudal. Aus den Versuchsergebnissen wird geschlossen, daß die Regulierung für einen konstanten arteriellen Blutdruck während des Rotierens so funktioniert, daß möglichst minimale Veränderungen in der Gehirndurchblutung auftreten. H.-A. Ketz. 1320.

4-64/05-0065 Müller, L. Felix; Berlin-Dahlem, Univ., Klin. und Poliklin. für Kleine Haustiere. **Der psychische Einfluß auf den Blutdruck des Hundes.** Tierärztl. Umschau **18** (1963) Nr. 6. S. 296–304.
Exakte und reelle Werte bei Blutdruckmessungen am Hunde sind nur zu erwarten, wenn durch Dressur der Hund an die Prozedur dieser Untersuchung gewöhnt ist, was Wochen in Anspruch nehmen kann. Decentan, als Psycho-Sedativum, beeinflußt den Blutdruck im Gegensatz zu anderen Mitteln selbst nicht. Es ermöglicht daher in vielen Fällen eine schnelle Feststellung des Blutdruckes beim Hunde, da dem Hund die blutdruckverändernde Aufregung genommen ist. K.-P. Jaksztien. 1320.

4-64/05-0066 Baldwin, B. A. und Bell, F. R.; London, Roy. Veterin. Coll. Blood flow in the carotid and vertebral arteries of the sheep and calf. **(Der Blutfluß in den Carotiden und in den Vertebralarterien bei Schaf und Kalb.)** J. Physiol. [London] **167** (1963) Nr. 3. S. 448–462. – 7 Abb., 4 Tab., 13 Lit.
Beim Kalb wird ein Blutfluß in der A. carotis communis von 134–245 ml/Min., in den Vertebralarterien von 51–131 ml/Min. gemessen. Die entsprechenden Werte beim Schaf werden mit 204–230 ml/Min. und mit 22–35 ml/Min. angegeben. Nach vorübergehender Abklemmung der A. carotis communis kommt es zu einem schnellen Anstieg des Blutflusses um 60–185% des Normalwertes in den untersuchten Arterien ohne einen Blutdruckanstieg im übrigen Kreislauf. Nach vorübergehender Abklemmung einer Vertebralarterie wird eine Erhöhung des Blutflusses in den übrigen Vertebralarterien beobachtet, ohne daß sich der Blutfluß in den Carotiden verändert. Aus den Versuchsergebnissen wird geschlossen, daß die Regulierung der Gehirndurchblutung überwiegend physikalischen Mechanismen unterliegt. H.-A. Ketz. 1352.

4-64/05-0067 Koehler, J. Albrecht, Tsagaris, Theofilos J., Kuida, Hiroshi und Hecht, Hans H.; Salt Lake City, Univ. of Utah, Coll. of Med. Inhibition of endotoxin-induced pulmonary vasoconstriction in dogs by alpha-methyl dopa. **(Die Hemmung der endotoxinbedingten Vasokonstriktion im Lungenkreislauf bei Hunden durch α-Methyl-Dopa.)** Amer. J. Physiol. **204** (1963) Nr. 6. S. 987–990. – 3 Abb., 12 Lit.
Bei insgesamt 13 Hunden wird in 19 Versuchen die Wirkung von α-Methyl-3,4-dihydroxyphenylalanin auf die durch *E. coli*-Endotoxin bedingten Kreislaufveränderungen untersucht. Die die Serotoninsynthese blockierende Substanz wird bei 7 Hunden einmal mit 250 mg und bei 6 Hunden dreimal mit 250 mg dosiert. Alle Tiere erhalten gleichzeitig 1 mg/kg gereinigtes Endotoxin. Durch Vorbehandlung mit α-Methyl-Dopa wurde die Endotoxinwirkung stark herabgesetzt. Aus den Versuchsergebnissen wird geschlossen, daß die Vasokonstriktion im Lungenkreislauf nach Endotoxinverabreichung durch Freisetzung von Serotonin zustande kommt. Die Wirkung von α-Methyl-Dopa beruht auf der Blockierung der Serotoninsynthese. H.-A. Ketz. 1352.

4-64/05-0068 Mundy, Roy L., Heiffer, Melvin H. und Mehlman, Benjamin; Washington, Walter Reed Army Med. Center, Walter Reed Army Inst. of Res. Mechanism of beta-mercaptoethylamine-induced hypotension in the dog. **(Der Mechanismus der durch β-Mercaptoaethylamin erzeugten Hypotension beim Hund.)** Amer. J. Physiol. **204** (1963) Nr. 6. S. 997–1000. – 1 Abb., 2 Tab., 8 Lit.

Bei 10–15 kg schweren Hunden wird die β-Mercaptoaethylaminwirkung (MEA) untersucht. 100 mg MEA pro kg Kgw. verursachen eine anhaltende Hypotension und Hämokonzentration. Bei gleichzeitiger Verabreichung von Antihistaminica und von Nebennierenblockern mit starker Antihistaminwirkung ist MEA unwirksam. Die MEA-Wirkung ist in mancher Hinsicht der Histaminwirkung ähnlich. Aus den Versuchsergebnissen wird geschlossen, daß eine Histaminfreisetzung bei der MEA-Wirkung eine entscheidende Rolle spielt. H.-A. Ketz. 1352.

4-64/05-0069 Tsagaris, Theofilos J., Koehler, J. Albrecht, Kuida, Hiroshi und Hecht, Hans H.; Salt Lake City, Univ. of Utah, Coll. of Med. Drug inhibition of circulatory response to endotoxin in dogs. **(Die Hemmung der durch Endotoxin bedingten Kreislaufreaktion durch Drogen bei Hunden.)** Amer. J. Physiol. **204** (1963) Nr. 6. S. 991–996. – 4 Abb., 2 Tab., 12 Lit.

Bei insgesamt 6 Hunden wird die Wirkung von α-Methyl-3,4-dehydroxyphenylalanin und von Promethazinhydrochlorid auf die durch *E. coli*-Endotoxin bedingten Kreislaufveränderungen untersucht. Beide Substanzen dämpfen den durch das Endotoxin bedingten Blutdruckanstieg in der A. pulmonalis und der V. portae und verhindern das Absinken des peripheren Blutdruckes sowie des Herzminutenvolumens. Aus den Versuchsergebnissen wird geschlossen, daß die Endotoxinwirkung vorwiegend auf einer Freisetzung von gefäßaktiven Stoffen wie Histamin und Serotonin beruht. H.-A. Ketz. 1352.

4-64/05-0070 Anderson, Fred L., Kuida, Hiroshi und Hecht, Hans H.; Salt Lake City, Univ. of Utah, Coll. of Med. Influence of promethazine on circulatory response to endotoxin in dogs. **(Der Einfluß von Promethazin auf die durch Endotoxin bedingte Kreislaufreaktion bei Hunden.)** Amer. J. Physiol. **204** (1963) Nr. 6. S. 983–986. – 3 Abb., 18 Lit.

Bei insgesamt 19 Hunden (18,5–30 kg) wird die Wirkung von Promethazin (PMZ) auf die endotoxinbedingte Kreislaufreaktion untersucht. In einer Dosis von 20 mg/kg wirkt PMZ hemmend auf die Folgen, die nach Endotoxinvergiftung auftreten. Aus den Versuchsergebnissen wird geschlossen, daß die Endotoxinwirkung auf einer Histaminfreisetzung beruht und diese durch Antihistaminica verhindert werden kann. H.-A. Ketz. 1352.

4-64/05-0071 Volkheimer, G.; Berlin, Charité, I. Med. Univ.-Klin. **Über parazelluläre, chylöse Resorptionsmechanismen.** Z. ges. inn. Med. Grenzgebiete **18** (1963) Nr. 19/20. S. 949–952. – 33 Lit.

In mehreren Versuchsreihen wird der Übertritt korpuskulärer Elemente aus dem Darm in das Blut und in den Harn untersucht. An Versuchspersonen, Hunden und kleinen Laboratoriumstieren wird nachgewiesen, daß Polyvinylchloridkügelchen (5–110 μ), Bärlappsamen (40 μ), Diatomeen in rezenten Formen (8–70 μ), Stärkekörner von Maisstärke (22 μ), von Kartoffelstärke (9–70 μ), Parasiteneier (40–60 μ), Hefezellen (5–6 μ) und Pflanzenzellen in ungelöster Form aus dem Darm über die Lymphbahn in das Blut gelangen und in alle Organe eingeschleust werden können. Im Gegensatz zu herkömmlichen Ansichten über den Resorptionsmechanismus im Darm wird angenommen, daß diese Modellkörper verschiedener Größe unverändert paracellulär, chylös in die Blutbahn gelangen. H.-A. Ketz. 1360.

4-64/05-0072 Krampitz, G. und Wienbke, J.; Bonn, Univ., Inst. für Anatomie und Physiol. der Haustiere. **Beiträge zur Aminosäuren-Bestimmung in biologischem Material. 7. Mitt. Über eine automatische Apparatur zur routinemäßigen Bestimmung von Aminosäuren.** Z. Tierphysiol., Tierernähr. Futtermittelkunde **18** (1963) Nr. 3. S. 147–166. – 6 Abb., 23 Lit.

Es wird eine Apparatur beschrieben, mit welcher es möglich ist, 6 quantitative Aminosäurenanalysen gleichzeitig durchzuführen. Im einzelnen werden der

Aufbau des Gerätes, die verwendeten Reagentien (Puffer, Ninhydrinreagens, Aminosäuren-Standard-Gemisch) sowie der Analysengang eingehend abgehandelt. H. Gürtler. 1365.

4-64/05-0073 Rosenberg, A., Pop, E. und Bozac, A.; Cluj, Rumänien, Med. Inst. **Weitere experimentelle Daten zum Problem der alkalischen Leber-Phosphatase.** Acta histochem. [Jena] **16** (1963) Nr. 1/4. S. 46–53. – 4 Abb., 1 Tab., 23 Lit. Zus in Russ., Engl., Franz.

Normalerweise findet sich die alkalische Phosphatase in den Kupfferschen Sternzellen sowie im Gallengangsepithel, während sie in den Parenchymzellen fehlt. In vorliegenden Untersuchungen wurde das Verhalten der alkalischen Phosphatase (mittels der Methode von Gömori-Takamatsu in der Modifikation nach Dorfmann-Epstein) bei verschiedenen Lebererkrankungen untersucht. Bei Veränderungen der Leberzellen im Verlaufe der Regeneration war eine mehr oder weniger intensive Reaktion der alkalischen Phosphatase nachweisbar, die mit dem gesteigerten Zellstoffwechsel im Zusammenhang stehen dürfte. Demgegenüber bleibt die Reaktion bei degenerativen Prozessen, die mit einem Verlust an ergastoplasmatischen Strukturen verknüpft sind und in Form einer „hellen Schwellung" bzw. „ballonisierenden Degeneration" in Erscheinung treten, negativ. In nekrobiotischen Gewebebezirken hingegen ist die Reaktion stets intensiv positiv. Bei Vorliegen aktiver Granulationsprozesse ist die Reaktion zunächst positiv, um mit fortschreitender Sklerosierung an Intensität abzunehmen. Bei den sogenannten „acellulären" Sklerosen bleibt die Reaktion gleich von Anfang an negativ. E. Kolb. 1366.

4-64/05-0074 Spinas, K.; Zürich, Univ., Histopathol. Inst. **Untersuchung zur Frage der Bedeutung des histochemischen Eisennachweises in der Leberbiopsie.** Pathol. Microbiol. [Basel] **26** (1963) Nr. 4. S. 399–411. – 13 Tab., 10 Lit. Zus. in Engl., Franz.

160 Leberbiopsien von Menschen wurden histochemisch mit der Berliner Blau-Reaktion auf Eisen untersucht. Bei 64% der Biopsien ließ sich Eisen nachweisen. Zwischen dem histochemisch nachweisbaren Eisen und dem pathologisch-anatomischen Befund sowie histologischen und cytologischen Veränderungen fanden sich keine Beziehungen, außer einem häufigeren Auftreten von Eisen bei Lebercirrhosen und einer bevorzugten Lokalisation des Eisens in den Kupffer'schen Sternzellen bei entzündlichen Veränderungen und nach Bluttransfusionen. Hingegen ergaben sich Beziehungen zu Alter, Geschlecht und Serumeisenwerten der Patienten, während die intralobuläre Verteilung und die Dispersionsform Beziehungen zur Menge des Eisens zeigten. Ebenso konnte eine Beziehung zwischen Dispersionsform und intracellulärer Lokalisation des Eisens festgestellt werden. E. Grün. 1366.

4-64/05-0075 Hamazaki, Yukio; Okayama, Japan, Univ., Med. School. On the ketoenolic substances and ketoenolic granules. **(Über die Keto-Enol-Substanzen und über die Keto-Enol-Granula.)** Acta histochem. [Jena] **16** (1963) Nr. 1/4. S. 1–27. – 8 Abb., 4 Tab., 26 Lit. Zus. in Russ., Franz., Dtsch.

Die Ketoenolkörnchen, die mittels einer spezifischen Fixierungs- und Färbemethode in pflanzlichen und tierischen Geweben in weiter Verbreitung nachzuweisen sind, sind ihrer chemischen Natur nach aus nicht einheitlichem Material. Bei Fixierung in chromhaltiger Lösung bestehen sie hauptsächlich aus DNS-Polynucleotiden und -Oligonucleotiden, bei Fixierung mit Eisensalzen kommen Mononucleotide hinzu, ebenfalls bei Fixierung in Gegenwart von Kupfersalzen. Bei Tieren finden sich die Ketoenolkörnchen in besonders großer Menge in Geweben mit aktiver Funktion, so in Leber, Niere und Gehirn. Bei Feten zeigen sie sich früher als Lipoide in großer Menge in der Organanlage. Bei Pflanzen treten sie in großem Umfange sowohl innerhalb als auch außerhalb der Chloroplasten und des Zellkerns auf. Die Mehrzahl der Ketoenolgranula wird mit den üblichen Färbemethoden nicht erfaßt, so die Ketoenolgranula der eosinophilen Zellen, des Epithels des Harnleiters sowie des Myocards. Auf die Bedeutung der genannten Reaktion für cytochemische Untersuchungen der DNS-Nucleotide unter normalen und pathologischen Verhältnissen wird hingewiesen. E. Kolb. 1366.

4-64/05-0076 Schreiber, G., Kohlhaw, G., Goedde, H. W. und Holzer, H.; Freiburg, Univ., Med. Fak. **Die Biosynthese von Acetoin im Schweineherzmuskel.** Biochem. Z. **339** (1963) Nr. 2. S. 83–93. 1378.

4-64/05-0077 Kopfler, Eliska L. und Wilkinson, Walter S.; Baton Rouge, Louisiana State Univ. Water metabolism disturbances related to mortality in day-old chicks force-fed glucose solutions. **(Störungen des Wasserstoffwechsels in Beziehung zur Mortalität von mit Glukoselösungen zwangsgefütterten Eintagsküken.)** Poultry Sci. **42** (1963) Nr. 5. S. 1166–1171. – 3 Tab., 10 Lit.

Bei der Zwangsfütterung von Eintagsküken mit einer 40%igen Glukoselösung verenden die Tiere unter Störungen des Wasserstoffwechsels infolge des osmotischen Effektes der Lösung. Es konnte gezeigt werden, daß die Möglichkeit zur beliebigen Wasseraufnahme durch die Tiere auf die Todesfälle keinen Einfluß hat. Ursächlich wird für diese Beobachtung das Fehlen eines unmittelbar an die Glukosezufuhr einsetzenden Durstes in Betracht gezogen. Es besteht dabei einmal die Möglichkeit, daß der Durstmechanismus noch nicht ausreichend ausgebildet ist bzw. daß die Auslösung des Durstes von einem kritischen Wasserbestand des Körpers abhängig ist. Bei der stündlichen Verabreichung von 0,2 g Glukose in 8 bzw. 40%iger Lösung trat nur im letzten Falle eine stark negative Wasserbilanz auf. Gleichzeitig bewirkt die 40%ige Lösung eine hochgradige Wasserverarmung in der Haut und in der Skelettmuskulatur sowie eine geringgradigere in den Lungen, dem Herzen, dem Verdauungstrakt, der Leber, dem Blute und dem Gehirn. Weiterhin kommt es zu einer Wasseransammlung im Verdauungskanal. Die erhobenen Befunde stützen die Hypothese einer Dehydration der Gewebe als Folge des hohen osmotischen Druckes der 40%igen Glukoselösung als Ursache der Todesfälle. H. Gürtler. 1380.

4-64/05-0078 Leyssac, Paul P.; Copenhagen, Univ. Inst. for Exp. Med. Dependence of glomerular filtration rate on proximal tubular reabsorption of salt. **(Die Abhängigkeit der glomerulären Filtrationsrate von der Salzrückresorption im proximalen Tubulus.)** Acta physiol. scand. **58** (1963) Nr. 2/3. S. 236–242. – 2 Abb., 7 Lit.

Bei weißen Ratten wird die Abhängigkeit der Filtrationsrate von der Natriumrückresorption im proximalen Tubulus untersucht. Mit Hilfe eines Stereomikroskopes und einer Stoppuhr wird die Zeit gemessen, in der an der vorverlagerten linken Niere der proximale Tubulusinhalt nach Verschluß der linken Nierenarterie rückresorbiert worden ist. Zwischen der glomerulären Filtrationsrate und der sogenannten „Verschlußzeit“ besteht eine lineare Korrelation. Aus den Versuchsergebnissen wird geschlossen, daß die Natriumsrückresorption im proximalen Tubulus einen limitierenden Faktor für die glomeruläre Filtrationsrate darstellt. H.-A. Ketz. 1400.

4-64/05-0079 Alexander, D. Pauline und Nixon, D. A.; London, St. Mary's Hospital Med. School. Reabsorption of glucose, fructose and mesoinositol by the foetal and post-natal sheep kidney. **(Die Rückresorption von Glukose, Fructose und Mesoinosit in der fetalen und postnatalen Schafniere.)** J. Physiol. [London] **167** (1963) Nr. 3. S. 480–486. – 1 Abb., 3 Tab., 9 Lit.

Bei insgesamt 8 Schaffeten (59. bis 135. Trächtigkeitstag) und bei 2 neugeborenen Schaflämmern (10 Std. und 7 Tage alt) wird die renale Ausscheidung von Glukose, Fructose und Mesoinosit untersucht. Die fetale Niere kann von der

Mitte der Trächtigkeit an die glomerulär filtrierte Glukose vollständig rückresorbieren. Fructose wird etwa in gleichem Umfang rückresorbiert, erscheint aber auf Grund des wesentlich höheren Plasmaspiegels im fetalen Harn. Mit steigendem Blutglukosespiegel steigt auch die Rückresorptionsrate. Bei Verabreichung von Phlorizin (8–22 mg/100 g Kgw.) während der Glukoseinfusion kommt es zur Hemmung der Glukose-, Fructose- und Mesoinositrückresorption. H.-A. Ketz. 1400.

4-64/05-0080 Aafjes, J. H.; Wageningen, Holland, Agric. Univ. Glyoxylic and allantoic acid in the urine of cows. **(Glyoxyl- und Allantoinsäure im Harn von Rindern.)** Brit. veterin. J. **119** (1963) Nr. 8. S. 387–392. – 5 Tab., 9 Lit.

Bei 7 Kühen wurde Allantoinsäure in einer Menge im Harn festgestellt, die äquivalent 0,8–6,1 mg Allantoin/100 ml Harn waren. Erfolgt in einem solchen Harn eine Bestimmung von Ketosäuren (z.B. Glyoxylsäure) in Form von Dinitrophenylhydrazonen, so wird die Allantoinsäure durch das saure Reagens zu Glyoxylsäure hydrolysiert. Auf diese Weise wird ein zu hoher Gehalt an Glyoxylsäure vorgetäuscht, der zudem erhebliche Schwankungen zeigt. Der wahre Gehalt ist demgegenüber nur sehr gering und beträgt bei Bestimmung in der kürzestmöglichen Reaktionszeit (5 Min.) 0,1 mg/100 ml Harn.
E. Grün. 1400.

4-64/05-0081 Niekerk, D. H. van, Reid, J. T., Bensadoun, A. und Paladines, O. L.; Ithaca, N. Y., Cornell Univ. Urinary creatinine as an index of body composition. **(Harnkreatinin als Index für die Körperzusammensetzung.)** J. Nutrit. [Philadelphia] **79** (1963) Nr. 4. S. 463–473. – 3 Abb., 4 Tab., 11 Lit.

Bei 65 Schafen mit einem Kgw. von 17–76 kg und einem Fettanteil von 5–47% wurde untersucht, welcher Zusammenhang zwischen der im Harn ausgeschiedenen Menge an Kreatinin und der chemischen Zusammensetzung (gemessen am Wasser-, Trockensubstanz-, Fett-, Protein-, Aschegehalt) des ingestafreien Organismus besteht. Ferner wurde der Einfluß des Alters der Tiere, der Art der Nahrung und der Größe der Futteraufnahme auf das Ausmaß der Kreatininausscheidung untersucht. Dabei konnte nachgewiesen werden, daß der Protein- und Wassergehalt sowie die fettfreie Masse des ingesta-freien Organismus mit der täglich im Harn ausgeschiedenen Kreatininmenge gut korreliert. Es wurden Gleichungen aufgestellt, mit deren Hilfe aus der täglichen Kreatininausscheidung im Harn der Protein- und Wasseranteil sowie der Anteil der fettfreien Masse am lebenden Tier errechnet werden kann. 1 mg Kreatinin, welches in 24 Std. mit dem Harn ausgeschieden wurde, entsprach dabei $5{,}13 \pm 0{,}43$ g Protein, welches im ingesta-freien Organismus enthalten war. Aus dem Körpergewicht konnte auf den Proteingehalt bei Schafen, die weniger als 55 kg wogen und einen Fettanteil unter 28% hatten, geschlossen werden. Bei einem Fettanteil von 28–47% war die Kreatininbestimmung für die Ermittlung des Proteingehaltes des Organismus besser geeignet als die Feststellung des Körpergewichts. Der Fettanteil kann nicht direkt aus der Kreatininexkretion bestimmt werden und muß daher aus der fettfreien Masse bzw. dem Wassergehalt des Organismus errechnet werden. Die beobachteten Zusammenhänge waren unabhängig vom Alter der Tiere (im Bereich von 4–27 Mon.), der Art der aufgenommenen Nahrung, der Höhe der Futteraufnahme, dem Grad der Verfettung und der Größe der Tiere.
E. Grün. 1400.

4-64/05-0082 Schulte, K. E. und Henke, G.; Münster, Westf. Wilhelms-Univ., Inst. für Pharmaz. und Lebensmittelchem. **Der Nachweis von Radioisotopen im Harn. 1. Mitt.** Pharmazie **18** (1963) Nr. 8. S. 529–541. – 3 Abb., 7 Tab.

In übersichtlich gegliederter Form wird über den systematischen Untersuchungsgang bei der radiochemischen Harnanalyse als Hilfsmittel für den

Nachweis einer ungewollten und für die Auswertung der gezielten Incorporierung von Radioisotopen berichtet. Besondere Berücksichtigung findet die Messung der Gesamtaktivität von Harnproben, die Empfindlichkeit und Anwendbarkeit verschiedener Strahlungsdetektoren, die Aufarbeitung des Harnes vor der radiochemischen Analyse und die Fällung der Kationen. Nach Hinweis auf die Anwendungsmöglichkeit der Radiopapierchromatographie wird über die Trennung und Bestimmung radioaktiver Anionen im Harn berichtet.
H.-A. Ketz. 1400.

4-64/05-0083 Ewing, L. L. und Vandemark, N. L.; Urbana, Univ. of Illinois. Factors affecting testicular metabolism and function. II. Effect of temperature elevation in vivo on subsequent metabolic activity of rabbit testicular tissue in vitro. **(Faktoren, die auf den Hodenstoffwechsel und auf die Hodenfunktion einwirken. 2. Mitt. Die Wirkung von Temperaturerhöhung in vivo auf die Stoffwechselaktivität von Kaninchenhodengewebe, das folgend in vitro untersucht wird.)** J. Reproduct. Fertility **6** (1963) Nr. 1. S. 9–16. – 4 Abb., 1 Tab., 14 Lit. 1. Mitt. vgl. 4-64/04-0077.
Die Versuche werden an geschlechtsreifen männlichen Kaninchen einer Mischrasse vorgenommen. Der eine Hoden wird durch Verpflanzung in die Bauchhöhle auf Körperinnentemperatur gebracht, während der andere Hoden im Scrotum verbleibt und als Kontrolle dient. 2, 6 oder 24 Std. nach dem Eingriff werden die Hoden operativ entfernt. Es folgen Stoffwechselaktivitätsbestimmungen in vitro. Im einzelnen werden der Sauerstoffverbrauch, die Nitrogenfreisetzung, die Glukoseaufnahme und die Milchsäureanhäufung ermittelt. Nur kurze Zeit transloziertes Gewebe hat zunächst einen Anstieg der Stoffwechselaktivität zu verzeichnen, dem aber im Vergleich zu dem normalen Hodengewebe ein rasches Absinken folgt. 24 Std. auf Körperinnentemperatur gehaltenes Hodengewebe hat 12% weniger Glukose und 27% weniger Milchsäure als das Kontrollgewebe. Wird das erwärmte Gewebe für 30 Min. in eine eiskalte Glukose-Speziallösung überführt, so normalisiert sich der Stoffwechsel. Den Hyperthermieversuchen folgt ein Spermatogenesestopp, der seine Ursache in der Verringerung des Substratspiegels hat. H. Harfenmeister. 1450.

4-64/05-0084 Ewing, L. L. und Vandemark, N. L.; Urbana, Univ. of Illinois. Factors affecting testicular metabolism and function. III. Effect of in vitro temperature elevation on tissue slices and perfused testes in the rabbit. **(Faktoren, die auf den Hodenstoffwechsel und auf die Hodenfunktion einwirken. 3. Mitt. Die Wirkung der in vitro-Temperaturerhöhung auf durchströmte Kaninchenhoden und Gewebeschnitte.)** J. Reproduct. Fertility **6** (1963) Nr. 1. S. 17–24. – 4 Abb., 3 Tab., 10 Lit. 2. Mitt. vgl. vorst. Ref.
Von geschlechtsreifen männlichen Kaninchen einer Mischrasse werden das im Versuch verwendete Nieren- und Hodenmaterial gewonnen. An Hoden- und Nierenrindenschnitten sind der Sauerstoffverbrauch, die Glukoseaufnahme und die Milchsäureanhäufung bei Temperaturen von 36,5 und 39,0 °C bestimmt worden. Ist eine ausreichende Menge Substrat (0,055 M Glukose) vorhanden, so wird weder das Enzymsystem der Hoden- noch das der Nierenrindenschnitte durch Ansteigen der Temperatur schädlich beeinflußt. Temperaturwirkungen von 36,9 und 39,5 °C auf die Glukoseaufnahme, die Blutspiegelrate, den Glukosegehalt des Perfusats und die Glukosezufuhr zum Hoden werden am isolierten, durchströmten Kaninchenhoden untersucht. Ein Ansteigen der Temperatur verursacht eine Abnahme der Glukoseaufnahme. Diese Verringerung der Glukoseaufnahme stimmt mit dem Rückgang der im Hodengewebe verfügbaren Glukosemenge überein. Diese Faktoren resultieren aus der Abnahme des Blutspiegels und dem Ansteigen der Stoffwechselaktivität. Aus den Beobachtungen wird gefolgert, daß der Spermatogenesestopp, hervorgerufen durch Erhöhung der Hodentemperatur, seine Ursache im Substratdefizit des Gewebes hat. H. Harfenmeister. 1450.

4-64/05-0085 Gillette, D. Dale und Holm, Louis; Davis, Univ. of California, School of Veterin. Med. Prepartum to postpartum uterine and abdominal contractions in cows. **(Die vor- und nachgeburtlichen Kontraktionen des Uterus und des Abdomens bei Rindern.)** Amer. J. Physiol. **204** (1963) Nr. 6. S. 1115 bis 1121. – 8 Abb., 2 Tab., 7 Lit.
Bei insgesamt 10 hochtragenden Rindern werden die Kontraktionen des Uterus mit Hilfe implantierter Mikroballons in der Bauchwand vor und während der Geburt elektronisch registriert. Vor der Geburt werden in einer Übergangsperiode unregelmäßige kurze, nichtkoordinierte Uteruskontraktionen, die in regelmäßige, lange, sich koordiniert fortpflanzende Kontraktionen übergehen, beobachtet. Die Uteruskontraktionen leisten dabei etwa 90% der Arbeit zur Austreibung des Fetus. Die Kontraktionen der Bauchdecken sind im Vergleich dazu intensiv, kurz und verlaufen unabhängig von der Größe und Lage des Fetus. Die peristaltischen Kontraktionen des Uterus gehen von der Ringmuskulatur aus und pflanzen sich synchron auf die Längsmuskulatur fort. Dabei wird der Beweis für eine lokale Progesteronwirkung erbracht.
H.-A. Ketz. 1450.

4-64/05-0086 Inskeep, E. K., Oloufa, M. M., Pope, A. L. und Casida, L. E.; Madison, Univ. of Wisconsin. Functional capabilities of experimentally induced corpora lutea in ewes. **(Über die funktionelle Fähigkeit von experimentell erzeugten Corpora lutea bei Mutterschafen.)** J. Animal Sci. 22 (1963) Nr. 1. S. 159–161. – 1 Tab., 4 Lit.
Die Behandlung von Mutterschafen mit Gonadotropin zur Bildung neuer Corpora lutea während des interoestralen Zeitraumes führt zu keinem neuen Rhythmus im Geschlechtszyklus. Diese Ergebnisse zeigen, daß kein neuer Mechanismus zur Erhaltung der Corpora lutea durch diese Behandlung aufgebaut wird. Nähere Untersuchungen über diesen Mechanismus waren Gegenstand vorliegender Arbeit. Es wurde der funktionelle Lebenszeitraum von experimentell hervorgerufenen Corpora lutea im Verhältnis zur Länge des Geschlechtszyklus und des Ovulationsintervalls gemessen. Die Ergebnisse zeigen, daß die Corpora lutea des Schafes während des Zyklus durch einen Extrinsic Faktor erhalten werden. Es konnte festgestellt werden, daß eine einzige Injektion von Hypophysenextrakt, der zur Ovulationsauslösung benutzt wurde, keine Wirkung auf den normalen Lebenszeitraum der natürlichen Corpora lutea besitzt.
W. Richter/Kleinmachnow. 1450.

4-64/05-0087 Kudláč, Eduard. Synchronizace říje u ovcí. **(Synchronisierung der Brunst bei Schafen.)** Sborník Vysoké Školy zemědělské Brně, Řada B **10(31)** (1962) Nr. 3/4. S. 85–93. – 3 Abb., 2 Tab., 10 Lit. Zus. in Russ., Dtsch.
An 180 Schafen der Württemberger Rasse wollte man eine Synchronisierung der Brunst erreichen und benützte dazu einerseits das Serumgonadotropin allein (Serum von trächtigen Stuten oder lyophylisiertes Präparat PMSC), andererseits auch Serumgonadotropin, das vorher mit Luteohormon behandelt wurde. Durch Applikation des Serumgonadotropins allein in Gaben von 8 und 12 ml in der Mitte der Zulassungsaison wurde die Synchronisierung nicht erreicht. Dagegen erzielte man die Synchronisierung bei Schafen, die 7 Tage lang eine tägliche Dosis von 10 mg synthetischem Progesteron erhielten. Nach der Unterbrechung dieser Applikation reagierten die Schafe auf das Serum der trächtigen Stuten so, als ob sie sich am Ende der lutealen, evtl. am Beginn der follikulären Phase des Geschlechtszyklus befänden, und die Brunst stellte sich bei allen im Laufe von 5 Tagen ein. Mit der Steigerung der Gabe von Serumgonadotropin wurde auch die Brunstdauer länger. Der Zustand der Geschlechtsorgane wurde systematisch nach der Schlachtung derjenigen Schafe untersucht, die keine Brunst mehr zeigten. Es stellte sich heraus, daß mit der kommenden Zulassungssaison die Zahl solcher Schafe zunimmt, bei denen die Ovulation ohne äußerlich erkennbare Brunst verläuft. ČSSR/ÚVTI. 1455.

4-64/05-0088 Hafez, E. S. E.; Pullman, Washington State Univ. Physiological mechanisms of implantation. **(Physiologische Mechanismen der Implantation.)** Cornell Veterinarian **53** (1963) Nr. 3. S. 348–368. – 1 Abb., 125 Lit.

Vf. gibt eine Übersicht über die gegenwärtigen Kenntnisse von der Implantation der Mammalier-Blastocyste. Die Abschnitte behandeln: 1. Ernährung des noch nicht implantierten Embryos. 2. Die Kette der bei der Implantation ablaufenden Vorgänge. 3. Implantationsort. 4. Implantationskapazität (z.B. max. Zahl der Implantationen) und Überleben der Embryonen. 5. Hormonale, neurale und Umweltsfaktoren bei der Implantation und 6. Fehlschlagen der Implantation. Besondere Berücksichtigung erfährt die vergleichende Endokrinologie. R. Widmaier. 1460.

4-64/05-0089 Kuzdzal-Savoie, Simone und Kuzdzal, W.; Jouy-en-Josas, Stat. Centr. de Microbiol. et Rech. Laitières. Contribution á l'étude des acides gras du lait de différentes espèces animales. **(Ein Beitrag zum Studium der Fettsäuren in Milch verschiedener Tierarten.)** Lait **43** (1963) Nr. 427. S. 369–384. – 3 Abb., 4 Tab., 21 Lit. Zus. in Engl.

Untersucht wurde die Milch von Kühen, Schweinen, Schafen, Ziegen und vergleichsweise Frauenmilch. Die Analyse erfolgte chromatographisch. Die Fettsäuren der einzelnen Milcharten waren im allgemeinen einander gleich. Lediglich bezüglich der ungesättigten Fettsäuren bestanden Unterschiede zwischen der Milch der Wiederkäuer und den übrigen untersuchten Milcharten. C. Wolf. 1470.

4-64/05-0090 Kiermeier, F. und Haisch, K.-H.; Weihenstephan, Milchwirtsch. Inst. der TH München. **Zur Ausscheidung von Xanthindehydrase und Molybdän in der Kuhmilch.** Z. Tierphysiol., Tierernähr. Futtermittelkunde **18** (1963) Nr. 3. S. 186–192. – 4 Abb., 1 Tab., 23 Lit.

Zwischen der Höhe der Xanthindehydrase-Aktivität und dem Molybdängehalt der Milch von Einzelkühen besteht eine statistisch gesicherte Beziehung. Gleichzeitig liegt nach den Untersuchungen der Vff. bei Einzeltieren auch eine Proportionalität zwischen dem Fettgehalt der Milch und der Fermentaktivität vor. In einem Bilanzversuch an 2 Kühen konnte gezeigt werden, daß eine Kupferbeifütterung in Form von Kupferacetat und Kupferpalmitat die Molybdänausscheidung in Kot, Harn und Milch nicht beeinflußt. Ein Antagonismus zwischen Kupfer und Molybdän konnte demnach nicht nachgewiesen werden. H. Gürtler. 1470.

4-64/05-0091 Winnicki, S. und Winnicka, I. Spostrzeżenia nad wpływem wysokich temperatur powietrza an pastwisku na produkcję mleczną i mięsną bydła. **(Der Einfluß hoher Lufttemperaturen auf der Weide auf die Milch- und Fleischproduktion der Rinder.)** Med. weteryn. **19** (1963) Nr. 2. S. 113–114. – 1 Abb., 1 Tab., 13 Lit.

Eine übermäßige Isolierung der Weide wirkt sich negativ sowohl auf die Milchleistung als auch auf die Gewichtszunahme der Rinder aus. Die vorgelegten Untersuchungsergebnisse betreffen eine Weidesaison. In dieser Zeit weilten die Kühe von 6–10 Uhr vormittags und von 15–18 Uhr nachmittags auf der Weide, die übrige Zeit verblieben sie im Stall oder im Auslauf. Die Ergebnisse haben gezeigt, daß sich bei einer Temperatur von 25–30 °C die Milchleistung von Kühen mit hoher Leistung (über 25 kg tgl.) verringert. Bei Kühen mit geringer Milchleistung (bis 10 kg) tritt hingegen diese Erscheinung nicht auf. Dieses Absinken der Milchleistung der ersteren wird durch die geringere Futteraufnahme während großer Hitze verursacht. Der Einfluß hoher Temperaturen auf das Gewicht der Tiere ist von ihrem Habitus abhängig. Kühe im Gewicht bis 500 kg weisen sogar eine Zunahme von ca. 27,5 kg monatlich auf, Tiere über 600 kg verlieren hingegen durchschnittlich 11,2 kg. Hieraus kann die Schlußfolgerung gezogen werden, daß die Portionsweide das

ideale Verfahren der Weidehaltung der Rinder bei sehr heißem Sommer ist und in der übrigen Zeit das Halten in beschatteten Ausläufen.
PRL/CBR. 1470.

4-64/05-0092 McLean, J. A.; Ayr, Hannah Dairy Res. Inst. Measurement of cutaneous moisture vaporization from cattle by ventilated capsules. **(Die Messung der Wasserverdunstung auf der Haut des Rindes mit durchlüfteter Kapsel.)** J. Physiol. [London] **167** (1963) Nr. 3. S. 417–426. – 2 Abb., 1 Tab., 6 Lit.

Es werden die bisherigen Befunde über die Verdunstungsrate der Haut beim Rind, die vorwiegend durch Gewichtsmessungen ermittelt werden, diskutiert. Eine durchlüftete Kapsel, die auf der Haut des Rindes angebracht werden kann und die eine kontinuierliche Bestimmung der Hautverdunstungsrate gestattet, wird beschrieben. Der mittlere Fehler der beschriebenen Methode liegt bei $\pm 0{,}2$ mg/l. H.-A. Ketz. 1490.

4-64/05-0093 Gibley jun., Charles W. und Hamilton, Howard L.; Ames, Iowa State Univ. Influence of certain purines and pyrimidines on the development of the down feather. **(Der Einfluß bestimmter Purine und Pyrimidine auf die Entwicklung der Daunenfedern.)** Amer. J. Anatomy **112** (1963) Nr. 2. S. 153–161. – 22 Abb., 1 Tab., 34 Lit.

Zur Untersuchung dienten Hautstückchen von Kükenembryonen. Die Gewebekulturen wurden 5 oder 6 Tage lang bei 37 °C incubiert und anschließend mikroskopisch untersucht sowie verschiedenen histochemischen Verfahren unterworfen. Es stellte sich dabei heraus, daß durch Hinzufügen von Orotsäure, 8-Azaguanin und Isoguaninsulfat (Konzentrationen von 333 μg/ml bis 166 μg/ml) das Federwachstum gehemmt wurde. Thiouracil und 2-Amino-4-hydroxy-6-methylpyrimidin beeinträchtigen das Federwachstum nur bei sehr viel höheren Werten (3333 bis 833 μg/ml), die wahrscheinlich schon toxisch wirkten. Orotsäure verminderte deutlich die Aktivität der alkalischen Phosphatase und störte den Stoffwechsel der RNS. Thiouracil vermehrte die Reaktion für Phosphatase in der Feder als auch in den peripheren Fibroblasten. Der RNS-Gehalt der Feder wird nicht beeinflußt. 8-Azaguanin und Isoguaninsulfat wirkten ähnlich auf das Phosphatasebild der Feder wie Thiouracil. Histologische Schnitte zeigten vergrößerte, einzelne Nucleoli nach Wachstum in 8-Azaguaninhaltigem Medium. Isoguanin störte die Orientierung der Epidermalzellen innerhalb der Feder. Die Ergebnisse bekräftigen den Standpunkt, daß die lokalisierte Aktivität der alkalischen Phosphatase und die besondere Art der RNS für die Morphogenese der Feder wesentlich sind. H. Richter. 1490.

4-64/05-0094 Kling, J. M., Burns, M. J. und Clark, C. H.; Auburn, Ala., Univ., School of Veterin. Med.; Athens, Univ. of Georgia, School of Veterin. Med. Treatment of dogs with experimentally induced Achylia pancreatica. **(Zur Behandlung von Hunden mit einer experimentell ausgelösten Achylia pancreatica.)** J. Amer. veterin. med. Assoc. **143** (1963) Nr. 3. S. 291–294. – 2 Abb., 17 Lit.

Bei 16 Hunden wurde der Pankreasgang unterbunden und durchtrennt. Anschließend erhielten die Tiere für die Dauer von 60 Tagen ein kommerzielles Hundefertigfutter. Danch wurden 4 Gruppen gebildet (zu je 3×3 und 1×4 Tieren). Gruppe I erhielt eine Kost aus enzymatischem Caseinhydrolysat, Dextrose, Methyllinoleat, Vitaminen und Mineralstoffen. Gruppe II wurden rohes Casein, Saccharose, Methyllinoleat, Vitamine und Mineralstoffe verabreicht. Gruppe III erhielt zusätzlich 4,5 g einer getrockneten Pankreaspräparation. Gruppe IV bekam ein kommerzielles Hundefutter mit 4,5 g getrocknetem Pankreas pro Tag. 4 Tiere dienten als Kontrolle. Die Versuchsfütterung erfolgte für die Dauer von 90 Tagen. Die Pankreasgangunterbrechung bewirkte eine starke Abnahme der Konzentration der Kotamylase, wogegen die Plasmaamylase unmittelbar nach der Operation anstieg. Die Gruppe II zeigte die besten Gewichtszunahmen. Auch die Fütterung der Gruppe IV erbrachte gute Ergebnisse. H. Gürtler. 1505.

4-64/05-0095 Johnson, Ronald R.; Wooster, Ohio Agric. Exp. Stat. In vitro rumen fermentation techniques. **(Technik der in vitro-Pansenverdauung.)** J. Animal Sci. **22** (1963) Nr. 3. S. 792–800. – 86 Lit.
Nach einem historischen Überblick wird auf die Mängel bisheriger Verfahren eingegangen. Um den natürlichen Verhältnissen im Pansen möglichst nahe zu kommen, müssen folgende Bedingungen erfüllt sein: 1) Erhaltung der normalen Anzahl und Verhältnisse von Bakterien, Selenomonaden und Protozoen, 2) Aufrechterhaltung der normalen Verdauung von Cellulose, Stärke und Proteinen sowie deren normaler Zwischenbeziehungen, 3) die Möglichkeit, quantitative Ergebnisse in vivo vorauszusagen. Für die Herstellung des Inoculums aus Pansensaft ist die Futterzusammensetzung des Versuchstieres von Bedeutung. Die mikrobielle Aktivität wird meist durch das Ausmaß der Cellulosespaltung oder der Eiweißsynthese quantitativ bestimmt. Weniger spezifisch ist die Bestimmung flüchtiger Fettsäuren und die Gasbildung. Bei der Pansenverdauung sollte der Einfluß anderer Nahrungsbestandteile auf die Verdauung des zu untersuchenden Stoffes stärker beachtet werden. W. Goldbach. 1510.

4-64/05-0096 Gilliland, R. L., Bush, L. J. und Friend, J. D.; Stillwater, Oklahoma Stat. Univ. Relation of ration composition to rumen development in early-weaned dairy calves with observations on ruminal parakeratosis. **(Über das Verhältnis der Futterzusammensetzung zur Pansenentwicklung bei frühentwöhnten Milchkälbern mit Beobachtungen über die Parakeratosis des Pansens.)** J. Dairy Sci. **45** (1962) Nr. 10. S. 1211–1217. – 3 Abb., 4 Tab., 20 Lit.
Es wurden an Saugkälbern Fütterungsversuche angestellt, mit dem Ziel, die Pansenentwicklung beim Frühabsetzen zu untersuchen. Dabei wurde ein Starterfutter hergestellt, das vor allem Fettsäuresalze enthielt. Im Vergleich zum Kontrollversuch wurde beobachtet, daß kein signifikanter Unterschied bestand im Hinblick auf die Gewichts- und Pansenentwicklung. Die Menge des aufgenommenen Futters war eng mit der Pansenentwicklung verbunden. Als Nebenbefund dieser Untersuchungen wurde festgestellt, daß 5 von den 8 Kälbern, die das Starterfutter mit den Fettsäuresalzen erhielten. parakeratotische Veränderungen im Pansen erkennen ließen. Dieser Feststellung wurde ätiologisch nicht weiter nachgegangen. W. Richter/Kleinmachnow. 1510.

4-64/05-0097 Teeri, A. E. und Colovos, N. F.; Durham, Univ. of New Hampshire. Effect of urea in the ration of cattle on vitamin synthesis in the rumen. **(Die Auswirkung von Harnstoff in Futterrationen für Rinder auf die Vitaminsynthese im Pansen.)** J. Dairy Sci. **46** (1963) Nr. 8. S. 864–865. – 3 Tab., 8 Lit.
Unterschiedliche Mengen an Harnstoff wurden zu Futterrationen mit hohem (22%) und niedrigem (19%) Rohfaseranteil zugefügt und an 4 Kühe im Alter von 3–3,5 Jahren verfüttert. Die tägl. Harnstoffaufnahme lag bei 0, 16, 32 und 64 g/Tag. In Kot und Harn wurde der Gehalt an Nicotinsäure, Riboflavin und Vit. B_{12} mit Hilfe von mikrobiologischen Testen überprüft. Die Harnstofffütterung bedingte keine Abnahme in der Ausscheidung der genannten Vitamine. Die Verabreichung von 64 g Harnstoff pro Tag hatte vielmehr zur Folge, daß in der Ration mit dem niedrigem Rohfasergehalt die Ausscheidung an Nicotinsäure und Riboflavin im Kot sowie in Kot und Urin im Vergleich zu den anderen Gruppen signifikant höher lag. H. Gürtler. 1510.

4-64/05-0098 Davison, K. L. und Seo, J.; Ithaca, N.Y., Cornell Univ. Influence of nitrate upon carotene destruction during in vitro fermentation with rumen liquor. **(Der Einfluß von Nitrat auf den Carotinabbau während der Fermentation in vitro mit Pansensaft.)** J. Dairy Sci. **46** (1963) Nr. 8. S. 862–863. – 2 Tab., 6 Lit.

Unter Verwendung von Pansensaft von 10 Kühen, die in Einzelfütterung eine Ration aus Luzerne-Timothee-Heu, Kraftfutter und in 6 Fällen täglich 30 g Nitrat pro 100 lb Kgw. über 6–10 Mon. erhalten hatten, wurden Fermentationsversuche in vitro durchgeführt. 50–400 μg β-Carotin und 0–15 mg Nitrat wurden einem Ansatz mit 1 g feingemahlenem Luzerneheu zugesetzt. Es ergaben sich keine Unterschiede hinsichtlich des Carotinabbaues zwischen den Tieren mit und ohne Zugabe von Nitrat zum Futter oder durch Zugabe von Nitrat zum in vitro-System. Untersuchungen über den Carotingehalt von kommerziellem Rattenfutter führten zu dem Ergebnis, daß derselbe linear mit der Zeit abnimmt. Der Vorgang wird durch Nitrat nicht beeinflußt.

H. Gürtler. 1510.

4-64/05-0099 Komi, Nobuhiko und Snyder jun., William H.; Los Angeles, Univ. of Southern California, School of Med., Childrens Hospital. Electrolyte concentrations in saliva of the goat under various conditions. **(Elektrolytkonzentration im Speichel von Ziegen unter verschiedenen Bedingungen.)** Amer. J. Physiol. **204** (1963) Nr. 6. S. 1055–1058. – 3 Abb., 1 Tab., 11 Lit.

Mit Hilfe von Parotisfisteln wurde die Speichelsekretion bei Ziegen unter verschiedenen Verhältnissen untersucht. Dabei wurden folgende Elektrolytkonzentrationen unter Ruhebedingungen (in mÄquiv. pro Liter) ermittelt:

	Na	K	Cl
Durchschnittswert	181±5,4	5,4±0,79	12,5± 2,8
Schwankungsbreite	174–195	4,1–6,8	8–17,9

Während des Wiederkauens nahm die Konzentration an Na und Cl ab, die an K zu. Die Elektrolytkonzentration wurde durch verschiedene Faktoren beeinflußt, insbesondere durch teilweisen Verschluß des Ausführungsgangs sowie durch chirurgische Eingriffe und Hungern. Nach Aufnahme von Hafer stieg das Speichelvolumen stark an. Eine kleinere Infektion der Parotis führte zu einer Abnahme des Speichelvolumens und zu einer deutlichen Erhöhung des Chloridgehaltes. Nach einem größeren Eingriff in die Bauchhöhle fiel die Speichelsekretion sehr stark ab; dabei war der Natriumchloridgehalt herabgesetzt und der an Kalium erhöht, was mit der gesteigerten Funktion der NNR in Zusammenhang stehen dürfte. Die Futteraufnahme hatte bei normalen Ziegen eine Steigerung der Speichelsekretion um das 5–10fache zur Folge.

E. Kolb. 1510.

4-64/05-0100 Furukawa, Yoshinori, Ikeda, Miyoshi und Ohkubo, Yoshio; Tokyo, Univ., Fac. of Agric. Increase in amount af acetylcholine released from intestinal wall under raised luminal pressure. **(Die Zunahme des von der Darmwand freigesetzten Acetylcholins unter steigendem Innendruck.)** Jap. J. veterin. Sci. **25** (1963) Nr. 1. S. 33–41. – Orig.: jap., Ausz.: engl.

Isoliertes Kaninchenileum wurde mit eserinhaltiger Tyrodelösung durchspült und die Motilität sowie der Innendruck des Darms kontinuierlich registriert. Der Acetylcholin (ACh)-Gehalt des Perfusats wurde an mit Eserin behandelten Muskelpräparaten vom Blutegel kontrolliert. Bei Verwendung der eserinhaltigen Tyrodelösung (10^{-5} g Eserin pro ml) wurde eine Substanz, welche die Muskelpräparate zur Kontraktion anregte, nachgewiesen. Diese Wirkung konnte durch Kochen des Perfusats im alkalischen Bereich (pH 9–10) vermindert werden. Nach Vorbehandlung des Darmes mit Eserin wurde eine größere Menge dieser aktiven Substanz im Perfusat nachgewiesen. D-Tubocurarin wirkte als Antagonist, weshalb man annimmt, daß es sich bei der aktiven Substanz um ACh handelt. Durch Behandlung des Darmes mit Cocain (10^{-4} g/ml) wird die ACh-Menge des Perfusats nicht beeinflußt. Daher ist es möglich, daß das ACh von anderen Geweben als dem Nervengewebe abstammt. Durch Steigerung des Innendrucks wurde eine Dehnung der Darmwand hervorgerufen, die eine Zunahme der ACh-Konzentration des Perfusats bewirkte. Zwischen Zunahme des Innendrucks und Anstieg des ACh-Gehaltes des Perfusats bestand dabei eine direkte Beziehung. Gleichzeitig bestand die Tendenz zu einer Erhöhung des K-Gehaltes des Perfusats. E. Grün. 1550.

4-64/05-0101 Prohászka, L. A-vitamin és karotinanyagok értékesülése. **(Verwertung von Vitamin A und Carotinstoffen.)** Magyar tudományos Akad., állategészségügyi Kutatóintézetének Évkönyve [Ung. Akad. Wiss., Forsch.-Inst. Tierzucht, Jb.] **1962** (hrsg. 1963) – Aus: Ung. Agrar-Rdsch. **1963** Nr. 4.
Vitamin A ist für den tierischen Organismus unentbehrlich. Unsere pflanzenfressenden Tierarten (Rind, Schwein, Geflügel) können ihren Bedarf an Vitamin A aus dem Carotin des Futters decken. Carotin wird infolge der enzymatischen Wirksamkeit des Darmepithels zu Vitamin A umgewandelt, deswegen ist eine ungestörte Vitamin-A-Synthese nur bei gesundem Darmepithel möglich. Bei Erkrankungen des Darmepithels (Darmentzündungen) ist die Umwandlung von Carotin in Vitamin A beschränkt oder gänzlich unterdrückt, und deswegen kann eine A-Hypovitaminose entstehen. Bei Haustieren oft beobachtete Darmkartarrhe und Darmentzündungen stören die Synthese und Absorption von Vitamin A; deswegen muß bei derartigen kranken Beständen mit einer fehlerhaften Vitamin-A-Versorgung sogar in solchen Fällen gerechnet werden, in denen das Futter genügend Carotin bzw. Vitamin A enthält. Wenn von den Tieren eine hohe Produktivität gefordert wird, ist auch ihr Vitamin-A-Anspruch größer. Erfahrungen zeigen, daß in derartigen Fällen der Vitamin-A-Bedarf der Tiere durch Verabfolgung von Carotin nicht gesichert werden kann, denn die Umwandlung von Carotin in Vitamin A ist sogar bei gesundem Darmepithel beschränkt. Deswegen muß derartigen Tieren der zur gesteigerten Produktion notwendige Vitamin-A-Spiegel durch synthetisches Vitamin A gesichert werden. Das beste Verfahren zur Vitamin-A-Zufuhr ist die perorale Verabfolgung des Vitaminpräparates. Das am meisten verwendete Verfahren zur peroralen Vitamin-A-Zufuhr ist die Verwendung sog. Vitamin-Premixe, die zum Futter gemischt den Vitamin-A-Bedarf der Tiere gleichmäßig und ständig decken. Falls eine rasche Vitamin-A-Zufuhr notwendig ist, sollen die am meisten zeitgemäßen wasserlöslichen Präparate verwendet werden. Die in Wasser gelösten Vitamin-A-Präparate werden sogar bei katarrhalischer oder entzündeter Darmschleimhaut resorbiert. Aus in Öl gelösten Vitamin-A-Präparaten wird das Vitamin bei parenteraler Verabfolgung sehr langsam resorbiert, deswegen ist die Anwendung dieser Präparate in Fällen, bei denen die Tiere rasch mit Vitamin A versorgt werden sollen, nicht zweckdienlich. 1585.

4-64/05-0102 Kemper, A.; Berlin, Humboldt-Univ., Inst. für Veterin.-Physiol. **Eine Methode zum Nachweis gebundener Askorbinsäure im Cytoplasma von Rattenlebern.** Acta biol. med. german. [Berlin] **11** (1963) Nr. 2. S. 151–155. – 2 Tab., 12 Lit.
Bei der Darstellung der Gewebeeiweiße, deren Gehalt an gebundener Ascorbinsäure (AS) ermittelt werden soll, besteht die Gefahr der Verunreinigung mit freier AS, indem beim Ausfällen der Eiweiße freie AS mitgerissen und absorbiert werden kann. Diesem Umstand wird dadurch begegnet, daß die Globulinfraktion der Cytoplasmaeiweiße mit gesättigter Ammoniumsulfatlösung so oft gefällt und mit Veronalpuffer wieder aufgelöst wird, bis sich im Überstand keine AS mehr befindet. Nach saurer Hydrolyse der so gereinigten Globuline ist wieder AS nachweisbar, so daß anzunehmen ist, daß AS an eine Komponente der Globulinfraktion des Rattenlebercytoplasmas

gebunden ist. Der Nachweis der AS erfolgte papierchromatographisch (Bestimmung des Rf-Wertes in 2 verschiedenen Systemen, Ermittlung des UV-Absorptionsmaximums) und durch Kupplung mit 2,4-Dinitrophenylhydrazin.
H. Richter. 1610.

4-64/05-0103 Stadtman, E. R.; Bethesda, Md., Nat. Inst. of Health; Nat. Heart Inst. Symposium on multiple forms of enzymes and control mechanisms. II. Enzyme multiplicity and function in the regulation of divergent metabolic pathways. **(Symposium über multiple Formen von Enzymen und deren Kontrollmechanismen. 2. Mitt. Multiplizität von Enzymen und ihre Funktion in der Regulation divergierender Stoffwechselabläufe.)** Bacteriol. Rev. **27** (1963) Nr. 2. S. 170–181. – 4 Abb., 4 Tab., 26 Lit. 1. Mitt. vgl. 4-64/04-0097.
Das vorliegende Übersichtsreferat beschäftigt sich mit neuesten Erkenntnissen über die Multiplizität von Enzymen und deren Bedeutung für die Regulation von Stoffwechselvorgängen. Besonders erörtert wird der Mechanismus der sogenannten „Endproduktregulation" des Stoffwechsels, bei dem 2 Vorgänge beteiligt sind, die Repression, bei der die Akkumulation eines Stoffwechselproduktes zu einer Unterdrückung der Synthese von Fermenten führt, die an dessen Synthese beteiligt sind; ferner die Rückkopplungs-Hemmung, bei der die Anreicherung eines Metaboliten eine spezifische Hemmung von Fermenten, die bei der Synthese mitwirken, zur Folge hat. Erörtert wird die Regulation des Asparaginatstoffwechsels bei *Escherichia coli*, der für die Synthese von Lysin, Methionin und Threonin Bedeutung hat. Es konnte gezeigt werden, daß *E. coli* 3 verschiedene Asparaginat-Kinasen aufweist, die jeweils einer spezifischen Regulation durch Repression und Rückkopplungshemmung unterworfen werden können. Eine Asparaginat-Kinase ist spezifisch durch Lysin hemmbar, ihre Bildung ist bei Gegenwart von Lysin vollständig unterdrückt. Eine zweite Asparaginat-Kinase wird spezifisch durch Threonin gehemmt; ihre Bildung wird durch Threonin nur geringfügig, bei Gegenwart von Threonin und Lysin hingegen in stärkerem Umfange gehemmt. Eine dritte Asparaginat-Kinase wird spezifisch durch Homoserin (dem Vorläufer des Methionins und des Threonins) gehemmt. Weitere Endprodukt-Hemmungen wurden bei den Folgereaktionen nachgewiesen, so daß in der Zelle die gesteigerte Synthese jeweils der im Minimum befindlichen Aminosäure in gezieltem Umfange möglich ist. Weitere Erörterungen betreffen den Asparaginatstoffwechsel bei anderen Mikroorganismen, unter besonderer Berücksichtigung der Repression und Rückkopplungshemmung bei *Saccharomyces cerevisiae*. Erörtert werden ferner die Multiplizität der Enzyme bei der Bildung von α-Acetolactat, bei der Überführung von Threonin in α-Ketobutyrat sowie bei dem Stoffwechsel aromatischer Aminosäuren. Zum Schluß wird das Problem der multivalenten Repression erörtert, worunter man die Hemmung von Enzymsynthesen bei Gegenwart mehrerer Endprodukte versteht.
E. Kolb. 1680.

4-64/05-0104 Gorini, Luigi; Boston, Mass., Harvard Med. School. Symposium on multiple forms of enzymes and control mechanisms. III. Control by repression of a biochemical pathway. **(Symposium über multiple Formen von Enzymen und deren Kontrollmechanismen. 3. Mitt. Kontrolle durch Repression eines biochemischen Stoffwechselablaufs.)** Bacteriol. Rev. **27** (1963) Nr. 2. S. 182–190. – 2 Abb., 1 Tab., 29 Lit. 2. Mitt. vgl. vorst. Ref.
In der Zelle sind vielfach mehrere Fermente unmittelbar in Form einer Fermentkette wirksam, deren Ausbildung häufig in zusammenhängender Form unter Beteiligung von Boten-RNS von den Chromosomen aus veranlaßt wird. Die Ausbildung solcher Fermentketten ist vielfach bei Mikroorganismen durch Repression und Induktion beeinflußbar. So sind an der Argininbiosynthese mehrere Fermente beteiligt, von denen jedes spezifisch und unabhängig durch Arginin, dem Endprodukt der Reaktion, als Repressor unter-

drückt wird; die Zwischenprodukte der Synthese üben dagegen keinen Repressoreffekt aus. Eine ähnliche Repression durch die Endprodukte der Synthese wurde bei Fermentketten beobachtet, die andere Aminosäuren sowie Purine und Pyrimidine synthetisieren. In ähnlicher Weise werden die Enzyme, die der Einschleusung von Lactose oder Galaktose in die Fermentkette der Glykolyse dienen, bei Gegenwart der genannten Verbindungen im Nährmedium als eine biologische Einheit induziert. Für die Stoffwechselregulation ist die wechselseitige Repression von biologischen Einheiten unterschiedlicher Synthesen von Bedeutung: So ist bei *Escherichia coli* eine Hemmung der Argininsynthese durch Uracil nachzuweisen, die auf eine Repression der an der Biosynthese von Carbamylphosphat beteiligten Fermente zurückzuführen ist. Auf diese Weise sind Ribonucleinsäure- und Proteinsynthese miteinander verknüpft. Bemerkenswerterweise wurden bei Mikroorganismen Mutanten gewonnen, bei denen Fermentketten, die sonst der Repression und Induktion zugängig sind, unabhängig von den genannten Vorgängen mit maximaler Geschwindigkeit gebildet werden. Dabei bezeichnet man als Repressormutanten jene Stämme, bei denen das Holorepressormolekül nicht oder in abgeänderter Form synthetisiert wird, als Operatormutanten jene Stämme, bei denen der Ort der Wirksamkeit für das Repressormolekül abgeändert ist. Weitere Ausführungen beschäftigen sich mit der Beziehung zwischen Repression und Induktion. Verschiedene Beobachtungen deuten darauf hin, daß die Repression das primäre Phänomen darstellt und daß die Induktion nur eine Aufhebung der Repression ist. Bei der Argininsynthese wurde gezeigt, daß das Arginin als Repressor bei verschiedenen Mutanten auf die Fermente der Argininsynthese wirkt; durch Ornithin, das als Induktor wirkt, kann der Repressoreffekt aufgehoben werden. Zum Schluß werden unterschiedliche Repressormechanismen beim gleichen Stoffwechselablauf erörtert.
E. Kolb. 1680.

4-64/05-0105 Krisch, Klaus; Gießen, Justus-Liebig-Univ., Physiol.-Chem. Inst. **Eigenschaften und Substratspezifität einer Esterase aus Schweinelebermikrosomen.** Biochem. Z. **337** (1963) Nr. 6. S. 546–573. – 14 Abb., 9 Tab., 58 Lit. Zus. in Engl.
In Fortführung von Arbeiten zur Isolierung eines acetanilidspaltenden Enzyms aus Schweinelebermikrosomen werden einige Eigenschaften des reindargestellten Enzyms mitgeteilt. Als Reaktionsprodukt der Spaltung von Acetanilid wurde Anilin nachgewiesen. Das pH-Optimum des Enzyms liegt bei pH 8,6–8,8; die Michaeliskonstante für Acetanilid beträgt 6×10^{-2} m. Das Enzym wird durch eine Reihe von Esterasen-Inhibitoren gehemmt, am stärksten durch E 600 (Diaethyl-p-nitrophenolphosphat). Metalle oder Sulfhydrylgruppen sind an der Reaktion offenbar nicht beteiligt. Neben Acetanilid werden auch andere Anilide sowie L-Leucyl-β-naphtylamin, Monoaethylglycin-2,6-xylidid und Xylocain, nicht jedoch Proteine, Dipeptide, L-Leucinamid und Actylmethionin gespalten. L-Tyrosinaethylester wird mit etwa 5fach höherer Geschwindigkeit als durch kristallines Chymotrypsin zerlegt. Die Michaeliskonstante beträgt hier $1,2 \times 10^{-3}$ m. Das isolierte Enzym spaltet ferner einfache aliphatische Ester sowie Procain. Die kinetischen Daten zeigen, daß Acetanilid ein wenig bevorzugtes Substrat darstellt, vergleichsweise zu Tributyrin und Aethylbutyrat. Für das isolierte Enzym wird die Bezeichnung mikrosomale Leberesterase vorgeschlagen. E. Kolb. 1680.

4-64/05-0106 Krisch, Klaus; Gießen, Justus-Liebig-Univ., Physiol.-Chem. Inst. **Isolierung einer Esterase aus Schweinelebermikrosomen.** Biochem. Z. **337** (1963) Nr. 6. S. 531–545. – 6 Abb., 1 Tab., 31 Lit. Zus. in Engl.
Die Isolierung des Enzyms Acetanilid-säureamidase aus Schweinelebermikrosomen wird beschrieben. Die Freisetzung der Enzymaktivität aus den Mikrosomen gelingt relativ leicht durch Extraktion mit Glycerin bei schwach

alkalischem pH-Wert. Offenbar ist das Ferment weniger fest an die partikuläre Struktur gebunden als viele andere mikrosomalen Enzyme. Die erzielte Anreicherung (bezogen auf Mikrosomen) ist etwa 75fach, bei einer Ausbeute von 10–20%. Das Studium der intracellulären Verteilung zeigt, daß es sich um ein weitgehend mikrosomales Enzym handelt. In der Schweineleber ist die Aktivität der Mikrosomen etwa 4–5mal höher als im Gesamthomogenat. Die aktivsten Präparate setzen 0,644 μMol Anilin pro Min. und pro mg Protein aus Acetanilid frei. Ergebnisse der säulenchromatographischen Auftrennung mikrosomaler Extrakte an DEAE-Sephadex werden mitgeteilt.

E. Kolb. 1680.

4-64/05-0107 Oliver, W. T., Funnell, H. S. und Oki, Y.; Guelph, Ontario Veterin. Coll. Some effects of chlorpromazine on the activity of pig serum cholinesterase. **(Einige Wirkungen von Chlorpromazin auf die Aktivität der Serum-Cholinesterase beim Schwein.)** Nature [London] **200** (1963) Nr. 4904. S. 361–362. – 1 Abb., 1 Tab., 5 Lit.

Bei Konzentrationen unterhalb 1×10^{-6} m aktiviert Chlorpromazin metallfreie Lösungen von Serum-Cholinesterase beim Schwein, wobei eine Bindung an das Ferment im Verhältnis von 1:3 erfolgt. Es ist offensichtlich, daß die Förderung der Geschwindigkeit der Hydrolyse durch Reduktion der Stabilität des Enzymsubstratkomplexes erfolgt. Die Aktivierung durch Chlorpromazin betrug rund 60% der durch Ca- bzw. Mg-Ionen erzielbaren Aktivitätserhöhung. Bei Steigerung der Konzentration über 1×10^{-6} m wurde das Ferment gehemmt, wobei die Bindung des Chlorpromazins am Ferment zunahm (Relation 2:3). Dabei kommt es zur Bildung eines stabileren Enzymsubstratkomplexes. Bei Zusatz von Metallionen in einer zur Aktivierung optimalen Konzentration wird durch Zugabe von Chlorpromazin die Aktivität herabgesetzt, woraus ersichtlich ist, daß beide Verbindungen um denselben aktiven Bezirk am Ferment kompetitieren. E. Kolb. 1680.

4-64/05-0108 Tamir, Hadassah und Ratner, S.; New York, Public Health Res. Inst. Enzymes of arginine metabolism in chicks. **(Die Enzyme des Argininstoffwechsels bei Hühnchen.)** Arch. Biochem. Biophysics **102** (1963) Nr. 2. S. 249–258. – 6 Tab., 29 Lit.

Aus ernährungsphysiologischen Untersuchungen geht hervor, daß Arginin für wachsende Hühnchen ein essentieller Faktor ist, der durch Citrullin ersetzt werden kann, nicht aber durch Ornithin. Die Untersuchung der an der Argininsynthese beteiligten Fermente in Pankreas, Milz, Leber und Niere beim Hühnchen ergab, daß Ornithintranscarbamylase, Argininosuccinatsynthetase, Argininosuccinase und Arginase in der Niere vorkommen, die erstgenannten 3 Fermente vergleichsweise zur Leber von Säugetieren in extrem niedrigen Konzentrationen. In der Leber sind die in Rede stehenden Fermente mit Ausnahme einer geringen Arginaseaktivität nicht vorhanden; in Pankreas, Milz fehlen sie gleichfalls, mit Ausnahme einer sehr kleinen Aktivität an Argininosuccinase. Da auch in der Niere vom Hühnchen normalerweise keine Citrullinsynthese stattfindet, so scheint es, daß die Fermente der Argininsynthese und -spaltung wenig nutzbringend sind, bestenfalls bei Citrullinaufnahme wirksam werden. Phylogenetische Studien über die Fermente des Harnstoffzyklus bei niederen Wirbeltieren werden angeregt.

E. Kolb. 1680.

4-64/05-0109 Tamir, Hadassah und Ratner, S.; New York, Public Health Res. Inst. A study of ornithine, citrulline and arginine synthesis in growing chicks. **(Untersuchungen über die Ornithin-, Citrullin- und Argininsynthese bei wachsenden Hühnchen.)** Arch. Biochem. Biophysics **102** (1963) Nr. 2. S. 259–269. – 4 Tab., 35 Lit.

In vorangehenden Untersuchungen war gezeigt worden, daß in der Leber von Hühnchen die an der Umwandlung von Ornithin beteiligten Fermente nicht vorkommen, während die Niere die an der Umwandlung von Citrullin in Arginin beteiligten Fermente enthält. In vorliegenden Untersuchungen wurde markiertes Citrullin an Hühnchen, die bei einem argininarmen Futter gehalten wurden, verabreicht. Dabei wurden rund 33% der markierten Verbindung in Form von Arginin in Gewebeproteinen wiedergefunden. Es ist somit ersichtlich, daß beim Hühnchen eine Umwandlung von Citrullin in Arginin erfolgt, die vor allem in der Niere, aber auch in anderen extrahepatischen Geweben stattfindet. Dagegen kann das Hühnchen Ornithin nicht in Citrullin umwandeln, ersichtlich daraus, daß nach Verabreichung von Benzoat, markiertem Glutaminat oder Carbonat kein markierter Kohlenstoff in der ausgeschiedenen Ornithursäure auftrat. Eine neue Methode zur Isolierung von Ornithursäure wird beschrieben und für Forschungen des Ornithinstoffwechsels angewendet. Die entwicklungsgeschichtliche und genetische Bedeutung der Verteilung der Fermente der Argininsynthese wird erörtert. E. Kolb. 1680.

4-64/05-0110 Stitch, S. R., Oakey, R. E. und Eccles, Sheila S.; Harwell, Didcot, Berks., Med. Res. Council, Radiobiol. Res. Unit. The biosynthesis and metabolism of oestrogens in the rat. 2. The conversion of [4-^{14}C] testosterone into [^{14}C] oestradiol-17β by the ovary after whole-body irradiation. **(Biosynthese und Stoffwechsel der Oestrogene bei der Ratte. 2. Mitt. Die Umwandlung von [4-^{14}C]-Testosteron in [^{14}C]-Oestradiol-17β durch das Rattenovar bei Bestrahlung des Gesamtkörpers.)** Biochem. J. **88** (1963) Nr. 1. S. 76–80. — 1. Mitt. vgl. 4-64/03-0117.
Es wurden 49 Wistarratten aus 11 Würfen im Oestrus jeweils einmal mit 400 r (64 r pro Min.) bilateral bestrahlt und paarweise mit je einem Kontrolltier in Abständen von 3 Std. bis zu 180 Tagen nach der Bestrahlung (im Oestrus stehend) getötet. Das radioaktive Material wurde aus den mit (4-^{14}C)-Testosteron incubierten Ovarien chromatographisch isoliert. Nach einer kurzzeitigen geringfügigen Verringerung wurde von den Versuchstieren nach 6 Tagen wieder die Höhe der Oestradiol-17β-Synthese der Kontrolltiere erreicht. Die sich andeutenden Veränderungen werden in Hinsicht auf die beim Menschen höhere therapeutische Dosis diskutiert. S. Willer. 1720.

4-64/05-0111 Macfarlane Burnet, Frank. **Die Rolle des Thymus für die Immunität.** Naturwiss. Rdsch. **16** (1963) Nr. 9. S. 335–340.
In einem auf der diesjährigen Tagung der Medizin-Nobelpreisträger vorgetragenen Referat informiert Vf. über den Stand der Forschung und versucht, die bisherigen Erkenntnisse über den Thymus in einer Arbeitshypothese zu vereinen. Vf. schließt aus den Resultaten histologischer Untersuchungen und experimenteller Implantation bzw. Exstirpation von Thymusgewebe sowie aus Vergleichen mit der Bursa Fabricii der Vögel, daß bei jugendlichen Säugetieren der Thymus als frühester und wesentlichster Lymphocytenproduzent zu gelten hat. Das Organ gewinnt dadurch Einfluß auf das Immunitätsgeschehen, ohne an diesem direkt beteiligt zu sein. Anders als bei den übrigen Lymphgeweben verläuft im Thymus, einem „lymphatischen Organ 1. Grades“ die Zellvermehrung autonom und nicht als Folge eines antigenen Reizes. Verschiedene auf Autoimmunität beruhende Krankheiten, in deren Verlauf das Thymusgewebe pathologischen Veränderungen unterliegt, lassen außerdem vermuten, daß der Thymus eine Rolle bei der Selektion antikörperproduzierender Zellen zu erfüllen hat, und zwar im Sinne einer Ausschaltung aller Stämme, die zur Produktion von Autoantikörpern befähigt sind. G. Train. 1740.

4-64/05-0112 Hirata, Y. und Blumenthal, Herman T.; Washington, Univ. Demonstration of a precipitating insulin-binding antibody in the sera of insulin-treated Guinea pigs and rabbits. **(Nachweis eines präzipitierenden, insulinbindenden Antikörpers in den Seren insulinvorbehandelter Meerschweinchen und Kaninchen.)** J. Lab. clin. Med. **62** (1963) Nr. 4. S. 683–691.

Die vorliegende Arbeit (zweite einer Reihe von Untersuchungen) beschäftigt sich mit der Isolierung präzipitierender und nicht präzipitierender Insulin-Antikörper aus Seren entsprechend immunisierter Versuchstiere. Unter Anwendung der Agarelektrophorese weisen Vff. nach, daß die genannte Antigen-Antikörper-Reaktion durch das Entstehen einer löslichen, mit der β-γ-Globulinfraktion wandernden Eiweißverbindung und durch ein am Ausgangsort verbleibendes Präzipitat gekennzeichnet ist. Läßt man die Reaktion im Reagenzglas ablaufen, so enthält der nach Zentrifugieren des Präzipitats vorhandene Überstand den löslichen, nicht präzipitierenden Komplex. Stickstoffbestimmungen an Antikörper, Antigen und Präzipitat erlauben die Ermittlung des Antikörper-N:Insulin-N-Verhältnisses und des Äquivalenzbereichs. Präzipitate einer Insulin-Serummischung können in salzsaurem Gycin-Puffer aufgelöst und freie präzipitierende Antikörper durch Agarelektrophorese mit radioaktivem Insulin dargestellt werden.

G. Train. 1750.

4-64/05-0113 Traczyk, W. und Przekop, F. Metodyka badania czynności podwzgórza i przysadki mózgowej u owiec w doświadczeniu chronicznym. **(Untersuchung der Tätigkeit von Hypothalamus und Hypophyse bei Schafen in Dauerversuchen.)** Acta physiol. polon. **14** (1963) Nr. 2. S. 227–236. – 8 Abb., 18 Lit.

Es wurden Untersuchungen über die Formen der Schädeldecke und Schädelbasis bei Schafen durchgeführt. Die Analyse über die Form der Schädelbasisknochen zeigten keinerlei individuelle Abweichungen im Bereich des Türkensattels. Auf Grund der durchgeführten anatomischen Untersuchungen haben die Autoren eine Methode zur Erforschung der Tätigkeit des Hypothalamus und des Hirnanhangs bei Schafen ausgearbeitet. Dank der angewandten Methode kann man gleichzeitig den Hypothalamus durch elektrische Impulse reizen oder bioelektrische Potenzen entnehmen und in den Hypothalamus und Hirnanhang Flüssigkeiten infundieren. Die Implantation der Elektroden in die Schädelknochen gestattet, die Lage der Elektroden im Innern des Schädels zu verändern und auch die Elektroden auszutauschen.

PRL/CBR. 1755.

4-64/05-0114 Döcke, F.; Berlin, Charité, Inst. für Exp. Endokrinol. **Endokrine Regulationen bei der Fortpflanzung.** Mh. Veterinärmed. **18** (1963) Nr. 20. S. 766–771.

Hypothalamische Impulse bewirkten eine Freisetzung von FSH und ICSH aus dem HVL. Die Gonadotropine induzieren die Follikel- und Eizellenreifung und eine ansteigende Oestrogensekretion. Die Oestrogene wiederum intensivieren den Reifungsprozeß. In einem Superovulationsversuch an Mäusen wurde bewiesen, daß zur Reifung und Oestrogenproduktion nicht nur FSH, sondern auch ein bestimmter Anteil an ICSH notwendig ist. Bei Verwendung von HCG war ein HCG:FSH-Verhältnis von 2:1 optimal. ICSH kontrolliert die Entwicklung der Theca interna, die den gleichen Ursprung wie die interstitiellen Zellen hat, trophische Funktionen für den Follikel ausübt und wahrscheinlich selbst Oestrogene sezerniert. Ein zusätzlicher hypothalamischer Impuls bewirkt eine plötzlich auftretende Mehrproduktion von FSH und ICSH und damit Ovulation und Luteinisierung. Bei der Ratte, beim Schwein und beim Menschen, aber nicht beim Rind, wurde ein präovulatorischer Anstieg der Oestrogene ermittelt, der stoßartig über den Hypothalamus die Freisetzung hypophysärer Gonadotropine bewirken soll. Der sich bildende Gelbkörper produziert neben Oestrogenen in zunehmendem Maße Progesteron. Dadurch werden die Reifung weiterer Follikel und parazyklische Ovulationen verhütet. Bei den einzelnen Tierarten kommt es mehr oder weniger schnell zur Rückbildung des Corpus luteum, und ein neuer vom Hypothalamus geregelter Zyklus unter Einbeziehung der Eihäute beginnt. Beim männl. Tier bewirkt ICSH einen gametokinetischen Effekt und wird dabei von Testosteron, das in den Leydigschen Zwischenzellen unter ICSH-Wirkung produziert wird, unterstützt. Exogenes Testosteron führt bei alleiniger Verabreichung zur Hemmung der endogenen Gonadotropinsekretion. Diese Erscheinung konnte beim Mann durch gleichzeitige Verabfolgung von HCG vermieden werden. Das Präparat „Choriston“ von AWD enthält neben Testosteron auch HCG. Über die Bedeutung von FSH beim männl. Tier ist noch nicht Genaues bekannt. Es soll möglicherweise auf bestimmte Stadien der Samenkanälchenentwicklung und -differenzierung wirken oder einen zu Testosteron synergistischen Effekt zeigen. S. Willer. 1765.

4-64/05-0115 Rommel, W.; Leipzig, Karl-Marx-Univ., Ambulator. und Geburtshilfl. Tierklin. **Wirkungsweise und Bestimmung ovarieller Steroide bei Haustieren.** Mh. Veterinärmed. **18** (1963) Nr. 20. S. 780–874.
Vf. macht allgemeine Ausführungen über die Biosynthese, die Wirkungsweise und die Bestimmung ovarieller Steroide. Ausreichende Kenntnisse hierüber sind als Grundlage der Hormontherapie, Eitransplantation, Zyklussynchronisation, Konzeptionsverhütung und hormonellen Mast notwendig. Die Aufzählung der Hormone erfolgt nach ihrer Hauptwirkung. Die Bestimmungsmethoden werden unter besonderer Berücksichtigung ihrer Indikation und Aussagekraft dargestellt. S. Willer. 1765.

4-64/05-0116 Morley, F. H. W., Axelsen, A. und Bennett, D.; Canberra, C. S. I. R. O., Div. of Plant Ind. Effects of oestrogen on fertility in ewes. **(Die Auswirkungen von Oestrogenen auf die Fruchtbarkeit von Mutterschafen.)** Nature [London] **199** (1963) Nr. 4891. S. 403–404. — 2 Tab., 7 Lit.
Von Schafen auf Weiden mit bestimmten Kleearten können pflanzliche Oestrogene in Mengen aufgenommen werden, die mehr als 8 μg Stilboestrol entsprechen. Da in vorausgegangenen Untersuchungen tägliche Injektionen von 128 und 32 μg Stilboestrol vor und während der Paarung die Fruchtbarkeit bei Mutterschafen aufhoben, wurde zur Überprüfung der Oestrogen-Wirkung auf die Fruchtbarkeit 90 Mutterschafen dreimal wöchentlich über 6 Wochen 0,8 und 16 μg Stilboestroldipropionat pro Tag verabreicht. 3 Wochen nach Beginn der Injektionen wurden Böcke zur Herde gegeben. Dabei konnte nachgewiesen werden, daß die Konzeptionsrate und die Häufigkeit von Mehrlingsträchtigkeiten mit zunehmender Oestrogenmenge abnahm. Darüber hinaus wurden nichtträchtige Tiere innerhalb von 3 oder mehr Wochen nicht wieder brünstig. Es ist daher wahrscheinlich, daß viele Fälle von mangelnder Fruchtbarkeit bei Schafen auf die Aufnahme geringer Oestrogenmengen während der Paarungszeit auf Weiden zurückzuführen sind.
H. Gürtler. 1765.

4-64/05-0117 Morgan, Charles F.; Minneapolis, Univ. of Minnesota, Med. School. A study of estrogenic action on the collagen, hexosamine and nitrogen content of skin, uterus and vagina. **(Untersuchung der Wirkung der Oestrogene auf den Kollagen-, Hexosamin- und N-Gehalt von Haut, Uterus und Vagina.)** Endocrinology **73** (1963) Nr. 1. S. 11–19. — 7 Abb., 3 Tab., 24 Lit.
Die lokale Auftragung oder s.c. Injektion von Oestrogenen (17β-Oestradiol und Hexoestrol) in großen Dosen (0,01–5 μg täglich über 21 Tage) war ohne Einfluß auf den Kollagen- (gemessen am Oxyprolin-), Hexosamin-, Gesamt-N- und Feuchtigkeitsgehalt der Haut kastrierter Ratten. An Uterus und Vagina wurden folgende Veränderungen dieser Komponenten festgestellt: eine Abnahme des Kollagen-(Oxyprolin-)Gehaltes pro g Gewebe in beiden Organen, obwohl der Gesamtgehalt des Uterus sich erhöhte (infolge Zunahme des Uterusgewichtes); eine Zunahme des Hexosamingehaltes pro g Gewebe im Uterus, während sich der Gesamtgehalt beider Organe erhöhte; ein unveränderter N-Gehalt in beiden Organen, obwohl eine Zunahme des Gesamtgehaltes ein-

trat; eine Erhöhung des Gehaltes an Nichtkollagen-Protein sowohl pro g Gewebe als auch im Gesamtgehalt in beiden Organen, wobei zum Hexosamingehalt eine Beziehung bestand, und eine erhöhter Feuchtigkeitsgehalt beider Organe bei den Tieren, die mit der höchsten Dosis behandelt wurden.

E. Grün. 1765.

4-64/05-0118 Thevenet, M., Henry, R. und Fermanian J.; Paris, Fac. de Méd. Dosage biologique des oestrogènes urinaires. **(Biologische Bestimmung der Harn-Oestrogene.)** Ann. Endocrinol. [Paris] **24** (1963) Nr. 4. S. 564.

Die Vff. erörtern die Möglichkeiten einer biologischen Methode zur Ermittlung der mit dem Harn ausgeschiedenen Oestrogene. Zuerst stellen sie die hemmende Wirkung der Metaboliten der Oestrogene im Harn auf die uterotrophischen Eigenschaften dieser Steroide fest. Dann beschreiben sie eine Technik, mit deren Hilfe exakte Werte von normal oder in verringerter Menge ausgeschiedenen Oestrogenen mit dem Harn erzielt werden können. E. Tempel. 1765.

4-64/05-0119 Karlson, Peter; München, Univ., Physiol.-Chem. Inst. **Wie wirken Hormone auf die Zelle ein?** Umschau Wiss. Techn. **63** (1963) Nr. 19. S. 595–597. – 2 Abb., 12 Lit.

Untersuchungen an Insekten lassen erkennen, daß Hormone in den Kernstoffwechsel eingreifen. So kann man mit Hilfe des Ecdysons, einem Insektenhormon, das die Häutungsvorgänge steuert, Veränderungen an den Chromosomen im Sinne einer Auflockerung der Struktur (Puff-Bildung) erzielen, die unter normalen Verhältnissen immer kurz vor der Verpuppung auftritt. Es wird angenommen, daß Hormone in der Weise wirksam sind, daß sie bestimmte Gene aktivieren und damit genabhängige Prozesse in Gang setzen. Biologisch erscheint dieses Prinzip besonders für morphogenetische Hormonwirkungen sinnvoll. In den „Puffs" werden Ribonucleinsäuren gebildet, die eine wichtige Funktion bei der Proteinsynthese ausüben: Sie verbinden sich mit den Ribosomen des Zellplasmas und wirken ähnlich wie eine Matrize, an der sich die Proteinkette bildet. Dabei kann durch Neubildung spezifischer Proteine insbesondere eine Enzyminduktion erfolgen. Bei der Fleischfliege konnte nachgewiesen werden, daß unter dem Einfluß des Ecdysons bestimmte Enzyme des Tyrosinstoffwechsels neu gebildet werden, die ein Stoffwechselprodukt bereitstellen, das bei der Bildung des Puppentönnchens in die Oberhaut eingebaut wird. Eine Enzyminduktion als Wirkungsprinzip von Hormonen hat man auch bei Wirbeltieren gefunden. So induziert das Cortisol bestimmte Enzyme des Aminosäurestoffwechsels und fördert wahrscheinlich infolgedessen den Übergang von Aminosäuren in Kohlenhydrate. Auch die Sexualhormone wirken auf die Proteinsynthese, insbesondere das Testosteron.

E. Kolb. 1770.

4-64/05-0120 Rommel, W.; Leipzig, Karl-Marx-Univ., Ambulator. und Geburtshilfl. Tierklin. **Bemerkungen über klinisch-endokrinologische Aspekte in der Veterinärmedizin.** Mh. Veterinärmed. **18** (1963) Nr. 20. S. 763–766.

Verschiedene quantitative Unterschiede im neuroendokrinen System der Haustiere, die erblich bedingt sind, können mit bestimmten Endokrinopathien des Menschen verglichen werden. Hierzu gehören z.B. die Frühreife der Haustiere und die Pubertas praecox des Menschen, starke Fettbildung beim Schwein und Adipositas, verschiedene trächtigkeitsbedingte Stoffwechselstörungen und die Spätgestose, Wachstumsunterschiede bei Hunden und hypophysärer Zwerg- und Riesenwuchs oder die cystöse Ovardegeneration der Rinder und das Stein-Leventhal-Syndrom des Menschen. In der tierärztlichen Therapie wurde bisher die erwiesene Erblichkeit bestimmter innersekretorischer Störungen wenig beachtet. Bei Tieren mit erblich veranlagten innersekretorischen Störungen verbietet sich jegliche Hormontherapie. Das Tier selbst oder, wenn dieses zur Nutzung freigegeben werden kann, mindestens die Nachzucht, ist zu merzen. Bei Tieren mit umweltbedingten innersekretorischen Störungen ist die Hormontherapie angezeigt. Dabei sind jedoch zunächst die Regulation der Umweltverhältnisse und die Frage der Rentabilität einer Behandlung zu klären. Da ein voller Therapieerfolg nur bei Berücksichtigung der grundlegenden Theorien der Hormonwirkungen sowie durch exakte Diagnosestellung und umfangreiche Arzneimittelkenntnisse zu erzielen ist, ist eine verbesserte tierärztliche Aus- und Weiterbildung auf dem Gebiet der Endokrinologie angezeigt. Da es sich bei den bei Haustieren auftretenden hormonalen Störungen in erster Linie um konstitutionelle und erst in zweiter Linie um klinische Erscheinungen handelt und zuchthygienische Überlegungen in die Therapie mit einbezogen werden müssen, sollen die Arzneimittelfirmen dahingehend beeinflußt werden, daß sie in ihren Prospekten neben den unmittelbar schädlichen Nebenwirkungen von Hormonpräparaten auch die evtl. zuchthygienischen Auswirkungen mit angeben. Abschließend wird die allseitige Zusammenarbeit zwischen Lehre, Forschung und Praxis gefordert, um die Beschränkungen, die der angewandten veterinärmedizinischen Endokrinologie durch den Wert der Haustiere gesetzt sind, zu überwinden. S. Willer. 1770.

4-64/05-0121 Kaciuba-Uscilko, H. Gruczoły dokrewne ptaków. **(Die endokrinen Drüsen der Vögel.)** Drobiarstwo **11** (1963) Nr. 4. S. 12–13. – 3 Abb.
Der Vf. behandelt die Bedeutung der Hormone und anderer von den endokrinen Drüsen ausgeschiedenen Substanzen für die Regelung des Verlaufs der physiologischen Prozesse. Ferner wird der Einfluß der Umweltbedingungen auf die Intensität dieser Prozesse behandelt, z.B. des Lichtes auf die Tätigkeit des Hypophysenvorderlappens, dessen basophile Zellen das gonadotrope Hormon bilden, welches wiederum die Tätigkeit des Eierstockes anregt. Die Produktion der einzelnen Drüsen ist folgende: 1. Die Schilddrüse produziert das Thyroxin, welches Wachstum und Befiederung anregt. 2. Die Hypophyse bildet das Prolaktin, welches bei Hühnern Brutempfinden und Mutterliebe hervorruft. 3. Die Nebenschilddrüse regelt den Kalkstoffwechsel. 4. Der Hoden produziert Androsteron und Testerosteron. Sie beeinflussen die Ausbildung der für das Geschlecht charakteristischen Merkmale. 5. Der Eierstock produziert Folliculin, es beeinflußt die Entwicklung der Eileiter. 6. Die Nebenniere produziert Adrenalin und Cortin, sie regen Herz- und Muskeltätigkeit an. 7. Die Bauchspeicheldrüse regelt den Zuckerstoffwechsel im Organismus. Die Tätigkeit der einzelnen Drüsen wird in ihren Zusammenhängen behandelt. PRL/CBR. 1770.

4-64/05-0122 Přistoupil, T. I., Fričová, V. und Paluska, Ed. (unter techn. Mitarb. v. Cemperová, V. und Bezuchová, M.); Praha, Inst. für Hämatol. und Bluttransfusion. **Die Untersuchung einiger serologischer, physikalischer und chemischer Eigenschaften von modifizierten Eiweißstoffen.** Z. Immunitäts- u. Allergieforsch. **125** (1963) Nr. 1. S. 50–63. – 11 Abb., 1 Tab., 21 Lit. Zus. in Russ., Engl., Franz., Span.
Durch Einwirkung von Hitze, Formaldehyd und Wasserstoffperoxyd modifizierte Rinderseren wurden mittels Präzipitation mit entsprechenden Kaninchen-Antiseren untersucht. Gleichzeitig wurden die Veränderungen der Disulfidgruppen, der spezifischen Drehung und der Viscosität der Seren festgestellt. Beim Vergleich der gefundenen Werte ließ sich erkennen, daß im Vergleich zu den übrigen Faktoren die unterschiedlichen Temperaturen die untersuchten Eigenschaften am meisten beeinflußten. Einige serologisch spezifische Reaktionen der Rinderserumproteine scheinen signifikant von den Disulfidgruppen der Proteine abzuhängen. Im Verlauf der Untersuchungen konnte der Nachweis für die Existenz einer thermostabilen, immunochemisch aktiven Struktur in den modifizierten Eiweißstoffen geführt werden.
G. Scheibner. 1790.

4-64/05-0123 Schiller, K. und Ocio, E.; Braunschweig-Völkerode, Forsch.-Anst. für Landwirtsch., Inst. für Tierernähr. **Untersuchungen über den ernährungsphysiologischen Wert von Casein.** Z. Tierphysiol., Tierernähr. Futtermittelkunde **18** (1963) Nr. 3. S. 166–174. – 6 Tab., 40 Lit.

Nach Untersuchungen an Ratten liegt die wahre Verdaulichkeit des Caseins im Bereich von 96–99, die biologische Wertigkeit zwischen 62 und 72 und der Stickstoffnettowert zwischen 61 und 71. Eine Zugabe von dl-Methionin ergab bei einer Erhöhung des Methioninanteils im Futter auf 0,5–0,8% biologische Wertigkeiten über 80. Durch eine Argininzulage konnte keine weitere Steigerung erzielt werden. Casein erwies sich bei Zulage zu verschiedenen Grundfutterarten (Gerste, Gerste+extrahiertes Sojaschrot sowie Gerste, extrah. Sojaschrot und Kartoffeln) dem Protein von Fischmehl gleichwertig. In Bilanzversuchen an Schweinen zeigte Casein ohne Methioninzusatz bereits eine biologische Wertigkeit von 85; der Wert ließ sich durch eine Methioninzulage nur geringfügig verbessern. H. Gürtler. 1790.

4-64/05-0124 Ford, E. J. H.; Babraham, Cambridge, A. R. C., Inst. of Animal Physiol. Glucose utilization in pregnant sheep. **(Die Glukoseverwertung beim trächtigen Schaf.)** Biochem. J. **88** (1963) Nr. 3. S. 427–435. – 2 Abb., 5 Tab., 23 Lit.

Unter Verwendung der Isotopenverdünnungsmethode bei konstanter Glukoseinfusion wurde bei trächtigen Schafen eine Glukoseverwertung von $1{,}29 \pm 0{,}11$ mg pro Min. und pro kg festgestellt. Vergleichsweise zu gesunden Tieren bestanden bei Schafen mit Ketonämie keine Unterschiede. Unter Gleichgewichtsverhältnissen betrug das CO_2-Verhältnis (spezifische Aktivität von CO_2 während der Infusion von C_1-markierter Glukose: spez. Aktiv. während der von C_6-markierter Glukose) $1{,}6 \pm 0{,}18$. Die durchschnittliche CO_2-Produktion betrug $10{,}2 \pm 0{,}35$ mMol pro Min.; davon wurden 1,7–2,4% durch Oxydation von Glukose abgeleitet. Von der insgesamt verwerteten Glukose wurden 5,5–9,5% zu CO_2 oxydiert. Bei 2 nichtträchtigen Schafen betrug demgegenüber die Glukoseverwertung $1{,}84 + 0{,}1$ mg pro kg und pro Min., die CO_2-Produktion belief sich auf 6,8 bzw. 4,8 mMol pro Min.; davon wurden in letzterem Falle 2,1 bzw. 3,7% durch Oxydation von Glukose gewonnen. Demzufolge stehen durchschnittlich beim trächtigen Tier an Glukose 1,27 mg pro kg und pro Min. und beim nichtträchtigen Tier 1,76 mg pro kg und pro Min. für synthetische Reaktionen zur Verfügung: Beim Vergleich eines 63 kg schweren nichtträchtigen Schafes mit einem 78 kg schweren trächtigen Schaf stehen im ersteren Fall 160 g Glukose, im letzteren Fall 143 g (davon 40 g für den Fetus bzw. für die Feten) bereit. Bei Zwillingsträchtigkeiten kann die Kohlenhydratversorgung der Gewebe bei ungenügender Fütterung kritisch werden, zumal wenn der Gesamtenergiebedarf nicht gedeckt wird. E. Kolb. 1810.

4-64/05-0125 Annison, E. F., Leng, R. A., Lindsay, D. B. und White, R. R.; Armidale, Australia, Univ. of New England. The metabolism of acetic acid, propionic acid and butyric acid in sheep. **(Der Stoffwechsel der Essig-, Propion- und Buttersäure beim Schaf.)** Biochem. J. 88 (1963) Nr. 2. S. 248 bis 252. – 2 Tab., 17 Lit.

Anaesthesierten Schafen wurde 1- und 2-^{14}C-Acetat und -Propionat sowie 1-, 2- und 3-^{14}C-Butyrat in die Portalvene infundiert und das Auftreten des markierten C in der Glukose, Milchsäure und den Acetonkörpern des Blutes sowie im Glykogen des Muskels und der Leber verfolgt. Die spezifische Aktivität des Leber- und Muskelglykogens war stets gering. Die höchste spezifische Aktivität betrug 0,2% der der infundierten Fettsäure. Die spezifische Aktivität der Glukose des Blutes betrug 2–5% der des infundierten Acetats bzw. Butyrats, jedoch 30% der des infundierten Propionats. Die spezifische Aktivität der Milchsäure lag demgegenüber immer niedriger (außer nach Infusion von Butyrat). Nach Infusion der 1-^{14}C-Verbindungen bzw. des 3-^{14}C-Butyrats war stets C 3 und

C 4 der Glukose und C 1 der Milchsäure markiert. Nach-Infusion der 2-^{14}C-Verbindungen waren C 1, C 2, C 5 und C 6 der Glukose sowie C 2 und C 3 der Milchsäure markiert. Die spezifische Aktivität der Oxybuttersäure entsprach zu 50% der des Butyrats, zu 7–15% der des Acetats und nur zu 2% der des Propionats. Die spezifische Aktivität des Formiats des Blutes betrug 5% der der Fettsäuren und die des Acetats 1% der des Propionats bzw. 6–10% der des Butyrats. Bei Wiederkäuern werden also die gleichen Stoffwechselwege eingeschlagen wie bei Nichtwiederkäuern. E. Grün. 1810.

4-64/05-0126 Annison, E. F., Lindsay, D. B. und White, R. R.; Armidale, Australia, Univ. of New England. Metabolic interrelations of glucose and lactate in sheep. **(Stoffwechselbeziehungen zwischen Glukose und Lactat beim Schaf.)** Biochem. J. 88 (1963) Nr. 2. S. 243–248. – 1 Abb., 3 Tab., 20 Lit.

Zur Bestimmung der Eintrittsrate des Lactats und des Ausmaßes der Lactatoxydation sowie der Umwandlung des Lactats in Glukose und Glykogen wurden Infusionen mit L(+)-(^{14}C) Lactat an 9 Schafen vorgenommen. Zur Ermittlung der Umwandlungsrate von Glukose in Lactat dienten Infusionen mit (^{14}C)-Glukose. Bei einer konstanten Infusionsmenge von 1 μmol Lactat/Min. wurde bei den gefütterten Tieren eine durchschnittliche Eintrittsrate von 1,7±0,14 mg/Min./kg beobachtet, bei 24 Std. lang hungernden Schafen eine Menge von 1,2±0,14 mg/Min./kg. Zwischen der Eintrittsrate des Lactats und der Blutlactatkonzentration konnte dabei eine grobe lineare Beziehung festgestellt werden. Eine Mindestmenge von etwa 15% der Blutglukose stammte aus dem infundierten Lactat. Die Bestimmung der spezifischen Radioaktivität des Blut-CO_2 während der Infusion von markiertem Lactat ergab, daß mindestens etwa 7% CO_2 vom Lactat geliefert wurden. Bei der Infusion markierter Glukose zeigte sich, daß mindestens 40% des Lactats von der Glukose stammten. Der Umfang des Einbaues von Glukose oder Lactat in Leber- oder Muskelglykogen ist unwesentlich. H. Richter. 1810.

4-64/05-0127 Seaman, G. V. F. und Swank, R. L.; Köln-Lindenthal, Univ., Physiol.-Chem. Inst. Surface characteristics of dog chylomicra and some lipid models. **(Oberflächencharakteristika der Chylomikronen von Hunden und einiger Lipidmodelle.)** J. Physiol. [London] **168** (1963) Nr. 1. S. 118–128. – 3 Abb., 1 Tab., 30 Lit.

Das elektrophoretische Verhalten von Chylomikronen, die aus lipämischem Blut von Hunden nach Verfütterung von Buttercreme bzw. Lebertran isoliert wurden, und von Lipidmodellen aus Butter, Margarine, Oliven- und Paraffinöl (suspendiert in 0,145 M NaCl-Lösung) wurde untersucht. Dabei wurde nachgewiesen, daß die α- und β-Globuline die aktiv fettabsorbierenden Fraktionen des Hundeplasmas darstellen. Die elektrophoretischen Eigenschaften der Chylomikronen aus Chylus und Blutplasma waren gleich. Sie entsprachen ebenfalls den elektrokinetischen Eigenschaften der Modellpartikel nach deren Behandlung mit Plasma bzw. α- und β-Globulinen. Eine Zunahme der elektrophoretischen Wanderungsgeschwindigkeit, welche bis zu 4 Tagen anhielt, wurde bei den Chylomikronen nach ca. 5 Std. beobachtet. Diese Veränderungen waren deutlicher bei Lebertran- als bei Butterchylomikronen. Die Behandlung der gealterten Chylomikronen mit frischem Plasma stellte die ursprüngliche Wanderungsgeschwindigkeit wieder her. Die Chylomikronen bestanden zu 2,5–5,5% aus Phospholipoiden und zu 3–8% aus Cholesterin. Die Chylomikronen des Plasmas enthielten ca. 5% Zucker und 5–6% N, diejenigen des Chylus nur 0,4–0,8% Zucker und 0,4% N. E. Grün. 1830.

4-64/05-0128 Featherston, W. R., Morris, jun. M. L. und Phillips, P. H.; Madison, Univ. of Wisconsin. Influence of lactose and dried skim milk upon the magnesium dificiency syndrome in the dog. I. Growth and biochemical data. **(Der Einfluß von Lactose und Trockenmagermilch auf das Magnesiummangel-**

syndrom beim Hund. 1. Mitt. Wachstum und biochemische Daten.) J. Nutrit. [Philadelphia] **79** (1963) Nr. 4. S. 431–436. – 1 Abb., 3 Tab., 13 Lit.
Den zu Beginn der Versuche 6 Wochen alten abgesetzten Hunden wurde über 8 bzw. 11 Wochen lang ein Grundfutter (Casein, Saccharose, Fett, Salz- und Vitamingemisch) mit verschiedenen Zusätzen verabreicht. Die Kontrollgruppe erhielt nur das Mg-arme Grundfutter (50 ppm Mg), während die Versuchstiere zusätzlich Lactose, Lactose und $MgSO_4$, $MgSO_4$ oder Trockenmagermilch ins Futter bekamen. Die Hunde, denen ein Mg-armes Futter verabreicht wurde, zeigten gegenüber ausreichend mit Mg versorgten Tieren vermindertes Wachstum, verringerten Aschegehalt des Femur und herabgesetzte Serum-Ca- und Mg-Werte sowie einen erhöhten Serum-P-Gehalt. Der Aschegehalt als auch die Ca- und P-Konzentrationen der Aorten und Nieren dieser Hunde waren erhöht. Eine Zufütterung von Trockenmagermilch führte zu rascherem Wachstum und höherem Femuraschegehalt im Vergleich zu Tieren, denen eine entsprechende Menge Lactose und Mg (als $MgSO_4$) verabfolgt wurde. Die Zulage von Lactose zum Mg-armen Grundfutter wirkte sich in einer weniger starken Verkalkung von Aorta und Nieren aus im Vergleich zu den Organen von Tieren, die nur die Grunddiät bekamen. Bei einem Futter mit 100 ppm Mg (an der Grenze des Bedarfs) wuchsen die Hunde am raschesten, wenn 10% Lactose zugesetzt worden waren, im Vergleich zu den Welpen, deren Kost keine, 5 oder 15% Lactose enthielt. H. Richter. 1850.

4-64/05-0129 Morris jun., M. L., Featherston, W. R., Phillips, P. H. und McNutt, S. H.; Madison, Univ. of Wisconsin. Influence of lactose and dried skim milk upon the magnesium deficiency syndrome in the dog. II. Pathological changes. **(Der Einfluß von Lactose und Trockenmagermilch auf das Magnesium-Mangelsyndrom beim Hund. 2. Mitt. Pathologische Veränderungen.)** J. Nutrit. [Philadelphia] **79** (1963) Nr. 4. S. 437–441. – 1 Abb., 1 Tab., 13 Lit. 1. Mitt. vgl. vorst. Ref.
Die in der 1. Mitt. beschriebene Mg-arme Diät (50 ppm Mg) verursachte bei Hunden in Nieren, Herz, Blutgefäßen, Kehlkopf, Trachea, Lungen sowie in der glatten Muskulatur des Magens und des Uterus weitverbreitete Verkalkungen. Außerdem wurden Regenerationserscheinungen in der Skelettmuskulatur beobachtet. Bei einem Futter-Mg-Gehalt an der Grenze einer unzureichenden Versorgung (100 ppm) standen degenerative Veränderungen an den Blutgefäßen im Vordergrund. Der Zusatz von Trockenmagermilch oder $MgSO_4$ verhinderte sicher die Entstehung eines Mg-Mangelbildes. Die Beziehungen zwischen morphologischen Veränderungen und dem Mg-Gehalt des Futters werden diskutiert. Die Ergebnisse zeigten, daß die beobachteten Verkalkungen infolge Mg-Mangel beim Hund eine Form von dystrophischer Verkalkung sein können. H. Richter. 1850.

4-64/05-0130 Roternberg, S. Przemiana wapnia w organiznie owiec przy zamianie cześci białka paszy mocznikiem. **(Der Calciumstoffwechsel im Organismus der Schafe beim Ersatz eines Teils der Eiweißstoffe des Futters durch Harnstoff.)** Zeszyty naukowe wyższej Szkoły rolniczej Szczecinie **1962** Nr. 8. S. 91 bis 99. – 1 Abb., 1 Tab., 4 Lit.
Für die Versuche wurden sechs Merino-Hammel verwendet. Bei vier Hammeln wurde untersucht, auf welche Weise das Ersetzen von 30% Futtereiweiß durch Harnstoff auf die Calciumbilanz wirkt. Calcium wurde in den Exkrementen dieser Schafe untersucht. Bei den zwei übrigen Tieren wurden Untersuchungen mit ^{45}Ca durchgeführt zwecks Feststellung der Geschwindigkeit, mit der das Calcium durch den Verdauungstrakt geht, sowie der Absorptions- und Exkretionshöhe des Calciums, wenn ein Teil des Eiweißes durch Harnstoff ersetzt wird. Die Versuche haben gezeigt, daß das Ersetzen von 30% Futtereiweiß durch Harnstoff keinen wesentlichen Einfluß auf die Calciumbilanz und auf die Ausscheidungsart des Calciums aus dem Tierorganismus ausübt. Die

Calciummenge im Kot beträgt durchschnittlich 94,3% und im Harn 5,7% von der Gesamtmenge des ausgeschiedenen Calciums. Das im Futter verabreichte Calcium, das im Darm nicht absorbiert wird, geht innerhalb von acht Tagen durch den Verdauungstrakt. Die Calciumausscheidung im Darm beträgt ungefähr 13% des mit dem Kot ausgeschiedenen Calciums.

PRL/CBR. 1850.

4-64/05-0131 Kirchgessner, M. und Weser, U.; Weihenstephan, Inst. für Tierernähr. der TH München. **Spurenelemente im Stoffwechsel wachsender Schweine bei unterschiedlichen Kupfer-Zulagen.** Z. Tierphysiol., Tierernähr. Futtermittelkunde **18** (1963) Nr. 3. S. 181–186. – 1 Abb., 3 Tab., 17 Lit.

3 Gruppen zu je 4 männl. Schweinen erhielten in je 2 Versuchsserien (15 bzw. 30 kg Kgw.) 0 (Gruppe I), 0,5 (Gruppe II) und 1,0 g (Gruppe III) $CuSO \cdot 5H_2O$ pro kg Futter, wobei gleichzeitig die Ausscheidung von Fe, Cu, Mn, Zn und Co überprüft wurde. Die Cu-Zulage verdoppelte die Co-Retention bei den Tieren mit 15 kg und verdreifachte sie bei den Schweinen mit 30 kg Lebendgewicht. Außerdem stieg die Retention von Fe, Zn und Mn in der letztgenannten Gruppe an. Als Ursache der erhöhten Retention wird eine verstärkte Resorption vermutet. In in vitro-Versuchen, in denen die Metallproteinbindung von Zn, Mn, Co und Fe unter dem Einfluß von Cu-Ionen überprüft wurde, konnte gezeigt werden, daß Cu die genannten Ionen aus der Proteinbindung freizusetzen vermag und damit für diese günstigere Resorptionsbedingungen schafft.

H. Gürtler. 1870.

4-64/05-0132 Starcher, Barry und Kratzer, F. H.; Davis, Univ. of California. Effect of zinc on bone alkaline phosphatase in turkey poults. **(Die Wirkung von Zink auf die alkalische Phosphatase des Knochens bei Putenküken.)** J. Nutrit. [Philadelphia] **79** (1963) Nr. 1. S. 18–22. – 5 Tab., 13 Lit.

Zur Prüfung des Einflusses von Zink auf die alkalische Phosphatase (aP) des Knochens wurden in 6 Versuchsreihen Putenküken vom 5. Lebenstag an 17 Tage lang bei einer Zn-Mangeldiät (Maisstärke, isoliertes Sojabohnenprotein, Mineralstoff- und Vitaminzusätze) gehalten. Diesem Grundfutter waren 0, 7, 10, 15, 30, 60 oder 100 ppm Zn in Form von Zinkoxyd hinzugefügt worden. Bei einem Zn-Zusatz von weniger als 60 ppm traten Mangelsymptome auf (Perosis, vermindertes Wachstum, dürftige Befiederung). Bei Küken, die nur das Grundfutter erhielten, fand sich eine signifikant geringere Aktivität der aP im Knochen (Tibia) als bei Tieren mit einem Zusatz von 60 ppm Zn. Zwischen der Enzymaktivität des Knochens und dem Zn-Gehalt des Futters ließ sich eine Korrelation von 0,99 ermitteln. Die höchste Aktivität der aP konnte bei normalen Tieren in der Epiphyse der Tibia, bei Zn-Mangeltieren dagegen in der Diaphyse ermittelt werden. Der unterschiedliche Zn-Anteil im Futter wirkte sich nicht signifikant auf den Zn-Gehalt der Tibiaknochenasche aus.

H. Richter. 1870.

4-64/05-0133 Brown, Elmer B. und Rother, Mary L.; St. Louis, Washington Univ., School of Med. Studies of the mechanism of iron absorption. I. Iron uptake by the normal rat. **(Untersuchungen über den Mechanismus der Eisenresorption. 1. Mitt. Die Eisenaufnahme der normalen Ratte.)** J. Lab. clin. Med. **62** (1963) Nr. 3. S. 357–373. – 4 Abb., 6 Tab., 38 Lit.

Der Mechanismus der Fe-Resorption bei gesunden Ratten wurde mit Hilfe von ^{59}Fe, welches als Fe-Sulfat in physiologischen Dosen (20 μg) verabreicht wurde, untersucht. Die Tiere wurden in Abständen von 1 Min. bis 48 Std. nach der Gabe getötet und die ^{59}Fe-Aufnahme der Schleimhaut des cranialen Abschnittes des Dünndarms, insbesondere auch die Verteilung auf die einzelnen subcellulären Fraktionen (partikelfreie, Mikrosomen-, Mitochondrien-, Kernfraktion), und der ^{59}Fe-Gehalt anderer Gewebe bestimmt. In der partikelfreien Fraktion der Darmschleimhaut wurden ferner Protein- und Nichtproteinverbindungen voneinander getrennt, um die Fe-bindenden Materialien zu isolieren. Eine meßbare Aufnahme von Fe erfolgte bereits in der ersten Minute, und der Hauptteil der Resorption erfolgt innerhalb der ersten Stunde, um dann bis 48 Std. kontinuierlich abzunehmen. Der ^{59}Fe-Gehalt der partikelfreien Fraktion erreicht nach 30 Min., der der Mikrosomenfraktion zwischen 1–3 Std. ein Maximum, während der der Mitochondrienfraktion unverändert bleibt und der der Kernfraktion kontinuierlich bis 48 Std. ansteigt. Anfangs überwog der Fe-Gehalt der proteinfreien Verbindungen, nach 30–60 Min. war ein Gleichgewicht eingetreten, und in den folgenden Stunden überwog der Fe-Gehalt der Proteinverbindungen. Es konnte nachgewiesen werden, daß die frühzeitig auftretende proteinfreie Fe-Form durch Bindung des Fe an die Aminosäuren Glycin und Serin und die später auftretende proteingebundene Form durch Bindung an ein Protein entsteht, das nicht mit Ferritin identisch war. E. Grün. 1870.

4-64/05-0134 Hurley, Lucille S. und Everson, Gladys, J.; Davis, Univ. of California. Influence of timing of short-term supplementation during gestation on congenital abnormalities of manganese-deficient rats. **(Der Einfluß einer kurzzeitigen Manganzulage zu verschiedenen Zeitpunkten der Trächtigkeit auf die kongenitalen Anomalien bei Manganmangelratten.)** J. Nutrit. [Philadelphia] **79** (1963) Nr. 1. S. 23–27. – 2 Tab., 8 Lit.
Aus früheren Untersuchungen der Autoren hatte sich ergeben, daß die Ataxie bei neugeborenen Ratten infolge Mn-Mangel durch einen kongenitalen Defekt zwischen dem 14. und 18. Tage der Trächtigkeit entsteht. Zur näheren Erforschung dieser kritischen Periode wurde 3 Gruppen von Mn-Mangelratten am 14., 16. bzw. 18. Tag der Gravidität 24 Std. lang ein Mn-haltiges Futter angeboten. Die Tiere der 2 Kontrollgruppen wurden entweder als Mangeltiere gehalten oder erhielten eine Mn-haltige Kost über den gesamten Untersuchungszeitraum. Es ergab sich, daß bei einer Mn-Zufütterung am 14. Trächtigkeitstag ein annähernd gleichgroßer Prozentsatz der neugeborenen Ratten den 28. Lebenstag erreichten (51%) wie bei den normalen Kontrollen (54%). Keines der Tiere zeigte Ataxieerscheinungen. Die Mn-Gabe am 16. Trächtigkeitstag führte ebenfalls zu einer Überlebensrate von 51% am 28. Lebenstag, jedoch waren 67% der Überlebenden ataktisch. Bei der Mn-Verabreichung am 18. Tag der Gravidität erreichten nur 39% der Neugeborenen den 29. Lebenstag, von denen 84% deutliche Zeichen von Ataxie aufwiesen. Bei völligem Mn-Mangel während der Trächtigkeit lebten 28 Tage nach der Geburt nur noch 11% der neugeborenen Ratten, von denen 81% ataktisch waren. Eine 24stündige Mn-Zufütterung während der Gravidität verhindert die Tibiaverkürzung bei den Neugeborenen und scheint die Epiphysen-Anomalien an der Tibia zu mildern, ohne sie aber völlig verhindern zu können. H. Richter. 1870.

4-64/05-0135 Goetsch, Dennis D.; Stillwater, Oklahoma State Univ. Glucocorticoid effects on respiration and metabolism of goat liver homogenates. **(Glukocorticoidwirkungen auf Atmung und Stoffwechsel von Ziegenleberhomogenaten.)** Amer. J. veterin. Res. **24** (1963) Nr. 101. S. 867–870. – 1 Abb., 2 Tab., 10 Lit.
Bei Verabreichung von 30 mg Prednisolon 18 Std. vor der operativen Entnahme eines Leberstückchens von lebenden Ziegen unter Lokalanaesthesie zeigten die aus diesem Lebergewebe bereiteten Homogenate einen signifikant vermehrten Sauerstoffverbrauch im Vergleich zu den Kontrollen. Eine intramuskuläre Injektion von Prednisolon 4 Std. vor der Probenentnahme hatte dagegen keinen Effekt auf den Sauerstoffverbrauch. Die Glukocorticoidbehandlung beeinflußte die Veränderungen im Glykogen- und Glukosegehalt der Leberhomogenate während der 30 Min. dauernden Incubation im Vergleich zu den Kontrollhomogenaten nicht. In Leberhomogenaten von Ziegen, denen 4 Std. vor der Probenentnahme Prednisolon injiziert wurde, fand sich vor der Incubation ein leicht erhöhter Kohlenhydratgehalt im Vergleich zu Tieren ohne Corticoidgabe oder mit einer Prednisoloninjektion 18 Std. vor dem Eingriff. Der

Gehalt an anorganischem Phosphat in den Homogenaten nahm während der Incubation ab, allerdings ohne signifikante Unterschiede zwischen den einzelnen Versuchsgruppen. H. Richter. 1875.

4-64/05-0136 Wickson-Ginzburg, Margaret und Solomon, A. K.; Boston, Harvard Med. School. Electrolyte metabolism in heLa cells. **(Der Elektrolytstoffwechsel in HeLa-Zellen.)** J. gen. Physiol. **46** (1963) Nr. 6. S. 1303 bis 1315. – 5 Abb., 5 Tab., 15 Lit.

In HeLa-Zellkulturen wurde der Na-, K- und Cl-Gehalt ermittelt. Der Na- und K-Gehalt der Zellen ist abhängig vom Alter der Zellkultur. Mit dem Wachstum der Zellkultur nimmt die K-Konzentration von 121 mMol/l Zellwasser auf 206 mMol/l nach 4 Tagen zu, um dann bis zum 9. Tag wieder auf den Anfangswert abzufallen. Na fiel bei K-Anstieg ab, jedoch bestand keine feste Beziehung zwischen den cellulären Konzentrationen beider Kationen. Zwischen dem K-Gehalt und der Generationszeit besteht jedoch eine enge Korrelation. Messungen der Netto-K-Aufnahme und des Netto-Na-Austritts während 1 Std. bei 37 °C in Zellen mit geringem K-Gehalt ergaben, daß beide Vorgänge gegen Konzentrationsgradienten erfolgen, also aktive Transportvorgänge darstellen, während der Cl-Austausch durch passive Diffusion erfolgt. Die Transportenergie stammt nicht aus der Resorption, sondern vielmehr aus glykolytischen Prozessen, wie aus Untersuchungen mit Hemmstoffen hervorging. E. Grün. 1875.

4-64/05-0137 McLean, J. A.; Ayr, Scotland, Hannah Dairy Res. Inst. The partition of insensible losses of body weight and heat from cattle under various climatic conditions. **(Die Verteilung des unmerklichen Gewichtsverlustes und der Wärmebildung beim Rind unter verschiedenen klimatischen Bedingungen.)** J. Physiol. [London] **167** (1963) Nr. 3. S. 427–447. – 9 Abb., 3 Tab., 18 Lit.

Bei insgesamt 3 Bullenkälbern (6–10 Mon. alt) wird der Gewichtsverlust und die Wärmebildung in der Klimakammer bei Temperaturen von 15–40 °C untersucht. Während bei extrem hohen Umgebungstemperaturen die Wärmebildung infolge steigenden Stoffwechsels bei erhöhten Atembewegungen zunimmt, bleibt die Wärmebildung bei mittleren und niederen Umgebungstemperaturen auf gleichem Niveau. Bei Umgebungstemperaturen über 20 °C erfolgt die Wärmeabgabe vorwiegend durch Strahlung und Leitung sowie durch den Kot. Der Wärmeverlust über Verdunstung ist nur gering. Erst unter Bedingungen eines Hitzestress erfolgt die Wärmeabgabe überwiegend durch Verdunstung über die Haut. Abschließend wird darauf hingewiesen, daß bei Stoffwechselversuchen durch die Kopfmaske die Feuchtigkeitsabgabe über die Exspirationsluft gewissen Einschränkungen unterliegt. H.-A. Ketz. 1890.

4-64/05-0138 Kaszubkiewicz, Czesław. Reakcja i adaptacja świń na działanie zimna. I. Objawy i patogeneza wstrząsu rdzeniowego. **(Die Reaktion und Anpassung des Schweines auf Kältewirkung. 1. Mitt. Erscheinungen und Pathogenese des spinalen Schocks.)** Med weteryn. **19** (1963) Nr. 6. S. 295–299. – 2 Abb., 1 Tab., 22 Lit. Zus. in Russ., Engl., Franz., Dtsch.

Beobachtungen über die Einwirkung niedriger Temperaturen auf den Tierorganismus sind bisher nur von Laboratoriumstieren bekannt. Die vorliegende Arbeit beschäftigt sich mit Versuchen an achtzehn 8–16 Wochen alten Läuferschweinen, die im Kühlraum einer Temperatur von + 1,2 °C bis – 5 °C ausgesetzt wurden. Die maximale Abkühlungszeit betrug 21 Tage. Der Übergang von der maximalen zur minimalen Temperatur fand innerhalb von 75 Min. und von der minimalen zur maximalen Temperatur innerhalb von 90 Min. statt. Infolge der Abkühlung traten bei 5 Schweinen (27,7 %) motorisch-sensorische Störungen auf. Diese Störungen traten zwischen dem 2. und 5. Abkühlungstag auf. Sie entwickelten sich allmählich während einiger Tage und beruhten auf einer Extremitätenparese, herabgesetztem Muskeltonus, Gleichgewichtsstö-

rungen und Hyperästhesie. Während der totalen Gliedmaßenlähmung versagten die Tiere das Futter. Dagegen verschwanden Hyperästhesiesymptome. Motorische Störungen und Hyperästhesiesymptome hatten einen vorübergehenden Charakter und verschwanden nach der Abkühlung innerhalb von 12–20 Tagen. Die Gesamtheit der beobachteten Symptome wird vom Vf. als spinaler Schock, dessen Grundlage die durch kleinere Blutungen verursachten Lenden-Kreuzmarkverletzungen dargestellt, bezeichnet.
PRL/CBR. 1890.

4-64/05-0139 Bremer, Frédéric. Interaction binoculaire dans l'aire visuelle du chat. **(Binokulare Wechselwirkung im Sehfeld der Katze.)** J. Physiol. [Paris] **55** (1963) Nr. 2. S. 211–212. 1940.

4-64/05-0140 Portmann, Adolf; Basel, Univ., Zool. Anst. **Welche Tiere besitzen die differenziertesten Gehirne?** Umschau Wiss. Techn. **63** (1963) Nr. 18. S. 563–566. – 3 Abb., 5 Tab., 4 Lit.
Anhand der Indices des Totalhirnes und anderer Hirnteile als Maßstab für eine hohe Gehirnentwicklung werden Vergleiche zwischen von Menschen und verschiedenen Tiergruppen errechneten Werten gezogen. Daraus wird geschlossen, daß die Evolution des Zentralnervensystems bei marinen Säugern, wie z.B. bei den Delphinen, eine Stufe erreicht hat, die hinsichtlich der Massenentwicklung und der von ihr repräsentierten Struktur durchaus mit der des Menschen verglichen werden kann. Diese Befunde werden durch neuere Ergebnisse der Verhaltungsforschung bei Delphinen gestützt. H.-A. Ketz. 2020.

4-64/05-0141 Herre, Wolf. **Neues zur Umweltbeeinflußbarkeit des Säugetiergehirnes.** Naturwiss. Rdsch. **16** (1963) Nr. 9. S. 359–364. – 28 Lit.
In zusammenfassender Darstellung wird das Problem der Umweltbeeinflußbarkeit des Säugetiergehirns erläutert. Besondere Berücksichtigung finden dabei die Gewichts- und Formveränderungen der Haustierhirne beim Übergang von der Wildart zur Hausform. Bei gleicher Körpergröße kommt es zu einer mittleren Verringerung des Hirngewichtes um 20%. Dabei weist das Endhirn die größte Gewichtsabnahme auf. Eine Ausnahme machen nach bisherigen Befunden nur der Nerz und das Rentier. Die Furchung des Gehirns in allen Bereichen ist bei den Hausformen geringer als bei den Wildtieren. Zusammenfassend ergibt sich, daß bei den Hausformen besonders die Projektionszentren eine Minderung erfahren, während die Assoziationszentren relativ geringere Beeinträchtigung aufweisen. Die Ursachen für die erhobenen Befunde werden vor allem in einer Umweltreizabnahme infolge der Domestikation gesehen.
H.-A. Ketz. 2020.

4-64/05-0142 Fox, M. W.; Bar Harbor, Me., Hamilton Stat. Clinical observations on the panniculus reflex in the dog. **(Klinische Beobachtungen zum Panniculusreflex beim Hund.)** J. Amer. veterin. med. Assoc. **142** (1963) Nr. 11. S. 1296–1299.
Bei 130 gesunden erwachsenen Hunden wurde der Hautmuskelreflex, durch Stimulation mit einem abgestumpften Metallgegenstand erzeugt, geprüft. Die Reaktionen waren nicht einheitlich. Bei offensichtlich nervösen Hunden zeigten sich die Reflexe überstark, bei ruhigen Hunden dagegen schwach. Bei allen Hunden waren sie verstärkt bei der Narkoseeinleitung, bei tiefer Narkose fehlten sie ganz. Ebenso fehlten diese Reflexe auch bei Vergiftungen, traumatischem Schock und beim Koma. K.-P. Jaksztien. 2020.

4-64/05-0143 Lombardo, G. und Tamburino, G.; Catania, Univ., Ist. di Semeiotica Med. **Das Studium der Blutliquorschranke mittels radiojodierten Serumalbumins. Untersuchungen am normalen und am experimentell meningitischen Hund.** Z. Naturforsch. **18b** (1963) Nr. 9. S. 776–777. – 1 Tab., 9 Lit.
Bei insgesamt 3 Hunden wird der Übertritt von mit Radiojod markiertem Serumalbumin aus dem Serum in den Liquor cerebrospinalis unter physiologi-

schen und pathologischen Bedingungen geprüft. Unter angegebenen Versuchsbedingungen tritt normalerweise kein Radiojod-Serumalbumin in den Liquor über. Bei einem Hund mit experimenteller Meningitis erfolgt ein Übertritt, ohne daß es dabei zu einem Verteilungsgleichgewicht für Radiojod-Albumin zwischen Serum und Liquor kommt. Aus den Versuchsergebnissen wird geschlossen, daß der Übertritt von Proteinen aus dem Serum in den Liquor nicht auf chemisch-physikalischem Wege, sondern über einen aktiven Verarbeitungsprozeß in der Blutliquorschranke erfolgt. Unter meningitischen Bedingungen ist die Durchlässigkeit der Blutliquorschranke erhöht, ohne daß der aktive Verarbeitungsprozeß in der Blutliquorschranke aufgehoben ist.
H.-A. Ketz. 2020.

4-64/05-0144 Holmqvist, B., Oscarsson, O. und Rosen, I.; Lund, Sweden, Univ., Inst. of Physiol. Functional organization of the cuneocerebellar tract in the cat. **(Die funktionelle Organisation des Tractus cuneocerebellaris.)** Acta physiol. scand. **58** (1963) Nr. 2/3. S. 216–235. – 9 Abb., 2 Tab., 45 Lit.
Aus Untersuchungen an Katzen, bei denen Großhirnrinde und Kleinhirn abgetragen und das Rückenmark in Höhe des C_3 mit Ausnahme der dorsalen Leitungsbahnen durchtrennt wurde, geht hervor, daß der Tractus cuneocerebellaris ähnlich dem Tractus spinocerebellaris dorsalis Informationen von den Vorder- und Hintergliedmaßen leitet. H.-A. Ketz. 2020.

4-64/05-0145 Vernadakis, Antonia und Timiras, Paola S.; Berkeley, Univ. of California. Effect of oestradiol on spinal cord convulsions in developing rats. **(Über die Wirkung von Oestradiol auf die Rückenmarks-Zuckungen von jungen Ratten.)** Nature [London] **197** (1963) Nr. 4870. S. 906. – 1 Tab., 9 Lit.
In vorliegender Arbeit wurden die Wirkungen von Oestradiol auf Rückenmarkkrämpfe bei in der Entwicklung stehenden Ratten untersucht. 1 mg/kg Oestradiol-dipropionat wurde täglich an 8–11 Tage alte Ratten verabreicht. Am 12. und 21. Tage wurden die Ratten getötet und mit Hilfe der direkten Rückenmarkreizung nach Esplin und Freston weiterhin untersucht. Es wurde festgestellt, daß die Flexionen der oestradiolbehandelten Tiere gegenüber den Kontrollen herabgesetzt sind. Dabei wurde noch beobachtet, daß der Abfall bei den 12 Tage alten Ratten größer war als bei den von 21 Tagen. Auf die Wechselwirkung von Oestradiol und Zentralnervensystem, besonders im Entwicklungsalter wird schlußfolgernd aus den Ergebnissen eingegangen.
W. Richter/Kleinmachnow. 2020.

4-64/05-0146 Ferry, C. B.; Oxford, Univ. The sympathomimetic effect of acetylcholine on the spleen of the cat. **(Der sympathomimetische Effekt des Acetylcholins auf die Milz der Katze.)** J. Physiol. [London] **167** (1963) Nr. 3. S. 487–504. – 7 Abb., 53 Lit.
Bei narkotisierten Katzen wird der Einfluß von Acetylcholin auf die bioelektrische Aktivität der Milznerven untersucht. Bei Dosen von 10–250 μg Acetylcholin, die direkt in das Milzblut injiziert werden, kommt es zur kräftigen Entladung in den zentripetalen C-Fasern. Die Entladung wird durch Hexamethonium gehemmt und ist durch Atropin nicht beeinflußbar. Auch nach der Degeneration der Milznerven kann eine solche Entladung in den zentripetalen C-Fasern noch ausgelöst werden. Aus den Versuchsergebnissen wird geschlossen, daß die sympathischen postganglionären Nervenendigungen der Milz durch Acethylcholin erregt werden. H.-A. Ketz. 2030.

4-64/05-0147 *Heidermanns, Curt* und *Kirchner-Kühn, Inge.* **Die Ausscheidung von Wirkstoffen im Harn von Wild- und Nutztieren. 3. Mitt. Die Ausscheidung von oestrogenen Substanzen.** Köln; Opladen: Westdeutscher Verlag. 1963. (67 S. m. 4 Abb. u. 23 Tab.) 17 × 24 cm. DM 24,50. = Forschungsbericht Nr. 1217. 2. Mitt. vgl. LZ. Abt. IV 7 (1962) Nr. 10. S. 2066. Es wurden 500 Harnproben von 222 Tieren aus 72 Arten auf ihren Oestrogengehalt kolorimetrisch und fluorimetrisch nach den Methoden von Bachmann und Petitt sowie Ittrich untersucht.

Außer bei den Equiden und Tapiriden war die Oestrogenausscheidung bei den anderen Säugetierarten durchweg gering. Die Werte lagen bei den Herbivoren etwas höher und schwankten stärker als die Carnivorenwerte. Zur Zeit des Oestrus traten bei den meisten Tierarten kurzfristig erhöhte Oestrogenmengen auf. Eine vorliegende Gravidität bewirkte außer bei Equiden und Tapiriden auch bei Boviden und Suiden eine signifikante Erhöhung der Oestrogenausscheidung. Die Werte waren allerdings wegen starker Streuungen im Einzelfall zu diagnostischen Zwecken nicht auswertbar. Bei den Boviden beeinflußte außerdem eine unspezifische Fluoreszenz der Harnextrakte die Zuverlässigkeit der Messungen. Es wird angenommen, daß der Abbau placentarer Oestrogene bei den einzelnen Säugetierarten durch unterschiedliche Enzymsysteme geregelt wird. Bei vielen Säugetierarten scheint ein Abbau zu Metaboliten zu erfolgen, die als Oestrogene mit den üblichen Methoden nicht zu erfassen sind. Andererseits können exogene Oestrogene bei unterschiedlicher Fütterungsart einen störenden Einfluß auf die Analysenwerte ausüben. S. Willer.

IV. RADIOBIOLOGIE

4-64/05-0148 Persiani, G.; Milano, Veterin. Capo Div. del Comune. Esplosioni nucleari e latte radioattivo. **(Kernexplosionen und Radioaktivität der Milch.)** Clin. Veterin. **86** (1963) Nr. 9. S. 464–466.

Italien befindet sich hinsichtlich der in der Welt stattgehabten Kernexplosionen in einer geographisch relativ günstigen Lage. Tägliche Messungen in Bari, Catania, Mailand und Rom ergaben, daß die für Kinder in der Milch als zulässig angesehenen Meßwerte in Millicurie noch wesentlich unterschritten werden. Die Möglichkeiten, eine Milch gänzlich oder doch bis unterhalb der Schädlichkeitsgrenze zu deskontaminieren, werden erörtert.

K. Reinhardt. 2140.

4-64/05-0149 Eich, Hubert Wolfgang. **Nachweis und Messung radioaktiver Stoffe im menschlichen Körper.** Arch. Pharmaz. **296(68)** (1963) Nr. 9. Mitt. dtsch. pharmaz. Ges. pharmaz. ges. DDR **33** S. 161–165. — 6 Abb., 3 Lit.

Vf. berichtet über Ganzkörper-Zähler (Human counter), die Nuclidkonzentrationen im menschlichen Körper zu messen gestatten, die weit unterhalb den jeweiligen MZK-Werten liegen. Beim Ganzkörperzähler von Los Alamos wird der Mensch in einen durch Blei abgeschirmten Hohlzylinder gebracht, in dem die Versuchsperson mit einer hochempfindlichen Szintillationsflüssigkeit umgeben ist. γ-Strahlung wird in Lichtblitze umgewandelt, die durch insgesamt 108 Photovervielfacher zu elektrischen Spannungsimpulsen führen und über eine geeignete Elektronik verstärkt und registriert werden können. Der Walk-in human counter arbeitet gleichfalls mit einer Szintillationsflüssigkeit, allerdings kann die zu messende Person sitzend oder stehend getestet werden, im Gegensatz zum vorherigen Gerät, das ein liegendes Einfahren der Testperson nötig machte. Dieses Gerät arbeitet nur mit 6 Photovervielfachern, die allerdings 40 cm Durchmesser besitzen und in die Szintillationsflüssigkeit eintauchen. Eines dieser Geräte ist im medizinischen Zentrum der amerikanischen Armee in Landstuhl/Pfalz in Betrieb und gestattet die getrennte Bestimmung des ^{40}K, ^{127}Cs und der Ra-Th-Folgeprodukte. Die quantitative Bestimmung dieser Nuclide erfolgt über ihre γ-Strahlung. Allgemein- sowie Einzelergebnisse von über 10000 Personenmessungen werden genannt. Auf die Verwendungsmöglichkeit von NaJ-Tl-Kristallen für diesen Zweck wird hingewiesen.

J. Niepel. 2150.

4-64/05-0150 Lacassagne, A. La leucémogénèse par radiations. **(Leukämieentstehung durch Bestrahlung.)** J. Radiol. Electrol. Méd. nucléaire **43** (1962) Nr. 12. S. 803–805. — 23 Lit. Aus: Dok.-Dienst Kernforsch. u. Kerntechn.

Zusammenfassendes Kongreßreferat über den derzeitigen Stand der Kenntnisse unter Berücksichtigung der modernen Literatur. Nach einer Betrachtung des Verhältnisses zwischen Leukose und Strahlung wird besonders auf die Virushypothese bei der Pathogenese der Strahlenleukämie eingegangen.

E. Spode. 2150.

4-64/05-0151 Moos, W. S., Yusken, J. W., Fuller, J. B., Plagge, J. C. und Harvey, R. A.; Chicago, Univ. of Illinois, Coll. of Med. Irradiation of mice with fractionated dosages of X-rays. The effects on organ weights and the hematological picture. **(Bestrahlung von Mäusen mit fraktionierten Röntgendosen, Wirkungen auf Organgewichte und Blutbild.)** Atompraxis 8 (1962) Nr. 12. S. 477–481. – 2 Abb., 3 Tab., 24 Lit. Aus: Dok.-Dienst Kernforsch. u. Kerntechn.

CFW-Mäuse wurden bis zu maximal 30 Wochen mit jeweils 4, 16 oder 32 r/Tag 5 Tage in der Woche röntgentotalbestrahlt (400 kV, HWS 3,3 mm Cu, 7,8 r/min) und die Gewichte von Hoden, Leber, Nieren, Lungen und Milz bestimmt. Außerdem wurde laufend der Blutstatus bestimmt. Das Gewichtsverhältnis Hoden/Gesamtkörper nahm bei bestrahlten und Kontrolltieren ab, jedoch unter Bestrahlung deutlicher und schneller (in Abhängigkeit von der applizierten Dosis). Die übrigen Organe zeigten keine wesentlichen Veränderungen des Gewichtsverhältnisses. Die Erythrocytenzahl blieb ohne signifikante Schwankung, die Leukocytenzahl nahm nur bei 32 r/Tag einwandfrei ab. Die Lymphocyten wiesen bei der gleichen Bestrahlungsgruppe ein Absinken nach 10 Wochen auf. Ausführliche Diskussion der Ergebnisse. E. Spode. 2150.

4-64/05-0152 Meier, Gilbert W., Foshee, Donald P., Matheny jun., Adam P. und Carr, Francine; Nashville, Tenn., Vanderbilt Univ. Irradiation and aging: Behavioral implications. **(Bestrahlung und Altern: Auswirkung auf das Verhalten.)** Radiat. Res. **16** (1962) Nr. 2. S. 130–137. – 5 Abb. 6 Lit. Aus: Dok.-Dienst Kernforsch. u. Kerntechn.

Gruppen von 7 weiblichen 1 (CF/1)-Mäusen wurden im Alter von 30 bzw. 375 Tagen innerhalb von 44 Tagen mit 1000 r (375 c ^{60}Co-Quelle) totalbestrahlt, wobei die Bestrahlung täglich etwa 10 min zur Fütterung ausgesetzt wurde, und im Alter von 219 oder 510 bzw. 286 oder 577 Tagen im Krechevsky-Apparat bzw. in der Mowrer-Miller-Schüttelkammer getestet. Während sich das Verhalten der bestrahlten Tiere von dem der Kontrollen signifikant unterschied, konnte bei Tieren verschiedenen Alters kein so deutlich unterschiedliches Verhalten beobachtet werden, jedoch scheinen sich beide Effekte zu summieren. Die Ergebnisse werden diskutiert und interpretiert. H.-W. Nitschke. 2150.

4-64/05-0153 Rudali, Georges und Reverdy, Jean. Incidence des leucémies lymphoides après irradiation de souriceaux. **(Auftreten von lymphatischer Leukämie nach Bestrahlung von Mäusen.)** C. R. hebd. Séances Acad. Sci. **253** (1961) Nr. 3. S. 590–592. – 2 Tab., 9 Lit. Aus: Dok.-Dienst Kernforsch. u. Kerntechn.

Mäuse vom Stamme C57Bl bzw. F_1 (C57Bl × AkR) wurden vom 1. bzw. 42. Tage an wöchentlich einmal mit 125 r (250 kV, 12 mA, 2 mm Al + 0,3 mm Cu, FA. 82 cm, 25 r/min) bis zu einer Gesamtdosis von 625 r bestrahlt und erhielten zur Minderung der Mortalität 0,1% Streptomycin im Trinkwasser. Die überlebenden Tiere wurden bis zum Tode, der nach 175–250 Tagen erfolgte, beobachtet. Bei Bestrahlung von Geburt an konnten bei 76% (C57Bl) bzw. bei 92% (C57Bl × AkR-F_1) und bei Bestrahlung vom 42. Lebenstage an bei 33% bzw. bei 63% der Tiere Leukämien beobachtet werden. Unbestrahlte Tiere wiesen zu 11% Leukämien auf. H.-W. Nitschke. 2150.

4-64/05-0154 Goepp, Robert und Fitch, Frank; Chicago, Ill., Univ., Walter G. Zoller Memorial Dental Clin., Argonne Cancer Res. Hospital. Pathological study of oral radiation death in mice. **(Pathologische Studie über den oralen Strahlentod bei der Maus.)** Radiat. Res. **16** (1962) Nr. 6. S. 833–845. – 7 Abb., 9 Lit. Aus: Dok.-Dienst Kernforsch. u. Kerntechn.

C57Bl/6 oder C57Bl/6 J-Mäuse wurden in Nembutal-Narkose mit 1000–6000 r (250 kV, 30 mA, 0,25 mm Cu + 2,0 mm Al, FA. 30 cm, 480 r/min) auf den gesamten Kopf oder den Unterkiefer mit Zunge und Zungengrund oder auf den Oberkiefer und den Gaumen bestrahlt. Zur histologischen Auswertung fertigten Vff. von den Geweben nach Formalinfixierung Paraffinschnitte und von den Knochen bzw. dem ganzen Kopf nach Decalcifizierung mit Ameisensäure/Na-Citrat Celloidin-Schnitte an. Die LD 100 betrug bei Bestrahlung des Kopfes 2000 r, bei Bestrahlung des Unterkiefers 4000 r; hingegen führte Bestrahlung des Oberkiefers mit 2000–10000 r nur zu einer Mortalität von 7%. Die Überlebenszeit betrug 9 bzw. 11 Tage. Das Körpergewicht nahm in den ersten 5 Tagen nach Bestrahlung um 5–6% und bis zum Tode um 39% ab. Die Urinausscheidung sank vom 3.–5. Tag nach Bestrahlung stark ab, ebenso nahm die Flüssigkeitsaufnahme am 5. Tag stark ab. Blut- und Milzkulturen zeigten keine signifikanten Unterschiede zwischen bestrahlten und unbestrahlten Tieren. Von den während der Überlebenszeit verfolgten biologischen Veränderungen seien nur umfangreiche Schäden (Ulceration) an Zunge, Gaumen und Zungengrund sowie Knochenmarksveränderungen der Schädelknochen (Abnahme der Erythropoese) erwähnt. Ferner konnte mit zunehmender Zeit eine zunehmende Atrophie verschiedener Organe (Leber, Nebennieren, Lymphknoten, Milz) beobachtet werden. Ferner berichten Vff. über das Verhalten der Tiere nach Bestrahlung (Schwierigkeiten beim Trinken). Als Todesursache werden Dehydration und Verhungern angesehen. H.-W. Nitschke. 2150.

4-64/05-0155 Schabinski, G. und Ahlendorf, W.; Jena, Univ., Hyg.-Inst.; Inst. für Röntgenol. und Strahlenkunde. **Strahlenempfindlichkeit darmkeimarmer Tiere.** Atompraxis 8 (1962) Nr. 12. S. 473–477. — 2 Abb., 1 Tab., 23 Lit. Aus: Dok.-Dienst Kernforsch. u. Kerntechn.
Männliche Blum-Mäuse wurden mit 1000 r ^{60}Co-γ-Strahlung (10 r/min) totalbestrahlt. 5–8 Tage vor oder nach der Bestrahlung wurde a) Talisulfazol (0,5 g täglich per os), b) Terramycin (25 oder 100 g täglich per os) oder a) + b) verabfolgt. Durch Vorbehandlung wurde die Strahlenempfindlichkeit deutlich erhöht, Verabfolgung p. irrad. führte zu einer geringfügigen Verlängerung der mittleren Überlebenszeit. Ein Vergleich der Strahlenwirkung von Röntgen-(180 kV, 20 mA, 0,5 mm Cu) und ^{60}Co-γ-Strahlung auf die mittlere Überlebenszeit von Blum-Mäusen ergab keinen Unterschied (3,5 bzw. 3,6 Tage). Untersuchungen des Properdinspiegels bei Tumorkranken während der Strahlentherapie zeigten zunächst einen Abfall unter den Ausgangswert, der sich 6 Wochen später normalisiert hatte. E. Spode. 2150.

4-64/05-0156 Leslie, John; München, Univ., Tierärztl. Fak., Inst. für Nahrungsmittelkunde. **Eine autoradiographische Methode zur quantitativen Bestimmung von ^{90}Sr in Milch- und Milcherzeugnissen.** Diss. München **1962** 41 S. — 14 Abb., 40 Lit.
Nach einer Grundsatzbehandlung von radioaktiver Strahlung und Autoradiographie sowie den radiochemischen Problemen, die sich speziell bei der Aufarbeitung von Milch und Milchprodukten für die Bestimmung des ^{90}Sr ergeben, wird in Anlehnung an die Vorschriften des „Sonderausschusses Radioaktivität" in Eigenversuchen Trägermenge und Aschengewinnung sowie der Analysengang auf die autoradiographische Auswertung abgestimmt. Bei Verwendung von 50 mg Sr-Trägersubstanz wurde ^{90}Sr als Nitrat gefällt, in Strontiumkarbonat umgefällt, in rechteckige Aussparungen einer Plexi-Glas-Platte mit absolutem Alkohol eingeschwemmt und nach Abdeckung mit einer dünnen Alu-Folie mit Agfa-„Sino" und Kodak-„Regulix"-Röntgenfilm exponiert. Am vorteilhaftesten erwies sich eine Schichtdicke von 0,9 mm, was einer Flächenbelegung von 13,2$\pm$2 mg entspricht, und die Verwendung des Agfa-„Sino"-Röntgenfilms bei 12 Tagen Expositionszeit. Anhand der Schwärzungskurven von ^{90}Sr-Eichpräparaten ergab die Auswertung mit einem Schnellphotometer pro Liter Vollmilch eine ^{90}Sr-Aktivität von 13,2 bzw. 13,6 pc. Die Möglichkeiten, Vorteile und Grenzen des Einsatzes dieser Methode zur ^{90}Sr-Aktivitätsbestimmung werden diskutiert. J. Niepel. 2160.

4-64/05-0157 Bentley, R. E.; London, Roy. Cancer Hospital. γ-emitting nuclides in milk since 1960. **(γ-strahlende Nuklide in der Milch seit 1960.)** Nature [London] **196** (1962) Nr. 4856. S. 738–740. — 4 Abb., 10 Lit. Aus: Dok.-Dienst Kernforsch. u. Kerntechn.

Seit Oktober 1957 werden γ-Spektren der Spaltprodukte in Trockenmilchproben aufgenommen. Die vorliegende Arbeit berichtet über die ^{137} Cs-Konzentration in der Zeit kurz nach den Kernwaffenversuchen im Herbst 1961. In dieser Zeit wurden neben Trockenmilch- auch Frischmilchproben untersucht. Bis September 1961 und ab Januar 1962 konnten nur ^{137}Cs und ^{40}D gammaspektroskopisch nachgewiesen werden. Zwischen September und Dezember 1961 waren auch die kurzlebigen Spaltprodukte ^{131}J, ^{140}La und vermutlich ^{137}Cs in der Milch vorhanden. Im Januar 1962 sank die Konzentration des ^{131} J, des ^{140}Ba und des ^{140}La unter die untere Nachweisgrenze, auch die Konzentration des ^{137}Cs in der Milch nahm ab. Sie stieg ab Mai 1962 mit Beginn der Grünfütterung wieder an, erreichte aber nur 60–80% des Wertes vom Mai 1959, der höchsten Aktivität seit Beginn der Untersuchungen. Auf Grund der Messungen ergibt sich eine mittlere tägliche Konzentration des ^{131}J in der Milch (gemittelt über 12 Mon.) von 18 $\mu\mu$c/l bzw. in anderen Gegenden von 36 $\mu\mu$c/l, das sind 14 bzw. 28% der maximal zulässigen Konzentration in Milch (130 $\mu\mu$c/l für ein Jahr). Für ein einjähriges Kind ergibt sich bei täglicher Aufnahme von 0,7 l Milch mit einer Konzentration von 36 $\mu\mu$c/l eine Dosis von 280 mrad in der Schilddrüse. Die Konzentration des ^{140}La erreichte noch nicht 1% der MZK. H. Zindler. 2160.

4-64/05-0158 Enda Marah, Adriana, Paakkola, O. und Knoop, E.; Kiel, Bundesforsch.-Anst. für Milchwirtsch., Physikal. Inst. **Der Gehalt an ^{90}Sr und ^{89}Sr im deutschen Käse nach Wiederaufnahme der Atomkernwaffenversuche im Herbst 1961.** Kieler milchwirtsch. Forsch.-Ber. **15** (1963) Nr. 1. S. 33–40. — 5 Abb., 8 Lit.

Seit 1955 werden laufend ^{90}Sr-Messungen und seit 1961 zusätzlich ^{137}Cs-Messungen durchgeführt. Nach Wiederaufnahme der sowjetischen Tests wurde bereits früher über die γ-Aktivitätsmessung, die keine besondere Aufarbeitung erfordert, berichtet. In dieser Arbeit werden die Meßergebnisse der Sr-Isotope behandelt. Außerdem sollte geprüft werden, ob ein Unterschied zwischen den in Käse und Milch gemessenen Werten, bezogen auf 1 g Ca erkennbar sei. Gemessen wurde mit einem Antikoinzidenzzähler, mit einem Nullwert von 0,5 imp./Min., wobei die Werte auf den Tag der Milchgewinnung zurückzurechnen waren. Spitzenwerte Ende Okt. waren 68 pc ^{89}Sr/g Ca, während ^{90}Sr mit 6 pc fast konstant für den gesamten Zeitraum blieb. Aus dem Verhältnis ^{89}Sr/^{90}Sr wurde nach theoretischen Überlegungen errechnet, daß der frische Fallout aus der Herbstserie nur 6–10% der Gesamtaktivität ausmachte. Es wird eine Berechnung angestellt, um zu prüfen, ob über die γ-Aktivitätsbestimmung des ^{131}J oder ^{140}Ba Hinweise für die ^{89}Sr-Aktivität möglich sind. Es zeigte sich, daß dies für ^{140}Ba sehr gut der Fall ist wegen seiner chemischen Verwandtschaft im Stoffwechselgeschehen mit dem Strontium, was für das Radiojod auf keinen Fall zutrifft. M. Worseck. 2160.

4-64/05-0159 Gropp, Jürgen; München, Univ., Tierärztl. Fak., Inst. für Pharmakol., Toxikol. und Pharmazie. **Über die Einlagerung von Strontium in den Dotter des Hühnereis.** Diss. München **1962** 34 S. — 1 Abb., 10 Tab., 40 Lit.

Vier Legehennen wurde während 180 Tagen zusätzlich zu ihrem Futter Strontiumkarbonat, anschließend während 218 Tagen in äquivalenter Menge Calciumkarbonat und 209 Tage lang Grundfutter ohne Sr- und Ca-Zusatz verabreicht. Die Eidotter wurden unter Verwendung von Perchlorsäure verascht und ihr Sr- und Ca-Gehalt flammenphotometrisch bestimmt. Bereits vier Tage nach Beginn der Sr-Fütterung enthielt der Dotter nachweisbare Mengen an Strontium. Das Sr erreichte einen Gleichgewichtswert von ca. 0,5% der

Dotterasche und verschwand erst ½ Jahr nach Absetzen der Sr-Fütterung, wofür Vf. eine Abgabe von Skelett-Strontium an das Ei verantwortlich macht. J. Niepel. 2160.

V. VERHALTENSFORSCHUNG

4-64/05-0160 Fraser, A. F.; Highgate, Jamaica, Orange River Agric. Stat. Behavior disorders in domestic animals. **(Verhaltensstörungen bei Haustieren.)** Cornell Veterinarian **53** (1963) Nr. 2. S. 213–223. – 2 Abb., 1 Tab., 26 Lit.

Manche klinischen Fälle äußern sich zuerst in einem veränderten Verhalten. Dieses kann in einer verminderten Aktivität, einem ungewöhnlichen Benehmen und Bewegungsstörungen zutage treten. Diese Verhaltensanomalien sind Sekundärerscheinungen infolge organischer Dysfunktionen, wie mikrobieller Infektionen, Stoffwechselstörungen oder struktureller Mängel. Im allgemeinen dürfen tierische Verhaltensabweichungen nicht nach der psychiatrischen Terminologie eingeteilt werden. Termini deskriptiver Natur geben die tatsächlichen Erscheinungen am treffendsten wieder. Eine Ausnahme bilden die Neurosen, deren Vorkommen auch bei Tieren mit der gleichen Bezeichnung charakterisiert wird. So kommen experimentelle Neurosen bei Tieren vor, die einer unausweichlichen und für sie unlösbaren Konfliktsituation ausgesetzt sind. Die Reaktionen sind als Folgen pathologischer „Überreizungszustände" zu betrachten und treffen sowohl für den Verteidigungstrieb als auch für Alarmreaktionen zu. (Beispiel: Säugende Hündin, ferkelfressende Muttersau, Verhalten von Besamungsbullen etc.). Um Verhaltensstörungen beurteilen zu können, muß man eine klare Vorstellung vom normalen Verhalten der betreffenden Tierart besitzen. Dieses liegt vor, wenn die Erregungsintensität proportional der Reizstärke ist. (Ref.) Für alle Tierarten ist zunächst ein Beurteilungsschema des Normalverhaltens festzulegen. An den Verhaltensabweichungen bei Pferden wird die Methode der Beobachtung tierischer Verhaltensstörungen demonstriert. Insgesamt verdient das Fachgebiet der Ethologie die verstärkte Aufmerksamkeit der Tierärzte. H. Busse. 2200.

4-64/05-0161 Hammen, H. J. van der, Schenk, P. M.; Amsterdam, Univ., Werkgroep Gedrag Landbouwhuisdieren T.N.O. Waarnemingen over het gedrag van Saanegeiten. **(Beobachtungen über das Verhalten von Saane-Ziegen.)** Tijdschr. Diergeneeskunde **88** (1963) Nr. 6. S. 340–345. 2200.

VI. PATHOLOGIE, PATHOLOGIE DER VIRUSKRANKHEITEN, FUNKTIONELLE PATHOLOGIE

4-64/05-0162 Ferm, Vergil H.; Hannover, N. H., Dartmouth Med. School. Congenital malformations in hamster embryos after treatment with vinblastine and vincristine. **(Congenitale Mißbildungen bei Hamster-Embryos nach der Behandlung mit Vinblastin und Vincristin.)** Science [Washington] **141** (1963) Nr. 3579. S. 426. 2615.

4-64/05-0163 Barone, R. Étude anatomique d'un veau sternopage. **(Anatomische Untersuchung eines Kalb-Sternopagus.)** Bull. Soc. Sci. vétérin. Méd. comparée Lyon **65** (1963) Nr. 2. S. 81–85. – 3 Abb.

Es handelt sich um ein ausgetragenes Kalb der Abondance-Rasse, das zur Zeit der Extraktion noch lebensfähig war. Die Präparation dieser Mißbildung ergab eine vollständige Symmetrie beider Individuen, eine doppelte Symmetrie, die nur eine gemeinsame Sagittal- und eine Transversalebene besitzt. Die Ähnlichkeit beider Individuen wird nach außen besonders durch die vollkommene Symmetrie der Hautabzeichen betont; das betrifft vor allen Dingen die Abzeichen am Kopf. Das Kalb zeigte einen für diese Mißbildung klassischen Bau: beide Individuen sind unterhalb des einzigen und gemeinsamen Nabels vollkommen getrennt, oberhalb des Nabels bis zur Halsbasis verschmolzen. Vollkommen getrennt sind die beiden Hälse und Köpfe. Die vier Schultergliedmaßen zeigen eine normale Ausbildung und Lage. Im Hinblick auf den Brustkorb errinnern sie in ihrer Anordnung an eine Pforte. R. Berg. 2620.

4-64/05-0164 Fox, Michael W.; Bar Harbor, Me., Roscoe B. Jackson Memorial Lab. Low-grade otocephaly in a dog. **(Geringgradige Otocephalie beim Hund.)** J. Amer. veterin. med. Assoc. **143** (1963) Nr. 3. S. 289–290. – 2 Abb., 4 Lit.
Der Fall betrifft einen 12 Wochen alten männlichen Dachshund, der monorch und der einzige anomale Welpe des Wurfes war. Es wurde eine Agnathie mit Hydrocephalus festgestellt und als geringgradige Otocephalie in Übereinstimmung mit früheren Untersuchungen an Meerschweinchen mit Otocephalie und an Beagles mit ähnlichen Anomalien klassifiziert. Inzucht einer Linie mit Agnathie kann im Durchschlagen eines subletalen Gens auf folgende Generationen resultieren, um bei ihnen eine schwerere Otocephalie hervorzurufen. Der Grad der Agnathie und Agenesie der Schädelstrukturen und des ZNS ist proportional der Schwere der Otocephalie. – Der beobachtete Hydrocephalus wird als sekundäre Entwicklungsanomalie gedeutet. R. Berg. 2625.

4-64/05-0165 Spar, Irving L., Bale, William F., Goodland, Ruth L., Casarett, George W. und Michselson, Sol M.; Rochester, N.Y., Univ., School of Med. and Dentistry. Distribution of injected J^{131}-labeled antibody to dog fibrin tumor-bearing dogs. **(Die Verteilung von injizierten ^{131}J-markierten Antikörpern gegen Hundefibrin in tumortragenden Hunden.)** Cancer Res. **20** (1960) Nr. 10. S. 1501–1504. – 2 Abb., 2 Lit. Aus: Dok.-Dienst Kernforsch. u. Kerntechn.
Die von Vff. in vorangegangenen Versuchen erzielten Ergebnisse bzgl. einer spezifischen Lokalisation von ^{131}J-markierten Antifibrin-Antikörpern in Tumorgeweben der Ratte (vgl. Zbl. Kernforsch. **1963** S. 1775.) veranlaßte eine Ausdehnung der Untersuchungen auf tumortragende Hunde, um Bedingungen zu erhalten, die denen des Menschen mehr angenähert sind. Die untersuchten 28 Hunde mit verschiedenartigen Spontantumoren erhielten Injektionen von markierten Hunde-Antifibrin-Antikörpern mit 5–20 μc ^{131}J pro Tier. In den meisten der untersuchten Tumoren wurde keine Anreicherung der ^{131}J-markierten Antikörper beobachtet. Die Tatsache, daß in einigen wenigen Fällen eine erhebliche Anreicherung im Tumor stattfand, läßt erkennen, daß die spezifische Lokalisation von Antifibrin im Tumor nicht auf Nagetiere beschränkt ist.
E. Liß. 2675.

4-64/05-0166 Hartveit, F.; Bergen, Norway, Univ., School of Med., Gade Inst. The significance of the protein content of Ehrlichs ascites carcinoma. **(Die Bedeutung des Proteingehaltes von Ehrlichs Ascites-Carcinom.)** Acta pathol. microbiol. scand. **59** (1963) Nr. 1. S. 51–62.
Es sollte geprüft werden, ob die Proteine in der Ascitesflüssigkeit auf dem Wege der Lysehemmung die Tumorzellen vor der Wirkung des cytotoxischen Faktors schützen, der als Empfängerreaktion bei Homotransplantation des Tumors entsteht. Im Phasenkontrast-Bild erscheint das Cytoplasma der Asciteszellen aus frühen Transplantaten dunkel, wenn sich die Zellen in Medium mit niedrigem Proteingehalt befinden, und strahlend, wenn ein hoher Proteingehalt vorliegt. Die Zellen von späten Transplantaten zeigen unabhängig vom Proteingehalt des Mediums immer ein hellstrahlendes Cytoplasma. Auf Grund der phasenkontrast-mikroskopischen Befunde konnte festgestellt werden, daß der Proteingehalt der Ascitesflüssigkeit, die die Ehrlich-Asciteszellen in vivo umgibt, in frühen, präpyknotischen Transplantaten niedrig ist, der Proteingehalt der Flüssigkeit in späten, pyknotischen Transplantaten dagegen hoch ist (etwa 2,5 g%). Da eine Zellschädigung durch die immunologische Reaktion nur in präpyknotischen Transplantaten gesehen wird, deren Flüssigkeit proteinarm ist, scheint der höhere Proteingehalt bei den pyknotischen Transplantaten ein Zellschutz zu sein. R. Widmaier. 2675.

4-64/05-0167 Brown, Clark E.; Philadelphia, Pa., Lankenau Hospital. Carcinoma of rat lung from intrapleural methylcholanthrene. **(Carcinome der Rattenlunge durch intrapleurales Methylcholanthren.)** Arch. Pathol. [Chicago] **76** (1963) Nr. 3. S. 347–353.
Es soll untersucht werden, ob je nach dem Ort der Applikation verschiedene Zelltypen von der größten Carcinogenkonzentration erreicht werden und dementsprechende Tumortypen hervorgerufen werden. Um eine längere Einwirkungszeit von Carcinogen auf Lunge, Mediastinum oder Herz bei möglichst geringer Verletzung dieser Gewebe zu erreichen, wurden Baumwollfäden mit geschmolzenem Bienenwachs, das Methylcholanthrenkristalle enthielt, getränkt und in die Pleurahöhle von 12 Wistar-Ratten appliziert. Sie riefen in 9 Fällen Squamosa-Carcinome der Lunge und in einem Fall Bronchial-Adenome hervor. R. Widmaier. 2695.

4-64/05-0168 Jacob, Kl.; Berlin-Dahlem, Univ., Inst. für Veterin.-Pathol. **Beitrag zum Plexuspapillom des Hundes.** Berliner Münchener tierärztl. Wschr. **76** (1963) Nr. 19. S. 390–393. – 6 Abb., 32 Lit. Zus. in Engl.
Bei einem $4^1/_2$jährigen männlichen Schäferhund wurden rheumatische Beschwerden, Unbeweglichkeit von Kopf und Hals und im Laufe der ingsesamt 6wöchigen Krankheit schließlich Somnolenz, Mydriasis, Nystagmus und Festliegen beobachtet. Bei der Sektion fiel medial der beiden dilatierten Seitenventrikel in Höhe der Crura fornicis ein 14 × 10 mm messender, ca. haselnußkerngroßer, scharfbegrenzter Tumor auf. Histologisch lag ein lebhaft wucherndes papillenbildendes Plexusgewebe in stark ödematisiertem Zustand vor. Die einzeilig angeordneten epithelialen Belegzellen wiesen nur vereinzelt Mitosen auf. Die für das Plexuspapillom des Menschen charakteristischen Psammomkörper konnten auch in vorliegendem Fall nachgewiesen werden. Damit sind in der Literatur nunmehr 6 Fälle von Plexuspapillom beim Hund bekannt. C.-H. Becker. 2708.

4-64/05-0169 Glazer, T. Przypadek raka sromu u krowy. **(Ein Fall von Vulvacarcinom bei einer Kuh.)** Med. weteryn. **19** (1963) Nr. 1. S. 13-16. – 4 Abb., 6 Lit.
Der geschilderte Fall betrifft eine vierzehnjährige Kuh, bei der nach einigen Abkalbungen in der dritten Woche nach dem letzten Abkalben eine Geschwulst an der linken Schamlippe auftrat. Bei der Palpation ließ sich eine kastaniengroße Beule fühlen. Diese Beule wurde immer größer, und nach einer bestimmten Zeit zeigte sich eine eiternde Fläche. Das Tier magerte stark ab, die Milchleistung verringerte sich. Durch histopathologische Diagnose wurde Carcinoma planocellular keratodes festgestellt. Als Behandlungsmethode wurde der operative Eingriff angesehen, der in der Exstirpation der Geschwulst bestand. Der Eingriff erfolgte unter Alkoholbetäubung und starker Anaesthesie mit 2%igem Polacain. Die Beule wurde entfernt, ohne das Geschwulstgewebe zu verletzen. Nach der Operation wurde drei Tage lang 15 ml „Reverin" subcutan verabreicht. Die Wunde wurde täglich gespült. Fünf Monate nach der Operation hatte das Tier 150 kg Gewicht zugenommen. Auf Grund des beschriebenen Falles kann der chirurgische Eingriff an bösartigen Geschwülsten bei Tieren als zweckmäßig und rentabel betrachtet werden. PRL/CBR. 2715.

4-64/05-0170 Bosse, K. und Weiss, E.; München, Univ., Dermatol. Klin. und Poliklin.; Inst. für Tierpathol. **Basaliom und Plattenepithelcarcinom des Hundes und des Menschen in vergleichender Betrachtung.** Berliner Münchener tierärztl. Wschr. **76** (1963) Nr. 19. S. 387-390. – 6 Abb., 1 Tab., 7 Lit. Zus. in Engl.
In Vergleich zu den Verhältnissen beim Menschen werden 34 Basaliome und 75 Plattenepithelcarcinome aus der eigenen Kasuistik hinsichtlich ihrer Lokalisation besprochen. Besonders häufig weisen Foxterrier und Schäferhunde

Plattenepithelcarcinome auf. Es bestehen auffällige Beziehungen zwischen der Häufigkeit von Bißverletzungen am Kopf und Rücken und der Zahl der Neubildungen dort. Eine Beteiligung dieser mechanisch-traumatischen Reize an der Syncarcinogenese wird für möglich gehalten. C.-H. Becker. 2719.

4-64/05-0171 Le Bars, H.; Toulouse, École Nat. Vétérin. Artérosclérose animale expérimentale. Rôle étiologique de l'alimentation. **(Experimentelle Arteriosklerose am Tier. Ätiologische Rolle der Ernährung.)** Écon. Méd. animales **3** (1962) Nr. 6. S. 416-429.
In dem Zoologischen Garten von Philadelphia stieg die Häufigkeit der Arteriosklerose bei Säugetieren und Vögeln auf das 10fache seit 1935. Es ist ein Überblick an Hand der Literatur gegeben, besonders sind die Cholesterinmengen an Kaninchen, Huhn, Ratte, Hund ermittelt; auf den Einfluß der Natur der Lipoide und auf den Einfluß der Proteine wird ebenfalls eingegangen. Weitere Untersuchungen seien aber wünschenswert.
G. Godglück. 2760.

4-64/05-0172 Moreland, Alvin F., Clarkson, Thomas B. und Lofland, Hugh B. Arterosclerosis in „Miniature" swine. 1. Morphologic aspects. **(Arteriosklerose beim Miniaturschwein. 1. Mitt. Morphologische Aspekte.)** Arch. Pathol. [Chicago] **76** (1963) Nr. 2. S. 203-210. – 9 Abb., 13 Lit.
Da das Schwein spontane Gefäßveränderungen ähnlich denen der Atherosklerose des Menschen zeigt, ferner ein Omnivore wie dieser ist und auch ein dem Menschen ähnliches cardiovasculäres System besitzt, ist diese Tierart für experimentelle Untersuchungen über Veränderungen der Atherosklerose besonders geeignet. Aus diesem Grunde haben Vff. Untersuchungen dieser Art an 22 Pitman-Moore-Miniaturschweinen, die 4-5 Mon. alt waren und im Durchschnitt 22 kg wogen, durchgeführt. 2 Gruppen, von denen jede aus 2 männlichen und 4 weiblichen Tieren bestand, erhielten eine 1% Cholesterin enthaltende Diät mit einem 30 bzw. 8%igem Proteingehalt. 2 andere Gruppen mit je 3 weiblichen und 2 männlichen Schweinen erhielten die gleiche Diät, bei der jedoch das Cholesterin durch Saccharose ersetzt wurde. Die Diät wurde während der 6 Mon. langen Versuchsdauer ad libitum den Tieren verabreicht. In Abständen von einem Monat erfolgten Blutzählung sowie Fettbestimmung im Blut. Nach der Tötung der durchschnittlich 52,7 kg schweren Schweine wurden histologisch untersucht: Aorta, A. iliaca, Herz mit Coronararterien, Aa. brachiales, A. carotis sowie die größeren Kopfgefäße. Gefäßveränderungen fanden sich bei 10 der 12 mit Cholesterin gefütterten Schweine und bei 5 von 10 Tieren der cholesterinfrei ernährten Versuchsgruppe. Häufigkeit und Schwere der Veränderungen waren bei der mit Cholesterin gefütterten Gruppe größer. Die Veränderungen der Bauchaorta, der Coronar- und der Kopfarterien zeigten viele Ähnlichkeiten mit den Veränderungen der Atherosklerose des Menschen. Im Gegensatz zum Kaninchen hatte die Cholesterinfütterung beim Schwein keine Fettanreicherung in den Organen zur Folge.
D. Matthias. 2760.

4-64/05-0173 Thoonen, J. und Hoorens, J.; Gent, Lab. voor Dierlijke Pathol. Multiple aneurysmata in de hartboezem bij het rund. **(Multiples Aneurysma des Herzohres beim Rinde.)** Vlaams diergeneeskund. Tijdschr. **32** (1963) Nr. 9/10. S. 266-272.
Zwei Fälle werden beschrieben. Die innere Wand der Aneurysmen ist mit endothelialen Zellen bekleidet. Tiefere Aneurysmen haben im Gegensatz zu oberflächlichen eine von Muskelfasern gebildete Wand. Unter dem Epicard findet man eine mehr oder weniger dichte Schicht von kollagenen und elastischen Fasern. K. Reinhardt. 2760.

4-64/05-0174 Fuchs, Ulrich; Leipzig, Karl-Marx-Univ., Pathol. Inst. **Kapillar-Veränderungen beim Para-Phenyldendiamin-Ödem des Kaninchens.** Z. Zellforsch. mikroskop. Anatom. **60** (1963) Nr. 6. S. 933-942. 2760.

4-64/05-0175 Holtenius, P.; Stockholm, Roy. Veterin. Coll. On the occurrence of intranuclear PAS-positive material in liver cells of cattle. **(Über das Vorkommen von intranucleären PAS-positiven Substanzen in den Leberzellen des Rindes.)** Cornell Veterinarian **53** (1963) Nr. 3. S. 322-327. — 1 Abb., 3 Tab., 3 Lit.

In 248 Leberbiopsien von Rindern, die überwiegend an verschiedenen Krankheiten (Acetonämie, Puerperalparese, traumatische Peritonitis, u. a.) litten, konnte mit der PAS-Färbung nach McManus sehr häufig PAS-positives Material in den Leberzellkernen nachgewiesen werden. Bei Kühen mit Acetonämie oder Puerperalparese waren die Kernveränderungen selten, bei traumatischer Peritonitis häufig. In 4 von 6 Herden, in denen Digestionsstörungen häufig waren, traten auch die Kernablagerungen relativ oft in Erscheinung.

C.-H. Becker. 2775.

4-64/05-0176 Terplan, Kornel, Witebsky, Ernest und Milgrom, Felix; Buffalo, N.Y., Univ., Med. School. Histopathology of adrenals in animals immunized with tissue antigens. **(Histopathologie der Nebennieren bei Tieren, die mit Gewebeantigenen immunisiert wurden.)** Arch. Pathol. [Chicago] **76** (1963) Nr. 3. S. 333-338.

Die Immunisierung von Meerschweinchen und Kaninchen mit arteigenem Nebennierengewebe + Freund's Adjuvans rief interstitielle entzündliche Infiltrationen in der Medulla und in der reticulären Rindenschicht der Nebennieren der Versuchstiere hervor. In den Seren vieler dieser Tiere konnten humorale Antikörper mit Nebennieren-Spezifität nachgewiesen werden. Der Grad der histologischen entzündlichen Veränderungen der Nebennieren bei den Versuchstieren entsprach nicht immer den positiven serologischen Befunden. Die histologischen Veränderungen müssen nicht unbedingt von einer spezifischen Immunreaktion auf adrenales Antigen abhängen, wie Kontrollversuche mit injiziertem anderen arteigenen Gewebe + Freund's Adjuvans zeigten.

R. Widmaier. 2780.

4-64/05-0177 Blackmore, D. K.; Melton Mowbray, Leics., Petfoods Limited. The incidence and aetiology of thyroid dysplasia in budgerigars (Melopsittacus undulatus.) **(Das Vorkommen und die Ätiologie von Dysplasien der Schilddrüse bei Wellensittichen.)** Veterin. Rec. **75** (1963) Nr. 42. S. 1068-1072. — 8 Abb., 1 Tab., 11 Lit.

Es wurden die Schilddrüsen von 129 einzeln gehaltenen und von 180 Zuchtwellensittichen gewogen und histologisch untersucht. 85% der einzeln gehaltenen Tiere wiesen eine Schilddrüsenhyperplasie auf, 23,8% waren daran gestorben oder deswegen getötet worden. 21% der Zuchtvögel hatten an Schilddrüsenerkrankungen gelitten, nur ein Tier war daran gestorben. Die Differenz wird dadurch erklärt, daß die Wellensittichzüchter dem Futter regelmäßig Lebertran hinzufügen, was Liebhaber mit Einzeltieren im allgemeinen nicht tun. In 11 verschiedenen Versuchsanordnungen mit insgesamt 138 nestjungen Wellensittichen wurde über einen Zeitraum von 100 Tagen der Zusatz von Lebertran und Jodverbindungen in verschiedenen Dosen zum gewöhnlichen Körnerfutter in seiner Wirksamkeit bei der Verhinderung von Schilddrüsenerkrankungen geprüft. Die Zugabe von 4% Lebertran zum Körnerfutter konnte am besten Schilddrüsenveränderungen verhüten. Die Wirkung ist auf den hohen Jodgehalt des Lebertrans, nicht auf das Vit. A zurückzuführen.

H. Kronberger. 2780.

4-64/05-0178 Walser, K. und Weiss, E.; München, Univ., Gynäkol. und Ambulator. Tierklin., Inst. für Tierpathol. **Untersuchungen über pathologisch-anatomische und -histologische Veränderungen im Kuheuter nach Blindmelkversuchen.** Zbl. Veterinärmed., R. A **10** (1963) Nr. 6. S. 475-484. — 6 Abb., 3 Tab., 6 Lit. Zus. in Engl., Franz., Span.

Die vorliegenden Untersuchungen sollen ein Beitrag zu der Frage sein, ob durch ungünstige Melkbedingungen, wie sie durch Melken am leeren Euter (Blindmelken) gegeben sind, Schäden an der Milchdrüse entstehen können, diesich histologisch nachweisen lassen. Untersucht wurden 16 Kühe, die bei einem 7wöchigen Blindmelkversuch zu jeder Melkzeit 10 bzw. 20 Min. am leeren Euter mit der Maschine gemolken wurden. Im histologischen Schnitt längs des Strichkanals und des Übergangs zur Zitzenzisterne war in fast allen Fällen eine mehr oder weniger starke Epithelabschilferung erkennbar. In 29 Vierteln war diese Abschuppung stark, in 23 Vierteln mäßig, nur in 8 Vierteln war sie nicht feststellbar. In der Gegend der Ringfalte waren unter den 64 Vierteln 14mal lymphoide Zellinfiltrate zu erkennen. Bei den Schnitten durch das Drüsenparenchym fiel bei 30 von 64 Vierteln eine mehr oder weniger starke interstitielle Zellansammlung auf. Im Vergleich zu den cytologischen und bakteriol. Milchbefunden konnte festgestellt werden, daß in der Gruppe mit stark erhöhtem Zellgehalt der Milch auch die histologischen Befunde am auffälligsten sind. Im Hinblick auf die bakteriologischen Befunde zeigte es sich, daß der überwiegende Teil der Viertel mit stark zellhaltiger Milch vorübergehend mit Keimen besiedelt waren. Eine sichtbare Auswirkung des Blindmelkens auf das Eutergewebe konnte pathologisch-anatomisch nicht erbracht werden. R. Berg. 2805.

4-64/05-0179 Fox, M. W.; Bar Harbor, Me., Hamilton Stat. Sesamoidean hypoplasia with distal ulnar hemimelia and arthrodysplasia. A multiple congenital skeletal anomaly in the dog. **(Sesamoide Hypoplasie mit distaler ulnarer Hemimelie und Arthrodysplasie. Eine multiple congenitale Skelettanomalie beim Hund.)** Veterin. Rec. **75** (1963) Nr. 37. S. 938-939. — 2 Abb., 4 Lit.

Es wird über eine kongenitale Skelettanomalie, die wahrscheinlich familiären Ursprungs ist, bei einem drahthaarigen Foxterrier berichtet. Die radiologische Untersuchung im Alter von 12 Wochen und die spätere Untersuchung im Alter von 20 Wochen ergab folgendes: 1. Bilaterale Hemimelie der distalen ulnaren Epiphyse mit Verdacht auf ulnarcarpale Defekte und Hypoplasie des Os carpi accessorium, 2. Bilaterale Hypoplasie der Patellae, 3. Hypoplasie des Proc. olecrani, 4. Bilaterale anomale Artikulation der Hüfte mit Kaudalstellung des Femurkopfes im Acetabulum, 5. Bedeutende Vergrößerung der Intraarticularspalten mit excessiver Mobilität im Hüft-, Knie-, Schulter- und Ellbogengelenk, 6. Hypoplasie der interphalangealen ossa sesamoidea, 7. Anomale Stellung der distalen Phalangen. R. Berg. 2810.

4-64/05-0180 Michalska, Zofia. Obraz histopatologiczny doświadczalnych zatruć solą kuchenną u świń. **(Das histopathologische Bild der experimentellen Kochsalzvergiftung beim Schwein.)** Zeszyty naukowe wyższej Szkoły rolniczej Wrocławiu, Weteryn. **11** (1962) Nr. 42. S. 45-68. — 8 Abb., 3 Tab., 52 Lit. Zus. in Russ, Engl.

Es wurde eine experimentelle Kochsalzvergiftung bei 10 Läuferschweinen hervorgerufen. Zur Erzeugung einer akut verlaufenden Intoxikation wurde 5 Schweinen eine NaCl-Lösung in der Menge von 3-4 g Salz pro kg Kgw. mit der Nasenschlundsonde appliziert. Alle Tiere verendeten innerhalb von 11 bis 28 Std. Chronische Vergiftungen konnten durch das längere Zeit verabreichte Kochsalz in einer Menge von 2-3 g pro kg Kgw. herbeigeführt werden. Die zu applizierende Menge wurde in zwei Teile geteilt und dem Morgen- und Abendfutter beigemischt. Während der Versuchszeit bekamen die Tiere kein Trinkwasser. Alle Versuchstiere verendeten nach 14-44 Tagen. Im histologischen Bild der akut verlaufenden Vergiftungen trat eine seröse Magendarmwandentzündung zusammen mit einer karyolytischen Schleimhautnekrose, Hyperämie der inneren Organe sowie eine parenchymatöse Leber- und Nierenentartung auf. Bei chronischen Intoxikationen wurde ein chronischer Katarrh der Magendarmschleimhaut, ausgedehnte trübe Entartung der parenchymatösen Organe, hyaline Skelettmuskeldegeneration und eine Atrophie der Lymphknoten und endokrinen Drüsen festgestellt. Im Zentralnervensystem konnten starke Hyperämie und Ödeme der Hirnhaut und Hirnrinde, Ganglienzellendegeneration sowie frische Kolliquationsherde in der Rinde der Stirn- und Scheitellappen beobachtet werden. In den akut verlaufenden Kochsalzintoxikationen trat bei den untersuchten Läuferschweinen eine Gewebeeosinophilie auf. PRL/CBR. 2826.

4-64/05-0181 Vetterlein, W.; Insel Riems, Friedrich-Loeffler-Inst. der Dtsch. Akad. der Landwirtsch.-Wiss. zu Berlin. **Einige Befunde am Ergastoplasma von Mäuseleberzellen nach Infektion mit Mäusehepatitisvirus (MHV3.)** Arch. exp. Veterinärmed. **17** (1963) Nr. 3. S. 541-550.

Drei Tage nach Infektion von Mäusen mit dem Mäusehepatitis-Virus vom Typ 3 (MHV 3) zeigten die Lebern lichthistologisch ausgedehnte, konfluierende Nekrosen. Elektronenoptisch kam es zur Aufblähung und Degeneration der Mitochondrien unter Verlust der Cristae, Auftreibung des endoplasmatischen Reticulums mit teilweisem Verlust der Paladeschen Granula, Wirbelbildungen des Ergastoplasma mit Einlagerung relativ grober, teilweise in Reihen liegender, dichter Granula, Verklumpung der Kerngranula mit starken Randverdichtungen und Wellung der Kernmembran. Eine eigenartige kolbige Auftreibung von Ergastoplasmalamellen wird beschrieben.
W. Vetterlein. 2985.

4-64/05-0182 Griem, W.; Mainz, Johannes-Gutenberg-Univ., Inst. für Physiol. Chem. **Ablagerungen von Lipidmaterial in der Niere bei Ratten nach Verfütterung von autoxydierten Fetten.** Virchow's Arch. pathol. Anatom. Physiol. klin. Med. **336** (1963) Nr. 6. S. 592-598. – 4 Abb., 3 Tab., 2 Lit. Zus. in Engl.

Bei Ratten, die über 8 Wochen autoxydiertes Sojaöl erhalten hatten, wurden in Abhängigkeit von der Stärke der Autoxydation Einlagerungen im Parenchym der Zona intermedia des Nierenmarks und bei stärkeren Ablagerungen auch in der Zona basalis und gelegentlich in der Rinde gefunden. Sie wurden im basalseitigen Teil der Epithelzellen gesehen und färben sich bei der HE-Färbung dunkelviolett an. Bei stärkerer Einlagerung wuchern lumenwärts Epithelzellen und die basalseitigen gehen zugrunde, so daß die abgelagerten Massen zwischen dem Interstitium und den neugebildeten Zellen liegen. Durch Druckatrophie können auch diese zugrunde gehen und die Massen so in die Kanälchenlumina gelangen und zu Verstopfungen führen. An Hand von 27 verschiedenen Färbe- und Darstellungsverfahren wurde festgestellt, daß es sich um Lipide mit ungesättigten Carbonsäuren, Peroxyden und Aldehyden handelt. Auf Grund der Tatsache, daß nur die Anwendung zweier Lösungsmittel die Ablagerung herauslöst, ist zu schließen, daß Lipide an die nachgewiesenen anorganischen Elemente, Eisen und Calcium, gebunden sind.
W. Seffner. 3120.

4-64/05-0183 Kolb, E.; Leipzig, Karl-Marx-Univ., Veterin.-Physiol.-Chem. Inst. **Zur Biochemie und Pathophysiologie der Nebennierenrinde bei Haustieren.** Mh. Veterinärmed. **18** (1963) Nr. 20. S. 771-777.

Der Aufbau der Nebennierenrinde (NNR), die Biosynthese der Corticosteroide, die Regulation der NNR-Funktion und die spezifische Wirkung der NNR-Hormone werden in ihren allgemeinen Zügen beschrieben. Neuere Untersuchungen haben ergeben, daß eine primäre Störung der NNR-Funktion als Ursache von Stoffwechselstörungen bei Nutztieren ziemlich selten ist. Bei diesen Tierarten verfügt die NNR vielmehr, selbst bei ungünstigen Haltungs- und Ernährungsbedingungen, über eine ausreichende Funktionsreserve. Insbesondere haben sich auch beim Herztod bzw. bei der Ödemkrankheit der Schweine oder bei der primären Acetonämie der Wiederkäuer keinerlei Anzeichen einer primär geschädigten NNR ergeben. In Hinsicht auf die große Reservekapazität der NNR ist eine ACTH- oder Corticosteroidtherapie unter größter Vorsicht zu betreiben, da in jedem Fall eine Depression der körpereigenen Hormonproduktion zu verzeichnen ist. S. Willer. 3150.

4-64/05-0184 Kennedy, G. C. und Mitra, J.; Cambridge, Univ. Spontaneous pseudopregnancy and obesity in the rat. **(Spontane Scheinträchtigkeit und Fettleibigkeit bei Ratten.)** J. Physiol. [London] **166** (1963) Nr. 2. S. 419 bis 424. 3150.

4-64/05-0185 Sova, Z. und Jicha, J.; Pardubice, ČSSR, Veterinärkrankenhaus; Hradec Králové, Fak.-Krankenhaus. **Die Ermittlung der Serumglutamin-Oxalessigsäure und Serumglutamin-Brenztraubensäure-Transaminase von an paralytischer Myoglobinämie leidenden Pferden.** Berliner Münchener tierärztl. Wschr. **76** (1963) Nr. 19. S. 385-387. – 3 Abb., 1 Tab., 30 Lit. Zus. in Engl.

Bei 12 an paralytischer Myoglobinurie erkrankten Pferden wurde mittels der Methode nach Cabaud die Serum-Glutaminsäure-Oxalessigsäure-Transaminase (SGOT) und mittels der Methode nach Wroblewski die Serum-Glutaminsäure-Brenztraubensäure-Transaminase (SGPT) untersucht. Bei gesunden Pferden betrug der Durchschnittswert der SGOT $210 \pm 39{,}9$ E., bei Pferden in der akuten Phase der Erkrankung 371 ± 155 E., bei Rekonvaleszenten vom 9.-35. Tage der Erkrankung 339 ± 240 E. Demgegenüber lag der Anstieg der SGPT-Werte wesentlich höher. Bei einem SGPT-Wert bei gesunden Pferden von $6{,}3 \pm 4{,}2$ E. betrug der Durchschnittswert bei kranken Pferden in der akuten Phase 408 ± 353 und bei Rekonvaleszenten 156 ± 136 E. Eine ausgeprägte Steigerung der genannten Fermente war schon in den ersten Krankheitstagen nachweisbar, weshalb sich die Untersuchung derselben für die Aufdeckung beginnender Krankheitsfälle eignet. Die höheren Werte während der Rekonvaleszenz deuten darauf hin, daß eine zu frühzeitige Inanspruchnahme der Pferde zur Arbeit unzweckmäßig erscheint. Hinsichtlich der Differentialdiagnose müssen Leberschädigungen ausgeschlossen werden. Die Fermentdiagnostik bei der Myoglobinämie der Pferde wird als nützlich betrachtet. E. Kolb. 3170.

4-64/05-0186 Flamm, H., Kunz, Ch., Zimmermann, W. und Gottschewski, G. H. M.; Wien, Univ., Hyg.-Inst.; Mariensee, Max-Planck-Inst. für Tierzucht und Tierernähr. **Experimentelle pränatale Infektion zur Zeit der Nidation.** Zbl. Bakteriol., Parasitenkunde, Infektionskrankh. Hyg., I. Abt., Orig. **189** (1963) Nr. 3. S. 335-344. – 3 Tab., 6 Lit. Zus. in Russ., Engl., Franz., Span.

Es wurden 22 weibliche Kaninchen zwischen 4 Tagen 13 Std. und 8 Tagen $23\frac{1}{2}$ Std. post coitum i.v. mit Coxsackie-Virus A 9 infiziert. Nach Infektion ab 6 Tagen $18\frac{3}{4}$ Std. wird das Virus in den Blastocyste nnachweisbar, und zwar nach 7 Tagen sogar schon 1 Min. nach der Infektion. Seine Konzentration erreicht innerhalb der Versuchsdauer von 33 Min. $^1/_{20}$ bis weniger als $^1/_{2000}$ derjenigen des mütterlichen Serums. Durch weitere Versuche wurde festgestellt, daß das Virus zunächst in das Uteruslumen ausgeschieden wird, von wo es in die noch keine feste Bindung mit dem Endometrium unterhaltenden Blastocysten gelangt. Die Bedeutung dieser Befunde für die Entstehung von Blastopathien, Embryopathien und spezifischer immunologischer Toleranz wird diskutiert. Auf dem gleichen Wege könnten chemische Stoffe in die Frucht übertreten und diese schädigen. W. Seffner. 3170.

4-64/05-0187 Röckert, Hans und Zettergren, Lennart; Göteborg, Sweden, Univ., Inst. of Histol.; Inst. of Pathol. Tissue reaction to barium sulphate contrast medium. **(Gewebsreaktionen gegenüber dem Kontrastmittel Bariumsulfat.)** Acta pathol. microbiol. scand. **58** (1963) Nr. 4. S. 445-450. – 4 Abb., 11 Lit.

Mikroskopisch, mittels Kontrastmikroradiographie und mit Röntgen-Mikrofluoreszenz werden die granulomatösen Veränderungen im großen Netz eines 58jährigen Mannes dargestellt, der seit 10 Jahren an Magenschmerzen litt. In den Phagocyten des Granulationsgewebes zeigen sich dabei kleine Granula, die sich nach Untersuchung mit den erwähnten Spezialmethoden als identisch mit Barium enthaltenden Kontrastmitteln erwiesen. Sie gelangen bei Kontrastmittelfüllung offenbar über gastrische oder duodenale Ulcera in die Bauchhöhle. Die bei Bariumgranulomen beschriebenen extracellulären Partikel und das Auftreten von Riesenzellen wurden im vorliegenden Fall vermißt.
C.-H. Becker. 3170.

VII. BAKTERIOLOGIE, HYGIENE

4-64/05-0188 Gray, D. F.; Melbourne, Univ., School of Bacteriol. Virulence and pathogenicity — a semantic problem. **(Virulenz und Pathogenität — ein terminologisches Problem.)** Austral. veterin. J. **39** (1963) Nr. 6. S. 233 bis 235. — 6 Lit.

Es wird die Definition der Begriffe Virulenz und Pathogenität gegeben. Unter Virulenz wird ein Laboratoriumsausdruck verstanden, der darauf basiert, daß ein Mikroorganismus bei einem genetisch bestimmten Wirt unterschiedlich krankmachend wirken kann. Mit dem Begriff Pathogenität kann man dagegen ausdrücken, daß ein Mikroorganismus mit einer definierten Virulenz bei verschiedenen Wirten unterschiedlich krankmachend wirken kann. In diesem Zusammenhang ist Pathogenität ein klinischer und epidemiologischer Begriff. Die gegebenen Definitionen werden an Beispielen erläutert.
G. Scheibner. 3200.

4-64/05-0189 Ramon, G. à l'occasion du 40e anniversaire de la découverte du principe des anatoxines et des vaccinations anatoxiques. Les vaccinations anatoxiques et les vaccinations associées en France et dans le monde. **(Aus Anlaß der 40. Wiederkehr der Entdeckung des Prinzips der Anatoxine und der anatoxischen Impfungen. Die anatoxischen Impfungen und die Simultanimpfungen in Frankreich und der Welt.)** Rev. Méd. vétérin. [N.S.] **26(114)** (1963) Nr. 6. S. 419-427. — 6 Lit. Zus. in Engl., Ital.

Seit der Entdeckung des Prinzips der anatoxischen und anavirulenten Vaccinen 1923 ist ein siegreicher Kampf gegen die Diphtherie und den Tetanus geführt worden. Sowohl bei Kindern als auch in der Armee ist die Vaccinierung mit dem Anatoxin obligatorisch. Seit diese auch in Kanada, USA, England, Dänemark, Schweden usw. eingeführt worden ist, sind Todesfälle durch Diphtherie selten geworden. Durch die Entdeckung des Tetanus-Antitoxins ist die Herstellung des Antitetanus-Serums ermöglicht worden, das Verwundeten schnell eine spezifische Immunität verleiht. Da es sich dabei aber um eine passive Immunität handelt, hält der Schutz nicht lange an. Dieser ist viel solider und länger bei der Vaccinierung mit dem Tetanus-Anatoxin. Seit Verwendung des Tetanus-Anatoxins sind die Todesfälle durch Tetanus in den Armeen von Frankreich, England, Amerika und Kanada auf ein Minimum abgesunken. Die Methode der kombinierten Vaccinierung, die auf dem Prinzip von Adjuvantien und Stimulantien beruht, wird jetzt allgemein angewandt im Kampf gegen Typhuserkrankungen, Keuchhusten, Poliomyelitis. Auf Grund des großen Erfolges sollte sie generell und überall durchgeführt werden.
E. Tempel. 3250.

4-64/05-0190 Müller-Ruchholtz, W., Lieb, W. A. und Pfeiffer, E. F.; Frankfurt/M., I. Med. Univ.-Klin.; Univ.-Augenklin. **Unspezifität der cytotoxischen Wirkung einiger heterologer Antiseren. I. Experimentelle Untersuchungen an Haut und Auge.** Z. Immunitäts- u. Allergieforsch. **125** (1963) Nr. 1. S. 3-16. — 5 Abb., 2 Tab., 25 Lit. Zus. in Russ., Engl., Franz., Span.

Kaninchen-Antiseren gegen Rattenniere, gegen Gemische aus Rattenleber, -milz und -lunge und gegen Rattenthrombocyten wurden weißen Ratten intracutan und retrobulbär injiziert. An 22 Ratten wurden 63 Injektionen von je 0,2 ml Antiserum in die Haut vorgenommen. Davon führten 60 Injektionen zu Hautläsionen. 21 von 22 Injektionen von je 0,2 ml Antiserum retrobulbär ergaben schwere Veränderungen, die in den meisten Fällen zum Verlust des Auges führten. Sämtliche mit normalem Kaninchen-Serum durchgeführte Kontrollen verliefen negativ. Von Meerschweinchen wurden entsprechende Injektionen der Antiseren reaktionslos vertragen. Die Injektion heterologer Antiseren, die gegen verschiedene Zellarten gerichtet sind, in verschiedenes Gewebe führte also immer zu einer deutlich ausgeprägten Gewebeschädigung, die nie mit normalem Serum zu erreichen war und auch nicht nach Injektion der Antiseren in eine andere Tierart beobachtet werden konnte.

G. Scheibner. 3300.

4-64/05-0191 Hergott, Josef; Frankfurt/M.-Höchst, Farbwerke Höchst AG, vormals Meister, Lucius & Brüning. **Beitrag zur Unterbringung und Fütterung von Versuchstieren, speziell von Kaninchen.** Z. Versuchstierkunde **3** (1963) Nr. 1/2. S. 34-40. — 5 Abb., 9 Lit.

Der Stall besteht aus in ein Gestell eingehängten auswechselbaren Käfigen, deren Wände aus Blech bestehen. Die Vordertür ist für alle übereinander liegenden Käfige gemeinsam, an ihr sind eine besonders konstruierte Tränke und ein Futterautomat befestigt. Unter der Bodenplatte der Käfige (mit quadratischen Löchern 1,2 × 1,2 cm und 0,5 cm breiten Stegen) liegt eine Kotplatte mit Öffnungen, durch welche der Urin abläuft; dieser wird durch eine eingebaute Berieselungsanlage weggespült. Der Kot wird wöchentlich zweimal entfernt. Die Futter- und Tränkwasserversorgung geschieht durch besondere Automaten. B. Busch. 3320.

4-64/05-0192 Meister, G. und Schindler, R.; Hamburg, Bernhard-Nocht-Inst. für Schiffs- und Tropenkrankh. **Ein neuer Käfigtyp zur Haltung von Kaninchen und Meerschweinchen.** Z. Versuchstierkunde **3** (1963) Nr. 1/2. S. 21-26. — 3 Abb., 2 Lit.

Es wurde ein Käfig aus starkem Eisenblech (mit Korrosionsschutz versehen) oder V 2 A-Stahl entwickelt. Die Vorderwand besteht zu ¾ aus Drahtgeflecht, eine Seitenwand zu ¾ aus Lochblech, der Boden besteht aus Lochblech. Die übrigen Seiten sind geschlossen. An der Vorderwand werden Futterautomat und Tränkflasche angebracht. Die Käfige haben eine Bodenfläche von 40 × 50 cm und abgeschrägte Seitenwände, sind also leer stapelbar. Die Käfige werden in Regale aus Winkeleisen mit Blechboden eingehängt, unter den Käfigen stehen Kotschalen, welche mit Torfmull beschickt sind. Nur einmal wöchentlich wird eine Reinigung durchgeführt. Die beschriebenen Käfige fanden 3 Jahre mit gutem Erfolg Verwendung und entsprechen den Anforderungen an die moderne Versuchstierhaltung.

B. Busch. 3320.

4-64/05-0193 Pešák, V. und Kostka, J. Method of measuring the electrophoretic mobility of bakteria. **(Meßmethode der elektrophoretischen Beweglichkeit von Bakterien.)** Folia Microbiol. [Praha] 8 (1963) Nr. 5. S. 318 bis 321. — 4 Abb., 17 Lit. Zus. in Russ.

Es wird eine neue, leicht durchführbare und rasche Methode zur Feststellung der Bakterienbeweglichkeit mit Hilfe eines makroelektrophoretischen Apparates beschrieben. Der Elektrophorese wurde eine bakterielle Suspension von *Escherichia coli* unterworfen. Die elektrophoretische Beweglichkeit der R-Phase war unter den gegebenen Bedingungen größer als bei der S-Phase. Der Versuch einschließlich der Reinigung des Apparates erfordert 5-10 Min.

ČSSR/ÚVTI. 3320.

4-64/05-0194 Wagner, M. und Unger, H.; Jena, Inst. für Mikrobiol. und Exp. Therapie der Dtsch. Akad. der Wiss. zu Berlin; Zweigstelle des Inst. für Grünland- und Moorforsch. Paulinenaue der Dtsch. Akad. der Landwirtsch.-Wiss. zu Berlin. **Anfärbung von Bakterienkolonien mit fluoreszierenden Antikörpern. Eine Methode zur makroskopischen Betrachtung und quantitativen Auswertung der Immunfluoreszenz.** Zbl. Bakteriol., Parasitenkunde, Infektionskrankh. Hyg., I. Abt., Orig. **189** (1963) Nr. 4. S. 482-487. — 4 Abb., 5 Lit. Zus. in Russ., Engl., Franz., Span.

Fluoreszierende Antikörper wurden zur Identifizierung von Makrokolonien auf festen Nährböden benutzt. Hierzu wurden Planglasscheiben von 85 mm Durchmesser und 2 mm Dicke auf die bewachsene Nährbodenoberfläche aufgedrückt, wieder abgenommen und nach der Fixierung des anhaftenden Koloniematerials auf gebräuchliche Weise mit Konjugaten behandelt. Die Scheiben wurden auf einer Halterung mit schwarzem Hintergrund seitlich mit ultraviolettem Licht überstrahlt und die hierbei fluoreszierenden Kolonieabdrücke makroskopisch ausgezählt. Am Beispiel von drei enteropathogenen Colitypen konnte gezeigt werden, daß in Mischkulturen die dem Konjugat homologen Kolonien durch spezifische Fluoreszenz sicher erkannt und quantitativ ausgewertet werden konnten. — *Bacillus mycoides* war infolge seines adhäsiven Wachstums auf festen Nährböden zur Herstellung von Abdruckscheiben nicht geeignet. — Dem Verfahren wird praktische Bedeutung für bodenmikrobiologische Untersuchungen beigemessen.

K.-D. Jentzsch. 3320.

4-64/05-0195 Waksman, B. H.; New Haven, Conn., Yale Med. School, Nat. Neurol. Res. Foundation. Les bases cellulaires de la réponse immunitaire. **(Die cellulären Grundlagen der Immunitätsbildung.)** Ann. Inst. Pasteur **105** (1963) Nr. 3. S. 465-475. — 77 Lit. Zus. in Engl.

Übersichtsreferat der einschlägigen Literatur, hauptsächlich der Jahre 1960 bis 1963. Die spezifische Immunitätsreaktion auf ein Antigen ist ein sehr komplexer Vorgang auf cellulärer Grundlage. Die Plasmazellen, die Zellen der Keimzentren, „Lymphokinecyten" und andere antikörperbildende Zellen wie auch die zirkulierenden, sensibilisierten Lymphocyten, die die Überempfindlichkeit vom verzögerten (cellulären) Typ zu vermitteln scheinen, stammen von Vorläufern in der weißen Milzpulpa und in den ausgedehnten lymphoiden Geweben oder Knötchen der Lymphknotenrindensubstanz ab. Diese Vorläufer scheinen sich wiederum abzuleiten von kleinen, zirkulierenden Lymphocyten, die der Thymusdrüse oder bei den Vögeln der Bursa Fabricii entstammen. Die kleinen Lymphocyten können ihren Antigenreiz indirekt erhalten in Form einer übertragenen Information von Phagocyten, die das Antigen aufgenommen haben. Endlich können die Lymphocyten des Thymus Vorläufer im Knochenmark haben. Diese Reihenfolge, die jetzt noch einen völlig hypothetischen Charakter hat, wird schon in einigen Punkten durch überzeugende Experimente gestützt. H. Müller. 3430.

4-64/05-0196 Patterson, Roy, Chang, Walter W. Y., Pruzansky, Jacob J. und Portney, Gerald L.; Chicago, Ill., Northwestern Univ., Med. School. The immunologic response of dogs to soluble protein antigens. **(Das immunologische Verhalten von Hunden gegenüber löslichen Eiweißantigenen.)** J. Immunol. [Baltimore] **91** (1963) Nr. 1. S. 129-135. — 3 Abb., 4 Tab., 16 Lit.

Unter Verwendung quantitativer Methoden für den Nachweis und die Bestimmung der Antikörper in Hunden, die mit heterologen Proteinen (Pferdeserum-Albumin, Rinderserum-Albumin, Ei-Albumin) immunisiert worden waren, konnte gezeigt werden, daß die Immunisierung mit Antigenen in Freunds Adjuvans die größten Antikörpermengen ergab. Die Versuchshunde erwiesen sich allgemein als schwache Antikörperbildner. Eine Verwendung von Antigenen, die mit ^{131}J markiert worden waren, erwies sich für die quantitative Präzipitinbestimmung von Hunde-Antiseren, die genügend präzipitierende Antikörper enthielten, als gut brauchbar. Gegen Rinderserum-Albumin gerichtete Antikörper von Hunden zeigten insofern ungewöhnliche Reaktionen, als lösliche Antigen-Antikörper-Komplexe sowohl in der Antigen- als auch in der Antikörperüberschußzone auftraten. G. Scheibner. 3430.

4-64/05-0197 Moraillon, Anne und Paraf, M. Alain; Maisons-Alfort, Lab. Centr. de Rech. Vétérin. Étude sur le mécanisme de la réaction de rappel par injections d'adjuvant de Freund. **(Untersuchungen über den Mechanismus der Angleichungsreaktion durch Injektionen von Freund's Adjuvans.)** C.R. hebd. Séances Acad. Sci. **257** (1963) Nr. 5. S. 1201-1203. – 1 Abb., 7 Lit.

Vff. prüfen die Wirkung von Freund's Adjuvans auf den Schutzerfolg bei Tieren, die eine minimale Menge eines Antigens erhalten, das geeignet ist, Antikörper zu erzeugen. 3 Mon. alte Kaninchen erhalten 10 mg Serumalbumin vom Menschen der Behringwerke intracutan. Einmal wöchentlich werden die Antikörper mit Hilfe der passiven Hämagglutination nach Boyden ermittelt. 15 Tage p. inj. treten Antikörper auf, die 4-5 Mon. anhalten. Bei einer 2. Injektion von Serumalbumin vom Menschen nach 6 Mon. tritt ein starker Anstieg der Antikörper ein, der sein Maximum nach 10 Tagen erreicht und dann schnell abfällt. Die Injektion von Freund's Adjuvans ruft ebenfalls einen Titeranstieg hervor, der aber sehr schwach ist. Die 2. Injektion von Freund's' Adjuvans verursacht eine viel stärkere Antikörperreaktion als die erste. Es werden 2 Hypothesen aufgestellt zur Erklärung der Wirkung. E. Tempel. 3430.

4-64/05-0198 Biozzi, G., Stiffel, C., Le Minor, L., Mouton, D. und Bouthillier, Y.; Paris, Inst. Pasteur, Hôpital Broussais, Centre de Rech. Allergiques et Immunol.; Association Claude Bernard. Étude quantitative de l'effet opsonisant des immunsérums sur la phagocytose des salmonella par les cellules du système réticulo-endothélial in vivo. **(Quantitative Untersuchung des Opsonin-Effektes der Immunseren auf die in vivo-Phagocytose der Salmonellen durch die Zellen des reticuloendothelialen Systems.)** Ann. Inst. Pasteur **105** (1963) Nr. 4. S. 635-666. – 5 Abb., 10 Tab., 21 Lit. Zus. in Engl.

Zahlreiche Untersuchungen haben die Bedeutung der Opsonine für die Phagocytose der Bakterien durch die verschiedenen phagocytären Zellen des Organismus aufgezeigt. Die Verwendung von Bakterien, die durch radioaktive Isotopen markiert worden sind, erleichtert die quantitative Untersuchung in vivo ihrer Phagocytose durch die Makrophagen des reticuloendothelialen Systems im Kontakt mit dem zirkulierenden Blut. Man hat so festgestellt, daß die Mehrheit der intravenös injizierten Bakterien im Tier durch die reticuloendothelialen Zellen der Leber und Milz phagocytiert werden. Für alle Versuche werden männliche Swiss-Mäuse im Gewicht von 20-25 g verwendet, die 10 Min. vor der Injektion der Salmonellen 5 mg Heparin intravenös erhalten. Die technischen Einzelheiten der Versuche werden ausführlich beschrieben. Fehlergebnisse bei dieser Meßmethode der Opsoninwirkung der Immunseren auf die *Salmonella*-Phagocytose betragen weniger als 25%. Die Empfindlichkeit der Messung der Opsoninwirkung der spezifischen Immunseren auf die *Salmonella*-Phagocytose ist abhängig von der Species und der Zahl der verwendeten Bakterien. Die Spezifität der Opsonine ist identisch mit der der Anti-O-Agglutinine; jedoch besteht keine quantitative Beziehung zwischen der Opsoninkraft und dem Titer der Agglutinine der Immunseren. Die Anti-H-Antikörper sind ohne Opsoninwirkung. Antikörper, die durch Immunisierung mit dem reinen Polysaccharid von Salmonellen gewonnen worden sind, opsonisieren die homologen Bakterien. Die Vi-Antikörper sind ebenfalls mit einem opsonisierenden Effekt ausgestattet. Rauhstämme (R_2) von *S. typhi*, die kein

O-Antigen aufweisen, werden durch das RES. schneller phagocytiert als glatte Stämme (T 415). Das Immunserum gegen den R_2-Stamm opsonisiert den Stamm T 415 nicht. E. Tempel. 3430.

4-64/05-0199 Miler, I. Effect of bacterial endotoxin on the phagocytic activity of the reticulo-endothelial system in rabbits of different age. **(Einfluß des bakteriellen Endotoxins auf die phagocytäre Aktivität des Reticuloendothelialsystems [RES] bei Kaninchen verschiedenen Alters.)** Folia Microbiol. [Praha] 8 (1963) Nr. 5. S. 265-273. – 5 Abb., 1 Tab., 4 Lit. Zus. in Russ.
Die Stimulierung der phagocytären Aktivität des RES durch i.v. Applikation des bakteriellen Endotoxins von *S. paratyphi B* erfolgte bei drei Tage alten Kaninchen (also zu einem Zeitpunkt, wo die Kaninchen auf die bakteriellen Antigene durch Antikörperbildung noch nicht reagieren). Die RES-Clearence wurde mit Hilfe einer Lösung von Tusche in 1% Gelatine überprüft. Photometrisch wurde festgestellt, daß man bei fünftägigen Kaninchen die Clearence der kolloiden Tusche aus dem Blut nach der Methode Biozzi-Benacerrafti-Halpern bei Anwendung hoher Endotoxingaben beschleunigen kann. Vff. meinen, daß die erhöhte Infektionsresistenz, die man innerhalb dieser Zeitspanne bei den Jungkaninchen hervorrufen kann, durch Stimulierung der Abwehrmechanismen der Zellen bedingt sei. Nach Vergleich der stimulierenden Endotoxinwirkung auf die Phagocytose bei fünf Tage, einen Monat alten und bei erwachsenen Kaninchen nehmen die Vff. an, daß die phagocytierenden RES-Zellen der erwachsenen Kaninchen dem Endotoxin gegenüber empfindlicher seien als die Zellen der Jungkaninchen. Dieser Unterschied ergibt sich aus dem Vergleich der phagocytären Indices von drei Altersgruppen der Jungkaninchen, die mit verschieden hohen Endotoxingaben stimuliert waren. Es wird der primäre Mechanismus sowie die Ursache der unterschiedlichen Empfindlichkeit junger und erwachsener Kaninchen diskutiert.
ČSSR/ÚVTI. 3430.

4-64/05-0200 Goret, P. und Pilet, Ch.; Alfort, Seine, École Nat. Vétérin., Chaire des Maladies Contagieuses. Le vaccin B 19 dans la prémunition antibrucellique des bovins. **(Die Vaccine B 19 bei der Brucellose-Promunität der Rinder.)** Recueil Méd. vétérin. **139** (1963) Nr. 5. S. 371-386.
An Hand der neueren Literatur werden die Erfolge, die durch die Impfung mit Stamm B 19 in den verschiedenen Ländern erzielt wurden, besprochen. Gleichzeitig wird mit Ulbrich festgestellt, daß dieser Stamm noch keine ideale Waffe gegen die Brucellose ist, da er auch pathogen für den Menschen sein kann. Weitere Untersuchungen mit dem in England und Frankreich entwickelten Stamm 45/20 (nicht agglutinierbar) müßten daher vorgenommen werden. G. Godglück. 3490.

4-64/05-0201 Jacobsen, B.; Kiel, Bundesforsch.-Anst. für Milchwirtsch., Inst. für Milchhyg. **Untersuchungen über das Vorkommen von Enterokokken bei Tieren und Menschen.** Zbl. Bakteriol., Parasitenkunde, Infektionskrankh. Hyg., I. Abt., Orig. **189** (1963) Nr. 3. S. 261-274. – 4 Tab., 41 Lit. Zus. in Russ., Engl., Franz., Span.
100 Proben verschiedener Milchprodukte, wie Molkereianlieferungsmilch, kurzzeiterhitzte Molkereiflaschenmilch, Speisequark, Käse und Speiseeis verschiedener Fabrikate, wurden auf das Vorkommen von Enterokokken untersucht. Es konnten 211 Streptokokkenstämme der serologischen Gruppe D ermittelt werden. Davon entfielen 35,5% auf *Sc. bovis*, 27,4% auf *Sc. faecium*, 27,0% auf *Sc. faecalis*, 3,3% auf *Sc. durans*, 2,8% auf *Sc. liquefaciens* und 1,8% auf atypische Enterokokken. Die Typenverteilung der isolierten Enterokokken entsprach im wesentlichen der Gruppierung der Enterokokkenfunde aus Darmuntersuchungen bei gesunden Menschen (Mieth). Versuche, Enterokokken durch Verfütterung von Kulturen bei Schweinen und Kälbern im Darmkanal anzusiedeln, verliefen bei Schweinen positiv, während es bei Kälbern

nicht gelang, Enterokokken oder in Parallelversuchen Streptokokken der serologischen Gruppe N im Darmkanal zur Vermehrung zu bringen.
G. Scheibner. 3560.

4-64/05-0202 Vasenius, Helvi und Nurmi, E. V.; Helsinki, State Veterin. Med. Inst. The serological groups of hemolytic streptococci isolated from different species of animals in Finland during the period 1960-1962. **(Die serologischen Gruppen der in Finnland von verschiedenen Tierarten in den Jahren 1960-1962 isolierten hämolytischen Streptokokken.)** Nord. Veterinärmed. **15** (1963) Nr. 6. S. 424-429. — 6 Lit.
648 von 765 hämolytischen Streptokokkenstämmen waren aus der Milch von Mastitis-Kühen reingezüchtet worden, die übrigen stammten von 12 anderen Tierarten und 1 Stamm vom Menschen. Die Verteilung der Typen nach dem System Lancefields ist tabellarisch wiedergegeben. Gruppe C bildet den Hauptanteil der von Rindern, Pferden, Schweinen und Nerzen isolierten Stämme.
E. Lehnert. 3560.

4-64/05-0203 Oehring, H. und Worseck, M.; Jena, Friedrich-Schiller-Univ., Hyg.-Inst.; Potsdam, Veterinäruntersuchungs- und Tiergesundheitsamt. **Serologische Untersuchungen an pyogenen Staphylokokken menschlicher und tierischer Herkunft.** Zbl. Bakteriol., Parasitenkunde, Infektionskrankh. Hyg., I. Abt., Orig. **189** (1963) Nr. 3. S. 252-260. — 5 Tab., 37 Lit. Zus. in Russ., Engl., Franz., Span.
161 koagulasepositive Stämme von *Staph. aureus* aus Milchproben einer Molkerei und zum geringeren Teil aus Mastitisfällen von Rindern wurden zusammen mit 200 koagulasepositiven *Staph. aureus*-Stämmen menschlichen Ursprungs serologisch nach der Methode von Oeding und Grün typisiert. Die Stämme wurden mit den agglutinierenden Faktorenseren a, b, c, e, f, h, i, k und l geprüft. Die Staphylokokken aus menschlichem Untersuchungsmaterial verteilten sich auf 17 Gruppen, während die Stämme aus Milch bzw. Mastitisfällen vom Rind in 18 Gruppen eingeordnet werden konnten. Es wurden keine tier- oder menschenspezifischen Gruppen gefunden, obwohl bei den unterschiedlichen Ausgangsmaterialien unterschiedliche Stämme und Typen vorherrschten.
G. Scheibner. 3565.

4-64/05-0204 Meynell, Elinor W.; Paddington, London, St. Mary's Hospital, Wright-Fleming Inst. of Microbiol. Reverting and non-reverting rough variants of Bacillus anthracis. **(Sich umwandelnde und sich nicht umwandelnde Rauhformen von Bacillus anthracis.)** J. gen. Microbiol. **32** (1963) Nr. 1. S. 55 bis 60. — 1 Tab., 29 Lit.
An einer Anzahl von Stämmen des *Bac. anthracis* konnte gezeigt werden, daß sich in ungefähr der Hälfte der Fälle aus nichtbekapselten Varianten dieser Stämme bekapselte Revertanten züchten ließen, wenn die Stämme entweder dem Phagen Wα ausgesetzt oder über Mäuse passagiert wurden. Der Phage Wα wirkt insofern selektierend, als er nur nichtbekapselte Organismen angreift. Auch der in den Mäusen vorhandene antibakterielle Mechanismus wirkt nur auf die unbekapselten Formen der Milzbrandbazillen. Damit muß die bisher geltende Annahme, daß nichtbekapselte Rauhformen von *Bac. anthracis* sich nicht wieder in den virulenten bekapselten Typ umwandeln könnten, korrigiert werden. Bei einfacher Kultur der Milzbrandbazillen in Luft $+CO_2$ konnten jedoch keine Revertanten gefunden werden. Diese Erkenntnis hat insbesondere für die Impfstoffherstellung Bedeutung.
G. Scheibner. 3570.

4-64/05-0205 Pollock, Mary E., Treadwell, P. E. und Kenny, G. E.; Minneapolis, Univ. of Minnesota. Mammalian cell cultures contaminated with pleuropneumonia-like organisms. II. Effect of PPLO on cell morphology in established monolayer cultures. **(Säugetierzellkulturen verunreinigt mit PPLO.**

2. Mitt. Wirkung der PPLO auf die Morphologie fortlaufender einschichtiger Zellkulturen.) Exp. Cell Res. **31** (1963) Nr. 2. S. 321-328. – 2 Abb., 24 Lit. 1. Mitt. vgl. LZ. Abt. IV 8 (1963) Nr. 12. S. 2532.
Es konnte gezeigt werden, daß das Auftreten von cytopathogenen Veränderungen in Einschichtzellkulturen von mit PPLO verunreinigten Säugetierzellen in Beziehung steht zum Mangel an Arginin im Nährmedium. Die gleichen cytopathogenen Effekte können nicht nur durch PPLO, sondern auch durch verschiedene Unzulänglichkeiten des Nährmediums bedingt sein.
Th. Hubrig. 3625.

4-64/05-0206 Heinze, C. D., Morter, R. L. und Tiffany, L. W.; Lafayette, Ind., Purdue Univ., School of Veterin. Sci. and Med. Association of pleuropneumonia-like organisms with polyserositis in adult swine. **(Zusammenhang zwischen Pleuropneumonia-like Organismen und Polyserositis bei erwachsenen Schweinen.)** J. Amer. veterin. med. Assoc. **143** (1963) Nr. 3. S. 267 bis 271. – 4 Abb., 2 Lit.
Akute Polyserositis trat nach Einstellung eines Jungtieres aus einem benachbarten Schweinebestand in einem gegenüber Krankheiten kontrolliertem Bestand auf. Die befallenen Schweine waren über 6 Mon. alt, und die Krankheit sprach auf Antibioticabehandlung an. Klinisch verlief die Erkrankung akut und unter Fieber. Befallene Schweine wiesen eine veränderte Atmung und eine veränderte Bewegung auf. Bei der Sektion fanden sich fibrinöse Pleuritis, Peritonitis und Pericarditis. Aus diesen Veränderungen wurden auch Pleuropneumonia-like Organismen gezüchtet. Th. Hubrig. 3625.

4-64/05-0207 Daniels, Jacques J. H. M.; Rotterdam, St. Francicsus Hospital, Chirurg. Klin. **Untersuchungen an als Pasteurella pseudotuberculosis diagnostizierten Stämmen von Chinchillas.** Zbl. Veterinärmed. R. B **10** (1963) Nr. 5. S. 413-417. – 2 Tab., 10 Lit. Zus. in Engl., Franz., Span.
10 Stämme, die aus Chinchillas (9) und einem Hasen isoliert worden waren, verhielten sich bei eingehenden Prüfungen weitgehend wie die von Hässig, Karrer und Pusterla (vgl. Schweiz. med. Wschr. **79** S. 971.) als *Past. pseudotuberculosis* beschriebenen Stämme menschlichen Ursprungs. Auch bei der kreuzweisen Agglutination konnten enge antigene Beziehungen gefunden werden. Zu den bisher bekannten Typen I-V der Species *Past. pseudotuberculosis* scheinen die 10 untersuchten Stämme nicht zu gehören, da sie gegenüber den Standard-Stämmen unterschiedliche kulturell-biochemische Eigenschaften, fehlende Lysierbarkeit durch PST-Phagen und fehlende Pathogenität für Meerschweinchen und Kaninchen aufweisen. Die 10 Stämme werden vom Vf. vorläufig als „Pasteurella X" bezeichnet. G. Scheibner. 3710.

4-64/05-0208 Wagner, Vladimir und Zdenka, Mandliková; Prag, Krankenhaus Bulovka. **Der Einfluß des Zentrifugierens auf die Agglutination der Salmonellen.** Zbl. Bakteriol., Parasitenkunde, Infektionskrankh. Hyg., I. Abt., Orig. **189** (1963) Nr. 4. S. 372-379. – 9 Tab., 6 Lit. Zus. in Russ., Engl., Franz., Span.
Nach den Untersuchungen von Gaethgens, Brian, Braun u. a. kann der Vorgang der Agglutination durch Zentrifugieren beschleunigt werden. Die Reaktion wird beeinflußt durch die Temperatur (37 °C und 45 °C) und die Umdrehungszahl (2000 pro Min. für die Zeit von 3-5 Min.). Die H-Agglutination von Salmonellen wird etwas, aber nicht grundlegend beschleunigt, während die O-Agglutination von *Salmonella, Shigella, Coli* und *Brucella* grundlegend beschleunigt wird. Der volle Titer des Serums wird bereits nach einer 2stündigen Bebrütung des Antikörpers mit dem Antigen erreicht, während das gleiche Ergebnis ohne Zentrifugieren erst nach 24 Std. erzielt wird. Bei Hyperimmunseren läßt sich durch das Zentrifugieren kein höherer Titer erreichen. Dagegen brachten Seren von Kranken, die bei der gewöhnlichen Agglutination negativ

reagierten, in 5-16% der Fälle ein positives Resultat bei den Salmonella-Antigenen 09, 12 und 4,5. Es wird durch die Versuche bestätigt, daß eine Bindung der Antikörper mit dem Antigen schon nach 30 Min. Bebrütung eintritt.
E. Tempel. 3720.

4-64/05-0209 Mann, Phillip H.; Hartford, Conn., Mount Sinai Hospital. Salmonella types found in the mesenteric lymph nodes of various domestic animals. **(Salmonella-Typen in den Mesenteriallymphknoten verschiedener Haustiere.)** Cornell Veterinarian **53** (1963) Nr. 3. S. 392-395. — 1 Tab., 20 Lit.
Die Mesenteriallymphknoten von 200 gesunden Rindern, je 100 Schweinen und Schafen werden zerkleinert und in Selenit F-Anreicherungsbouillon verbracht. Nach 1-, 3- und 6tägiger Bebrütung wird die Anreicherungsflüssigkeit auf Brillantgrünagarplatten ausgestrichen. Die Untersuchung des Materials von Schafen verläuft negativ. Bei den Schweinen werden *S. derby*, *S. orion* und *S. muenchen*, bei den Rindern *S. typhimurium*, *S. muenchen* (2mal) und *S. derby* in den Mesenteriallymphknoten nachgewiesen. Bei allen geprüften Salmonellenstämmen wird das Wachstum durch 15 μg Oxytetracyclin gehemmt.
E. Tempel. 3720.

4-64/05-0210 Herrmann, Roland; Berlin, Bundesgesundheitsamt, Robert-Koch-Inst. **Immunologisches Verhalten von Nucleinsäuren aus E. coli. 2. Mitt. Tierexperimentelle Untersuchungen.** Zbl. Bakteriol., Parasitenkunde, Infektionskrankh. Hyg., I. Abt., Orig. **189** (1963) Nr. 4. S. 380-388. — 5 Tab., 12 Lit. Zus. in Russ., Engl., Franz., Span. 1. Mitt. vgl. LZ. Abt. IV **6** (1961) Nr. 2. S. 254.
Der *E. coli*-Stamm 2380 (Typ 0111-B 4) wird auf Sauton-Nährboden mit 2% Agarzusatz gezüchtet. Die Extraktion der Bakterien zur Gewinnung von NS wird nach dem Phenolverfahren von Westphal, Lüderitz und Bister bei 68 °C durchgeführt. Die NS fällt schließlich als RNS an. Sowohl der Gehalt an RNS als auch der an Lipopolysacchariden wird versucht chemisch und serologisch zu bestimmen. Es gelingt nicht, durch Immunisierung von Kaninchen mit der Proteinfraktion ein Serum zu gewinnen, das positiv mit der RNS präzipitiert. Die serologische Prüfung der NS-Präparate erfolgt mit Hilfe der Methode der Mikropräzipitation nach Stöß. Zur Immunisierung werden Buntmäuse eigener Zucht, weiße Mäuse aus der amerikanischen Zucht NMRI, Meerschweinchen und Kaninchen verwendet. Auf Grund der Experimente, die sich nur auf den Nachweis von Präzipitinen und auf die Belastbarkeit der mit der benützten RNS vorbehandelten Tiere und nicht auf die anderen Faktoren der Immunität beziehen, wird folgendes festgestellt. 1) Es ist wenig wahrscheinlich, daß die dem Erreger entstammende NS die Immunität auslöst, da diese allein nicht antigen ist. 2) Das in der NS enthaltene Restprotein reicht zur Antigenität nicht aus. 3) Die NS findet im Wirtsorganismus wohl Protein und Lipopolysaccharid vor; es ist jedoch nicht gewiß, ob diese in bezug auf eine immunologische Induktion „passend" sind. 4) Es ist wahrscheinlich, daß die NS das ihr homologe Protein oder Lipopolysaccharid synthetisiert. Dies muß aber noch im einzelnen geklärt werden. Weiterhin steht die Frage noch offen, ob der Schutz durch NS erregerspezifisch ist oder nicht. Vielleicht ist es möglich, den Weg der evtl. immunisierenden NS im Makroorganismus durch Radiomarkierung zu messen. E. Tempel. 3730.

4-64/05-0211 Kunin, Calvin M. und Beard, Mary V.; Charlottesville, Univ. of Virginia, School of Med. Serological studies of O antigens of Escherichia coli by means of the hemagglutination test. **(Serologische Untersuchungen von O-Antigenen von Escherichia coli mittels des Hämagglutinationstestes.)** J. Bacteriol. **85** (1963) Nr. 3. S. 541-548. — 4 Tab., 12 Lit.
Mittels des Hämagglutinationstestes wurden die serologischen Beziehungen zwischen den meisten der bekannten O-Antigene von *Escherichia coli* untersucht. Mit wenigen Ausnahmen wurde gute Übereinstimmung der Reaktion

zwischen den Antiseren und den homologen Antigenen mit der Agglutination festgestellt. Kreuzreaktionen zwischen den O-Gruppen waren jedoch wesentlich seltener als bei dem Agglutinationstest. Bei vier Kaninchenantiseren traten heterogenetische Kreuzreaktionen mit vielen *Enterobacteriaceae*-Species auf. Ein Absättigungsversuch ergab, daß höchstens ein Teil der unspezifischen Kreuzreaktionen menschlichen Serums mit allen *E. coli*-Antigenen auf diese heterogenetischen Antikörper zurückgeführt werden kann. Die Antikörper waren im menschlichen γ-Globulin lokalisiert, dagegen bei einigen Haustieren in den β-Globulinfraktionen. Seren unbehandelter Kaninchen enthielten selten Antikörper gegen *E. coli*. Vff. schließen aus ihren Untersuchungen, daß der Hämagglutinationstest zur Identifikation unbekannte O-Antigene dienen kann, aber keine besonderen Vorteile vor dem Agglutinationstest bietet. Er kann rauhe oder unbestimmbare Stämme nicht weiter charakterisieren.
W. Wittig. 3730.

4-64/05-0212 Cota-Robles, Eugene H.; Riverside, Univ. of California. Electron microscopy of plasmolysis in Escherichia coli. **(Elektronenmikroskopie der Plasmolyse bei Escherichia coli.)** J. Bacteriol. **85** (1963) Nr. 3. S. 499-503. — 9 Abb., 7 Lit.
Von *E. coli*-Zellen in der frühen logarithmischen Wachstumsphase, die zur Erzeugung von Plasmolyse in Sucroselösung suspendiert worden waren, wurden Ultradünnschnitte hergestellt und elektronenmikroskopisch untersucht. Die Bakterienzellen zeigten Plasmolyse an einem Ende der Zellen oder im Zentrum der in Teilung befindlichen Zellen, in denen die Protoplasten bereits vollständig geteilt waren. Die Teilung des Protoplasten kann beendet sein, ehe die Einstülpung der Zellwand vollendet ist. Diese Untersuchungen sprechen für die Auffassung, daß sich diese Zellen durch Einschnürung teilen. Die Zellwand ist mit dem Protoplasma am festesten an den Seiten der stäbchenförmigen Zellen und am schwächsten an einem Ende verbunden; dieser Unterschied hängt vielleicht mit dem verschiedenen Alter dieser Teile der Bakterienzelle zusammen. W. Wittig. 3730.

4-64/05-0213 Bridges, B. A.; Wantage, Berks., Wantage Res. Lab. Effect of chemical modifiers on inactivation and mutation-induction by gamma radiation in Escherichia coli. **(Die Wirkung chemischer Modifizierer auf die Inaktivierung und Mutationsinduktion durch Gammabestrahlung bei Escherichia coli.)** J. gen. Microbiol. **31** (1963) Nr. 3. S. 405-412. — 3 Abb., 2 Tab., 18 Lit.
An dem Stamm WP 2 von *Escherichia coli* B/r wurde die Wirkung chemischer sensibilisierender und schützender Agentien auf die Inaktivierung und Mutationsinduktion durch Gammabestrahlung geprüft. Dieser tryptophanbedürftige Stamm mutiert spontan in sehr niedriger Rate und unter dem Einfluß der Bestrahlung in viel höherer Rate zur Tryptophanunabhängigkeit. Durch die sensibilisierenden Agentien Sauerstoff und N-Aethylmaleimid und die schützenden Agentien Cystein, Glycerin, Dimethylsulfoxyd und Thiourea wird sowohl die inaktivierende als auch die mutationsinduzierende Wirkung der Bestrahlung erhöht bzw. erniedrigt, jedoch teilweise in verschiedenem Ausmaß. Die Befunde werden diskutiert. W. Wittig. 3730.

4-64/05-0214 Hrishi, N. J.; New York, Columbia Univ. A comparison of environmental influences on the resistance of strains B and B/r of Escherichia coli to radiation and to furacin. **(Ein Vergleich der Umwelteinflüsse auf die Widerstandsfähigkeit der Stämme B und B/r von Escherichia coli gegenüber Bestrahlung und gegenüber Furacin.)** Biochim. biophysica Acta [Amsterdam] **74** (1963) Nr. 3. S. 490-494. — 3 Abb., 11 Lit.
Die Stämme B und B/r von *Escherichia coli* wurden in einem synthetischen Medium und in Fleischwasser-Agar gezüchtet, um festzustellen. ob die Resistenz der Bakterien gegen Furacin oder gegen ultraviolette Strahlen durch die Kulturbedingungen geändert werden kann. Stamm B zeigte einen maximal

letalen Effekt der UV-Strahlen unter optimalen Wachstumsbedingungen, während der Stamm B/r unter den gleichen Bedingungen eine maximale Resistenz gegen UV-Strahlen aufwies. Die Empfindlichkeit sowohl des Stammes B als auch des Stammes B/r gegen Furacin ließ sich dagegen nicht durch Änderung der Wachstumsbedingungen beeinflussen. Die Ursache für das unterschiedliche Verhalten der Stämme gegen UV-Bestrahlung bzw. gegen Furacin wird in unterschiedlichen Wegen des phänotypischen Ausdrucks der Mutation gesehen. G. Scheibner. 3730.

4-64/05-0215 Bourgaux, P. und Bourgaux-Ramoisy, D.; Bruxelles, Univ. Libre. Effets de la carence en magnésium d'Escherichia coli B sur le comportement des complexes infectieux E. coli B/phage T_2. **(Wirkung des Mangels an Magnesium bei Escherichia coli B auf das Verhalten des infektiösen Komplexes von E. coli B/Bakteriophage T_2.)** Ann. Inst. Pasteur **104** (1963) Nr. 6. S. 746-755. — 7 Tab., 4 Lit. Zus. in Engl.
McCarthy hat bei *E. coli B* nach längerem Mangel an Magnesium ein Absinken des Gehaltes der Kultur an Ribosomen um 5% des Anfangswertes festgestellt. Die Bakterien vermehren sich nicht mehr, aber leben weiter. Zusatz von Magnesium zur Bakterienaufschwemmung führt in 5-6 Std. zu normalen Verhältnissen. Die Vff. haben an ohne Mg gehaltenen Colibakterien die Möglichkeit der Entwicklung des Phagen T 2 ausgewertet. Zuerst wurde die Menge der Phagen auf magnesiumfreien und auf normalen Colibakterien geprüft und kein Unterschied festgestellt. Dagegen zeigte sich die Vermehrung der Phagen auf magnesiumfreien Colibakterien beträchtlich verzögert und verringert, außer bei ganz jungen Kulturen. Bei einer Bestrahlung mit ultravioletten Strahlen verhalten sich die Komplexe Phage T2-*Bact. coli B* mit und ohne Mg-Mangel gleich. Desgleichen zeigten sich bei der Photoreaktivierung der Phagen auf Mg-haltigen Bakterien und auf Mg-freien Bakterien keine Unterschiede, desgleichen nicht bei einer Inaktivierung durch UV-Strahlen, Photoreaktivierung der Phagen und Kontrolle der Vermehrung der Phagen. K. Preißler. 3730.

4-64/05-0216 Boman, H. G., Eriksson, Kerstin G.; Uppsala, Sweden, Univ., Inst. of Biochem. Penicillin induced lysis in Escherichia coli. **(Durch Penicillin induzierte Lysis bei Escherichia coli.)** J. gen. Microbiol. **31** (1963) Nr. 3. S. 339-352. — 7 Abb., 2 Tab., 36 Lit.
Die Wirkung verschiedener Konzentrationen von α-Aminobenzylpenicillin (Ampicillin) auf *Escherichia coli* im logarithmischen Wachstumsstadium wurde untersucht. Dabei wurden sowohl die reine D- und die reine L-Form der Verbindung als auch eine Mischung von beiden verwendet. Die interpolierte Penicillinkonzentration, die in einer Generation Lysis gibt, wurde verwendet, um die Wirkung von 12 Penicillinderivaten mit verschiedenen Seitenketten zu kennzeichnen. Die Lysisrate war innerhalb der geprüften Konzentrationen von 4×10^5-10^8 Stäbchen/ml unabhängig von der Dichte der Kultur. Bei der Verwendung 5 verschiedener Nährböden ergab sich, daß für eine gegebene Ampicillinkonzentration die Zeit bis zur Lysis der Wachstumsrate proportional war. Durch Zusatz von Penicillinase zu einer mit Penicillin wachsenden Kultur wurden die Keime noch wenige Minuten vor der Lysis gerettet. Die Penicillinwirkung auf *Escherichia coli* wird diskutiert. W. Wittig. 3730.

4-64/05-0217 Dubin, Donald T., Hancock, Ronald und Davis, Bernard D.; Boston, Mass., Harvard Med. School. The sequence of some effects of streptomycin in Escherichia coli. **(Die Reihenfolge einiger Streptomycinwirkungen in Escherichia coli.)** Biochim. biophysica Acta [Amsterdam] **74** (1963) Nr. 3. S. 476-489. — 5 Abb., 3 Tab., 34 Lit.
Es wurde die Wirkung von Streptomycin auf eine Anzahl biochemischer Parameter in wachsenden Kulturen von *E. coli* untersucht. Die Reihenfolge der beobachteten Wirkungen in den Zellen war folgende. Nach der unmittelbaren

Aufnahme des Antibioticums setzte eine Verzögerungsphase ein, der eine Stimulierung der Ribonucleinsäuresynthese und eine Beschleunigung der Kaliumabgabe folgte. Danach trat eine Schädigung der Lebensfähigkeit der Bakterien und eine Hemmung der Proteinsynthese auf. Spätere Wirkungen zeigten sich als sekundäre Aufnahme von Streptomycin, Hemmung der Ribonucleinsäure- und Desoxyribonucleinsäuresynthese, Ribonucleinsäure-Niederbruch und Nucleotidexkretion. Die Versuchsergebnisse betonen die Bedeutung der Streptomycinwirkung für die Zellwanddurchlässigkeit und die Ribonucleinsäure- und Proteinsynthese. G. Scheibner. 3730.

4-64/05-0218 McNair Scott, D. B. und Lesher, E. C.; Philadelphia, Univ. of Pennsylvania, School of Med. Effect of ozone on survival and permeability of Escherichia coli. **(Die Wirkung von Ozon auf Überleben und Permeabilität von Escherichia coli.)** J. Bacteriol. **85** (1963) Nr. 3. S. 567-576. – 9 Abb., 2 Tab., 20 Lit.
Kulturen von *Escherichia coli B* in der logarithmischen Wachstumsphase und in der Ruhephase wurden mit verschiedenen Konzentrationen von Ozon in Kochsalzlösung behandelt. Annähernd 2×10^7 Ozonmoleküle pro Bakterium töteten 50% der Zellen ab; diese Zahl liegt in der gleichen Größenordnung wie die Zahl der Doppelbindungen in ungesättigten Fettsäuren pro Bakterium. Ozon führte zu einem Auslaufen des Zellinhaltes in den Nährboden und Lysis einiger Zellen. Obgleich mit den Sulfhydrylgruppen des in Lösung befindlichen Glutathions eine sofortige Reaktion erfolgte, reagierten niedrige Konzentrationen von Ozon nicht mit dem Glutathion innerhalb der Zellen. Ozon griff die Ringstruktur der Base oder das Kohlenhydrat nur an, wenn sich die Substanz im Nährboden befand. Es wird gefolgert, daß das Ozon primär die Zellwand oder die Membran der Bakterien angreift, wahrscheinlich durch Reaktion mit den Doppelbindungen der ungesättigten Fettsäuren, und daß das Auslaufen oder die Auflösung der Zellen von dem Ausmaß dieser Reaktion abhängig ist. W. Wittig. 3730.

4-64/05-0219 Pilet, Ch. und Le Garrec, Y. Sur les propriétés immunisantes des parois de Brucella abortus souche 45/20. I. Obtention des parois. **(Über die immunisierenden Eigenschaften der Wände von Brucella abortus, Stamm 45/20. 1. Mitt. Isolierung der Wände.)** Bull. Acad. vétérin. France [N.S.] **36** (1963) Nr. 5. S. 253-257. – 12 Lit.
In den letzten Jahren ist festgestellt worden, daß die Wände gramnegativer Bakterien wie *Pasteurella tularensis*, *Bordetella pertussis*, *Pasteurella pestis* und *Brucella* eine immunisierende Fähigkeit aufweisen. Der *Brucella*stamm 45/20 dient als Ausgangspunkt der Untersuchungen. Im Rahmen der angewandten Technik werden 4 Stadien unterschieden: 1) Extraktion des Cytoplasmas, 2) Isolierung der Wände, 3) Reinigung der Wände, 4) Kontrolle der Reinheit dieser Wände mit Hilfe des Elektronenmikroskops. Die technische Durchführung wird ausführlich beschrieben. Mit Hilfe der enzymatischen Extraktion durch Trypsin mit nachfolgender Isolierung durch Zentrifugieren und Reinigung durch Waschen werden die besten Ergebnisse erzielt. Die Vff. hoffen, an Stelle der Bakterien eine Vaccinierung gegen Brucellose nun mit einer biochemischen Fraktion von *Brucella* 45/20 durchführen zu können.
E. Tempel. 3740.

4-64/05-0220 Šandula, J., Kocková-Kratochvílová, A. und Zámečníková, M. Genus Candida Berkhout. II. Pathogenicity of the species Candida albicans (Robin) Berkhout. **(Gattung Candida Berkhout. 2. Mitt. Pathogenität der Art Candida albicans [Robin] Berkhout.)** Folia Microbiol. [Praha] **8** (1963) Nr. 5. S. 313-317. – 3 Abb., 1 Tab. Zus. in Russ.
Eine Untersuchung von 95 Stämmen *Candida albicans* auf Pathogenität für Mäuse ergab, daß das Absterben der Mäuse nach der i.v. Applikation der Kultur von *Candida albicans* weder vom Geschlecht der Mäuse, noch vom Alter

der Kultur im Nährboden, sondern von der Zahl der Keime im Inoculum abhängt. Alle Stämme von *Candida albicans* waren bis zu einem gewissen Grade pathogen. Man stellte eine Beziehung zwischen der Pathogenität der Stämme und ihren morphologischen Merkmalen fest. Bei den am stärksten pathogenen Stämmen sind die Blastosporen klein und kreisrund und haben eine klümpchenartige Form auf dem Pseudomycelium, während die am wenigsten pathogenen Stämme große längliche Blastosporen besitzen, die spiralförmig auf dem Pseudomycelium angeordnet sind. ČSSR/ÚVTI. 3770.

4-64/05-0221 Baker, E. D. und Cadman, L. P.; Barron, Wisconsin, State Dep. of Agric. Candidiasis in pigs in Northwestern Wisconsin. **(Candidiasis bei Schweinen im nordwestlichen Wisconsin.)** J. Amer. veterin. med. Assoc. **142** (1963) Nr. 7. S. 763-767. – 4 Abb., 9 Lit.
Bei kümmernden Schweinen aus 8 Beständen im Alter von 2-8 Wochen, die aus dem nordwestlichen Wisconsin stammten, wurden geschwürige entzündliche Veränderungen in den unteren Abschnitten des Oesophagus und in der Oesophaguszone der Magenschleimhaut festgestellt, von denen *Candida albicans* isoliert wurde. Die meisten der isolierten Kulturen produzierten Säure und Gas aus Maltose und Dextrose, nicht dagegen aus Lactose. Histologisch wurden in dem entzündlichen Gewebe Mycelien nachgewiesen. Es wird vermutet, daß die Krankheit auch anderswo vorkommt und nicht selten auftritt. Es ist nicht bekannt, ob *C. albicans* gesunde Schweine infizieren kann; möglicherweise hat die Krankheit nur sekundäre Bedeutung. W. Wittig. 3770.

4-64/05-0222 Ramisse, J. Toxinogenèse de Welchia agni (perfringens B): Importance du facteur glucidique. **(Toxinogenese von Welchia agni [perfringens B]: Bedeutung des Zucker-Faktors.)** Rev. Méd. vétérin. [N.S.] **26(114)** (1963) Nr. 6. S. 428-431.
Die Toxinogenese eines Stammes von *Welchia agni* aus Jugoslawien wird untersucht in bezug auf den Einfluß der Incubationszeit, der Konzentration des Zuckers und der Natur des verwendeten Zuckers auf die Toxinbildung. Als Nährboden wird eine Fleisch-Leber-Bouillon verwendet (VF), der 5% Zucker zugesetzt wird. Nach einer Bebrütung von 14-15 Std. wird die größte Menge von Toxin gebildet. Bei steigender Zuckerkonzentration geht die Toxinbildung schneller vor sich, d.h. bei 20% Zucker nach 10 Std., denn dann vermehren sich die Keime schneller und sondern mehr Toxin ab. Bei einer gleichen Konzentration ist die Giftigkeit bei Verwendung von Saccharose höher als bei der von Glukose. Daraus folgt, daß es besser ist, Glukose durch Saccharose in der Bouillon für die Gewinnung von Anakulturen zur Immunisierung zu ersetzen, denn je höher der toxische Titer ist, desto wertvoller ist das Anatoxin im Rahmen der Immunisierung. E. Tempel. 3805.

4-64/05-0223 Edwards, Mercedes R. und Stevens, Roy W.; Albany, New York State Dep. of Health. Fine structure of Listeria monocytogenes. **(Feinstruktur von Listeria monocytogenes.)** J. Bacteriol. **86** (1963) Nr. 3. S. 414-428. – 19 Abb., 62 Lit.
Untersuchungen von Ultradünnschnitten von Listerien der verschiedensten Entwicklungsstadien. Einzelheiten müssen im Original nachgelesen werden. Th. Hubrig. 3845.

4-64/05-0224 Grund, S.; Berlin-Dahlem, Univ., Veterinärmed. Fak. **Komplexe intracytoplasmatischer Membranen bei Listeria monocytogenes.** Zbl. Bakteriol., Parasitenkunde, Infektionskrankh. Hyg., I. Abt., Orig. **189** (1963) Nr. 4. S. 405-429. – 5 Abb., 58 Lit.
Die Prüfung der Frage, ob in *Listeria monocytogenes* intracytoplasmatische Membranen vorhanden sind, ferner welche Lagebeziehung zu anderen Keimstäbchen vorliegt, zeigt, daß *L. m.* als Zellmembran eine dicke Schicht mit starken Kontrasten aufweist. Die darunterliegende Cytoplasmamembran steht

in Zusammenhang mit Komplexen, die im mehrphasigen Cytoplasma eingelagert sind. Die Komplexe treten überwiegend in der Einzahl auf. Die Feinstruktur der lamellären und vesiculären Erscheinungsform wird als tubuläre Struktur gedeutet, die Komplexe der intracytoplasmatischen Membran als Tubulikörper bezeichnet. Es konnte geklärt werden, daß diese Tubulikörper aus Mikrotubuli aufgebaut sind und daß ein Zusammenhang mit der Cytoplasmamembran nicht nur während der Entstehung, sondern auch während der Funktionsphase permanent besteht. Es handelt sich um ein kommunizierendes Hohlraumsystem, welches dem vom Cytoplasma getrennten Transport von Stoffen aus der Cytoplasmamembran zu den zentralen Keimbezirken dient. Auf die sich ergebenden Ähnlichkeiten zu den Mitochondrien in Zellen höherer Organismen wird hingewiesen. H. Linsert. 3845.

4-64/05-0225 Nikodemusz, I. und Gonda, Gy.; Budapest, Inst. für Ernährungswiss. **Beiträge zur Tierpathogenität aërober Sporenbildner.** Zbl. Bakteriol., Parasitenkunde, Infektionskrankh. Hyg., I. Abt., Orig. **189** (1963) Nr. 3. S. 298 bis 307. — 4 Tab., 16 Lit. Zus. in Russ., Engl., Franz., Span.
Weiße Mäuse wurden s.c., i.m., i.p., i.c. und intranasal mit verschiedenen Keimmengen von *B. cereus*, *B. subtilis*, *B. pumilus*, *B. licheniformis*, *B. alvei*, *B. sphaericus*, *B. megaterium*, *B. mycoides* und *B. laterosporus* geimpft. Deutlich pathogen erwies sich von den Species nur *B. cereus*. Die übrigen Sporenbildner verursachten lediglich bei i.c. Verabreichung gewisse Krankheitserscheinungen. Bei Meerschweinchen führte *B. cereus* nur bei Impfung ins Auge zu einer entzündlichen Reaktion. Hunde und Katzen zeigten sich gegen *B. cereus* im Versuch viel empfindlicher als Nagetiere. Die Befunde lassen den Schluß zu, daß die pathogene Wirkung von *B. cereus* eher auf einer Intoxikation als auf einer Infektion beruht, da der Tod der Versuchstiere relativ rasch eintritt. Die Pathogenität von *B. cereus* kann jedoch nicht mit der von *B. anthracis* verglichen werden. 20-30 Zellen von *B. anthracis* genügen, um Mäuse zu töten, bei *B. cereus* sind dazu mehrere Millionen Keime nötig.
G. Scheibner. 3850.

4-64/05-0226 Pesti, L.; Budapest, Hung. Acad. of Sci., Veterin. Med. Res. Inst. Qualitative and quantitative examination of the intestinal bacterium flora of healthy pigs. **(Qualitative und quantitative Untersuchungen über die Darmbakterienflora gesunder Schweine.)** Zbl. Bakteriol., Parasitenkunde Infektionskrankh., Hyg., I. Abt., Orig. **189** (1963) Nr. 3. S. 282-293. — 5 Abb., 1 Tab., 18 Lit. Zus. in Russ., Franz., Span., Dtsch.
Die Inhalte verschiedener Darmabschnitte von Schweinen im Alter von ½ Stunde bis zu 3 Jahren wurden bakteriologisch untersucht. Bei neugeborenen Schweinen war die Darmbakterienflora uneinheitlich. Erst in der 3. oder 4. Woche nach der Geburt entwickelte sich eine stabile Flora, die beim Absetzen wieder fluktuierte, sich aber in kurzer Zeit auf ein Gleichgewicht einstellte. Im Dünndarm wurden, nach dem Alter der Tiere wechselnd, Lactobazillen, Enterokokken, *E. coli*, aërobe Sporenbildner, Clostridien sowie wenig Staphylokokken gefunden. Im Dickdarm und Rektum der Versuchsschweine konnten konstant *Lactobacillus acidophilus*, Enterokokken, *E. coli*, Clostridien und aërobe Sporenbildner nachgewiesen werden. Zahlenmäßig am stärksten waren die Laktobazillen und die Enterokokken vertreten. Das Zahlenverhältnis von Lactobazillen, Enterokokken und *E. coli* im Dickdarm hielt sich konstant und war anscheinend auch nicht abhängig von den Aufzuchtbedingungen, der Ernährung und, wenigstens teilweise, vom Alter der Tiere.
G. Scheibner. 3850.

4-64/05-0227 Delaporte, Berthe; Paris, École des Hautes Études. Un phénomène singulier: des „spores mobiles“ chez des grandes bactéries. **(Ein besonderes Phänomen, bewegliche Sporen bei großen Bakterien.)** C.R. hebd. Séances Acad. Sci. **257** (1963) Nr. 6. S. 1414-1417. — 58 Abb.

B. Collin hat 1913 zwei große Bazillen aus Kaulquappen beschrieben, die regelmäßig 2 große Sporen enthielten. Diese Bazillen sind beweglich, selbst wenn sie Sporen enthalten. Die Bazillen erhalten die Bezeichnungen *Bacillus camptospora* und *B. enterothrix*. Vfn. hat sie ebenfalls häufiger im Darminhalt von Kaulquappen ermittelt. An Hand von zahlreichen Abbildungen zeigt sie die Lage der 2 vorhandenen Sporen bei *B. camptospora* und *B. enterothrix*. Eine Spore ist bei beiden Bazillenarten beweglich. E. Tempel. 3850.

4-64/05-0228 Blanchart, W. **Beitrag zur Hygiene und Prophylaxe im Abferkelstall.** Mh. Veterinärmed. **18** (1963) Nr. 11. S. 415-416. – 2 Tab.
Vf. berichtet, daß er die Ferkelgrippe viele Jahre durch Impfungen ohne sichtbaren Erfolg zu bekämpfen versucht hat. Die größte Bedeutung für eine Minderung der Zahl der Erkrankungsfälle habe die Stallhygiene. Viele Stallanlagen, auch Typenprojekte, werden bereits mit später nicht zu behebenden Mängeln gebaut. In Abferkelställen äußern sich die Folgen vor allem in einer nicht ausreichend trockenen Stalluft. Kalte, trockene Luft ist dabei nicht so schädlich wie feuchte, warme, obwohl die Ferkel viel Wärme benötigen. Die Förderung der Wärmeversorgung der Neugeborenen durch Infrarotstrahlen ist nicht überall möglich, da diese oft nicht vorhanden sind. Da Ferkel gegen Bodenkälte besonders empfindlich sind, muß beim Stallbau darauf geachtet werden, daß der Stallboden durch eine dicke Schlackenschicht isoliert wird. Der Stallboden muß genügend Gefälle haben. Auf eine dicke Streuschicht kann nicht verzichtet werden. Durch Frischluft von den Fenstern her ist eine ausreichende O_2-Zufuhr zu gewährleisten. Ein Ventilator erhöht noch die Entlüftung. In einem sehr feuchten Abferkelstall wurde die Leistung eines elektrisch betriebenen Warmluftofens zur Verbesserung des Stallklimas mit befriedigendem Erfolge erprobt. Das für die Bekämpfung der Ferkelanämie hochwirksame Ursoferran (VEB Serum-Werk Bernburg) ist nicht immer verfügbar. Zur Sicherung der Mineralstoff- (und Spurenelementversorgung, Ref.) wurde den Schweinen neben Standardmineralstoffgemischen (Afarom und Laptovet) Braunkohle verabreicht. Noch lieber als diese fraßen die Ferkel nach des Vf. Beobachtungen Asche. Anhand der Analysenergebnisse von Braun- und Steinkohlenasche wird auf deren Eisengehalt hingewiesen und somit die Bedeutung der Aschefütterung für die Bekämpfung der Ferkelanämie herausgestellt. In der Braunkohlenasche schwanken die Eisenoxydwerte allerdings zwischen 5,0 und 32,2% (Ref.). Ob Steinkohlenasche bzw. -schlacke mit ihrem höheren Eisengehalt (6,3-60,8%) wertvoller ist, bedarf der Nachprüfung. Im Vergleich mit Erde mit der gleichen Wirkung verdient die Asche insbesondere im Winter den Vorzug. Gute Erde ist um diese Jahreszeit oder bei Nässe schwer zu beschaffen und zu verwenden. Das ungenutzte Abfallprodukt Asche kann so auf Grund seines Eisengehaltes zu einem wertvollen Hilfsmittel der Prophylaxe werden.
H. Busse. 3980.

4-64/05-0229 Schwarz, Siegfried; Berlin, Humboldt-Univ., Veterinärmed. Fak., Inst. für Epizootol. und Hyg. **Ein Beitrag zum Stand der Hygiene der Tierhaltung, in der LPG „Freundschaft" Oberwiera, und die Möglichkeiten zu ihrer weiteren Entwicklung, unter besonderen Berücksichtigungen der Neu- und Umbauten für die Rinder- und Schweinehaltung.** Diss. Berlin **1963** 171 S. – 38 Abb., 124 Lit.
Die Untersuchungen haben deutlich Schwerpunkte aufgezeigt, die einer Änderung bedürfen. Vom Standpunkt des Tierarztes wurden die Wege und Möglichkeiten erläutert, die geeignet sind, den Stand der Tierhygiene entscheidend zu verbessern. Die Schaffung einer soliden und ausreichenden Futtergrundlage, die dem Tierbestand eine quantitative und qualitativ ausreichende Ernährung das ganze Jahr über garantiert, ist die wesentlichste Grundlage, um manche Mißstände zu beseitigen. Das Problem der Färsenbedeckung im Offenstall wurde durch den Übergang zur freien Paarung zufriedenstellend gelöst. Die Notwendig-

keit der intensiven Bekämpfung von Tuberkulose und Brucellose wurde herausgestellt und die weiteren Wege aufgezeigt. Auf das Problem des landwirtschaftlichen Baugeschehens, insbesondere in bezug auf die Rinder- und Schweineställe, wurde ausführlich eingegangen. Die Vernachlässigung der Pflege und der Düngung des Grünlandes als eine schwerwiegende Ursache des Rauhfuttermangels wurde nachgewiesen. Die Notwendigkeit einer umfassenden Parasitenprophylaxe als Gewähr für geringe Schäden durch Endo- und Ektoparasiten wurde aufgezeigt. Die Hygiene der Wasserversorgung zeigt nur noch in einzelnen Punkten Schwächen, Umsomehr bedarf die Abwässerbeseitigung einer dringenden Lösung, die den hygienischen Forderungen auf breiter Grundlage entgegenkommt. Die Ergebnisse der Analysierung der Tierverluste und der hauptsächlich aufgetretenen Krankheiten weisen mit aller Deutlichkeit auf Mängel in Fütterung und Haltung als Hauptursachen hin und unterstreichen den entscheidenden Einfluß der Umwelt. E. Wiesner. 4000.

VIII. PHARMAKOLOGIE, TOXIKOLOGIE

4-64/05-0230 Anonym. Wpływ tympacholu na motoryke żwacza u owiec. **(Der Einfluß von Tympachol auf die Motorik des Schafpansens.)** Zeszyty naukowe wyższej Szkoły rolniczej Szczecinie **1962** Nr. 8. S. 73-80. — 3 Tab., 7 Lit.

Versuche wurden an fünf Hammeln der Merino-Prekos-Rasse mit einem durchschnittlichen Gewicht von 58 kg, denen starre Katheter in den Pansen gelegt wurden, durchgeführt. Durch die Katheter wurde Tympachol eingeführt. Es wirkte über 2 Stunden hemmend auf die Motorik des Schafpansens. Die Verwendung von Tympachol an fünf aufeinanderfolgenden Tagen hat keine starken Störungen in der Motorik des Pansens hervorgerufen. Die weitere Verwendung verursachte eine systematische Reduzierung der Anzahl der Kontraktionen. Die doppelte Dosierung von Tympachol war die Ursache starker Störungen in der Motorik des Schafpansens. Aus den Versuchen kann gefolgert werden, daß zu große und häufige Dosierungen von Tympachol die Wirkung als antifermentatives Mittel bei den Blähungen der Wiederkäuer reduzieren.
PRL/CBR 4290.

4-64/05-0231 Anonym. Wpływ niektórych środków antyfermentacyjnych na motoryke żwacza u owiec. **(Der Einfluß einiger antifermentativer Mittel auf die Motorik des Schafpansens.)** Zeszyty naukowe wyższej Szkoły rolniczej Szczecinie **1962** Nr. 8. S. 81-89. — 8 Tab.

Vff. untersuchten den Einfluß von Ruminol und Kalkwasser auf die Motorik des Schafpansens durch Beobachtungen der Pansenkontraktionen bei 5 Schafen. Es wurde festgestellt, daß 100 ml Ruminol, die durch einen starren Katheter in den Pansen eingegossen wurden, eine gewisse Abnahme der Kontraktionen in der ersten und zweiten Stunde der Wirkung von Ruminol hervorrufen. Ein hemmender Einfluß von Ruminol auf die durchschnittliche Größe der einzelnen Kontraktionen des Pansen wurde nicht beobachtet. Der hemmende Einfluß von Kalkwasser auf die Anzahl der Kontraktionen machte sich sofort nach Verabreichung bemerkbar und hielt ungefähr zwei Stunden an. Aus den durchgeführten Untersuchungen geht hervor, daß zu große Dosierungen von Ruminol und Kalkwasser zur Atonie des Schafpansen führen können.
PRL/CBR 4290.

4-64/05-0232 Flückiger, U., Hofer, A. und Conin, P. **Ido-Genabil, ein neues Choleretieum und Verdauungsstimulans.** Tierärztl. Umschau **18** (1963) Nr. 10. S. 537-538. — 1 Tab., 2 Lit.

Vff. applizierten Genabil vet. pro. inj. (= 4 [4-Metoxynaphtalen-[1]-4-oxybuttersäure) bei 59 Rindern und 26 Schweinen, die Verdauungsstörung mit Leberbeteiligung (reduzierte Gallenproduktion) zeigten. Das Präparat übte eine generelle Reizwirkung auf die Funktion der Verdauungsorgane aus.

Untersuchungen ergaben eine Steigerung der Gallensekretion von normaler Zusammensetzung aufs Doppelte, während sich die Pankreassaft- und Pepsinabsonderung verfünffachte. Die Dosierung beträgt beim Rind 25-35 ml i.v., beim Schwein 10-25 ml je nach Größe i.m., evtl. Wiederholung nach 24 bis 48 Std. Appetit und Wiederkauen setzen 24-36 Std. p. appl. ein. Auch stellt sich die normale Milchleistung nach Behandlung mit diesem Präparat verhältnismäßig schnell ein. Nebenwirkungen konnten nicht beobachtet werden.

Chr. Meinecke. 4290.

4-64/05-0233 Dauwalder, M. **Klinische Erfahrungen mit Ido-Genabil beim Rindvieh.** Schweiz. Arch. Tierheilkunde **105** (1963) Nr. 9. S. 506-513. – 5 Lit.

Ido-Genabil wirkt als Chloreticum und Verdauungsstimulans. Es vermag die Gallen-, Pankreas- und Pepsinsekretion wesentlich zu steigern, und zwar auf das 2- bis 5fache der Normalsekretion. Indiziert ist das Präparat bei der Mehrzahl der Indigestionen beim Wiederkäuer, beim Schwein bei Appetitlosigkeit und Verstopfung, beim Hund im Spätstadium und Rekonvaleszenz bei Hepatitis contagiosa sowie allgemein bei Appetitmangel. Bei Katzen dürfte Genabil wegen seines phenolartigen Charakters kontraindiziert sein. Das Medikament darf nicht mit Calcium-, Penicillin- und Vit. B-Komplex-Präparaten gemischt werden. Dagegen verträgt es sich gut mit Cortisonen, Streptomycin, Vit. A und Eisenpräparaten. Da es in hypertonischer Lösung (10%ig) vorliegt, sollen größere Mengen stets (langsam) i. v. appliziert werden. Vf. verwendete Ido-Genabil in seiner Praxis ausschließlich beim Rind bei Indigestionen und Inappetenz. Auskultatorisch ließ sich oft schon 20-40 Min. p. appl. eine Vermehrung der Magen- und Darmgeräusche feststellen. Sehr bald kam es zum Harn- und Kotabsatz. Am nächsten Tag stellte sich vermehrter Appetit, bessere Rumination und gesteigerter Milchfluß ein. Zum Teil wendete Vf. zusätzlich Ido-Becoplex (Vit. B-Komplex-Präparat) mit gutem Erfolg an. Eine beigefügte Kasuistik gibt Einzelheiten des jeweiligen Krankheitsverlaufes an.

Chr. Meinecke. 4290.

4-64/05-0234 Sielicka, Bronisław, Masiak, Michał und Kwiatkowski, Tadeusz. Wpływ alkoholu etylowego na fagocytozę. **(Der Einfluß des Aethylalkohols auf die Phagocytose.)** Zeszyty naukowe wyższej Szkoły rolniczej Wrocławiu, Weteryn. **11** (1962) Nr. 42. S. 189-201. – 4 Abb., 4 Tab., 29 Lit. Zus. in Russ., Engl.

Die in der vorliegenden Arbeit dargestellten Untersuchungen betreffen das Verhalten des phagocytären Systems nach mehrmaliger Applikation von Alkohol steigender Konzentration beim Pferd. Es wurde der Einfluß der Blutalkoholkonzentration auf den Phagocytoseverlauf, auf die Veränderungen in den einzelnen Serumeiweißfraktionen sowie auf die qualitative und quantitative Zusammensetzung des Blutes untersucht. Das Pferd erhielt mit einer Nasenschlundsonde 96%igen Alkohol in Mengen von 500, 1000, 1500 und 2000 ml mit gleichen Teilen Wasser. Die Versuchsergebnisse zeigen, daß Aethylalkohol einen negativen Einfluß auf das phagocytäre Abwehrsystem des Organismus ausübt. Er verbindet sich mit opsonierenden Serumkomponenten, was zu einer mehr oder weniger ausgeprägten, von der Blutalkoholkonzentration abhängigen Keimphagocytosehemmung führt. Die steigende Konzentration des mehrmals applizierten Alkohols verursachte keine grundsätzliche Funktionsveränderung der phagocytierenden Leukocyten. Nach der Verbrennung des Alkohols zeigte das phagocytäre System keine sichtbaren Veränderungen. Die elektrophoretische Serumproteinanalyse des untersuchten Pferdes zeigte unbeträchtliche Gesamteiweißschwankungen, dagegen eine Beta$_2$-Fraktionsverminderung mit gleichzeitiger Gammaglobulinsteigerung. Die quantitativen und qualitativen Leukocytenschwankungen hatten keinen Einfluß auf den Verlauf der phagocytären Reaktion. Es wurde dagegen eine Reaktion der Blutzellen auf die steigende

Alkoholkonzentration beobachtet. Es wurde Neutrophilie, Lymphopenie, Eosinopenie und die Anwesenheit von jugendlichen Zellen myelocytärer Herkunft festgestellt. PRL/CBR. 4320.

4-64/05-0235 Trolldenier, H.; Halle/S., Martin-Luther-Univ. Halle-Wittenberg, Inst. für Veterinärwes.; Tierklin. **Unguforte „PBS" oleosum in der Otitisbehandlung.** Prakt. Tierarzt **44** (1963) Nr. 10. S. 434-336.

Unguforte „PBS" ist ein Kombinationspräparat des Dorschlebertrans mit Sulfonamiden, Penicillin, Streptomycin und Bacitracin, das sich zur Routinebehandlung von akuten Otitiden eignet. Bei der chronischen Otitis waren nur geringe Erfolge zu beobachten. K.-P. Jaksztien. 4355.

4-64/05-0236 Maciak, Teresa. Wpływ bodźców nieswoistych na miano w odczynie Middlebrook-Dubosa. **(Der Einfluß unspezifischer Reize auf die Titerhöhe in der Middlebrook-Dubos-Reaktion.)** Med. weteryn. **19** (1963) Nr. 7. S. 391-394. — 6 Tab., 3 Lit. Zus. in Russ., Engl., Franz., Dtsch.

Die Injektionen von unspezifischen Reizmittelnwie Milch, körpereigenem und -fremden Blut, Mitteln unspezifischer Reiztherapie können die Agglutinin-, Präzipitin- und Bakteriolysinproduktion im Organismus steigern. Vf. versuchte, den Einfluß dieser Mittel auf die Titerhöhe in der hämolytischen Middlebrook-Dubos-Reaktion bei tuberkuloseinfizierten Tieren festzustellen. Der Versuch wurde an Kaninchen und Rindern durchgeführt. Die Kaninchen der Versuchsgruppe (insgesamt 9 Tiere) wurden mit Typus bovinus-Bakterien infiziert. Nach zwei Wochen wurde die Middlebrook-Dubos-Reaktion ausgeführt. Jetzt erhielten sie i.m. Injektionen von 1 ml steriler Milch je Tier. Während der aufeinanderfolgenden 6 Tage wurden Blutproben für die Hämolyse- und Komplementbindungsreaktion (KBR) entnommen. Dieselben Untersuchungen wurden nach Verabreichung von 1 ml Panodin (Omnadin) durchgeführt. Versuche an tuberkulosekranken Rindern wurden auf ähnliche Art durchgeführt, jedoch mit dem Reizpräparat Panodin und dem polyvalentem Pasteurellaserum „Polysepsin". Die Milchinjektion hatte bei den tuberkuloseinfizierten und den Kontrollkaninchen eine Steigerung des KBR-Titers zur Folge. Dagegen war diese in der Hämolysereaktion bei Tbc-Kaninchen unbeträchtlich. Panodin beeinflußte die KBR-Titerhöhe bei beiden Kaninchengruppen nicht. Dagegen zeigte sie in der M-D-Reaktion eine Wirkung wie bei der Applikation von Milch. Der höchste Titer konnte 96 Std. nach der Injektion nachgewiesen werden. Die Panodin- und Polysepsininjektion hatte beim Rind keinen Einfluß auf die Titerhöhe der Hämolysereaktion tuberkulosekranker Rinder. PRL/CBR. 4375.

4-64/05-0237 Hejłasz, Z. und Janiak, T. Skuteczność chloromycetyny w leczeniu autointoksykacji pokarmowych u koni. **(Die Wirksamkeit von Chloromycetin in der Pferdebehandlung bei Autointoxikation durch Futter.)** Med. weteryn. **19** (1963) Nr. 2. S. 92-95. — 4 Tab., 8 Lit.

Zweck der Arbeit war die Prüfung der Wirksamkeit von Antibiotica als Prophylaxe gegen Autointoxikation bei Darmverschlüssen der Pferde durch Eindämmen des Wachstums der Bakterienflora des Darmes. Die mit den am häufigsten angewendeten Antibiotica hergestellten Antibiogramme haben gezeigt, daß Chloromycetin die Entwicklung der gezüchteten Darmflora am stärksten aufhält, denn es bewirkt eine Hemmzone von 25-32 mm, was einer Empfindlichkeit der Bakterien gegen eine Konzentration von 1-5-12 mcg/1 ml der Lösung entspricht. In den behandelten Fällen wurde dieses Antibioticum mit 10,0 je Tag und Pferd angewendet, denn bei dieser Dosis blieb der Antibioticumspiegel im Serum 24 Stunden erhalten. Das Präparat wurde in 41 Fällen von Darmverschlüssen angewendet, wobei die Behandlung des Darmverschlusses selbst nach den allgemein üblichen Verfahren erfolgte. In 39 Fällen konnte

Heilung erzielt werden. Es wurde festgestellt, daß sich die Höhe des RN und des Harnstickstoffs in den mit Chloromycetin behandelten Fällen verringerte.
PRL/CBR 4400.

4-64/05-0238 Gancarz, B., Hejłasz, Z. und Janiak, T. Kliniczna ocena debecyliny w leczeniu koni, bydła i świn. **(Die klinische Beurteilung des Debecyllins in der Pferde-, Rinder- und Schweinebehandlung.)** Med. weteryn. **19** (1963) Nr. 1. S. 34-37. – 3 Tab., 5 Lit.

Dargestellt werden die Forschungsergebnisse hinsichtlich der Anwendung des Debecyllins bei Pferden, Rindern und Schweinen entsprechend der angegebenen Dosierung. Die Wirkung wurde bei folgenden Krankheiten beobachtet: bei 50 Schweinen mit Bronchopneumonie, bei einem Schwein mit Gelenksentzündung, bei 15 Schweinen mit Rotlauf; bei einem Rind mit Speiseröhrenriß, bei zwei Tieren mit Riß des Capitulum; in einem Fall mit eitriger Gebärmutterentzündung, bei einem Tier mit Schultergelenksverletzung und in 70 Fällen bei der Prophylaxe gegen Lungenentzündung. Es wurden folgende Beobachtungen gemacht: 5000, 10000 und 20000 IE je kg Kgw. Die Debecyllinhöhe im Blut wurde nach 2, 6, 12 und 24 Stunden festgestellt. Dosierungen von 20000 IE halten den Antibioticum-Spiegel bei Pferden 15 Tage, bei Rindern 12 Tage und bei Schweinen 10 Tage; bei 10000 IE beträgt dieser Stand 12 Tage, bei Rindern 8 Tage und bei Schweinen 7 Tage; bei 5000 IE bei Pferden 7 Tage, bei Rindern 6 bis 7 Tage und bei Schweinen 6 Tage. Bei akut verlaufenden Krankheiten müssen höhere Dosierungen verwendet werden (15000 bis 20000 IE), bzw. bei niedrigeren Dosierungen muß zusätzlich eine einmalige Injektion von Polbycillin oder Procainpenicillin s.c. verabreicht werden. Zur Prophylaxe können niedrigere Dosierungen angewandt werden: 500 bis 10000 IE Debecyllin gibt keine Nebenerscheinungen, und die sporadisch auftretenden Schwellungen an der Injektionsstelle werden schnell resorbiert.
PRL/CBR 4400.

4-64/05-0239 Naland, J. und Annand, A. M.; Rhodes, New South Wales, Union Carbide Australia Limited. An in vitro comparison of the effectiveness of DDT and Sevin against buffalo fly. **(Ein Vergleich der Wirkung von DDT und Sevin gegenüber der Büffelfliege unter Laborbedingungen.)** Austral. veterin. J. **39** (1963) Nr. 6. S. 227-230.

Infolge der Anreicherung von DDT im Warmblüterorganismus neigt man heute immer mehr dazu, für die Bekämpfung von Schädlingen am Nutztier andere Insektizide, die nicht kumulieren, anstelle des DDT einzusetzen. Vff. untersuchen daher im Labor die Wirkung vom Sevin (1-Naphthyl-N-Methylcarbamat) im Vergleich mit DDT gegenüber der auf Rindern parasitierenden Büffelfliege *Siphona exigua* (de Meig.). Zu diesem Zweck werden frisch gefangene Individuen der Fliege Rinderhaaren zugesetzt, die mit den Wirkstoffen imprägniert waren. Der Dosierungsbereich beläuft sich bei DDT auf 1-8,8 mg/g trockenes Haar, bei Sevin auf 0,25-5,9 mg. Zwischen dem Logarithmus der ED_{50} bzw. ED_{90} und der Ablesezeit (entsprechend der jeweiligen Expositionsdauer) ergibt sich für beide Wirkstoffe eine lineare Beziehung. Bei mehr als 0,2 mg Wirkstoff/g Haar zeigt Sevin im Vergleich mit DDT eine deutliche höhere Wirksamkeit und Wirkungsgeschwindigkeit. P. Müller. 4450.

4-64/05-0240 Euzéby, J. Thérapeutique anthelminthique des „strongyloses" gastro-intestinales des ruminants. **(Anthelminthische Therapie der gastro-intestinalen Strongylosen der Wiederkäuer.)** Rev. Méd. vétérin. [N.S.] **26(114)** (1963) Nr. 3. S. 171-183.

Vf. gibt eine allgemein gehaltene Übersicht über die z.Z. gebräuchlichen Mittel zur Bekämpfung der Magen-Darm-Strongyliden der Wiederkäuer unter besonderer Berücksichtigung von Toluen, der Chlorkohlenstoffe, der Piperazine, der Phenothiazine und einiger weniger bekannter Mittel. Verträglichkeit, Wirksamkeit und Applikationsform werden kritischen Betrachtungen unterzogen. Die umfangreiche Arbeit, die fortgesetzt wird, enthält jetzt schon viele Literaturhinweise. M. Dietrich. 4460.

4-64/05-0241 Imbert, R., Colin, J.-C. und Nocolas, J. Un nouvel anthelminthique organo-phosphore non toxique dans le traitement de la strongylose gastrointestinale du mouton. L'haloxon. **(Ein neues nicht toxisches organisches Phosphorpräparat als Wurmmittel zur Behandlung der Magen-Darm-Strongylose des Hammels, das Haloxon.)** Bull. mens. Soc. vétérin. prat. France **47** (1963) Nr. 6. S. 293-296. – 1 Tab.

Bei vergleichenden Entwurmungsversuchen bei Hammeln erwies sich Haloxon allen bisher bekannten Wurmmitteln als überlegen. Die Applikation ist einfach. Die Dosierung beträgt 40 mg pro kg. Die DL_{50} bei der Ratte beträgt 900 mg pro kg. Die Wirksamkeit von Haloxon soll in weiteren Versuchen auch beim Rind und Schwein nachgeprüft werden. M. Dietrich. 4460.

4-64/05-0242 Guilhon, J. und Graber, M.; Alfort, École Nat. Vétérin., Serv. de Parasitol. Action du bithionol sur les amphistomes et sur Fasciola gigantica. **(Die Wirkung von Bithional auf Amphistomen und Fasciola gigantica.)** Bull. Acad. vétérin. France [N.S.] **35** (1962) Nr. 7. S. 275-278. – 2 Tab.

Entwurmungsversuche bei afrikanischen Rinderrassen haben ergeben, daß Bithionol nicht – wie bisher angenommen – nur gegen *Fasciola hepatica* wirkt, sondern auch gegen *F. gigantica, Paramphistomum microbothrium* und *Carmyerius spatiosus* mit Erfolg eingesetzt werden kann. Die optimale Dosis ist 25 mg pro kg Kgw. M. Dietrich. 4460.

4-64/05-0243 Guilhon, J. und Graber, M.; Alfort, École Nat. Vétérin. Action du dichlorophène sur les cestodes du poulet. **(Wirkung des Dichlorophens auf die Bandwürmer des Huhnes.)** Bull. Acad. vétérin. France [N.S.] **36** (1963) Nr. 5. S. 249-251.

In der Zeit von Okt. 1959 bis Mai 1962 erhalten Hühner in Drahtkäfigen 30 auf 1000 mg/kg Dichlorophen in Gelatinekapseln per os verabreicht. Darauf werden Kotproben regelmäßig auf Cestoden untersucht und 5-10 Tage nach der Behandlung die Tiere getötet und zerlegt. *Hymenolepis carioca* und *Davainea proglottina* lassen sich durch Dichlorophen überhaupt nicht beeinflussen. *R. tetragona* und *R. echinobothrida* werden durch Dosen von 300 mg/kg, *Raillietina cesticillus* und *Choanotaenia infundibulum* durch Dosen von 700 bis 800 mg/kg mit Erfolg entfernt. Das Präparat ist für Hühner nur wenig toxisch, denn die tödliche Dosis liegt bei 4 g/kg. E. Tempel. 4460.

4-64/05-0244 Reuss, U.; Hannover, Tierärztl. Hochschule, Inst. für Mikrobiol. und Tierseuchen. **Prüfung des Desinfektionsmittels Tego 51 am Virus der atypischen Geflügelpest unter tierärztlichen Praxisverhältnissen.** Mh. Tierheilkunde **15** (1963) Nr. 8. S. 210-217.

Im Keimträgerversuch wurde das zu den Ampholytseifen gehörende Präparat Tego 51 auf seine virucide Wirkung gegenüber NDV untersucht. An virusinfizierten Infektionsspritzen mit Gummischlauchstück und angeschraubter Metallkanüle konnte mit einer 5%igen Lösung bei einer Einwirkungszeit von 15 Min. eine Abtötung des Virus erzielt werden. In einer zur Desinfektion verwendeten 5%igen Lösung von Tego 51 war das Virus innerhalb von 5 Min. abgetötet. U. Schmidt. 4480.

4-64/05-0245 Moss, J. N., Frazier, C. V. und Martin, G. J.; Fort Washington, Pa., Res. Div. William H. Rorer. Bromelains. The pharmacology of the enzymes. **(Die Bromeline. Die Pharmakologie der Enzyme.)** Arch. int. Pharmacodynam. Thérap. [Gand, Belgique] **145** (1963) Nr. 1/2. S. 166-189. – 11 Tab., 36 Lit.

Die Bromeline stellen proteolytische Fermente dar, die bemerkenswerte pharmakologische Eigenschaften entfalten. Bei peroraler Anwendung erfolgt bis zu Gaben von 10 g/kg Kgw. kein toxischer Effekt. Bei i.v. Anwendung liegt die LD_{50} bei Mäusen bei 30-35 mg/kg. Auch bei chronischer Anwendung an Ratten mit dem Futter waren keine pathologischen Veränderungen im Magendarmkanal nachzuweisen. Bei parenteraler Anwendung können die Bromeline als solche wirken bzw. durch Aktivierung von Plasminogen. Im Vordergrund stehen Veränderungen der Permeabilität verschiedener Systeme, die auf eine lytische Depolymeraseaktivität zurückzuführen sind. Wie andere proteolytische Fermente senken die Bromeline vorübergehend den Blutdruck. Die Entstehung eines Ödems nach Injektion von Eiereiweiß wurde durch Bromeline gehemmt. Auch die Entstehung von Lungenödemen nach Injektion von Adrenalin wurde durch Bromeline unterdrückt. Die Narkosezeit bei Gaben von Pentobarbital wurde durch Bromeline erhöht, gleichfalls der Antibioticaspiegel im Liquor cerebrospinalis nach Gaben von Antibiotica. Es wird die Auffassung vertreten, daß im Verlaufe von Stress-Reaktionen im Körper in verschiedenen Systemen eine Polymerisation von Molekülen erfolgt, die von ungünstigem Einfluß ist, insbesonders im geschädigten Organismus und im fortgeschrittenen Alter. Die Depolymerisation stellt demgegenüber einen natürlichen Abwehrmechanismus dar und muß unter verschiedenen Verhältnissen zum Zwecke optimaler Abwehrvorgänge unterstützt werden. E. Kolb. 4490.

4-64/05-0246 Schattner, F. und Gandras, R. **Beitrag zur Wirkung und Verträglichkeit von Finalgon-Liniment ad us. vet. aus der Praxis.** Tierärztl. Umschau **18** (1963) Nr. 11. S. 608-610. 4490.

4-64/05-0247 Halmagyi, D. F. J., Starzecki, B. und Horner, G. J.; Sydney, Australia, Univ. Mechanism and pharmacology of endotoxin shock in sheep. **(Wirkungsweise und Pharmakologie des Endotoxinschocks bei Schafen.)** J. appl. Physiol. **18** (1963) Nr. 3. S. 544-552. – 7 Abb., 3 Tab., 30 Lit.
Die Wirkung von Coli-Lipopolysaccharid- und *Staphylococcus*-Gaben auf Herz und Lunge wird an 30 Schafen untersucht. Die Kreislaufveränderungen bestehen hauptsächlich in einem bemerkenswerten Anstieg des Pulmonalarteriendruckes ohne Veränderung des Druckes im linken Vorhof und einem Sinken des Schlagvolumens und des Druckes im arteriellen System. Darauf folgt sehr bald eine Lungenhypertension. Die Wirkung auf die Atmung besteht hauptsächlich in einem Sinken der Lungentätigkeit. Durch Isoproterenol-Behandlung kann der Pulmonalarteriendruck vermindert, das Schlagvolumen und die arterielle Sauerstoffsättigung vermehrt und bei Eintreten des Endotoxinschocks der Druck im arteriellen System prompt erhöht werden.
Chr. Meinecke. 4490.

4-64/05-0248 Keller, E. und Enenkel, H. J.; Darmstadt, E. Merck AG. **Über ein neues Spasmolytikum.** Berliner Münchener tierärztl. Wschr. **76** (1963) Nr. 17. S. 348-350. – 1 Abb., 1 Tab.
Isaverin enthält als Spamolyticum Benzyl-β-(N-methyloktahydroindolyl-3)-aethylesterchlorid und Noramidopyrinmethansulfonatnatrium als Analgeticum. Tierexperimentell ermittelte pharmakologische Untersuchungen ergaben eine ausgeprägte tonolytische Wirkung des Präparates. Für die therapeutische Anwendung sind folgende Eigenschaften von Bedeutung: 1.) Kräftige spasmolytische Wirkung auf die glatte Muskulatur des Verdauungstraktes. 2.) Ausreichende Spanne zwischen pharmakodynamischer Wirksamkeit und toxischer Dosis. 3.) Weitgehende Indifferenz gegenüber Kreislauf und Atmung. Behandlungsversuche bei spastischen Zuständen glatte Muskulatur enthaltender Organe wurden unter den Bedingungen der Landpraxis an 40 Pferden, 30 Kühen, 60 Kälbern und 2 Schweinen mit gutem Erfolg vorgenommen. Die Dosierung betrug bei Pferden und Kühen 20 ml, Jährlingen, Kälbern und Schweinen 5-10 ml i.v. bzw. i.m. Gegebenenfalls wurde die Applikation der halben bis ganzen Dosis wiederholt. Unerwünschte Nebenerscheinungen konnten nicht beobachtet werden. Chr. Meinecke. 4490.

4-64/05-0249 Peters, J. Andrew; Wellington, New Zealand, Fats Res. Lab. Mechanism of early Sporidesmin intoxication in sheep. **(Wirkungsweise der Frühintoxikation durch Sporidesmin bei Schafen.)** Nature [London] **200** (1963) Nr. 4902. S. 286. – 17 Lit.

Von acht Absatzlämmern erhalten vier Tiere 1 mg/kg Kgw. Sporidesmin oral verabreicht. Zwei Tage später werden die Lämmer getötet, die Lebern entnommen und bei –20 °C bis zur Untersuchung aufbewahrt. Dann werden sowohl der Gesamtlipidgehalt als auch 18 Lipidkomponenten (mittels papierchromatographischen, infrarotspektrometrischen und chemischen Verfahren) bestimmt. Die Untersuchungen ergeben, daß der Lebertriglycerid-Spiegel bei den vergifteten Tieren um 100% gegenüber dem der Kontrolltiere gestiegen ist. Die anderen Leberlipidkomponenten weisen dagegen keine signifikanten Veränderungen auf. Auch der Plasmaphospholipid- und Cholesterolspiegel bleibt im Initialstadium unverändert. Es scheint, daß die Wirkung des Sporidesmins in den ersten zwei Tagen p. appl. der Wirkung anderer Hepatoxine ähnelt. Chr. Meinecke. 4620.

4-64/05-0250 Bohosiewicz, M. Środki deratyzacyjne i owadobójcze jako źródło zatruć wśród zwierząt domowych. **(Ratten- und Ungezieferbekämpfungsmittel als Ursache für Vergiftungen unter Haustieren.)** Med. weteryn. **19** (1963) Nr. 3. S. 125-129. – 50 Lit.

Vf. bespricht die am häufigsten vorkommenden Vergiftungen und ihre Behandlung. Das bekannteste Rattenbekämpfungsmittel ist gegenwärtig Alfanaphtylothioharnstoff (AN-TU). Am empfindlichsten unter den Haustieren sind gegen dieses Präparat Hunde, Katzen und Schweine. Bei den AN-TU-Vergiftungen stehen an erster Stelle Schäden des Endothels der Gefäße und die Vergrößerung ihrer Durchlässigkeit. Im Zusammenhang damit steht Lungenödem, Atemnot, Erbrechen, Arhythmie und Pulsbeschleunigung. Der Tod tritt innerhalb von 6 bis 24 Std. ein. Die Behandlung ist problematisch. Es wird eine Magenspülung mit Kohle oder mit einer $KMnO_4$-Lösung sowie intravenöse Coffeingaben empfohlen. Unter den Schädlingsbekämpfungsmitteln steht DDT an erster Stelle. Eine Vergiftung, besonders bei Hunden, Pferden, Rindern und kleinen Wiederkäuern, kann bei längerem Kontakt auftreten. Es traten dann Unruhe, Aufregung, Gleichgewichtsstörungen und Lähmungen der Extremitäten auf. Ein anderes, sehr verbreitetes Mittel ist Hexachlorocyclohexan (HCH), das Vergiftungen bei Pferden und Hunden hervorruft. Die Symptome sind Überempfindlichkeit, Zuckungen und Krämpfe .Der Tod tritt infolge Lähmung des zentralen Nervensystems ein. Ziemlich häufig sind auch Vergiftungen durch organische Phosphorverbindungen. Sie treten als Bewegungsstörungen, Pupillenverengerung, heftige Schweißausbrüche, Verdauungsstörungen und Atemnot auf. Die Behandlung besteht in der Verabfolgung von Atropin. PRL/CBR. 4620.

4-64/05-0251 Donigiewicz, Krzysztof. Haematuria vesicalis bovis chronica w powiecie Nowosądeckim. **(Hämaturia vesicalis bovis chronica im Kreis Nowy Sącz.)** Med. weteryn. **19** (1963) Nr. 7. S. 360-366. – 6 Abb., 10 Lit. Zus. in Russ., Engl., Franz., Dtsch.

Die Hämaturia vesicalis bovis chronica tritt vor allem im Hügelland (200 bis 1000 m über dem Meeresspiegel) auf. Sie wurde in einigen Ländern wie Frankreich, Kanada und Deutschland auch in den Niederungen beobachtet. Das charakteristische dieser Gebiete ist ein Mineralstoffmangel (hauptsächlich Ca, P und Mn) sowie das Auftreten von verschiedenen Giftpflanzen (besonders Farnkraut *Pteridium aquillinum*). Die vorliegende Arbeit beschäftigt sich mit 228 Krankheitsfällen im Kreise Nowy Sacz, dessen physiographische Bedingungen dieselben sind wie in anderen Gebieten, wo diese Krankheit ebenfalls auftritt. Die eigentliche Erkrankungsursache ist nach wie vor unbekannt.

Es wird angenommen, daß einer der ätiologischen Hauptfaktoren in der Wirkung von den im Farn und anderen Pflanzen enthaltenen Giftsubstanzen zu suchen ist. Das Symptom dieser Erkrankung ist eine Harnblasenblutung. Die Blutung ist verschieden intensiv und in Abhängigkeit davon der Krankheitsverlauf akut (5-10 Tage) oder chronisch (bis zu einigen Jahren). Andere Symptome sind geringgradige Erhöhung der Körpertemperatur (am Ende der Erkrankung) Benommenheit, Appetitlosigkeit, geringere Milchleistung, Extremitätenparese; in schweren Fällen führen Blutarmut, Kachexie, Hydrämie, zum Tode oder zur Notschlachtung. Der Zerlegungsbefund hängt von der Krankheitsdauer ab. Die charakteristischen Veränderungen finden sich in der Harnblase; auf der Schleimhautoberfläche können Hämorrhagien und manchmal faltenartige Schleimhautverdickungen (Cystitis hyperplastica chronica) beobachtet werden. Die histopathologische Untersuchung ergibt eine Blasenentzündung. In chronischen Fällen haben die Veränderungen den Charakter einer polypösen Gewebeproliferation, die manchmal die Form von Neubildungen annehmen kann. Eine Therapie besteht nicht. Alle Krankheitsfälle führen zum Tod oder zur Notschlachtung. Als Prophylaxe ist vor allem das Füttern mit Heu und Gras zu vermeiden, die reich an Farn und Giftpflanzen sind. Weiterhin sind die Wiesen regelmäßig zu meliorieren und krankheitsverdächtige Tiere in andere, farnkrautfreie Gebiete zu bringen.
PRL/CBR. 4640.

4-64/05-0252 Zundel, G.; Alfort, École Nat. Vétérin. Critique de la thèse E. W. Alther: „Recherches chimiques et biologiques sur la fluorose du bœuf". **(Kritik der Dissertation von E. W. Alther „Chemische und biologische Untersuchungen über die Fluorose des Rindes".)** Recueil Méd. vétérin. **139** (1963) Nr. 1. S. 59-67. 4710.

4-64/05-0253 Thomas, A. J.; Bangor, Univ. Coll. of North Wales. Bracken poisoning of animals. **(Adlerfarnvergiftung bei Tieren.)** Biochem. J. **88** (1963) Nr. 3. S. 56P-57P. — 13 Lit.

Der Adlerfarn (*Pteridium aquilinum*) ist eine ziemlich giftige Pflanze, die zu plötzlichen Todesfällen bei Tieren führte. Besonders die junge Pflanze enthält große Mengen blausäurehaltiger Glykoside. Der Farn enthält Thiaminase, das entstehende Thiamindefizit wird durch Zugabe des Vitamins überwunden; andererseits fehlen die Thiaminmangelsymptome, statt dessen finden wir eine Hypoplasie des Knochenmarks. Bei der Ratte wurde eine Erythrocytenreduktion beobachtet; im fortgeschrittenen Stadium der Anämie tritt im Blut eine abnorme Fibrinogenkomponente auf. Auch ein Ansteigen des Heparingehaltes ist zu verzeichnen; das toxisch wirkende Histamin kann ebenfalls gespeichert werden. H. Liebenow. 4730.

4-64/05-0254 Procházka, Zdeněk. Zhodnocení vlivu dosud užívaných a nových dřevoimpregnačích látek v. živočišné výrobě s ohledem na zdravotní stav prasat. **(Einfluß der bisher gebrauchten und neuen Holzimprägnierungsmittel auf den Gesundheitszustand der Schweine.)** Veterinářství **13** (1963) Nr. 6. S. 263-268. — 5 Abb., 1 Tab. Zus. in Russ., Engl.

Man überprüfte den Einfluß der Imprägnierung von Holzbuden mit Teeröl, Natriumpentachlorphenolat, Sublimat, Imprägnierungsstoff 100/2, Imprägnierungsstoff OK 56 und Imprägnierungsstoff SB 56 auf den Gesundheitszustand von Ferkeln und Sauen. Als geeigneter Stoff für die Imprägnierung von Schweineställen (Holzfußböden und Buchtenwände) wurde nur der Imprägnierungsstoff SB 56 (ein Gemisch von Schwefelkalk und Sulfhydrat, das hauptsächlich durch den elementaren Schwefelgehalt nach der Holzimprägnierung fungizid wirkt) anerkannt. Es werden die Wirkungen und die Zusammensetzung einzelner Stoffe näher beschrieben und darunter das Teeröl, Natriumpentachlorphenolat und der Imprägnierungsstoff 100/2 (Gemisch von

Calciumthyoarsenit mit Calciumsulfhydrat) besonders hervorgehoben. Als schädlich wird auch das Asphaltieren der Fußböden oder der Fugen bezeichnet. ČSSR/ÚVTI. 4750.

IX. INNERE MEDIZIN, NICHTINFEKTIÖSE KRANKHEITEN, INFEKTIONSKRANKHEITEN

4-64/05-0255 Christoph, H.-J. und Sommer, I.; Leipzig, Karl-Marx-Univ., Klin. und Poliklin. für Kleine Haustiere. **Eine Erkrankungsstatistik bei Katzen (1959-1961).** Tierärztl. Umschau **18** (1963) Nr. 6. S. 279-281.

In einer Statistik, die sich über zwei Jahre erstreckt, wird die Bedeutung der Katzenerkrankungen in der tierärztlichen Praxis herausgestellt. Da die Katzen prozentual einen immer größeren Anteil in der klinischen Behandlung einnehmen, ist diese Tierart besonders zu beachten. (Z. B. separates Wartezimmer für Katzen, da diese sich in Gemeinschaft mit Hunden sehr aufregen.) An erster Stelle stehen bei Katzen die Erkrankungen der Geschlechtsorgane, incl. Kastrationen, sonst sind die Hauterkrankungen aller Art die häufigste Indikation zur Behandlung. K.-P. Jaksztien. 4900.

4-64/05-0256 Hamlin, Robert L., Smetzer, David L. und Smith, C. Roger; Columbus, Univ. of Ohio. The electrocardiogram, phonocardiogram, and derived ventricular activation process of domestic cats. **(Elektrocardiogramm, Phonocardiogramm und abgeleitete Kammeraktivität bei Hauskatzen.)** Amer. J. veterin. Res. **24** (1963) Nr. 101. S. 792-802. – 8 Abb., 4 Tab., 9 Lit.

Die untersuchten 12 Katzen hatten einen normalen Sinus-Rhythmus, eine mittlere Schlagzahl von 145 (94-194)/Min. und folgende Mittelwerte für die Abschnitte: PR 0,08; PQ 0,04; QRS 0,037 und QT 0,237 Sek. Zwischen dem Beginn der QRS-Aktivität und dem Einsetzen der Vibration des 1. Herztones lagen im Mittel 0,032 Sek. Der 1. Herzton hatte 6 Vibrationen, dauerte 0,082 Sek. und hatte eine Frequenz von 75 Vibrationen/Sek. Die Systole dauerte im Mittel 0,203 Sek. Das Verhältnis der Dauer von Diastole zu Systole war 1,08. B. Busch. 4918.

4-64/05-0257 Jayasinghe, J. B., Fernando, Darrel A., Brito-Babapulle, L. A. P.; Colombo, Univ. of Ceylon. The electrocardiogram of the camel. **(Das Elektrocardiogramm des Kamels.)** Amer. J. veterin. Res. **24** (1963) Nr. 101. S. 883-885. – 1 Abb., 1 Tab., 2 Lit.

Mit einem Direktschreiber wurde das EKG des Kamels bei folgenden Ableitungen: I, II, III, AVR, AVL, AVF, CV_5RL, CV_6LL, CV_6LU und V_{10} ermittelt. Die QRS-Zacke war bei der 2. Ableitung am größten, während sie bei der 1. Ableitung die geringste Amplitude aufwies. A. Kuntze. 4918.

4-64/05-0258 Allen, George W. General auscultation of large animals. **(Allgemeine Auskultation von Großtieren.)** Iowa State Univ. Veterinarian **25** (1962/63) Nr. 2. S. 67-72. 4923.

4-64/05-0259 Hiepe, Th. und Christoph, H.-J.; Leipzig, Karl-Marx-Univ., Klin. und Poliklin. für Kleine Haustiere; Med. Klin. **Beiträge zur Hämatologie der Zootiere. 6. Mitt. Liquoruntersuchungen unter praktisch-klinischen Aspekten beim gesunden Löwen (Panthera Leo, L.).** Kleintier-Prax. 7 (1962) Nr. 5. S. 155-157. – 5. Mitt. vgl. LZ. Abt. IV 7 (1962) Nr. 2. S. 340.

Unter genauer technischer Beschreibung der Liquorentnahme bei Löwen, die unter Thiobarbitalkurznarkose durchgeführt wurde und bei 11 Löwinnen praktiziert worden ist, werden die ermittelten Werte aufgeführt. Die Mittelwerte betrugen: Liquormenge 20,6 ml, Liquordruck 31,16 cm H_2O, makroskopisch farblos klar, Zellen 6,5/3, Eiweiß 27,12 mg% und Zuckergehalt 84,2 mg%. K.-P. Jaksztien. 4935.

4-64/05-0260 Hejłasz, Z. Zależność poziomu reszty azotowej i azotu mocznika od stanów autointoksykacji u koni. **(Die Abhängigkeit der Menge des Reststickstoffs und des Harnstickstoffs vom Zustand der Autointoxikation bei Pferden.)** Roczniki Nauk rolniczych, Ser. E 8 (1963) Nr. 1. S. 141-155. – 4 Abb., 3 Tab., 26 Lit.

Ein gemeinsames Merkmal des Zustandes der Autointoxikation im Verlaufe der Krankheiten ist das Ansteigen des eiweißfreien Stickstoffs. Dieser Stand schwankt bei Magen- und Dünndarmerkrankungen im Bereich von 72, 78 bis 181 und 72 mg% und bei Dickdarmerkrankungen im Bereich von 34, 72 bis 132 und 56 mg%. Dieser Stand erhöht sich mit Zunahme der Krankheitssymptome. Magenerkrankungen, namentlich aber Erkrankungen des Dünndarms verursachen ein schnelles Anwachsen des eiweißfreien Stickstoffs im Blut. Bei den Dickdarmkrankheiten verlaufen diese Prozesse bedeutend langsamer. Bei den Futtervergiftungen wächst der Reststickstoff schneller als der Harnstickstoff. Dieses Verhältnis beträgt beim physiologischen Zustand 2-2,4:1 und bei den Autointoxikationen 3-5-8:1. Festgestellt wird eine einfache Abhängigkeit zwischen der Pulsfrequenz zur Höhe des Reststickstoffs. Daher kann der Pulsschlag als Index für die Höhe des Reststickstoffs verwendet werden. Höhe und Verhältnis des Reststickstoffs zum Harnstickstoff bei Myoglobinämie und Rehe sind ähnlich wie in der Futterautointoxikation. Daher wird vorgeschlagen, bei diesen Krankheiten anstelle des Ausdrucks Autointoxikation diesen Zustand mit Futter- oder Darmassoziation zu bezeichnen. PRL/CBR. 5075.

4-64/05-0261 Sova, Zd. und Komarek, J.; Pardubice, Veterinärklin. **Die Eignung des Glukosetoleranztestes zur Diagnostik von Leberkrankheiten bei Pferden.** Prakt. Tierarzt **44** (1963) Nr. 9. S. 394-396.; Nr. 10. S. 438.440. – 5 Abb., 4 Tab., 3 Lit.

Der Blutzuckerspiegel hält sich sowohl beim Menschen als auch bei den Tieren in bestimmten Grenzen konstant. Physiologisch ergibt sich besonders bei sehr kohlenhydratreichem Futter (viele Glycide) eine Hyperglykämie nach der Nahrungsaufnahme. Durch fraktionierte Blutentnahme in bestimmten Zeitabständen nach der Fütterung stellt man bei gesunden Individuen einen Anstieg der Blutzuckerwerte bis ca. $^{3}/_{4}$ Std. und einen Abfall zur Norm bis ca. 2 Std. nach der Futteraufnahme fest. – Ausgehend von diesen Tatsachen applizierten die Vff. Pferden intravenös 40%ige Traubenzuckerlösung (0,25 gr/kg Kgw.). Dabei stellten sie bei gesunden Tieren eine ähnliche Kurve der Blutzuckerwerte fest, wie sie bei der Hyperglykämie nach der Fütterung entsteht. Sie sprechen von einer „gotischen“ Kurve. Im Gegensatz dazu ist die Kurve der Blutzuckerwerte nach der intravenösen Belastung mit Traubenzuckerlösung bei Pferden mit Leberveränderungen (akute Hepatitis, Leberdystrophie, Leberfibrose, experimentelle Schädigung durch Senecio-Drogen) viel runder und länger (mehr als 3 Std. p.i.), deswegen von Vff. als „romanische" Form bezeichnet. Die Schwere der Leberschädigung wurde durch Leberbiopsie getestet. – Abschließend äußern Vff. die Ansicht, daß die Glukosebelastung als Leberdiagnosticum auch bei Pferden geeignet ist. E. Werner. 5085.

4-64/05-0262 Hamlin, Robert L. und Smith, Roger, C.; Columbus, Ohio State Univ. Supraventricular tachycardia in a dog. **(Supraventrikuläre Tachycardie bei einem Hund.)** J. Amer. veterin. med. Assoc. **140** (1962) Nr. 3. S. 245-249. – 4 Abb., 2 Lit.

Ein einjähriger Bulldog (weiblich) mit einer supraventrikulären Tachycardie unbekannter Ursache wurde mit einer i. v. Injektion von 1,2 mg Lanatosid C, einem Digitaliskonzentrat, behandelt. Innerhalb von 90 Min. verminderte sich die Pulsfrequenz von 280 auf 110 Schläge pro Minute. 4 Mon. nach der Behandlung war das Tier noch beschwerdefrei. Während dieser Zeit wurden 2 × tgl. 0,4 mg Digitoxin per os gegeben. Röntgenologische und physiologische Untersuchungen ergänzen den Bericht. S. Schlaaff. 5115.

4-64/05-0263 McCarthy, B. J. und Perry, K. T. E. A case of retention pyonephrosis in a Corgi bitch. **(Ein Fall von Pyonephrose durch Retention bei einer Corgi-Hündin.)** Veterin. Rec. **74** (1962) Nr. 18. S. 537-538. — 3 Abb.
Vff. beschreiben einen Fall von Pyonephrose bei einer 4jährigen Hündin infolge Verlegung des Ureters durch Harnsteine. Nach Nephrektomie und gleichzeitiger Cystotomie mit Entfernung von Blasensteinen trat Heilung ein. Aus der Niere konnten grampositive Mikrokokken isoliert werden. Nach 6 Mon. kam es zum Exitus letalis. Bei der Sektion wurden erneut Harnblasensteine und die Verlegung des anderen Ureters festgestellt. S. Schlaaff. 5142.

4-64/05-0264 Treacher, R. J.; Liverpool, Univ. Amino acid excretion in canine cystine-stone disease. **(Aminosäuren-Ausscheidung bei der Cystinstein-Erkrankung des Hundes.)** Veterin. Rec. **74** (1962) Nr. 17. S. 503-504. — 13 Lit.
Das Verhalten der Urin- und Plasmaaminosäuren von gesunden Hunden und solchen mit Cystinsteinen wurde miteinander verglichen. Die Ergebnisse bestätigen, daß, wie beim Menschen, die Cystinsteinerkrankung eine anomale Ausscheidung von bestimmten Aminosäuren und Cystin bewirkt. Citrullin wurde im Harn von Hunden mit Steinen regelmäßig gefunden, desgleichen häufig Threonin. Beide kommen im normalen Harn nicht vor.
S. Schlaaff. 5145.

4-64/05-0265 Swart, F. W. J.; Hoogland, Stichting C.L.O.-Controle. Spierdystrofie. **(Muskeldystrophie.)** Tijdschr. Diergeneeskunde **88** (1963) Nr. 13. S. 809-821. — 6 Abb., 19 Lit. Zus. in Engl., Franz., Dtsch.
Nach einer Übersicht über das Auftreten von Muskeldystrophie bei Hühnern, Lämmern, Schweinen, Pferden, Kaninchen, Ratten und Kälbern und deren Ursachen schildert Vf. das Auftreten dieser Krankheit bei Mastkälbern in den Niederlanden. Diese Tiere werden mit künstlicher Milch gefüttert, die tierische Fette oder pflanzliche Öle enthält. Klinisch sieht man neben Veränderungen im Gang und im Stand und bisweilen dem Unvermögen zu stehen eine beschleunigte Atmung vom abdominalen Typ, die auf die Erkrankung der Zwerchfell- und Intercostalmuskulatur zurückzuführen ist. Makroskopisch findet sich oft eine bilaterale grauweiße Verfärbung der betroffenen Muskeln; histologisch besteht eine hyalinschollige Degeneration. Der Kreatingehalt war bei den vom Vf. beschriebenen Fällen in dem veränderten Gewebe auf ungefähr ein Drittel des normalen Wertes erniedrigt. Ein an Muskeldystrophie erkranktes Kalb wurde durch orale Behandlung mit α-Tocopherol schnell geheilt. Vorbeugend muß dafür gesorgt werden, daß der Gehalt an ungesättigten Fettsäuren in dem verwendeten Fett so niedrig wie möglich liegt. Zusatz von α-Tocopherol ist günstig; jedoch ist das Stabilisieren des Fettes durch Antioxydantien infolge des ziemlich hohen Preises des α-Tocopherols wahrscheinlich notwendig. W. Wittig. 5177.

4-64/05-0266 Orstadius, K., Nordström, G. und Lannek, N.; Stockholm, Roy. Veterin. Coll. Combined therapy with vitamin E and selenite in experimental nutritional muscular dystrophy of pigs. **(Die kombinierte Vitamin E-Selenittherapie bei über die Nahrung experimentell ausgelöster Muskeldystrophie der Schweine.)** Cornell Veterinarian **53** (1963) Nr. 1. S. 60-71. — 5 Abb., 1 Tab., 14 Lit.
Es wurde die hemmende Wirkung verschiedener Dosierungen einer α-Tocopherol- und Selenbehandlung bei Schweinen bei einer über die Nahrung experimentell ausgelösten Muskeldystrophie untersucht. Eine kombinierte Therapie

hatte die besten Ergebnisse. Die Befunde sprechen dafür, daß eine synergistische Wirkung besteht. Die Behandlung vermochte bei manifester Erkrankung einen kurativen Effekt auszuüben. Als Kriterium ihres Nachweises diente ein erhöhter Glutamin-Oxalessigsäure-Transaminasegehalt im Plasma.

H. Busse. 5177.

4-64/05-0267 Kaspar, Lillian V. und Lombard, Louise S.; Argonne. Ill., Argonne Nat. Inst. Nutritional myodegeneration in a litter of beagles. **(Ernährungsbedingte Muskeldegeneration in einem Spürhund-Wurf.)** J. Amer. veterin. med. Assoc. **143** (1963) Nr. 3. S. 284-288. – 4 Abb., 1 Tab., 9 Lit.

Vier von sechs Spürhundwelpen erkrankten im Alter von 8 Wochen an einer Muskeldegeneration, an deren Folgen ein Tier starb. Die übrigen 3 Junghunde konnten durch Vit. E-Behandlung (α-Tocopherol) gerettet werden, jedoch waren 2 davon nicht mehr in der Lage zu laufen, so daß 1 Tier im Alter von 74 Tagen getötet und seziert wurde. Die Erkrankung entstand kurz nach der Entwöhnung, nachdem die Welpen plötzlich auf ein halbsynthetisches Fertigfutter umgestellt wurden. Dabei kam es zunächst bei den 2 später am schwersten erkrankten Tieren zu ausgeprägten respiratorischen Infekten, die sich durch therapeutische und prophylaktische Vit. A- und C-Gaben bei allen Hunden innerhalb von 14 Tagen beseitigen ließen. Die Mutter, die wenige Tage nach dem Absetzen an einer nekrotisierenden Mastitis erkrankte, starb am 63. Tag post partum. Das Sektionsbild des gestorbenen Welpen charakterisierte sich durch die degenerativ-nekrotisierende Streifung der Skelett-, weniger der Herzmuskulatur. Daneben lagen Rhinitis purulenta, Pneumonia interstitialis, Lymphadenitis catarrhalis et necroticans, Tumor lienis follicularis necroticans, Ileitis ulcerosa und Hepatitis necroticans centrolobularis vor. Bei dem getöteten Welpen waren Veränderungen nur in Form einer schweren eitrigen Rhinitis und Sinusitis nachweisbar. Es wird angenommen, daß es sich hierbei um die Auswirkung der Anpassung an die halbsynthetische Nahrung handelte, wobei es zu einem Vit. E-Mangelzustand gekommen sein soll. C.-H. Becker. 5177.

4-64/05-0268 Aydelotte, Margaret B.; Cambridge, Univ. Vitamin A deficiency in chickens. **(Der Vitamin A-Mangel bei Hühnerküken.)** Brit. J. Nutrit. **17** (1963) Nr. 2. S. 205-210. – 2 Abb., 9 Lit.

Hühnerküken erhalten von Lebensbeginn an ein Vit. A-armes Futter (750 IE pro kg Trockenfutter) bis zum Alter von 3 Wochen. Danach wird bis zum Alter von 12 Wochen ein Vit. A-freies Futter verabreicht. Die Kontrollgruppe erhält das gleiche Grundfutter mit 10000 IE Vit. A pro kg Trockenfutter. Bei den Tieren, die an Vit. A-Mangel vor Versuchsbeginn verenden, sowie bei allen Tieren am Versuchsende wird die Hornhaut sowie das Conjunktiva-Oesophagus- und Trachealepithel histologisch untersucht. Während des Vit. A-Mangels kommt es zur Rückbildung und Verhornung der Schleimdrüsenepithelien in der Conjunctiva des Oesophagus und in der Trachea. H.-A. Ketz. 5205.

4-64/05-0269 Rooney, James R.; Lexington, Kentucky Agric. Exp. Stat. Equine incoordination. I. Gross morphology. **(Koordinationsstörungen beim Pferde. 1. Mitt. Makromorphologie.)** Cornell Veterinarian **53** (1963) Nr. 3. S. 411-422. – 8 Abb., 9 Lit.

Die auch als „wobbles" erstmalig 1939 beschriebene Krankheit soll auf erblicher Grundlage beruhen oder Folge einer Störung im Kupferhaushalt des Körpers sein. Bei Untersuchungen an 31 typisch erkrankten und getöteten Pferden wurden deutliche Veränderungen nur in den Halswirbeln gefunden. Es sind bei 60% der Tiere Mißbildungen der Gelenkfortsätze zwischen dem 3. und 4. Halswirbel, bei 14% zwischen dem 2. und 3. sowie dem 4. und 5. Halswirbel und bei 12% der Tiere zwischen 5. und 6. sowie 6. und 7. Halswirbel nachweisbar. In den meisten Fällen liegt eine Asymmetrie der Gelenkfortsätze mit unterschiedlicher Gestalt der Gelenke vor. Bei Abwesenheit primärer

osteoarthritischer Vorgänge kommt es gewöhnlich zu schweren Schäden im Gelenkknorpel der betroffenen Gelenke. Erst sekundär entsteht dann eine Osteoarthritis. Durch Einengung des Rückenmarkkanals infolge der beschriebenen pathologischen Prozesse wird im korrespondierenden Halsmarkabschnitt eine Druckatrophie beobachtet, die als Ursache des genannten Krankheitsbildes anzusehen ist. Die Herkunft der Gelenkmißbildung ist vorerst ungeklärt.
C.-H. Becker. 5215.

4-64/05-0270 Hamzová, B. Kanibalismus u prasat. **(Kannibalismus bei Schweinen.)** Studijní Inform., Veterinářství **1963** Nr. 3. S. 99-106. – 10 Lit.
Ein zusammenfassender Bericht, der vor allem die Ursachen des Kannibalismus bei Schweinen und die dagegen zu ergreifenden Maßnahmen behandelt. Es wird die Problematik des Ferkelfressens durch Sauen als Kannibalismus in den Großhaltungen besprochen. Als Ursachen werden die Veränderungen des Lebensmilieus als Folge der Domestikation, Geburtspsychoneurose, körperliche Belastung bei der Geburt, Psychopathie, Eisenmangel, andere Krankheiten, zoohygienische Mängel, Überfüllung der Buchten, Witterungsbedingungen, Ernährung, Verwundungen und verschiedene kombinierte Ursachen angeführt. Die empfohlenen Maßnahmen sind nach den Ursachen geordnet.
ČSSR/ÚVTI. 5236.

4-64/05-0271 Resnick, Samuel. Control of spontaneous Diabetes mellitus in 2 dogs. **(Kontrolle spontaner Diabetis mellitus-Fälle bei 2 Hunden.)** J. Amer. veterin. med. Assoc. **142** (1963) Nr. 10. S. 1122-1125.
Es werden zwei Fälle von Diabetes mellitus bei Hunden geschildert, die nach anfänglich vergeblicher oraler Therapie durch Einstellung auf Insulin schnell unter Kontrolle gebracht und gehalten werden konnten. Eine dreimalige Harnuntersuchung am Tage wird dazu für notwendig erachtet, was aber für die ambulante Praxis kaum für möglich gehalten wird.
K.-P. Jaksztien. 5255.

4-64/05-0272 Teunissen, G. H. B. **Einige vorläufige Mitteilungen über die Behandlung von Papillomatosis infectiosa und venerischer Geschwülste beim Hund mit Cyclophosphamid (Endoxan).** Tierärztl. Umschau **18** (1963) Nr. 6. S. 269-271.
Es wird vom Vf. eine genaue Indikation des zu verwendenden Mittels gefordert. In zwei Fällen wurde bei der Papillomatosis infectiosa ein sehr schneller Erfolg gesehen, während das gleiche Mittel bei Sarkomen am Penis wirkungslos blieb.
K.-P. Jaksztien. 5310.

4-64/05-0273 Bouley, P. und Bouley, G. (unter techn. Mitarb. v. Vanoverbeke, J.); Laigle/Orne, Lab. Blaizot. A propos de vingt cas de toxi-infection alimentaire canine à Welchia perfringens A dans une meute. **(Zwanzig Fälle von alimentärer Intoxikation mit Welchia [Clostridium] perfringens A in einer Hundemeute.)** Recueil Méd. vétérin. **139** (1963) Nr. 3. S. 223-226. – 6 Lit. Zus. in Engl., Span.
Cl. perfringens A wurde immer schon in den Faeces gesunder Hunde gefunden und als beständiger harmloser Nebenbefund gewertet. Die Vff. haben aber in einer Hundemeute auf *Cl. perfringens A* beruhende Fälle von Koliken und Tympanien mit nach wenigen Stunden eintretenden Todesfällen untersucht. Pathologisch-anatomisch zeigten die Tierkörper eine Überfüllung des Magens, Tympanie, akute Gastro-Enteritis, Milzschwellung, nur bei einem Tier ein subkutanes Emphysem, bei keinem Tier aber eine Beteiligung der Nieren. Die Ascoli-Reaktion, mit Material der Milz, verlief negativ. Kulturen, die als *Cl. perfringens A* erkannt wurden, wuchsen nur im anaëroben Milieu. In der Mischflora von Mageninhalt und Futterprobe fanden sich ebenfalls zahlreiche *Cl. perf. A.* Das Futter der Hunde bestand aus einer Mischung von gehacktem

Fleisch aus einer Abdeckerei, das lange gekocht worden war, von Reis und von Gerstenmehl. Das Futter wurde nach dem Kochen in Vorratsbehälter abgefüllt, wo es nach Aussage der Besitzer schnell in Gärung geriet. Diese schlecht gereinigten Behälter infizierten immer wieder das gekochte Futter. Die Tiere wurden nur einmal am Tag gefüttert, so daß sie sich zusätzlich den Magen überluden und es zu einem Verbleiben der Nahrung im Magen kam. Trotz der schwachen Giftigkeit und der Abwesenheit von Protoxin kann durch die Stasis der Nahrung im überfüllten Magen sich eine explosionsartige Entwicklung im günstigen Milieu und damit eine tödliche Intoxikation einstellen. Beim Menschen wurden ähnliche Zusammenhänge durch *Cl. perfr. A.* schon früher erkannt. K. Preißler. 5415.

4-64/05-0274 Katitch, R., Djoukitch, B. und Voukitchevitch, Z. Résultats de recherches sur la pathogénie du charbon symptomatique causé par Cl. chauvoei. **(Untersuchungsergebnisse über die Pathogenese des Rauschbrandes, verursacht durch Cl. chauvoei.)** Recueil Méd. vétérin. **139** (1963) Nr. 7. S. 547-560. – 9 Abb., 4 Lit. Zus. in Engl., Span.

Obwohl der Rauschbrand als eine der ältesten bekannten Krankheiten gilt, ist seine Pathogenese noch nicht vollständig klar erkannt. Die Infektion geschieht durch Sporen, die meist schnell phagocytiert werden. Nur wenn diese durch eine Blutung gegen die Leukocyten geschützt sind, keimen sie aus, und die Bakterien produzieren nun selbst ein Toxin gegen die Phagocytose. Im ersten Versuch wurde die Wirkung des Toxins von *Cl. chauvoei*, im zweiten die Möglichkeit einer Infektion mit einer Mischung von Toxin und Keimen und im dritten die Möglichkeit einer Infektion mit dreimal gewaschenen Keimen überprüft. Das Toxin zeigte bei 144 weißen Mäusen, mit geringen Mengen pulverisierten Glases oder Galle vermischt, eine deutliche Wirkung auf die Pathogenese bei einer Darminfektion mit *Cl. chauvoei*. An 18 Meerschweinchen und 18 weißen Mäusen wurde im 2. Versuch bewiesen, daß eine orale Infektion mit Toxin enthaltender Bakterienkultur von *Cl. chauvoei* durchaus möglich ist. Im 3. Versuch zeigte sich, daß die Infektion mit gewaschenen Keimen wenig sicher ist, daß also die Wirkung des in situ produzierten Toxins für das Angehen einer Infektion am wichtigsten ist. Deshalb wirkt eine Toxin enthaltende Bouillonkultur auch am meisten infektiös. Die günstige Wirkung von Glykogen und Milchsäure auf das Angehen einer Infektion konnte nicht bestätigt werden. Auch die Zugaben von Galle oder gestoßenem Glas hatte keine besondere Wirkung. Zuletzt wird der histopathologische Befund an Hand von 9 Abbildungen beschrieben. K. Preißler. 5420.

4-64/05-0275 Parnas, Józef, Burdzy, Krystyna und Münter, Wolfgang; Lublin, Polen, Akad. der Med., Lehrstuhl der Med. Mikrobiol. **Weitere Untersuchungen über die polyvalenten Brucellaphagen.** Zbl. Bakteriol., Parasitenkunde, Infektionskrankh. Hyg., I. Abt., Orig. **188** (1963) Nr. 3. S. 277 bis 282. – 3 Abb., 1 Tab., 8 Lit.

Ausgehend von einem Vorschlag von Drozewkina, den Brucellaphagen „P“ als polyvalenten Brucellaphagen in der Diagnostik des Genus *Brucella* zu verwenden, wurden folgende Phagen einer Analyse unterzogen: 10/I, 24/II, 45/III, 212/XV, 371/XXIX, (Parnas), P Drozewkina, Tb 3, 6, 7 (Popchadze), FP_2, F_{25}, F_{45}, FO_1, F_1 med. F_{48}, F_1, F_{44}, F_1U und $F_{25}U$ (van Drimmelen). Als Teststämme dienten die Standardstämme 16M (*melitensis*), 1330 (*suis*) und 12 (*bovis*). Weiterhin wurden 164 *B. suis*- und 213 *B. melitensis*-Stämme geprüft. Der Brucellaphage „P“ zeigte keine polyvalenten Eigenschaften. Er lysierte nur 24 von 164 *B. suis*- und 56 von 213 *B. melitensis*-Stämmen. Der Standardstamm 16 M-*melitensis* wurde von dem Phagen „P“ lysiert, während sich der Standardstamm 1330-suis phagenresistent verhielt. Der als monovalent bezeichnete russische Phage Tb lysierte nicht nur *B. abortus*-Stämme, sondern außerdem die Stämme 16 M und 1330 sowie 55 von

213 *B. melitensis*-Stämmen. Die Phagen F_{25}, F_{45} und F_1 lysierten die 3 Standardstämme 16 M, 1330 und 12 und erwiesen sich damit als polyvalent.
E. Kunter. 5470.

4-64/05-0276 Ugorski, L. und Rygiel, R. Serodiagnostyka brucelozy n owiec. **(Serologische Diagnose der Bucellose bei Schafen.)** Med. weteryn. **19** (1963) Nr. 1. S. 43-44. — 2 Tab.
Weil man in der Interpretation der serologischen Untersuchungen bei der Brucellose der Schafe den Titer 1:25 als positiv anerkennt, erscheint es gerechtfertigt, den Titer von 1:12,5 als zweifelhaft zu betrachten. Zwecks Begründung dieser Auffassung wurde eine Reihe von Untersuchungen in der Massenzucht mit insgesamt 2462 Schafen durchgeführt. Die Untersuchungen wurden achtmal mit Agglutinationsreaktion und Komplementbindungsreaktion durchgeführt. Nach jeder Eliminierung der positiven Reagenten blieben die restlichen Tiere im Titer 1:12,5 bis zu den nächsten diagnostischen Untersuchungen. Die erzielten Ergebnisse wurden in drei Gruppen eingeteilt. Die Gruppe 1 umfaßte die Tiere, bei denen der Titer 1:12,5 auf einem gleichbleibenden Stand blieb; die Gruppe 2 umfaßte Schafe, bei denen der Titer 1:12,5 eine ansteigende Tendenz aufwies; die Gruppe 3 umfaßte Schafe, bei denen der Titer 1:12,5 eine sinkende Tendenz zeigte. Die Anzahl der Schafe in den einzelnen Gruppen betrug: Gruppe 1 — 20 Tiere, Gruppe 2 — 11 Tiere, Gruppe 3 — 4 Tiere. Auf Grund dieser Ergebnisse wurden folgende Schlußfolgerungen gezogen. Bei brucellosefreien Schafen ist der Agglutinationstiter ungünstig. Es kann Brucellose bei Schafen auftreten, bei denen das einzige Symptom der Agglutinationstiter 1:12,5 ist. In diesen Schafställen können Schafe mit dem Titer 1:12,5 nach einer bestimmten Zeit ausgeprägt positiv (Titer über 1:12,5) oder negativ (Titer unter 1:12,5) reagieren. Die Ergebnisse der durchgeführten Untersuchungen können die Grundlage bilden für die Anerkennung des Titers 1:12,5 als zweifelhaftes Ergebnis in der serologischen Massenuntersuchung mit allen hygienischen, epizootiologischen Konsequenzen in bezug auf diese Reagenten. PRL/CBR, übersetzt v. O. Kasperl. 5477.

4-64/05-0277 Paccaud, M. F., Després, P. und Poncioni, B.; Genève, Serv. Vétérin. Municipal et de l'Abattoir. Étude longitudinale de quelques réactions sérologiques chez le mouton, concernant la brucellose, la fièvre Q et une bedsoniose. **(Einige serologische Reaktionen beim Schaf bezüglich der Brucellose, des Q-Fiebers und einer Bedsoniose.)** Schweiz. Arch. Tierheilkunde **105** (1963) Nr. 6. S. 294-320.
Eine isolierte Herde von 17 Schafen wurde über ein Jahr beobachtet. Sie besaß eine Verwerfrate von 50%. Sie zeigten große und starke Unterschiede des Antikörpertiters im Verlauf der Zeit. Weiter bestand ein enger Parallelismus zwischen den Antikörperkurven bei Anwendung verschiedener Antigene und die Tendenz zum Auf- und Wiederauftreten der Antikörper ein bis zwei Monate vor der Geburt oder dem Abort. Der Gehalt an Antikörpern gegen Bedsonia ist höher vor oder beim Abort oder der Geburt, der gegen Brucellose und Q-Fieber erreicht ein Maximum mit oder nach Geburt oder Abort. Die Antikörper gegen Bedsonia passieren die Placenta nicht, und es zeigt sich eine Unbeständigkeit der komplementbindenden Antikörper in Abhängigkeit von der Methode der Konservierung des Serums. Isolierungsversuche sind besprochen. Zur Diagnose sind verschiedene serologische Methoden anzuwenden, und zwar Komplementbindung und langsame Agglutination bei Brucellose und Komplementbindung und deren Hemmung bei Bedsoniose. Die Tilgung der ganzen Schafherde wird empfohlen, sobald eine Brucelleninfektion festgestellt ist. G. Godglück. 5477.

4-64/05-0278 Ehrlich, H. J., Schimmelpfennig, I.-R. und Bisping, W.; Hannover, Tierärztl. Hochschule, Inst. für Pathol., Klin. für Kleine Haustiere;

Inst. für Mikrobiol. und Tierseuchen. **Ein Beitrag zur Brucellose des Hundes.** Dtsch. tierärztl. Wschr. **70** (1963) Nr. 13. S. 353-357. – 6 Abb., 29 Lit.

Vff. berichten über 2 Brucelloseinfektionen bei Hunden. Bei einem Rüden verlief die Erkrankung unter dem klinischen Bild einer Orchitis ohne weitere Besonderheiten. Der zweite Fall betrifft eine Hündin, die verworfen hatte. Eine bakteriologische Untersuchung zur Klärung des Abortes war nicht erfolgt. Da die erste serologische Untersuchung ca. 6 Mon. nach dem Abort einen Agglutinationstiter von 1:1280 ergab, wird angenommen, daß es sich um einen durch Brucellen ausgelösten Abort handelt. Der Agglutinationstiter blieb innerhalb der 3monatigen Beobachtungszeit weitgehend konstant. 10 Mon. nach dem Abort und 4 Mon. nach der ersten serologischen Untersuchung konnten 4mal Brucellen aus dem Blut isoliert werden. Die kulturell-biochemische und serologische Typendifferenzierung ergab *Brucella abortus* (Typ I nach Bergey). Dagegen ließen sich im Harn, in den Vaginalspül- und Scheidentupferproben keine Brucellen nachweisen. Die in Lunge, Leber, Milz, Nieren, Milchdrüse, Körper- und Organlymphknoten festgestellten histologischen Veränderungen waren offensichtlich brucellöser Natur und deuten auf das Vorliegen einer Allgemeininfektion hin. In der Milchdrüse und in einem Nierenlymphknoten lagen eindeutige granulomatöse Wucherungen vor.

E. Kunter. 5490.

4-64/05-0279 Seidel, G.; Berlin, Veterinäruntersuchungs- und Tiergesundheitsamt. **Über Probleme der Bekämpfung des Milzbrandes und der Differentialdiagnose des B. anthracis.** Z. ges. Hyg. Grenzgebiete **9** (1963) Nr. 9. S. 688-700. – 2 Tab. Zus. in Russ., Engl.

Mit dem verstärkten Vorkommen von Milzbrandbazillen bei in die DDR importierten Häuten wurden zahlreiche mit Milzbrand in Beziehung stehende Probleme wieder akut. Anhand von Literatur wird daher der gegenwärtige Stand des Wissens auf dem Gebiete der Bekämpfung des Milzbrandes und der Züchtung und Differenzierung der Milzbrandbazillen dargestellt. Insbesondere werden Ausführungen gemacht über: 1) Kontrolle der Importe, d. h., Untersuchung der entsprechenden Waren und sachgerechte Behandlung positiver Funde; 2) Desinfektion sämtlicher einzuführender milzbrandverdächtiger Waren; 3) Impfung der empfänglichen Inlandtierbestände; 4) Differentialdiagnose der Milzbrandbazillen und der milzbrandähnlichen Keime.

G. Scheibner. 5515.

4-64/05-0280 Möckel, A.; Jena, Veterinäruntersuchungs- und Tiergesundheitsamt. **Impfmilzbrand bei Ziegen.** Mh. Veterinärmed. **18** (1963) Nr. 16. S. 624-628.

Im Rahmen örtlicher Prophylaxemaßnahmen impfte Vf. 401 Rinder, 109 Schafe und 46 klinisch gesunde Ziegen mit Milzbrandadsorbatimpfstoff der Behringwerke. Während bei den erstgenannten Tierarten Zwischenfälle nicht verzeichnet wurden, erkrankten von den Ziegen 13 = 28% zwischen dem 5. und 13. Tag p. i. unter Temperaturanstieg und ödematösen Schwellungen. Trotz Serumtherapie verendeten 9 Ziegen, bei denen durch Sektion Ödeme, petechiale Blutungen und Milzschwellungen nachgewiesen wurden. Die bakteriol. Untersuchung ergab bei 7 Ziegen eine positive Ascoli-Reaktion, in 6 Fällen außerdem Milzbrandbazillen im Klatschpräparat von Blut bzw. Milz. Die kulturelle Anzüchtung und der Mäuse-Tierversuch mißlangen. Vf. glaubt, daß es sich bei den Erkrankungen um Impfmilzbrand gehandelt hat und empfiehlt, Ziegen von Impfungen mit Adsorbatvaccine auszunehmen

G. Train. 5515.

4-64/05-0281 Morrow, David A.; Ithaca, New York State Veterin. Coll. Tetanus in cattle. **(Tetanus beim Rind.)** Cornell Veterinarian **53** (1963) Nr. 3. S. 445-449.

5520.

4-64/05-0282 Kuramasu, Shigemi, Imamura, Yasuhisa, Sameshima, Toge und Tajima, Yoshio; Tachikawa, Tokyo, Japan, Nippon Inst. for Biol. Sci. Studies on Erysipelosis. II. Changes in the characters of bacteria and in the responses of mice after inoculation with the acriflavin-attenuated strain Chiran. **(Untersuchungen über Rotlauf. 2. Mitt. Veränderungen in den Merkmalen der Bakterien und in der Empfindlichkeit von Mäusen nach Verimpfung des mit Acriflavin abgeschwächten Stammes Chiran.)** Zbl. Veterinärmed., R. B **10** (1963) Nr. 4. S. 362-379. – 15 Tab., 3 Lit. Zus. in Franz., Span., Dtsch. 1. Mitt. vgl. LZ. Abt. IV **3** (1958) Nr. 1. S. 58.
An junge weiße Mäuse wurden Bakterien des schwachvirulenten Rotlaufbakterienstammes Chiran und des hochvirulenten Stammes Agata s. c. verimpft. Am 4. Tag nach der Impfung mit dem Chiran-Stamm traten Agglutinine im Mäuseserum auf, die stufenweise abnahmen, aber bis zum 180. Tag p. v. nachweisbar waren. Der Höhepunkt der bakteriellen Vermehrung in den Mäusen trat am 4.-6. Tag p. v. auf. Rauhformen der Bakterien konnten im Laufe der Beobachtungszeit im steigenden Maße aus den Mäusen isoliert werden. Diese Rauhformen wiesen eine Abnahme der immunisierenden Kraft gegen Mäuse auf, ließen sich zwar nach Nähragarpassage leicht in S-Formen verwandeln, die jedoch ihrerseits die immunisierende Kraft nicht wieder zurückgewannen. Beim Stamm Agata wurde bei Rauhformen eine Abnahme der Virulenz gegen Mäuse beobachtet. Bakterien des Chiran-Stammes waren in Mäusen 10 Mon. p.v. noch nachweisbar, konnten aber 18 Mon. p. v. nicht mehr isoliert werden. Gegen Bakterien des Agata-Stammes waren Mäuse 10 Mon. p. v. resistent, bei Infektion 18 Mon. p. v. starben jedoch die meisten Versuchsmäuse. G. Scheibner. 5530.

4-64/05-0283 Zimmermann, Th. und Westphal, W.; Oldenburg, Staatl. Veterinäruntersuchungsamt. **Das Alter des Rindes in Beziehung zum Auftreten komplementbindender Antikörper gegen Paratuberkulosebakterien-Antigen.** Mh. Tierheilkunde **15** (1963) Nr. 5. Rindertuberkulose, Brucellose, Leukose **12** S. 81-87. – 2 Abb., 2 Tab., 5 Lit.
Seren von Rindern aus Beständen, in denen seit längerer Zeit Paratuberkulose herrschte, wurden mittels Komplementbindungsreaktion auf das Vorkommen von komplementbindenden Antikörpern gegen Paratuberkulosebakterien-Antigen untersucht, wobei insbesondere das zum Zeitpunkt der Untersuchung jeweilige Alter der Rinder in Beziehung gesetzt wurde. Es konnte eine offensichtliche Abhängigkeit zwischen der Häufigkeit des Nachweises komplementbindender Antikörper und dem Alter der Tiere gefunden werden. Bei Rindern im Alter von mehr als 4 Jahren gelang der Antikörpernachweis in stark ansteigendem Maße. Tiere im Alter von 6-8 Jahren wiesen zu etwa 60% Antikörper auf. Bei einzelnen Rinderfamilien innerhalb eines verseuchten Bestandes wurden komplementbindende Antikörper in beträchtlich unterschiedlicher Zahl festgestellt. Möglicherweise besteht bei Paratuberkulose eine familienbedingte Anfälligkeit bzw. Resistenz. G. Scheibner. 5590.

4-64/05-0284 Braunschweig, Hans-Jürgen; Berlin, Humboldt-Univ., Veterinärmed. Fak., Chirurg. Tierklin. **Beitrag zur medikamentellen Behandlung der Aktinomykose des Rindes unter besonderer Berücksichtigung der Knochenaktinomykose.** Diss. Berlin **1963** 118 S. – 23 Abb., 66 Lit.
Es wird die allgemeine medikamentöse Therapie bei 43 Rindern mit Aktinomykose am Kopf geschildert. Jedem Patienten wurde dreimal im Abstand von 6 Tagen eine Jodstammlösung i. v., dreimal in Abständen von 24 Sdt. pro 50 kg Kgw. 0,5 g Streptomycin i. m. und sechsmal im Abstand von 6 Tagen eine Sublimatlösung s. c. appliziert. Dabei sind von 19 Weichteilaktinomykosen 14 (74%) vollständig geheilt und 5 (26%) weitgehend gebessert worden. Von 23 Tieren mit Knochenaktinomykose sind 15 (65,1%) gebessert und 5 Patienten (26,1%) für 18 Tage bis 7 Mon. vorübergehend gebessert worden.

Danach sind Rezidive aufgetreten. In 4 Fällen ist kein therapeutischer Effekt erreicht worden. Der Aufwand an Zeit und Medikamenten wird bei ausgesprochenen Weichteilaktinomykosen als zu hoch angesehen. Bei wertvollen Nutztieren mit Knochenaktinomykosen erscheint die Behandlung angebracht und könnte als eine zu empfehlende Therapie betrachtet werden.

E. Wiesner. 5600.

4-64/05-0285 Kreier, Julius P. und Ristic, Miodrag; Urbana, Univ. of Illinois, Coll. of Veterin. Med. Anaplasmosis. VII. Experimental Anaplasma ovis infection in white-tailed deer (Dama virginiana). **(Anaplasmose. 7. Mitt. Experimentelle Anaplasmose ovis-Infektion beim Weißschwanzhirsch [Dama virginiana].)** Amer. J. veterin. Res. **24** (1963) Nr. 100. S. 567-572. — 6. Mitt. vgl. 4-64/02-0270.

2 Virginiahirsche wurden mit Blut von durch *Anaplasma ovis* erkrankten Schafen geimpft. Bei beiden nachfolgenden Blutuntersuchungen mit Antikörpern, die mit Fluoresceïn versehen waren, konnte festgestellt werden, daß die Infektion bei den Virginiahirschen angegangen war. Mit dem Blut dieser Hirsche wurden durch Rückimpfungen bei Schaf und Kalb ebenfalls wieder positive Anaplasmosebefunde erhoben. K.-P. Jaksztien. 5680.

4-64/05-0286 Ristic, Miodrag, Mann, Dennis K. und Kodras, Rudolph; Urbana, Univ. of Illinois, Coll. of Veterin. Med. Anaplasmosis. VIII. Biochemical and biophysical characterization of soluble Anaplasma antigens. **(Anaplasmose. 8. Mitt. Biochemische und biophysikalische Charakterisierung des löslichen Anaplasmoseantigens.)** Amer. J. veterin. Res. **24** (1963) Nr. 100. S. 472-477. — 7. Mitt. vgl. vorst. Ref.

Bei den durchgeführten Untersuchungen an löslichen Anaplasmoseantigenen, die präzipitierende Eigenschaften haben sollten und aus den Erythrocyten erkrankter Tiere gewonnen waren, zeigte sich, daß diese sehr empfindlich gegen die Enzyme Lipase und Pepsin sind. Es wird dabei nachgewiesen, daß es sich bei den gen. Antigenen um Lipoproteide handelt. Schon bei 65 °C verlieren diese Antigene ihre serologische Reaktionsfähigkeit.

K.-P. Jaksztien. 5680.

4-64/05-0287 Ristic, Miodrag und Mann, Dennis K.; Urbana, Univ. of Illinois, Coll. of Veterin. Med. Anaplasmosis. IX. Immunoserologic properties of soluble Anaplasma antigens. **(Anaplasmose. 9. Mitt. Immunserologische Eigentümlichkeiten des löslichen Anaplasmoseantigens.)** Amer. J. veterin. Res. **24** (1963) Nr. 100. S. 478-482. — 8. Mitt. vgl. vorst. Ref.

Bei Kreuzversuchen mit dem corpusculären und dem löslichen Anaplasmoseantigen ergab sich keine Verwandtschaft zwischen beiden. Intradermalteste bei zwei infizierten Kälbern haben keine erkennbare Reaktion gezeigt.

K.-P. Jaksztien. 5680.

4-64/05-0288 Holliday, T. A., Olander, H. J. und Wind, A. P.; Davis, Univ. of California, School of Veterin. Med. Skeletal muscle atrophy associated with canine toxoplasmosis. A case report. **(Ein Fall von Skelettmuskelatrophie bei Toxoplasmose beim Hund.)** Cornell Veterinarian **53** (1963) Nr. 2. S. 288-301. — 6 Abb., 2 Tab., 16 Lit.

Eine drei Monate alte Deutsche Kurzhaarpointerhündin wurde nach 3wöchiger Erkrankung mit Aufsteh- und Laufbehinderung der Klinik vorgestellt. Als Ursache wurde eine Skelettmuskelatrophie infolge einer Schädigung tiefer gelegener motorischer Neuronen ermittelt. Diese beruht wiederum auf einer disseminierten, focalen, nicht eitrigen Encephalitis. Als deren Erreger wurde *Toxoplasma gondii* gefunden. H. Busse. 5740.

4-64/05-0289 Gałuszka, Jan. Obserwacje nad zjadliwością Toxoplasma gondii w hodowlach trypsynowanych komórek płodowych świnki morskiej. **(Beobachtungen über die Toxoplasma gondii-Virulenz in trypsinisierten Zell-**

kulturen.) Acta parasitol. polon. **10** (1962) Nr. 18. S. 265-269. — 1 Tab., 8 Lit.
Es wurden Beobachtungen über die Virulenz des *Toxoplasma gondii*-RH-Stammes in vitro und in vivo durchgeführt. Die in vitro-Kulturen befanden sich auf trypsinisierten Meerschweinchenfetuszellen. Die in vivo-Kulturen wurden mittels intraperitonealer Passagen an weißen und braunen Mäusen studiert. Die Parasitenmenge wurde mittels der Thoma-Zeiss-Kammer in der von anästhesierten Mäusen entnommenen Bauchhöhlenflüssigkeit bestimmt. In jedem Falle wurden drei Bestimmungen durchgeführt und das arithmetische Mittel dieser drei Bestimmungen als Ergebnis genommen. Es wurden keine Virulenzunterschiede der für die Dauer von 100 Tagen in peritonealer Passage gezüchteten Toxoplasmen festgestellt. Es konnte dagegen eine statistisch signifikante Differenz, die auf eine Virulenzverminderung der 100 Tage in vitro gezüchteten Toxoplasmen sowohl für braune Mäuse als auch für trypsinisierte Meerschweinchenfetuszellenkulturen hinweist, beobachtet werden. Im Schrifttum konnten keine Mitteilungen über die Anwendung von trypsinisierten Meerschweinchenfetuszellkulturen zur *Toxoplasma gondii*-Züchtung sowie zur Virulenzuntersuchung gefunden werden.
PRL/CBR. 5740.

4-64/05-0290 Chruściel, Tadeus, Gałuszka, Jan, Samochowiec und Szaflarski, Jerzy. Próby leczenia doświadczalnej toksoplazmozy u myszy. I. Działanie pyrimetaminy, TAO, proguanilu oraz TCl, TBr i TJ ja przebieg ostrej toksoplazmozy u myszy. **(Behandlungsversuche bei experimenteller Mäusetoxoplasmose. 1. Mitt. Pyrimethamin-, TAO-, Proguanil- sowie TCl-, TBr- und TJ-Wirkung auf den Verlauf der akuten Mäusetoxoplasmose.)** Acta parasitol. polon. **10** (1962) Nr. 17. S. 261-264. — 1 Tab., 9 Lit.
Es wurden Untersuchungen über die Wirkung des Pyrimethamin, Proguanil (TCl) und seiner Brom- und Jodabkömmlinge (TBr, TJ) sowie des Triacethyloleandomycin (TAO) auf den Verlauf der akuten Mäusetoxoplasmose durchgeführt. Für die Untersuchungen standen 24, in vier Versuchsgruppen eingeteilte Mäuse (je 24 g Kgw.) zur Verfügung. In der Gruppe I befanden sich infizierte und behandelte, Gr. II. nicht infizierte und behandelte (Präparatoxizitätsprobe), Gr. III infizierte, aber nicht behandelte und in Gr. IV nicht infizierte und nicht behandelte Mäuse. Es wurde eine beträchtlicheWirkung des Pyrimethamins in einer Dosis von 25 mg pro 1 kg Kgw. festgestellt. Diese Dosis besitzt jedoch eine ziemlich hohe Toxizität und tötet die Träger nicht. Proguanil, TCl, TBr und ZJ sowie TAO entwickeln keine therapeutische Wirkung im Verlauf der akuten Mäusetoxoplasmose. PRL/CBR. 5740.

4-64/05-0291 Hoppe, R., Ryniewicz, Z. und Skowronski, Z. Czynniki wpływające na wykrywanie zakażenia mętwikiem płodowym (Vibrio fetus) u buhajów. **(Faktoren, welche auf die Feststellung einer Vibrio fetus-Infektion bei Bullen hinwirken.)** Med. weteryn. **19** (1963) Nr. 2. S. 100-106. — 9 Abb., 6 Tab., 11 Lit.
Zweck der Arbeit war, festzustellen: 1) in welchem Grade das Verfahren der Entnahme von Spülungen auf das Durchwachsen der Dauernährböden mit *B. proteus* einwirkt; 2) ob und in welchem Grade ein Einfluß der Menge dieses Erregers in der Vorhaut auf das Anwachsen des *Vibrio* aus den Spülungen besteht; 3) wieviel Untersuchungen erforderlich sind, um die Infektion eines Bullen festzustellen; 4) ob das Sperma das entsprechende Material für die Diagnose der Vibriose ist. Bei 301 Bullen wurden 507 Spülungen mittels einer Glaspipette und 247 mittels eines Gummiröhrchens entnommen. In beiden Fällen wurde als Schutz ein steriles Metallröhrchen verwendet. Im ersten Falle war der Nährboden mit 4,9%, im zweiten mit 10,5% durch Brillantgrün überwachsen. *B. proteus* tritt in der Vorhaut des Bullen in sehr verschiedenen Mengen auf; bisweilen vermehrt er sich rapid, ein andermal verschwindet er

plötzlich. Die Aussonderung des Erregers in den Vorhautspülungen hängt vor allem von seiner Zahl ab. Falls er in sehr geringen Mengen auftritt, kann das Untersuchungsergebnis negativ sein. Die durchschnittliche Zahl der Untersuchungen, die zur Feststellung einer Infektion notwendig war, betrug 1,6. Bei einem der Bullen waren jedoch 4 und bei 2 Bullen 3 Untersuchungen erforderlich. Hieraus folgt, daß Bullen, die bereits zum Decken verwendet worden waren, bei Ankauf 4mal untersucht werden müssen. Das Sperma ist für die Diagnose der Vibriose ein weit schlechteres Material als Vorhautspülungen, es enthält um ein Vielfaches weniger Vibrionen und liefert nach dem Zentrifugieren in den Nährböden eine erhebliche Menge an Verunreinigungen mit unspezifischer Flora. PRL/CBR. 5750.

4-64/05-0292 Watson, W. A. und Vessey, M. P.; Leeds, Veterin. Investigation Centre; Harpenden, Rothamsted Exp. Stat. A three-year laboratory study of pathological material received from Yorkshire sheep flocks with an abortion problem. **(Dreijährige Laboruntersuchungen pathologischen Materials von Schafherden mit einem Abortusproblem aus Yorkshire.)** Veterin. Rec. **75** (1963) Nr. 24. S. 625-629. – 13 Tab., 5 Lit.

In den Jahren 1959 bis 1961 wurden insgesamt 848 Proben abortierten Materials (Feten oder Placenten oder beides) sowie 922 Blutproben von Schafen aus Yorkshire untersucht. Die kulturelle Untersuchung des Labmageninhaltes auf *Vibrio fetus* war von wesentlich höherem diagnostischem Wert als die bakterioskopische Untersuchung von Ausstrichen; nach Möglichkeit sollten sowohl Fetus als auch Placenta untersucht werden. Nur einmal wurde *Vibrio fetus* und Virusabort in einer Probe gleichzeitig nachgewiesen. Die Häufigkeit von *Vibrio fetus* und Virusabort war in den 3 Jahren sehr unterschiedlich; bei der Untersuchung von Blutproben in 2 Jahren wurde der Virusabort jedoch mit ähnlicher Häufigkeit diagnostiziert. In mumifizierten Feten bzw. deren Eihäuten wurde die Infektion mit *V. fetus* und Virusabort wesentlich seltener nachgewiesen als in frischen Feten bzw. deren Eihäuten. In dem Material, das nach einer länger als 140 Tage geschätzten Tragzeit abortiert worden war, wurden Virusabort und Vibriosis relativ seltener festgestellt als in jüngerem Material. W. Wittig. 5750.

4-64/05-0293 Jong, J. M. de; Friesland, Gezondheidsdienst voor Vee. Lal – listeria – lood. **(Lal — Listeriose — Blei.)** Tijdschr. Diergeneeskunde 88 (1963) Nr. 12. S. 776-777. – 1 Tab. Zus. in Engl.

Es wird kurz über die Untersuchung von 12 verendeten Kälbern berichtet. Alle zeigten blasse Skelettmuskulatur, blasse Eingeweide, schlaffe Milz und meist auch Blutungen auf dem Herzen und in der Thymusdrüse. Die Untersuchungen von Leber und Nierenrinde auf Blei verliefen stets stark positiv. Vf. folgert, daß bei akuten Gehirnerscheinungen der Kälber zuerst die Möglichkeit einer Bleivergiftung durch Farbreste und dgl. in Betracht gezogen werden muß, während „Lal" erst an zweiter Stelle steht und Listeriose besonders bei jungen Kälbern kaum vorkommt. W. Wittig. 5760.

4-64/05-0294 Khera, S. S.; Mukteswar-Kumaon, Indian Veterin. Res. Inst. Rickettsial infections in animals: A review. **(Rickettsiosen bei Tieren. Ein Überblick.)** Indian J. veterin. Sci. Animal Husbandry **32** (1962) Nr. 4. S. 283-301. 5765.

4-64/05-0295 Cameron-Stephen, I. D.; Adelaide, Dep. of Agric. Oedema disease of pigs in South Australia. **(Ödemkrankheit der Schweine in Südaustralien.)** Austral. veterin. J. **39** (1963) Nr. 4. S. 126-129. – 10 Lit.

Der erste festgestellte Fall von Ödemkrankheit in Südaustralien trat im Juli 1959 auf, während vorher über das Vorkommen dieser Krankheit in Australien noch keine Berichte vorlagen. 1960 wurden innerhalb weniger Monate Ausbrüche in allen Teilen Südaustraliens beobachtet, ohne daß zwischen ihnen eine Verbindung bestand, und am Ende des Jahres war die Krankheit stark verbreitet. Als Ursache des plötzlichen starken Auftretens wird eine erhöhte Futterqualität ohne entsprechende Verbesserung der Haltungsbedingungen vermutet. Die Krankheit trat nur dort auf, wo die Schweine wenigstens zeitweilig im Stall gehalten wurden. Über das Auftreten der Krankheit bei verschiedenen Altersgruppen, die klinischen Erscheinungen, die Sektionsbefunde und die Diagnose werden nähere Angaben gemacht. Bei der bakteriologischen Untersuchung der verendeten Tiere wurden hämolysierende oder nicht hämolysierende *Escherichia coli* in Reinkultur nachgewiesen. Eine Behandlung erkrankter Tiere ist unter den südaustralischen Bedingungen von zweifelhaftem praktischem Wert. Eine prophylaktische Behandlung mit Antibiotica oder Vaccination ist vielleicht ökonomisch vertretbar; es wird jedoch für besser gehalten, die Fütterungs- und Haltungsbedingungen so zu verändern, daß der Krankheit keine Bedeutung zukommt. W. Wittig. 5766.

4-64/05-0296 Chwalibog, J. und Bartosz, B. Choroba obrzękowa prosiąt w tuczarni przemysłowej. **(Ödemkrankheit der Ferkel in Großmästereien.)** Med. weteryn. **19** (1963) Nr. 2. S. 75-76. – 7 Lit.

Auf Grund von Schweineerkrankungen in einer Mästerei werden Symptome sowie Verlauf und Behandlung der Ödemkrankheit geschildert. Sie betraf Läufer im Alter von 10 bis 14 Wochen, wobei meistens Tiere in guter körperlicher Verfassung befallen wurden. Die ersten Symptome waren Schwellungen der Augenlider, die später auf Backen und Wamme sowie auf die Gelenke der Extremitäten übergingen. Zur Bewegung gezwungene Läufer zeigten Steifheit des Nackens sowie starke Atemnot. Solche Tiere fielen meistens. Schwerer erkrankte Tiere wurden notgeschlachtet. Leichtere Formen wurden mit Detereomycin, Suiforin und Kardiamid behandelt. Detereomycin wurde prophylaktisch mit dem Futter verabfolgt. Bei der Sektion von gefallenen oder getöteten Schweinen konnten Schwellungen des Kopfes und der Extremitäten, eine vergrößerte Menge an Flüssigkeit in der Bauchhöhle, Entzündung des Magens und Darmes sowie eine fibrinöse Entzündung des Bauchfells festgestellt werden. Bakterienkulturen aus inneren Organen gefallener Schweine zeigten in der Mehrzahl der Fälle das Vorhandensein von *E. coli hämolyt.* Auf Grund von Antibiogrammen ließ sich die Empfindlichkeit dieser Mikroorganismen lediglich gegenüber Chloromycetin und Streptomycin nachweisen. Da die Anwendung dieser Antibiotica nur in relativ frühem Krankheitsstadium Erfolge zeitigt, wird die Vermutung ausgesprochen, daß die Ödemkrankheit den Charakter einer Colitoxikose und nicht Colisepticaemie trägt. PRL/CBR. 5766.

4-64/05-0297 Ross, R. F., Duncan, J. R. und Switzer, W. P.; Ames, Iowa State Univ. of Sci. and Technol., Coll. of Veterin. Med., Veterin. Med. Res. Inst. Turbinate atrophy in swine produced by pure cultures of Bordetella bronchiseptica. **(Nasenmuschelatrophie bei Schweinen, verursacht durch Reinkulturen von Bordetella bronchiseptica.)** Veterin. Med. **58** (1963) Nr. 7. S. 566-570. – 2 Abb., 10 Lit.

18 Ferkel im Alter von etwa 4 Wochen wurden mit 1 ml einer eine Reinkultur von *Bordetella bronchiseptica* enthaltenden Eiflüssigkeit in die rechte Nasenhöhle infiziert; in gleicher Weise wurden 19 Ferkel einer zweiten Gruppe im Alter von 3 Tagen infiziert. Bei 66% von 15 Tieren der ersten Gruppe und 94% von 16 Tieren der zweiten Gruppe, die 2-8 Wochen nach der Infektion getötet wurden, entwickelte sich eine geringgradige bis schwere Nasenmuschelatrophie. Der Erreger konnte bei der Tötung fast regelmäßig von den Nasenmuscheln und der Trachea und bisweilen auch aus der Lunge reisoliert werden. Nur ein kleiner Teil der Ferkel, bei denen die Lunge bei der Tötung *B. bronchiseptica* enthielt, wies pneumonische Veränderungen auf. Nichtinfizierte Kon-

trollferkel zeigten keine Nasenmuschelatrophie. Häufigkeit und Schwere der Atrophie waren bei den in sehr geringem Alter infizierten Ferkeln wesentlich größer als bei den erst mit 4 Wochen infizierten. Bei Zuchtsauen konnte die Infektion nicht zum Haften gebracht werden. W. Wittig. 5767.

4-64/05-0298 Switzer, W. P.; Ames, Iowa, State Univ. of Sci. and Technol., Coll. of Veterin. Med., Veterin. Med. Res. Inst. Elimination of Bordetella bronchiseptica from the nasal cavity of swine by sulfonamide therapy. **(Eliminierung von Bordetella bronchiseptica aus der Nasenhöhle von Schweinen durch Sulfonamidtherapie.)** Veterin. Med. **58** (1963) Nr. 7. S. 571-574. — 2 Lit.

In einem großen Schweinebestand, in dem eine schwere, akute, durch *Bordetella bronchiseptica* verursachte Rhinitis auftrat, wurden dem Futter 100 g Aureomycin, 100 g Sulfamethazin und 50 g Penicillin pro Tonne zugesetzt. Nach zweiwöchiger Behandlung konnte in den Nasenhöhlen *B. bronchiseptica* nicht mehr nachgewiesen werden, und die klinischen Befunde hatten sich wesentlich gebessert. In einem zweiten derartigen Bestand wurde nachgewiesen, daß das Sulfamethazin, nicht aber das Aureomycin die Erreger aus der Nasenhöhle eliminierte. In diesem Bestand wurde mit Erfolg versucht, durch zweimalige Probeentnahme bei den Sauen und Behandlung der als infiziert befundenen Sauen sowie durch vorbeugende Behandlung der Sauen in den letzten Tagen vor und in den ersten Tagen nach dem Abferkeln die Nasenbordetellose aus der Herde zu eliminieren. Die Behandlung erfolgte durch Zusatz von ca. 100 g Sulfamethazin pro Tonne Futter. Auch experimentell infizierte Tiere konnten durch die gleiche Behandlung von der Bordetellose befreit werden, während bei nichtbehandelten infizierten Kontrollen die Erreger über längere Zeit nachgewiesen wurden. W. Wittig. 5767.

4-64/05-0299 Ross, R. F., Switzer, W. P. und Mare, C. J.; Ames, Iowa State Univ. of Sci. and Technol., Coll. of Veterin. Med., Veterin. Med. Res. Inst. Incidence of certain microorganisms in Iowa swine. **(Das Vorkommen gewisser Mikroorganismen bei Schweinen in Iowa.)** Veterin. Med. **58** (1963) Nr. 7. S. 562-565. — 1 Tab., 21 Lit.

Von je 4 Schweinen im Alter von 8-10 Wochen aus 87 Schweinebeständen in Iowa wurden nasale und rektale Proben entnommen. Bei der Untersuchung der nasalen Proben wurden *Bordetella bronchiseptica* in 54%, *Hemophilus suis* in 48%, *Pasteurella multocida* in 5%, *Mycoplasma hyorhinis* in 30%, *Mycoplasma granularum* in 62% und β-hämolytische Streptokokken in 4% der 87 Bestände nachgewiesen. Die Unterscheidung zwischen *M. hyorhinis* und *M. granularum*, die auf Grund der Art des Wachstums in flüssigem Medium und der Morphologie der gefärbten Organismen getroffen wurde, war nicht immer sicher möglich. *Corynebacterium pyogenes*, Trichomonaden oder für primäre Schweinenierenzellkulturen cytopathogene nasale Viren konnten nicht festgestellt werden. Bei der Untersuchung der rektalen Proben wurden *Entamoeba*-Cysten in 11%, *Coccidia*-Oocysten in 5%, Darmtrichomonaden in 1% und für primäre Schweinenierenzellkulturen cytopathogene Viren in 4% der Bestände nachgewiesen. W. Wittig. 5770.

4-64/05-0300 Guven, M. N.; Abbotstown, Castleknock, Veterin. Res. Lab. Corynebacterium equi infection of a thoroughbred foal in Ireland. **(Infektion eines Volblut-Fohlens mit Corynebacterium equi in Irland.)** Irish veterin. J. **17** (1963) Nr. 8. S. 147-150. 5770.

4-64/05-0301 Johnston, L. A. Y. und Lavers, D. W.; Oonoonba, Queensland, Dep. of Agric. and Stock. Cryptococcal meningitis in a cat in North Queensland. **(Cryptococcen-Meningitis bei einer Katze in Nordqueensland.)** Austral. veterin. J. **39** (1963) Nr. 8. S. 306-307. 5770.

X. HÄMATOLOGIE

4-64/05-0302 Bieguszewski, H. und Chudy, J. Morfologia krwi norki. **(Morphologie des Blutes der Nerze.)** Med. weteryn. **19** (1963) Nr. 3. S. 165 bis 168. – 3 Tab., 7 Lit.

Hämatologische Normen für Pelztiere haben sowohl für die vergleichende Physiologie als auch für die Praxis Bedeutung. Die Schwierigkeit, diese Normen zu bestimmen, beruht darauf, daß die morphologische Zusammensetzung des Blutes vom Erregungsszustand des Tieres abhängt. Um diesen Einfluß auf dem Versuchswege festzustellen, wurden Untersuchungen mit zwei Tiergruppen angestellt. Der ersten Gruppe (46 Tiere) wurde Blut in starker Nervenerregung (Fangen und Fesseln) entnommen, die Tiere der zweiten Gruppe wurden vor der Blutentnahme einer Aether-Chloroformnarkose unterworfen. Die Unterschiede der durchschnittlichen hämatologischen Wertzahlen beider Gruppen ergeben folgendes Bild: (An 1. Stelle Gruppe I.) Hämatokrit 58,8 und 55,2; Zahl der Erythrocyten 9600000 und 8670000; % an Reticulocyten 1,09 und 0,85; Hämoglobin 17,13 und 15,97 g%; Leukocyten 4720 und 5260. Diese Unterschiede sind statistisch signifikant. Sie lassen sich damit erklären, daß die Narkose durch eine verringerte Spannung des Nervensystems auf das Zurückbleiben eines gewissen Erythrocytenvolumens in den Blutgefäßen hinwirkt. PRL/CBR. 5924.

4-64/05-0303 Kołataj, A. Elektroforetyczne badania nad hemoglobiną u kur w związku z heterozją. **(Elektrophoretische Untersuchungen des Hämoglobins der Hühner im Zusammenhang mit Heterosis.)** Acta physiol. polon. **14** (1963) Nr. 4. S. 127-133. – 3 Tab., 9 Lit.

Zweck der Arbeit war, das Verhalten des Hämoglobins von Hühnern im elektrischen Felde, sowohl reiner Rasse als auch von Bastarden, im Zusammenhang mit dem Auftreten von Heterosis zu untersuchen. Hierzu wurden 57 Leghorn und Rhodeländer sowie ihre beiderseitigen Kreuzungen herangezogen. Mittels einer Papierelektrophorese wurde das Hämoglobin der Versuchstiere in zwei Komponenten aufgeteilt. Die langsamer wandernde Fraktion war größer, die rascher wandernde kleiner. Bei fünf Tieren konnte eine dritte Fraktion als kleinste festgestellt werden, die auf der Stelle blieb, an der die Probe aufgetragen worden war. Zwischen beiden Hühnergruppen bestanden keine wesentlichen Unterschiede im Gehalt der beiden aufgeteilten Fraktionen. Vf. kommt auf Grund dieser Untersuchungen zu dem Ergebnis, daß nicht anzunehmen ist, das in Rede stehende Merkmal wäre bei Bastarden das physiologische Merkmal für Heterosis. PRL/CBR. 5926.

4-64/05-0304 Klimeš, B., Ryšavý, M. und Bednář, J. Rozdíly v krevním obraze slepic v klecích na hluboké podestýlce a ve výběhovém systému. **(Unterschiede der Blutbilder bei Hennen in Käfigen auf Tiefstreu und im Auslaufsystem.)** Sborník Vysoké Školy zemědělské Brně, Řada B **10(31)** (1962) Nr. 3/4. S. 155-160. – 1 Abb., 4 Tab., 12 Lit. Zus. in Russ., Engl.

Bei 104 Hennen verschiedener Rassen von 5 auf Tiefstreu gehaltenen Zuchten, bei 118 Hennen von 5 Käfigzuchten und 48 Hennen von Auslaufhaltungen und ferner bei 21 Hähnen und 124 Hennen in Käfigen wurde die Erythro- und Leukocytenzahl, ferner das Hämoglobin und das Leukogramm ermittelt. Die Erythrocytenzahl und die Hämoglobinwerte wiesen keine Unterschiede auf. Signifikante Unterschiede gab es jedoch bei der Leukocytenzahl. Die niedrigsten Leukocytenzahlen fanden sich bei den in Käfigen gehaltenen Hennen (19, 100), mittlere Zahlen waren bei den Auslaufhaltungen (26, 900), und am höchsten waren die in Tiefstreuhaltungen (31, 100). Bei Hennen auf Tiefstreu war auch die Lymphocytenzahl am höchsten. Nach der Überführung dieser Hennen in die Käfige zeigte sich bei ihnen ein wesentlicher Leukocytenrückgang. Auf dem Versuchswege wurde ferner festgestellt, daß das Vit. B_{12} keinen Einfluß auf die Leukocytenzahl ausübt, und es wird angenommen, daß ihre hohe Zahl durch Mikroorganismen der Tiefstreu, evtl. durch Stoffe, die sie ausscheiden, verursacht wird. ČSSR/ÚVTI. 5938.

4-64/05-0305 Gourley, I. M. Gary und Low, Donald G.; St. Paul, Univ. of Minnesota, Coll. of Veterin. Med. In vitro aggregation of canine blood platelets and liquefaction of blood clots by leptospires. **(In vitro Aggregation von Hundeblutzellen und Verflüssigung von Blutkuchen durch Leptospiren.)** Amer. J. veterin. Res. **23** (1962) Nr. 97. S. 1252-1256.

Extrakte von ultraschallbehandelten Leptospiren, die anschließend mit Alkohol extrahiert wurden, haben die Fähigkeit, Hundeblutzellen zusammenzuballen. Die überstehende Flüssigkeit des Extraktes hatte dagegen die Fähigkeit, den Blutkuchen zu verflüssigen. Diese Erscheinungen konnten bei *Leptospira icterohaemorrhagiae* und *Leptospira canicola* beobachtet werden. Dasselbe Phänomen wurde mit *E. coli*-Endotoxin festgestellt. Die Untersuchungsergebnisse machen deutlich, daß die genannten Leptospirentypen Endotoxin enthalten. L. Stoll. 5960.

4-64/05-0306 Behrens, M. und Esch, F.; Gießen, Justus-Liebig-Univ., Physiol.-Chem. Inst. **Gewinnung von Leukocyten aus Rinderblut unter Verwendung von Wasser als Hämolyticum.** Experienta [Basel] **19** (1963) Nr. 8. S. 406-407. – 8 Lit.

Zur Gewinnung von Leukocyten aus Rinderblut wird über eine einfache, bei beliebigen Blutmengen anwendbare Methode berichtet. Das Prinzip der Leukocytengewinnung beruht auf Hämolysierung von Citratblut mit einer ausreichenden Menge Wasser und anschließender Wiederherstellung der isotonischen Verhältnisse. Blut wird im Verhältnis 1:4 mit einer 3,8%igen Na-Citratlösung vermischt und durch Zusatz einer doppelten Menge Wasser hämolysiert. Die Wiedereinstellung der Isotonie wird durch Hinzufügen einer 4,5%igen NaCl-Lösung im Verhältnis 1:6 erreicht. Die hierfür benötigte Zeit wird mit 30 bis 60 Sek. angegeben. Die Leukocyten werden dann durch differenziertes Zentrifugieren aus dem hämolytischen Blut gewonnen. Die der Hämolyse entgangenen Erythrocyten werden mit physiologischer NaCl-Lösung ausgewaschen. Die nach dieser Methode gewonnenen Leukocyten von gesunden und an Leukose erkrankten Rindern zeigen keinerlei morphologische Veränderungen. Das zahlenmäßige Verhältnis der einzelnen Leukocytenarten zueinander wird nicht verändert. Hinsichtlich der Phagocytosefähigkeit werden ebenfalls keine nachteiligen Veränderungen beobachtet. Die zur Hämolyse benötigte Wassermenge ist von der Tierart abhängig (Ziege 1:1, Mensch 1:4) und muß durch Vorversuche ermittelt werden. W. Verter. 5968.

4-64/05-0307 Heinecke, H. und Gusche, W.; Jena, Inst. für Mikrobiol. und Exp. Therapie der Dtsch. Akad. der Wiss. zu Berlin. **Das Differentialblutbild der Maus nach mehrmaliger Applikation des Ehrlich-Aszites-Carzinoms.** Folia haematol. [Leipzig] **80** (1963) Nr. 4. S. 409-418. 5995.

4-64/05-0308 Stormorken, Helge, Svenkerud, Rolf, Slagsvold, Per, Lie, Halldis und Lundevall, Jan; Oslo, Univ., Veterin. Coll. of Norway, Inst. of Forensic Med. Thrombocytopenic bleedings in youngs pigs due to maternal isoimmunization. **(Thrombocytopenische Blutungen bei jungen Schweinen infolge mütterlicher Isoimmunisierung.)** Nature [London] **198** (1963) Nr. 4885. S. 1116-1117. – 1 Tab., 9 Lit.

Bei einem Teil der Ferkel eines Wurfes traten vom 5. Lebenstag ab an verschiedenen Teilen des Körpers rote oder blaurote Flecke auf, und es verendeten innerhalb der nächsten 7 Tage 8 der 14 Ferkel. Auch bei der Sektion fanden sich zahlreiche petechiale und ekchymotische Blutungen und hämorrhagische

Lymphknoten. Histologisch fiel vor allem die verringerte Zahl der Megakaryocyten im Knochenmark auf. Im vorhergegangenen Wurf der Sau, der vom gleichen Eber stammte, waren bereits Todesfälle unter dem gleichen klinischen Bild aufgetreten. Durch eingehende hämatologische Untersuchung wurde Thrombocytopenie als Ursache der Erkrankung festgestellt. Das Serum der Sau agglutinierte stark die Blutplättchen ihrer Nachkommen sowie die von 8 der 12 wahllos herausgegriffenen Kontrolltiere, nicht dagegen ihre eigenen sowie die der anderen 4 Kontrollferkel. Es wird daraus geschlossen, daß sich in der Sau Isoantikörper gegen die Blutplättchen der Ferkel gebildet hatten. 87% von 300 auf einem Schlachthof untersuchten Schweinen besaßen Blutplättchen, die von dem Serum der Sau agglutiniert wurden. Es wird als wahrscheinlich angesehen, daß die Antikörper auf die Ferkel hauptsächlich durch die Milch übertragen werden, nicht dagegen über die Placenta wie beim Menschen. W. Wittig. 6000

4-64/05-0309 Pirtle, E. C. und Deyoe, B. L.; Ames, Iowa, Animal Disease and Parasite Res. Div. Electrophoresis of serum from specific-pathogen-free swine. **(Elektrophoretische Untersuchung des Serums von Schweinen, die frei von spezifischen Krankheitserregern waren.)** Amer. J. veterin. Res. **24** (1963) Nr. 101. S. 762-765. – 2 Abb., 2 Tab., 13 Lit.

Im Serum von 16 Mutterschweinen und von 48 ihrer neugeborenen von spezifischen Krankheitserregern freien Ferkel wurden zum Zeitpunkt der Geburt der Gesamteiweißgehalt und dessen elektrophoretische Verteilung auf die Serumeiweißfraktionen bestimmt. Die Muttertiere zeigten einen mittleren Serumproteingehalt von 9 g% gegenüber nur 2,4 g% bei den nüchternen Neugeborenen. Während im Serum der erwachsenen Tiere 46,8% Albumin, 19,4% α-, 14,8% β- und 19% γ-Globuline festgestellt werden konnten, fanden sich bei den Neugeborenen nur 5,9% Albumin und 5% γ-Globulin, dafür aber 75,8% α-Globulin. Diese α-Globulinfraktion des Ferkelserums zeigte in allen Fällen zwei deutlich voneinander getrennte Komponenten im Unterschied zum Serum der Muttertiere mit nur einer Fraktion. Zwischen der Serumproteinzusammensetzung des Mutterschweines und der ihrer Ferkel ergaben sich keine Beziehungen. H. Richter. 6027

4-64/05-0310 Mori, K. und Rice, Christine B.; Hull, Quebec, Canada. Animal Diseases Res. Inst. The effect of unheated bovine serum on the complementfixing activity of heat-inactivated bovine antiserum with homologous antigen. IV. Chromatographic studies. **(Wirkung nichterwärmten Rinderserums auf die Komplementbindungsaktivität wärmeeinaktivierten Rinder-Antiserums mit homologen Antigenen. 4. Mitt. Chromatographische Untersuchungen.)** Canad. J. comparat. Med. veterin. Sci. **27** (1963) Nr. 6. S. 131 bis 139. – 3 Mitt. vgl. LZ. Abt. IV. **8** (1963) Nr. 11. S. 2299.

Nicht erwärmtes, nicht dialysiertes, normales bovines Serum wurde an Sephadex G-25 fraktioniert. Diese Fraktionen wurden auf ihre Komplementbindung erhöhende Aktivität in Mischung von erwärmtem bovinem Antiserum und homologem Antigen geprüft. Diese Aktivität wurde aus Früheluaten mit pH unter 7,2 präzipitiert und aus dem Überstand und den präzipitierten Fraktionen der Späteluate mit pH 7,6-8,1. Es wird auf die Möglichkeit hingewiesen, daß bestimmte alkalische Eiweißstoffe mit relativ niedrigem Molekulargewicht an der Aktivität der Spätfraktion teilhaben. Erwärmen auf 56° für 30 Min. zerstört diese Aktivität. Einige dieser Fraktionen erwiesen sich als antikomplementär, andere nicht. Die erste Komponente des Komplements, C'1, wurde in den präzipitierten Fraktionen der Früheluate mit einem pH unter 6,5 nachgewiesen. Die 2. Komponente des Komplements, C'2, fand sich ausschließlich in der Überstandsfraktion der Früheluate mit einem pH unter 6,2. Die Konglutinine konnten durch diese Methode nicht von C'1 getrennt werden. G. Godglück. 6040.

4-64/05-0311 Tran Van Du; Saigon, Lab. d'Analyses Méd. Protidémie comparée de l'homme et des animaux domestiques au Viet-Nam. **(Vergleichende Eiweißbestimmung beim Menschen und den Haustieren von Vietnam.)** Recueil Méd. vétérin. **139** (1963) Nr. 1. S. 39-50. – 7 Abb., 8 Tab., 9 Lit. Zus. in Engl., Span.
Die quantitative Bestimmung der Eiweißkomponenten des Serums gehört jetzt zur laufenden Arbeit von biologischen Laboratorien. Ihre Ergebnisse sind für die Diagnose und Prognose bei zahlreichen Krankheitserscheinungen von besonderem Wert. Mit Hilfe der Biuretmethode werden das Gesamteiweiß sowie das Serumalbumin bestimmt. Als Apparat dient das Spektro-20-Colorimeter (Bausch und Lomb) amerikanischen Ursprungs. Die Menge der Globuline ergibt sich aus der Differenz des Gesamteiweißes und des Serumalbumins. Zur Ermittlung der Seroproteine wird der horizontale Apparat von Wieland und Fisher Typ 1, Modell 1960 verwendet. Die notwendigen Reagentien und die technische Durchführung der einzelnen Untersuchungen werden eingehend besprochen. Die genannten Serumuntersuchungen werden durchgeführt beim Menschen, Pferd, Hund, Büffel, Rind, Schwein und Kaninchen. Die ermittelten Werte sind aus Tabellen und Proteinogrammen zu ersehen. Danach steht das Pferd dem Menschen am nächsten hinsichtlich der Verteilung der verschiedenen Serumproteine sowie der Beziehung A/G, die höher als 1, aber nicht höher als 2 wie beim Kaninchen ist. E. Tempel. 6060.

4-64/05-0312 Daljin, M. V. Obščij belok syvorotki krovi pri ėksperimental'nom askaridoze. **(Das Verhalten der Gesamteiweißmenge des Blutserums bei experimenteller Ascaridose.)** Acta veterin. Acad. Sci. hung. **12** (1962) Nr. 4. S. 455-463. – Aus: Ung. Agrar-Rdsch. **1963** Nr. 4.
Bei experimenteller Ascaridose des Hauskaninchens konnte am 7. bis 14. Tag nach der Invasion eine statistisch nachweisbare Verminderung der Gesamteiweißmenge des Blutserums festgestellt werden. Am 21. bis 34. Tag nach der Invasion treten normale Verhältnisse ein. Nach einer Reinvasion mit Ascariden nimmt am 9. Tage die Gesamteiweißmenge zu. Das kann nach Ansicht des Vf. als Folge eines durch die Ascaridenantigene hervorgerufenen allergischen Zustandes betrachtet werden. Im Anschluß daran hat Vf. das Verhalten der Gesamteiweißmenge während der Lungenphase der Ascaridose bei Kaninchen nach Vit. B_1-Behandlung untersucht. Es konnte festgestellt werden, daß eine B_1-Hypervitaminose die Abnahme der Eiweißmenge schon am 14. Tage verhindet und am 21. Tage sogar eine Zunahme der Eiweißmenge nachweisbar ist. Bei Kaninchen ist bei Superinvasion nach reichlicher Vit. B_1-Zufuhr die Zunahme der Eiweißmenge größer als bei Kaninchen unter normalen Verhältnissen. Die Angaben des Versuchs sind statistisch signifikant. 6060.

4-64/05-0313 Lebeda, M. Vliv zimní a letni krmné dávky na krevní bílkoviny dojnic. **(Einfluß der Winter- und Sommerfuttergabe auf die Bluteiweißstoffe der Melkkühe.)** Sborník Vysoké Školy zemědělské Brně, Řada B **11(32)** (1963) Nr. 2. S. 131-137. – 3 Abb., 14 Lit. Zus. in Russ., Dtsch.
Im Laufe eines Jahres wurden bei 2 Herden von je 30 Stück Milchkühen Schönhengster Schlages der Gesamteiweißspiegel des Blutserums, das Verhältnis seiner Eiweißfraktionen und das Hämoglobin untersucht, und zwar zur Zeit der Winter- und Sommerfütterung sowie in den Übergangszeiten. Die beiden Herden wurden auf verschiedene Weise gefüttert, und ihre Milchleistung war verschieden. Die Hämoglobinmenge schwankte stark während des Jahres, und die Bewegung des Hämoglobinspiegels deckte sich annähernd mit der Milchleistungskurve; bei der Herde, die mit einer weniger wertvollen Futtergabe gefüttert wurde, war der Spiegel im Vergleich mit der gut gefütterten Herde um 1,28% niedriger. Das Gesamteiweiß des Blutserums schwankte im Laufe des Jahres nur wenig; es betrug im Durchschnitt 9,41-9,43%. Die Eiweiß-

fraktionen des Blutserums zeigten eine markante Dynamik, und ihr gegenseitiges Verhältnis wies zwischen den beiden Herden einen merklichen Unterschied auf. Die Herde, die beinahe das ganze Jahr hindurch, die Zeit gegen Ende des Weideganges ausgenommen, eine kleinere Gabe konzentrierter Eiweißfutterstoffe erhielt und eine niedrigere Milchleistung aufwies, zeigte ein niedrigeres Verhältnis der Albumine zu den Globulinen (Quotient A/G war um 13,5% niedriger). Während der Weideperiode stiegen die Werte des A/G-Quotienten bei der Herde mit weniger wertvoller Futtergabe, während bei der Herde, die besser gefüttert wurde, diese Werte zurückgingen; im Winter sank der Quotient in beiden Fällen. Die Albumine sanken im Vorfrühjahr beträchtlich, um zur Weidezeit einen merklichen Anstieg zu verzeichnen.
ČSSR/ÚVTI. 6065.

4-64/05-0314 Müller, Jörg; Berlin, Humboldt-Univ., Med. Tierklin. **Die Aminosäurezusammensetzung von Rinderalbumin aus Blut und Leber.** Acta biol. med. german. [Berlin] **11** (1963) Nr. 2. S. 290-292. — 1 Tab., 3 Lit.
Mittels Papierchromatographie wurde die Aminosäurezusammensetzung (AS-Z) von Albumin aus Rinderserum sowie aus normalen bzw. cirrhotisch verändertem Lebergewebe und aus periportalem Bindegewebe untersucht. Das Albumin aus normalem Lebergewebe vom Rind enthält danach signifikant weniger Glutaminsäure, Lysin, Tyrosin und Threonin als Serumalbumin, aber signifikant mehr Glycin, Serin und Prolin. Diese Unterschiede lassen sich nach Ansicht des Vf. nicht mit Störungen durch Bindegewebseiweiß erklären. Die AS-Z der Albuminfraktion aus dem periportalen Bindegewebe stimmt mit der des Serumalbumins überein; die AS-Z der Albuminfraktion aus cirrhotischem Lebergewebe ähnelt mehr der des Serumalbumins bzw. dem Albumin aus periportalem Bindegewebe als der AS-Z des Albumins normalen Lebergewebes.
H. Richter. 6068.

4-64/05-0315 Everett, Wilbur W.; Bethesda, Md., Nat. Inst. of Health, Nat. Heart Inst.; Baltimore, Baltimore City Hospital. The effect of metal ions on the isomerization and dimerization of bovine plasma albumin. **(Die Wirkung von Metallionen auf die Isomerisierung und Dimerenbildung des Rinderplasmaalbumins.)** J. biol. Chemistry **238** (1963) Nr. 8. S. 2676-2683. — 8 Abb., 3 Tab., 28 Lit.
Die Isomerisierungsreaktion von Rinderplasmaalbumin (Rpa) wurde in NaCl-HCl-Medium mit oder ohne Cu^{2}-Ionen untersucht. Die ermittelten Ergebnisse ohne Cu^{2}-Ionen stimmten gut mit denen anderer Autoren überein. Cu^{2}-Ionen verlagerten die Isomerisierung in Richtung auf einen höheren pH-Wert. Die Zugabe von Cu^{2}- oder Co^{2}-Ionen zu Rpa bei pH um 4 in Abwesenheit von Puffer-Ionen führte zu einer deutlichen Erhöhung der elektrophoretischen Wanderungsgeschwindigkeit des Rpa. Das Mn^{2}-Ion veränderte dagegen die Mobilität nicht signifikant. Die elektrophoretischen Bilder zeigten die Tendenz zu mehr als 2 Komponenten über einen breiteren pH-Bereich als ohne diese Metallionen. Für die Bindung von Cu^{2}-Ionen an Rpa bei pH 4,0 μ 0,02 sowie pH 4,10 μ 0,10 und Co^{2}-Ionen an Rpa bei pH 4,0 μ 0,02 wurden Näherungswerte für die Bindungskonstanten und die Zahl der Bindungsstellen ermittelt. Bei pH 4 μ 0,1 führten Cu^{2}- und Hg^{2}-Ionen zur Dimerenbildung, während Zn^{2}-, Cd^{2}-, Co^{2}-, Ni^{2}- und Cr^{3}-Ionen in verschiedenen Konzentrationen dieselbe nicht hervorriefen. Die Dimerenbildung durch Cu^{2}-Ionen wurde unter Berücksichtigung des pH näher untersucht. H. Richter. 6068.

4-64/05-0316 Fiedler, H.; Hamburg-Langenhorn, Allg. Krankenhaus Heidberg. **Erfahrungen mit einer einfachen kolorimetrischen Methode zur Bestimmung des Serumcholesterins.** Ärztl. Lab. **9** (1963) Nr. 1. S. 18. 6090.

4-64/05-0317 Schoop, G., Bohnhardt, H., Manz, D. und Knell, H.; Frankfurt/M., Johann-Wolfgang-Goethe-Univ., Inst. für Zoonosenforsch.; Staatl. Veterinäruntersuchungsamt. **Der Blutzuckerspiegel der neugeborenen**

Ferkel und seine Bedeutung für die Frühverluste. Dtsch. tierärztl. Wschr. **70** (1963) Nr. 13. S. 345-349. — 3 Tab., 21 Lit.
Nach den Angaben des Schifttums tritt der größte Teil der Ferkelverluste in den ersten 3 Lebenstagen auf. Ein Teil der Autoren spricht dabei von einer Hypoglykämie, die neben anderen Ursachen (Agalaktie, Erdrücken, Unterkühlung u. ä.) den Tod vieler Ferkel bewirken würde (Baby-Pig-Disease). Klinisch zeigen dabei die Tiere Bewegungsstörungen, comatöse und krampfartige Zustände, Bradycardie und Temperaturabfall. — Vff. konnten bei ihren Untersuchungen nachweisen, daß der Blutzuckergehalt bei Ferkeln im Alter von einem Tag zwar relativ hoch, aber völlig inkonstant ist. Am 3. Lebenstage tritt eine ziemliche Stabilisierung ein, obwohl absolut ein Rückgang des Blutzuckerspiegels vorliegt. Vff. schließen daraus, daß erst zu diesem Zeitpunkt die Ferkel in der Lage sind, selbständig die Glykoneogenese vorzunehmen. Die bei vielen erkrankten und gestorbenen Ferkeln diagnostizierte Hypoglykämie wird von Vff. nicht als selbständige Erkrankung angesehen, sondern als Symptom nach den verschiedensten Noxen. Es wird angeraten, bei allen Störungen bei Ferkeln in den ersten Lebenstagen immer Traubenzuckerlösung mit zu applizieren. E. Werner. 6095.

4-64/05-0318 Lettow, E. und Jaeger, Ch.; Berlin-Dahlem, Univ., Klin. und Poliklin. für Kleine Haustiere. **Die Leucin-Aminopeptidase-Aktivität im Serum klinisch gesunder Hunde.** Tierärztl. Umschau **18** (1963) Nr. 6. S. 294 bis 296.
An 145 Hunden wurde die Bestimmung der Leucin-Aminopeptidase-Aktivität im Serum geprüft. Es handelte sich, soweit klinisch erkennbar, um gesunde Hunde. Die Probe erfolgte kolorimetrisch nach einer Testkombination von Boehringer. Es gab so breite Ergebnisse, daß bei Gallen-, Leber- und Pankreaserkrankungen dieser Untersuchung beim Hunde nur ein beschränkter Wert beigemessen werden kann. K.-P. Jakstien. 6105.

4-64/05-0319 Ghosh, S. und Bull, Henry B.; Iowa City, State Univ. of Iowa. Adsorbed films of bovine serum albumin: Tensions at air-water surfaces and paraffin-water interfaces. **(Adsorbierte Filme von Rinderserumalbumin. Die Spannungen an Luft-Wasser-Oberflächen und Paraffin-Wasser-Zwischenflächen.)** Biochim. biophysica Acta [Amsterdam] **66** (1963) Nr. 1. S. 150 bis 157. — 6 Abb., 5 Tab., 12 Lit.
Mit Hilfe der Methode des hängenden Tropfens wurde die Oberflächenspannung von Rinderserumalbuminlösung sowie die Spannung zwischen den Flächen von n-Octadecan und Rinderserumalbumin-Puffer-Lösung bestimmt. Die Oberflächenspannung ist innerhalb 1 Std. noch nicht konstant, während die Spannung zwischen Octadecan und Albuminlösung konstante Werte bereits nach 30 Min. erreicht und über 0,025% Protein unabhängig von der Proteinkonzentration ist. Die beobachtete Spannungsänderung im Verhältnis zur Zeit war ebenfalls unabhängig vom pH und der Ionenstärke, der Spannungsabfall erfolgte aber stärker bei 40 °C als bei 30 °C. Bei geringer Ionenstärke tritt beim Erreichen des isoelektrischen Punktes ein Minimum der Spannung zwischen beiden Flüssigkeitsflächen, bei hoher Ionenstärke dagegen ein Spannungsmaximum auf. Die Zugabe von Octadecylamin zu Octadecan vermindert erheblich die Spannung an den Flächen zwischen Octadecan und Wasser, sowohl beim Fehlen als auch in Anwesenheit von Albumin. Die Entropie-Änderungen pro Flächeneinheit an den Zwischenflächen zeigen mit zunehmender Serumalbuminkonzentration ein steileres Maximum. Die Kompressibilität des Serumalbuminfilms (bestimmt durch Verringerung der Tropfengröße) nimmt über einem Druck von 22 dyn/cm stark zu. Die Oberflächenspannung der Albuminlösung wurde mit 71,53 bzw. 71,86 dyn/cm (25 °C) und die Spannung zwischen Octadecan und Albuminlösung mit 43,93 bzw. 43,97 dyn/cm (30 °C) ermittelt. E. Grün. 6115.

4-64/05-0320 Harm, M.; Dessau, Forsch.-Inst. für Impfstoffe. **Die serologische Properdinbestimmung. 1. Mitt. Die Properdinbestimmung in Rinderseren mit einer zeitsparenden Modifikation des Verfahrens nach Fritzsche, Fischer, Schwick und Schultze.** Arch. exp. Veterinärmed. **17** (1963) Nr. 4. S. 889-892. – 1 Tab., 3 Lit.

Für Properdinmessungen im Rinderserum wird eine zeitsparende Modifikation der serologischen Properdinbestimmung nach Fritzsche, Fischer, Schwick und Schultze beschrieben. Bei der beschriebenen Methode können die Serumreihen ohne Zymosen in Fortfall kommen, da bei den für die Properdinbestimmung notwendigen höheren Verdünnungen eine bei niedrigen Verdünnungen vorhandene antikomplementäre Wirkung des Rinderserums nicht mehr auftritt. Bei den Serumreihen mit Zymosen wird nicht wie bisher die 50%ige C'3-Inaktivierung jeder Verdünnung des Testserums bestimmt, sondern es werden diejenigen Testserumverdünnungen ermittelt, die zu 2 vorher festgelegten, vom C'3-Gehalt des RP-Serums abhängigen C'3-Inaktivierungen führen. Aus den beiden gefundenen Werten wird dann der 50%ige C'3-Abbau graphisch ermittelt. G. Scheibner. 6115.

4-64/05-0321 Spurný, O. und Lebeda, M. Změny hladiny ketonových látek v krvi krav v průběhu roku. **(Ketonspiegelveränderungen im Blut von Kühen im Laufe des Jahres.)** Sborník Vysoké Školy zemědělské Brně, Řada B **11(32)** (1963) Nr. 2. S. 193-203.

Im Laufe eines Jahres wurde bei 2 Gruppen von je 30 Stück Milchkühen Schönhengster Schlages, die nach verschiedenen Methoden gefüttert waren und verschiedene Milchleistung aufwiesen, 6mal den Kühen Blut entnommen und der Ketonspiegel im Blut nach der kolorimetrischen Methode festgestellt. Dieser Spiegel schwankte während des Jahres in beiden Herden beträchtlich, und die Dynamik war sehr ähnlich. In den restlichen Phasen der Laktation (im Winter und während der ersten Frühjahrsmonate) lag der Ketonspiegel der beiden Herden am tiefsten und in den Endphasen der Laktation und zur Zeit der Trockenstellung (Ende des Weideganges und die ersten Wintermonate) am höchsten. Der Bereich der minimalen und maximalen Ketonwerte bewegte sich bei der Herde, die besser gefüttert wurde, im Laufe des Jahres zwischen 1,91-16,0 mg%. An den Bewegungen der Ketonstoffe war vor allem die Beta-Oxybuttersäure beteiligt. Die unterschiedliche Fütterung und unterschiedliche Milchproduktion sowie der Fettgehalt der Milch beeinflussen deutlich den Stoffwechsel der beiden Herden. ČSSR/ÚVTI. 6115.

4-64/05-0322 Kwiatkowski, T. Oporność osmotyczna krwinek czerwonych i poziom rezerwy alkalicznej morzyskowych koni. **(Der osmotische Widerstand der roten Blutkörperchen und der Stand der Alkalireserve bei an Kolik erkrankten Pferden.)** Roczniki Nauk rolniczych, Ser. E **8** (1963) Nr. 1. S. 159-169. – 2 Abb., 2 Tab., 35 Lit.

Im Verlauf einiger Koliken kommt es zur sogenannten Selbstvergiftung; eines der Symptome ist die Acidose des Organismus. Als Schutz reagiert der Blutpuffermechanismus, die primären Puffer im Blutserum und die sekundären Puffer in den Blutkörperchen. Letztere können durch die Untersuchung der osmotischen Widerstandsfähigkeit der Erythrocyten bestimmt werden. In dieser Arbeit werden die Grundsätze nach der Methode von van Slyke bestimmt. Die osmotische Widerstandsfähigkeit wird nach der Methode von Hamburger-Naegeli bestimmt. Die Beobachtungen stützen sich auf Forschungsergebnisse: 1) Kolik mit Symptomen einer akuten Magenerweiterung, Darmentzündung, Darmkrämpfen und schlechten Verdauung zeigen keine ausgeprägten Veränderungen im Blutserum und in der osmotischen Widerstandsfähigkeit der Blutkörperchen; 2) Erkrankungen des Dickdarms bringen eine Reduzierung der osmotischen Widerstandsfähigkeit der Blutkörperchen und eine schwache Reduzierung der Basen; 3) Krankheiten, die

mit Symptomen der Selbstvergiftung verlaufen, verursachen ein starkes Absinken der Höhe der Basen, der osmotischen Widerstandsfähigkeit und zunehmenden Pulsschlag. Auf Grund dieser Ergebnisse kann die Selbstvergiftung als Zustand einer schweren Kreislaufstörung mit Reduzierung der osmotischen Widerstandsfähigkeit der Erythrocyten betrachtet werden.
PRL/CBR. 6120.

4-64/05-0323 Paluska, Ed. und Jozová, O. (unter techn. Mitarb. v. Bezuchová, M. und Šlezingerová, J.); Prag, Inst. für Hämatol. und Bluttransfusion. **Untersuchung der antigenen Eigenschaften der tschechoslowakischen Plasmaersatzlösung (modifiziertes Rinderserum) mittels Doppeldiffusion in Agargel.** Z. Immunitäts- u. Allergieforsch. **125** (1963) Nr. 1. S. 37-49. – 3 Abb., 2 Tab., 38 Lit. Zus. in Russ., Engl., Franz., Span.
Unter Anwendung der Präzipitation im Agargel wurden die antigenen Eigenschaften einer Plasmaersatzlösung, die modifiziertes Rinderserum darstellt, untersucht. Es wurde zunächst versucht, von einigen Versuchstierarten mit verschiedenen Immunisierverfahren Hyperimmunseren gegen diese Plasmaersatzlösung zu gewinnen. Seren mit ausreichenden Titern konnten von Kaninchen erhalten werden. Natives und modifiziertes Rinderserum wurden auf die Gegenwart von „artspezifischen“ und „künstlichen“ Antigenen mit Hilfe dieses hyperimmunen Kaninchenserums untersucht. Von 3 Proteinkomponenten, die im modifizierten Rinderserum nachgewiesen werden konnten, war eine identisch mit einer Komponente des normalen Rinderserums, während die zwei übrigen Komponenten als „künstliche“ Antigene bezeichnet werden. Einige Ergebnisse von Kreuzversuchen mit den hergestellten Immunseren und homologen sowie heterologen Antigenen werden mitgeteilt. G. Scheibner. 6121.

4-64/05-0324 Grundboeck, M. Obraz krwi obwodowej i szpiku u zarodka kury. **(Das periphere Blutbild und das Knochenmark des Hühnerembryos.)** Roczniki Nauk rolniczych, Ser. E **8** (1963) Nr. 1. S. 105-127. – 76 Abb., 5 Tab., 19 Lit.
Die Untersuchungen betrafen die Zusammensetzung des peripheren Blutes und das Knochenmark bei Hühnerembryonen ab 10. Bebrütungstag bis zum Ausschlüpfen sowie bei ein- und zweitägigen Küken. Die Ausstriche wurden überwiegend nach Pappenheim gefärbt; in einigen besonderen Fällen wurden spezielle Färbungen und cytochemische Reaktionen angewandt. Außerdem wurden der Hämatokritwert und der Hämoglobingehalt bestimmt. Die einzelnen Typen der Blutzellen und des Knochenmarks werden in 75 Photographien dargestellt. Ein Vergleich der eigenen Versuchsergebnisse mit den Ergebnissen anderer Autoren zeigt sowohl Übereinstimmungen als auch Unterschiede vor allem hinsichtlich der Zahl der roten Blutkörperchen und der Myelogramme. PRL/CBR. 6123.

4-64/05-0325 Schmid, D. O.; München, Inst. für Blutgruppenforsch. der Tierzuchtforsch. e. V. **Blutübertragung und Blutgruppen bei Tieren.** Tierärztl. Umschau **18** (1963) Nr. 9. S. 501-505. – 19 Lit.
Auf Grund der zahlreichen Blutgruppenfaktoren (BF), die vor allem beim Rind festgestellt wurden, lassen sich gruppengleiche Spender kaum finden. Gruppenungleichheit bedeutet beim Haustier nicht Unverträglichkeit, bei Rind und Pferd sind 80% aller Erstübertragungen verträglich. Beim Rind traten auch bei wiederholten Immunisierungen zur Gewinnung von Antiseren keine ernstlichen Transfusionsschäden auf. Nur das Blutgruppensystem J bildet eine Ausnahme, da der BF J oft bereits im Normalserum in hoher Konzentration vorkommt. Ähnlich verhält es sich beim BF A des Schweines, R des Schafes und A des Hundes. Der einfache Agglutinationsversuch ebenso wie der Kreuzversuch reichen zur Verträglichkeitsprüfung nicht aus. Wegen der Schwankungen im Agglutinin- und Hämolysintiter bei Rind und Pferd ist zu-

sätzlich eine Verträglichkeitsprüfung erforderlich. Eine weitere Sicherheit zur Vermeidung von Zwischenfällen wird gewährleistet, wenn man außerdem die Vorprobe nach Oehlecker durchführt. Da die Schockgefahr bei der Blutübertragung beim Tier trotz der vielen Vorsichtsmaßnahmen nicht mit Sicherheit auszuschließen ist, empfiehlt sich die Plasmaübertragung, die für die meisten Indikationen die Vollblutübertragung ersetzen kann.

G. Becker. 6125.

4-64/05-0326 Frair, Wayne; Briareliff Manor, N. Y., King's Coll. Blood group studies with turtles. **(Blutgruppenstudien an Schildkröten.)** Science [Washington] **140** (1963) Nr. 3574. S. 1412-1414. – 2 Tab.

Vf. berichtet über die Blutgruppenunterschiede (BU) bei Schildkröten und zeigt, daß BU zwischen Individuen und Populationen bestehen. Das Blut wird durch Herzpunktion gewonnen, die Agglutination auf Testplatten mit unverdünntem Normalserum, Serum anderer Tierarten oder Pflanzenextrakten vorgenommen. Das Serum stammte zumeist von nicht immunisierten Tieren; einige waren mit Serum anderer Tierartem immunisiert worden. Die Untersuchungen zeigten, daß sich die Blutgruppenbestimmung bei Schildkröten gut zu genetischen Forschungen eignet. Die Fähigkeit, Antikörper zu bilden, ist bei Poikilothermen danach gut entwickelt. G. Becker. 6125.

4-64/05-0327 Schützler, H.; Dessau, Forsch.-Inst. für Impfstoffe. **Properdinserumgewinnung vom Rind mit besonderer Berücksichtigung des Immunisierungsschemas, der Properdintiter und der Zellveränderungen im peripheren Blut.** Arch. exp. Veterinärmed. **17** (1963) Nr. 4. S. 877-888. – 3 Abb., 6 Tab., 7 Lit.

5 Rinder wurden im Laufe eines Jahres mehrfach mit Zymosanvaccinen hyperimmunisiert. Die Auswertung der gefundenen Properdintiter ließ erkennen, daß eine Hyperimmunisierung von Rindern mittels Zymosanvaccine möglich ist. Es wurden bei den Versuchsrindern Properdintiter erreicht, die ein Vielfaches der Ausgangswerte betrugen. Die individuellen Schwankungen in der Höhe der Properdintiter waren dabei beachtlich. Properdingipfel wurden bei Wiederholungsimmunisierungen in der Zeit vom 8. bis 11. Tag nach der ersten und am 2. bis 3. Tag nach der letzten Injektion erreicht. Danach fielen die Titer mehr oder weniger schnell ab. Hämatologische Untersuchungen zeigten, daß Versuchsrinder mit hohen Properdintitern eine positive monocytäre und lymphatisch-eosinophile Phase aufwiesen, während bei Tieren mit niedrigen Titern keine lymphatische Reaktion auftrat. Daraus kann geschlossen werden, daß möglicherweise lymphopoetisches System und Properdinsystem zueinander in Beziehung stehen. G. Scheibner. 6135.

4-64/05-0328 Scheller, E. F. **Einwirkung ionisierender Strahlen im Blut.** Z. ges. inn. Med. Grenzgebiete **17** (1962) Nr. 24. S. 1129-1133. – 20 Lit.

Vf. geht einleitend auf allgemeine Wirkungen der Strahlen auf die lebende Zelle ein, um anschließend die Blutbestandteile, vor allem die Erythrocyten und die vom Vf. bereits früher beschriebenen mitochondrienartigen Grundelemente des Cytoplasmas zu besprechen. – Diese Strukturelemente werden als unphysiologisch betrachtet. In Versuchen mit Vitalblutproben konnte nachgewiesen werden, daß auch bei erhöhter kosmischer Strahlung diese Veränderungen des Blutbildes erfolgen. In geographischen Punkten mit erhöhter Einstrahlung bildeten sich schon in den ersten Stunden Körnchen, Kügelchen, Fäden, Fibrin und Stäbchen aus. Einige Monate später durchgeführte Kontrolluntersuchungen zeigten die gleichen Ergebnisse. – Es wird eine Umbildung oder Veränderung cytoplasmatischer Strukturen durch die Strahlung angenommen, wobei eine Parallelität mit dem Krebsgeschehen möglich erscheint. Ähnliche anomale Blutbefunde wurden auch beim Personal von Röntgeninstituten und bei Silikosekranken gefunden. Die Reizwirkung subklinischer Dosen von Röntgenstrahlen auf den Gesamtorganismus könnte über die beschriebene Veränderung des Blutbildes ebenfalls erklärt werden. Vf. betont, daß diese von ihm durchgeführten Untersuchungen weitere Anregungen zum Forschen geben sollten. M. Worseck. 6135.

4-64/05-0329 Gasparska, J. und Gerner-Nowakowa, A. Wpływ promieni X na strukturę antygenow krwinkowych u kur. **(Der Einfluß der Röntgenstrahlen auf die Struktur der Blutantigene bei Hühnern.)** Roczniki Nauk rolniczych, Ser. B **81** (1963) Nr. 3. S. 569-571. – 2 Lit.
Die Untersuchungen stellen einen Teil der einleitenden Forschungen über den unmittelbaren Einfluß der Röntgenstrahlen auf die Blutantigene der geschlüpften Küken dar, die vor der Incubationsperiode mit Röntgenstrahlen bestrahlt wurden. Die Eier stammen von 38 Hühnern, die aus sechs Selektionsherden ausgewählt und mit einer Dosis von 400 r bestrahlt wurden. Aus diesen Eiern schlüpften 37 Küken (49,3%). Mit den Blutkörperchen der Junghennen im Alter von 4 Monaten, die aus den bestrahlten Eiern stammten, wurden ihre Mütter und die Vollschwestern ihrer Mütter immunisiert. Die Seren, die von den Müttern gewonnen wurden, wurden von den Blutkörperchen der Väter absorbiert, während die von den Schwestern der Mütter gewonnenen Seren von den Blutkörperchen der Väter und Mütter absorbiert wurden. Nach erfolgter Absorption wurden die einzelnen Seren in der Agglutinationsreaktion mit den zur Absorption verwendeten Blutkörperchen und mit den Blutkörperchen der Spender untersucht. In allen Fällen haben die Seren nach der Absorption durch die Blutkörperchen des Vaters oder durch die Blutkörperchen von Vater und Mutter nicht in der Agglutinationsreaktion mit Blutkörperchen der Tiere reagiert, die von den mit Röntgenstrahlen bestrahlten Eiern stammten. PRL/CBR. 6135.

4-64/05-0330 Payne, J. M., Sansom, B. F. und Manston, R.; Compton, Newbury, Berks., Agric. Res. Council. The responses of cows to experimentally induced hypocalcaemia. I. Acute experimental hypocalcaemia. **(Die Reaktionen von Kühen bei experimentell ausgelöster Hypocalcaemie. 1. Mitt. Akute experimentelle Hypocalcaemie.)** Veterin. Rec. **75** (1963) Nr. 23. S. 588-592. – 2 Abb., 1 Tab., 8 Lit.
Durch i.v. Infusion von Natriumoxalat oder EDTA (Aethylendiamintetraacetat) wurde bei verschiedenen Gruppen von Milchkühen die Hypocalcaemie experimentell ausgelöst. Entsprechend dem Körpergewicht der Kühe betrug die Dosis 24 mg Natriumoxalat/kg Kgw., und die Infusion von 1 g/Min. reichte bei den meisten Tieren, die Hypocalcaemie auszulösen. Insgesamt wurden 500-600 ml Natriumoxalat in obiger Konzentration im Verlaufe von 10-12 Min. infundiert. Bei hochtragenden Tieren wurde die Dosis auf 20 mg/Kgw. reduziert. Bei Kühen mit einer Neigung zum Milchfieber war keine stärkere Veranlagung zu einer experimentell auslösbaren Hypocalcaemie zu beobachten. Sie waren aber zu einer beschleunigten Wiederherstellung des Blutplasmacalciumspiegels imstande. An sich kommt es bei fast allen Tieren zum Geburtstermin zu Hypokalcaemien, ohne daß klinische Symptome aufzutreten brauchen. Der Ca-Mangel im Blutplasma hängt mit der rapiden Ca-Ausscheidung über das Colostrum zusammen. Dieses enthält 1,5-2.5 mg/ml, d. h. das 10- bis 20fache der Konzentration im Blutplasma. Die Fähigkeit, diesen beträchtlichen Ca-Verlust in Kürze auszugleichen, ist bei den Kühen unterschiedlich ausgeprägt. Sie wird von der Leistungsfähigkeit der Parathyreoidea bestimmt, deren Dysfunktion den Anlaß zur Hypocalcaemie bietet. Im Experiment begünstigte die Laktation den Ausbruch der Erkrankung nicht so sehr, wie es bei Hochträchtigkeit der Fall war. Womit diese Unterschiede zusammenhängen, ist bisher nicht bekannt. Daraus leitet sich jedoch die Notwendigkeit zu weiteren Untersuchungen über den Calciumstoffwechsel zum Milchfieber veranlagter und tragender Kühe ab. H. Busse. 6135.

4-64/05-0331 Surynek, J. und Mach, P. Reakce červeného krevního obrazu kuřat ozářených X-paprsky, dvěma davkami á 600 r, na podávání oxytetracyklinu, vitamínu B_{12} a kyseliny listové. **(Reaktion des roten Blutbildes von Küken, die mit 2 Dosen zu je 600 r behandelt wurden, auf die Verabreichung von Oxytetracyclin, Vitamin B_{12} und Folsäure.)** Sborník Vysoké Školy zemědělské Brně, Řada B **11(32)** (1963) Nr. 2. S. 253-261.
Das Versuchsobjekt bildeten 40 Küken der weißen Leghornrasse, 8 Wochen alt, mit 345 g Anfangsgewicht. Sie bildeten 4 Gruppen. Präparate wurden individuell verabreicht, und zwar bei der einen Gruppe bereits mit dem 7. Tage vor der ersten Bestrahlung. Drei Kükengruppen wurden zweimal mit einer Dosis von 600 r im Intervall von 17 Tagen bestrahlt. Die quantitativen Veränderungen nach der Bestrahlung der Vögel entsprachen im großen und ganzen den Veränderungen bei Säugetieren. Nach der ersten Bestrahlung verzeichneten alle Gruppen einen ausgesprochenen Hämoglobinrückgang. Die tägliche Verabreichung von Oxytetracyclin, Vit. B_{12} und Folsäure vor und nach der Bestrahlung hatte während der ersten 16 Tage nach der Erstbestrahlung keinen Einfluß auf die quantitativen Veränderungen im peripheren Blut. Auch nach der zweiten Bestrahlung wiesen die bestrahlten Kükengruppen keinen markanten Unterschied auf. Die Reaktion war nur bei der Gruppe der vor der Bestrahlung mit Heilmitteln behandelten Küken stärker.
ČSSR/ÚVTI. 6135.

4-64/05-0332 Kaye, Donald und Hook, Edward W.; New York, New York Hospital, Cornell Med. Center. The influence of hemolysis or blood loss on susceptibility to infection. **(Der Einfluß von Hämolyse oder Blutverlust auf die Infektionsempfänglichkeit.)** J. Immunol. [Baltimore] **91** (1963) Nr. 1. S. 65-75. — 10 Abb., 1 Tab., 16 Lit.
Die Darreichung von Anti-Mäuseerythrocyten-Serum, von mit Antikörpern beladenen homologen Erythrocyten, heterologen Erythrocyten oder Phenylhydrazinhydrochlorid vergrößerte im Versuch deutlich die Empfänglichkeit weißer Mäuse gegen *Salmonella typhimurium*, *Escherichia coli* und *Staphylococcus aureus*, nicht aber gegen *Diplococcus pneumoniae*. Ursächlich dürfte dafür nicht die Anämie als solche verantwortlich sein, sondern ein Überangebot an heterologen oder geschädigten homologen Erythrocyten im Blutstrom. Ein akuter Blutverlust durch Aderlaß führte nämlich zu keiner Erhöhung der Infektionsempfänglichkeit. Es wird angenommen, daß wegen der Phagocytose der heterologen oder geschädigten homologen Erythrocyten durch die Zellen des reticuloendothelialen Systems diese in ihrer Fähigkeit behindert werden, aufgenommene Bakterien zu töten. G. Scheibner. 6140.

XI. VIRUSKRANKHEITEN

4-64/05-0333 Morehouse, L. G., Moses, H. E. und Gustafson, D. P.; West Lafayette, Ind., Purdue Univ., School of Veterin. Sci. and Med. Newcastle disease virus in tissue culture cells derived from chickens. **(Newcastle-disease-Virus in Gewebekulturzellen, die vom Küken stammen.)** Amer. J. veterin. Res. **24** (1963) Nr. 100. S. 580-587. — 10 Abb., 1 Tab., 12 Lit.
Kulturen aus Trachea-, Lungen- und Nierenzellen von 4-6 Mon. alten Küken wurden auf ihre Verwendbarkeit für die Züchtung von velogenen und lentogenen NDV-Stämmen, sowie auf die Bildung typischer cytopathogener Effekte durch diese Stämme untersucht. Keines der genannten Gewebe eignete sich für den Nachweis von kleinen Virusmengen ($<$ 1,000 E LD_{50}).
U. Schmidt. 6210.

4-64/05-0334 Morehouse, L. G., Gustafson, D. P. und Moses, H. E.; West Lafayette, Ind., Purdue Univ., School of Veterin. Sci. and Med. Growth of Newcastle disease virus in cell cultures derived from swine embryo lymph nodes. **(Über das Wachstum von Newcastle disease-Virus in Zellkulturen aus**

Schweineembryolymphknoten.) Amer. J. veterin. Res. 24 (1963) Nr. 100. S. 588-594.
Die Züchtung des Newcastle disease-Virus in Gewebekulturen aus Schweineembryolymphknoten wird beschrieben. Das Virus vermehrt sich hierin nahezu ebensogut wie im Hühnerembryo. Das Wachstum ist mit cytopathogenem Effekt verbunden. Die Methode wird für diagnostische Zwecke empfohlen.

U. Schmidt. 6210.

4-64/05-0335 Wagner, S.; Insel Riems, Friedrich-Loeffler-Inst. der Dtsch. Akad. der Landwirtsch.-Wiss. zu Berlin. **Isolierung eines „Orphan"-Enterovirus der Maus.** Arch. exp. Veterinärmed. 17 (1963) Nr. 3. S. 563-594.
Aus Darm- und Kotmaterial 3-4 Wochen alter Mäuse konnten 12 Stämme für Mäusenierzellenkulturen cytopathogener Agentien isoliert werden. In Gehirn, Lunge, Herz, Milz, Niere und Leber derselben Tiere waren diese Agentien nicht nachweisbar, sie zeigten also eine ausgesprochene Affinität zum Darmtrakt der Maus. Die Agentien waren filtrierbar, chloroformresistent und nicht pathogen für Mäuse, Meerschweinchen, Ratten, Goldhamster, Kaninchen und Küken. Sie bewirkten keine Agglutination von Rinder-, Hammel-, Hühner-, Meerschweinchen- und Mäuseerythrocyten. Alle isolierten Stämme verursachten völlig gleichartige und sehr charakteristische, stets am Rande des Zellrasens beginnende Veränderungen in Mäusenierenzellkulturen. Virusspezifisch veränderte Zellen zeigten eine starke Eosinophilie des Cytoplasmas, die Zellkerne waren geschrumpft und färbten sich intensiv mit Hämatoxylin. Bei der fluoreszenzmikroskopischen Untersuchung mit Akridinorange gefärbter Präparate konnte eine Verstärkung des Ribonucleinsäuregehaltes des Cytoplasmas und des Desoxyribonucleinsäuregehaltes der Zellkerne virusspezifisch veränderter Zellen nachgewiesen werden. Häufig führte die Infektion nicht zur Zerstörung des gesamten Zellrasens. In alten oder degenerierenden Zellkulturen war nur ein schwacher oder kein cytopathischer Effekt festzustellen. Der Wechsel des Kulturmediums bewirkte eine Verstärkung der virusspezifischen Zellveränderungen. In leicht alkalischem Milieu wurde die stärkste Cytopathogenität entfaltet. Die isolierten Agenzien waren nicht cytopathogen für Mäuse- und Hühnerembryofibroblastenkulturen, für Kälbernieren- sowie für L-, FL- und KB-Zellkulturen. Schwache Zellveränderungen traten während der ersten Passage in Ferkel- und Rattennierenkulturen auf. Auf Grund der Filtrierbarkeit, der Chloroformresistenz, der Affinität zum Darmtrakt und der fehlenden Pathogenität wird das isolierte Agens als „Orphan"-Enterovirus der Maus bezeichnet. Eine Identität mit anderen bei Laboratoriumsmäusen nachgewiesenen Viren konnte ausgeschlossen werden. Im gleichen Mäusebestand wurden 2 andere enterotrope Virusarten, das TO-Virus und das Diarrhoevirus der Säuglingsmäuse, nachgewiesen.

S. Wagner. 6210.

4-64/05-0336 Mengeling, W. L., Gutekunst, D. E., Fernelius, A. L. und Pirtle, E. C.; Ames, Iowa, U.S. Dep. of Agric., Agric. Res. Serv. Demonstration of an antigenic relationship between hog cholera and bovine viral diarrhea viruses by immunofluorescence. **(Der Nachweis einer antigenen Beziehung zwischen dem Virus der Schweinepest und dem der Rinder-Virus-Diarrhoe durch Immunofluoreszenz.)** Canad. J. comparat. Med. veterin. Sci. 27 (1963) Nr. 7. S. 162-164.
Das auf Rindernierenzellen gezüchtete Virus der Rinder-Virus-Diarrhoe konnte ebenso wie das auf Schweinenierenzellen vermehrte Schweinepestvirus sowohl mit dem jeweiligen homologen als auch mit dem heterologen fluoreszierenden Immunserum im Cytoplasma der Zellen nachgewiesen werden. Entsprechende Kontrolluntersuchungen bestätigten die Spezifität dieser Befunde.

H. Bergmann. 6210.

4-64/05-0337 Buckland, F. E. und Tyrrell, D. A. J.; Salisbury, Wilts., Harvard Hospital, Common Cold Res. Unit., Nat. Inst. for Med. Res. A comparative study of virus haemagglutinins. The stability of haemagglutinins and red cell receptors to certain physical and chemical treatments. **(Eine vergleichende Untersuchung von Virus-Hämagglutininen. Die Stabilität der Hämagglutinine und der Receptoren von Erythrocyten gegenüber bestimmten physikalischen und chemischen Behandlungen.)** J. gen. Microbiol. **32** (1963) Nr. 2. S. 241-253.
Verschiedene hämagglutinierende Viren (Myxoviren, 8 Stämme; REO-Viren, 2 Typen; ECHO-Viren, 4 Typen; Theiler-Virus GD VII; EMC, Columbia SK; Adenoviren, 3 Typen; Arborvirus A, Semliki Forest; Aborvirus B, West-Nil; Pneumonie-Virus der Maus) wurden daraufhin untersucht, ob die Einwirkung verschiedener physikalischer und chemischer Faktoren auf das Virus selbst oder auf die Receptoren der Erythrocyten die Hämagglutination beeinflußt und ob die sich dabei ergebenden Effekte sich für eine Klassifizierung der Viren ausnutzen lassen. Die Behandlung der Viren mit Säure, Harnstoff, p-Chlormercuribenzoësäure, Desoxycholat und Natriumbisulfit ergab jeweils die gleichen Ergebnisse für die Viren einer biologischen Gruppe und erscheint deshalb für eine Klassifizierung unbekannter Viren geeignet. Die Behandlung mit Formaldehyd, Hitze, Aether, Perjodat, Enzymen und Thiolreagentien ergab für verschiedene Viren einer Gruppe unterschiedliche Ergebnisse, welche nach Ansicht der Vff. für genetische Untersuchungen wertvoll sind. Die Erythrocyten wurden mit Formaldehyd, Perjodat, Bisulfit, p-Chlormercuribenzoësäure, Jodacetanid, Cholerafiltrat, Papain, Chymotrypsin und Trypsin behandelt, wodurch bei verschiedenen Viren die Agglutination verhindert wurde. Diese Ergebnisse waren komplementär zu den Behandlungen der Hämagglutinine. Vff. betonen die Notwendigkeit einer Standardisierung der einzelnen Teste. Die umfangreichen Ergebnisse müssen dem Original entnommen werden. A.-F. Olechnowitz. 6225.

4-64/05-0338 Radomiński, W. Badania nad odczynem wiazania dopełniacza w rozpoznawaniu niedokrwistości zakaźnej koni. **(Untersuchungen über die Komplementbindungsreaktion bei der Diagnose der infektiösen Anämie der Pferde.)** Roczniki Nauk rolniczych, Ser. E 8 (1963) Nr. 1. S. 45-65. — 5 Tab., 73 Lit.
Die Arbeit enthält einen Forschungszyklus über die Anwendung der Komplementbindungsreaktion (OWD) bei der Diagnose der infektiösen Anämie der Pferde (NZK). Den Hauptteil bildet die Erklärung der eigentlichen Technik, gestützt auf die sogenannte partielle Komplementbindungsreaktion. Der Grundsatz besteht hier darin, als Ergänzung nicht das volle Komplement des Meerschweinchens (C), sondern nur eine der Komponenten (C_4) zu verwenden. Das gestattet eine Mengenanalyse der einzelnen Bestandteile des Grundkomplexes und Indexes. Das Prinzip der eigentlichen Methode liegt in der Ausarbeitung der diagnostischen Reaktion für das Virusantigen. Diese Reaktion ist frei von Übereinstimmungsmerkmalen des Grundkomplexes. Das Antigen wird nach einem Verfahren gewonnen, das die entsprechende Reinheit und Konzentration garantiert. Das wird erreicht, indem man in die Reaktion diagnostisches Serum einführt, das gewonnen wird auf dem Wege der Hyperimmunisierung der Kaninchen mit dem Virus NZK und durch die Zubereitung des Antigens aus Blutkörperchen der Pferde, die durch Ultraschall zerschlagen wurden, und durch die Absonderung der löslichen Fraktion durch schnelle Umdrehung. Die Mengenanalyse dieser Reaktion zeigte ihre Eigenart und Möglichkeit der Beobachtung der Dynamik des Krankheitsprozesses entsprechend seinem Verlauf. PRL/CBR. 6258.

4-64/05-0339 Bendixen, H. J.; Kopenhagen, Statens Veterin. Serumlab. **Ergebnisse der Kontroll- und Tilgungsmaßnahmen der Rinderleukosebekämp-**

fung. Berliner Münchener tierärztl. Wschr. **76** (1963) Nr. 16. S. 329-331. – 1 Abb., 2 Tab., 25 Lit.

Die seit mehr als 40 Jahren in Dänemark zur Beobachtung kommende Leukose des Rindes, Leucosis enzootica bovis, wird zu den bösartigen, übertragbaren Krankheiten gerechnet und ist demzufolge anzeigepflichtig. Die insbesondere auf den Inseln Sjaelland und Lolland sich befindenden Leukoseherden sind unter ständiger öffentlicher Kontrolle. Da eine Partialsanierung durch Schlachtung der hämatologisch positiven Tiere zu keinem Erfolg führte, entschloß man sich zur radikalen Totalkeulung. Durch Gewährung staatlicher Beihilfen wurde dieses Programm unterstützt. So kamen bis zum Jahre 1962 15151 Rinder (einschließlich Jungrinder) zur Schlachtung. Der Aufkauf gesunder Rinder fand mit gutem Erfolg aus den leukosefreien Gebieten Dänemarks statt. W. Wittmann. 6288.

4-64/05-0340 Seils, H.; Eberswalde, Bezirkstierklin. **Untersuchungen über die Leukose des Rindes. 3. Mitt. Ein Beitrag zur Zählung der eosinophilen Leukocyten unter besonderer Berücksichtigung der Leukose.** Arch. exp. Veterinärmed. **17** (1963) Nr. 4. S. 751-765. – 2. Mitt. vgl. LZ. Abt. IV 8 (1963) Nr. 11. S. 2373.

Bei der Blutuntersuchung sind unter anderem die eosinophilen Leukocyten von besonderem Interesse, weil Funktion und Aufgabe dieser Zellen sowohl im peripheren Blut als auch bei ihrem Vorkommen im Gewebe noch nicht vollständig geklärt sind. Vf. prüfte ein von Döcke und Worch angegebenes Verfahren zur Zählung dieser Blutzellen unter besonderer Berücksichtigung der Leukose des Rindes. Die Untersuchungen wurden an Patienten einer Tierklinik und in zwei Rinderbeständen mit mittelgradiger Leukoseverbreitung durchgeführt. Bei Tieren, die ein verdächtiges oder für Leukose sprechendes Blutbild aufwiesen, kam es in der Verdünnungsflüssigkeit nach Zusatz der benötigten Blutmenge zu einer Gerinnselbildung. Dieses Gerinnsel bestand aus eosinophilen Zellen und zeigte sich in der Mehrzahl der Fälle ungefähr eine Stunde nach der Blutentnahme. Bei Rindern mit tumoröser Leukose und bei Tieren oder Patienten mit physiologischem Blutbild wurde eine Gerinnselbildung nicht oder nur in ganz geringem Umfang sowie erst nach Ablauf mehrerer Stunden beobachtet. Diese Störung ließ sich durch Hinzufügen von Natriumcitrat in Substanz zur Verdünnungsflüssigkeit verhindern. Die auf diese Weise behandelten Blutproben ergaben bei der Zählung der Eosinophilen einwandfreie Ergebnisse sowohl unmittelbar nach der Blutentnahme als auch im Abstand von mehreren Stunden. Vf. ist der Ansicht, daß die von Döcke und Worch angegebene Methode zur Zählung von Eosinophilen mit Zusatz eines gerinnungshemmenden Mittels besonders für Laboratorien mit wenigen technischen Hilfskräften ohne größeren Arbeitsaufwand geeignet erscheint. A. Meyer. 6288.

4-64/05-0341 Seils, H.; Eberswalde, Bezirkstierklin. **Untersuchungen über die Leukose des Rindes. 4. Mitt. Eine Literaturstudie über Gedanken zur Frage der möglichen Bedeutung der Bluteosinophilie bei der Leukose des Rindes und deren Beziehung zur Gewebseosinophilie bei echten Geschwülsten.** Mh. Veterinärmed. **18** (1963) Nr. 15. S. 573-577. – 3. Mitt. vgl. vorst. Ref.

Bei der Klärung der Frage nach dem Wesen der Leukose werden im Schrifttum häufig 2 Theorien erörtert. Einmal wird die Ansicht vertreten, daß es sich bei der Erkrankung um eine Hyperplasie handelt, andererseits wird sie als eine echte Geschwulsterkrankung betrachtet. Beide Theorien haben in der Veterinärmedizin wie auch in der Humanmedizin Anhänger. Einige Untersucher sind der Ansicht, daß bei den Leukosen die Grenze zwischen einer Hyperplasie und einem echten Tumor schwer zu ziehen ist. Die Hyperplasie-Theorie basiert auf einer primären schädigenden Einwirkung auf das hämatopoietische

System, wobei Korrelationsstörungen, besonders des Hypophysen-Vorderlappen-Nebennierenrindensystems, eine Rolle spielen. Die Leukose wird für eine generalisierte reaktive, vom übergeordneten Regulationssystem gesteuerte oder fehlgesteuerte Systemhyperplasie gehalten. Als wesentliche Stütze der Tumor-Theorie wird die große Wesensgleichheit der Lymphadenose und Lymphosarkomatose betrachtet. Die in neuerer Zeit diskutierte und z.T. nachgewiesene Entstehung der Leukosen auf Grund einer Virusinfektion ist geeignet, die Anschauung der Anhänger der Tumor-Theorie zu unterstützen. Sowohl im veterinärmedizinischen als auch im humanmedizinischen Schrifttum wird berichtet, daß besonders bei bösartigen, aber auch bei gutartigen Neubildungen eine Histoeosinophilie festgestellt werden konnte. Von humanmedizinischer Seite liegen auch Mitteilungen über eine Bluteosinophilie als Begleitbefund bei Tumorerkrankungen vor. Eine solche Eosinophilie im Blut hat Vf. auch bei der Leukose des Rindes gefunden. Wenn man annimmt, daß das Vorkommen von eosinophilen Leukocyten gewissermaßen spezifisch ist, so kann ihr Auftreten als Stütze für die Tumor-Theorie betrachtet werden. Weiterhin ist zu beachten, daß die eosinophilen Leukocyten von den Hormonen der Nebennierenrinde gesteuert werden und daß dieses Hormonsystem überhaupt Einfluß auf die blutbildenden Organe hat. Wenn man die Beziehung zwischen Lebenskurve der NNR und dem Auftreten von Leukosen in der Humanmedizin unter Beachtung von Alters- und Geschlechtsdispositionen betrachtet, könnte man annehmen, daß das HVL-NNR-System an der Aufrechterhaltung des Gleichgewichtes zwischen dem myeloischen und lymphatischen System beteiligt ist und bei einer entsprechenden Disregulation Leukose entstehen kann. A. Meyer. 6288.

4-64/05-0342 Meyer, H.; Jena, Inst. für Bakterielle Tierseuchenforsch. der Dtsch. Akad. der Landwirtsch.-Wiss. zu Berlin. **Zur Rinderleukose im Bezirk Gera.** Arch. exp. Veterinärmed. **17** (1963) Nr. 4. S. 799-817. — 1 Abb., 9 Tab., 74 Lit.

Zur Ermittlung über das Auftreten und die Verbreitung der Rinderleukose im Bezirk Gera wurden von 125 Rinderbeständen, in denen von 1958-1961 Leukoseerkrankungen beim Rinde auftraten, 31 hochgradig für Leukose verdächtige Betriebe mit insgesamt 1621 Rindern einer Blutuntersuchung unterzogen. Dabei erwiesen sich 18 Betriebe als Leukosebestände, und 7 mußten als verdächtig bezeichnet werden. Die sich bei der Auswertung der Blutbilder nach den Leukoseschlüsseln von Götze und Bendixen ergebenden Probleme werden in Verbindung mit einigen strittigen Fragen eingehend diskutiert. Ebenso wird auf Fragen der Ätiologie, der Pathogenese, der Pathologie und Epidemiologie eingegangen, wobei die zu ergreifenden veterinärhygienischen Maßnahmen zur Bekämpfung der Rinderleukose im allgemeinen und im speziellen diskutiert werden. W. Wittmann. 6288.

4-64/05-0343 Medway, William und Rapp, J. P.; Philadelphia, Univ. of Pennsylvania, School of Veterin. Med. A case of chronic granulocytic leukemia with thrombocytopenic purpura in a dog. **(Ein Fall von chronischer granulocytärer Leukämie mit Werlhofscher Krankheit bei einem Hund.)** Cornell Veterinarian **52** (1962) Nr. 2. S. 247-260. — 6 Abb., 1 Tab., 18 Lit.

Klinische, hämatologische und pathologische Beschreibung eines Falles von chronischer granulocytärer Leukämie bei einer 3 Jahre alten Langhaar-Dackel-Hündin. Der Fall war charakterisiert durch wiederholte hämorrhagische Erscheinungen, Thrombopenie und Remissionen über einen Zeitraum von 2½ Jahren. S. Schlaaff. 6292.

4-64/05-0344 Levi, Elaine; Los Angeles, Univ. of California. Preparation of an antiserum specific to a spontaneous mouse leukaemia after the induction of artificial immunological tolerance to normal mouse tissue. **(Herstellung eines spezifischen Antiserums gegen eine spontane Mäuseleukämie durch In-**

duktion einer künstlichen immunologischen Toleranz gegenüber normalem Mäusegewebe.) Nature [London] **199** (1963) Nr. 4892. S. 501-502. – 1 Tab., 5 Lit.

In ähnlicher Weise wie bei der Erzeugung von Antiseren gegen den Ehrlich-Ascites-Tumor verfuhr Vf. bei der Gewinnung von leukämischen Antiseren. Dabei erhielten neugeborene Kaninchen in wöchentlichen Abständen vor der Injektion des leukämischen Materials Organverreibungen (Milz, Thymus u. a.) gesunder Mäuse des Stammes AKR/Jux mehrmals injiziert. Die Seren wirkten nur bei dem gleichen Mäusestamm. W. Wittmann. 6297.

4-64/05-0345 Ferrand, M. J. A propos du coryza gangréneux des bovidés. **(Das bösartige Katarrhalfieber der Rinder.)** Bull. Soc. Sci. vétérin. Méd. comparée Lyon **65** (1963) Nr. 2. S. 99-104.

Der Vf. hat in einer bergigen Gegend innerhalb von 10 Jahren mindestens 400 Fälle von bösartigem Katarrhalfieber der Rinder (K) angetroffen. Das K. trat besonders in schlecht genährten Beständen auf und ist deshalb jetzt bei zunehmend besserer Fütterung im Rückgang begriffen. Nur ein Fall von direkter Ansteckung von Rind zu Rind wurde erkannt. Die Übertragung des K. durch Schafe kann auch durch blutsaugende Insekten auf weitere Entfernung geschehen. Die klinischen Erscheinungen des K. sind Fieber über 41°, Lichtscheu, Blinzeln der Augenlider, Rötung der Konjunktiven, Injektion der Blutgefäße der Cornea, ein hörbares Röcheln aus den Nasenlöchern. Im Maul findet sich konstant auf dem Zahnfleisch ein roter Streifen. In Stunden kommt es dann zu Tränenfluß, Keratitis, Nasenausfluß. Enteritis kommt in 33% und Entzündungen an den Klauen und rote Flecken am Euter kommen in 20% der Fälle vor. Nur 7 Fälle waren subakut oder chronisch und führten doch zum Tode. Die Mortalität ohne Behandlung beträgt 100%. Deshalb wurde bei Vorhandensein eines gewissen Fleischwertes die Notschlachtung angeordnet, wobei das Fleisch immer als tauglich beurteilt wurde, außer dem ganzen Kopf, den Lungen und den Baucheingeweiden. Die Behandlung wurde meist gewünscht, aber nur bis zum vierten Tage fortgeführt, wenn sich keine Besserung zeigte. Örtlich wurde am Auge die Keratitis erfolgreich mit Cortanmycetine Roussel (Deltahydrocortison + Chloramphenicol) angegangen. Als allgemeine Behandlung versuchte Vf. Novoarsenobenzol Billon (Neosalvarsan), 2 g pro 100 kg Kgw. in 10% Lösung dreimal in je 48 Std. Zwischenraum intravenös, und Sulfone (4-4-diamino-diphenyl-sulfon), am ersten Tag 50-100 ml 40% Lösung des Digalactosid des Sulfons in die Wamme am Hals. Das ist 48 Std. später zu wiederholen oder durch 10-12 g Sulfon für 100 kg per os weiterzuführen. 10-12 Heilungen auf 150 Fälle wurden erreicht. In der Diskussion wird die Schwierigkeit der Behandlung des K. allgemein herausgestellt. K. Preißler. 6335.

4-64/05-0346 Ciaccio, G.; Milano, Italia, Lab. Scientifici Farmitalia. Adaptation d'une souche de virus aphteux du groupe A à la souris de 24 à 40 jours et au rat de 17 à 18 jours. **(Anpassung eines Maul-und-Klauenseuche-Virusstammes vom Typ A an 24-40 Tage alte Mäuse und an 17-18 Tage alte Ratten.)** Ann. Inst. Pasteur **105** (1963) Nr. 2. S. 447-449. – 2 Lit.

Ein vom Rinde stammender Maul-und-Klauenseuche-Virusstamm, Typ A (Subtyp A_7) wurde an 24-40 Tage alte Mäuse angepaßt und nach 28 Passagen auf 17-18 Tage alte Ratten übertragen. An der Maus erfolgten 65 Passagen durch i.m. Verimpfung des Virus und an der Ratte 34 aufeinanderfolgende Muskelpassagen, ohne daß das Passagevirus eine Veränderung in seinem Verhalten zeigte. A. Veckenstedt. 6342.

4-64/05-0347 Lübke, Artur; Tübingen a. N., Bundesforsch.-Anst. für Viruskrankh. der Tiere. **Über den Einfluß einer Blockade des Reticuloendothelialen Systems durch Thorotrast auf die Virämie und die Entstehung der Maul- und**

Klauenseuche (MKS)-Myokarditis. Zbl. Veterinärmed., R. B **10** (1963) Nr. 5. S. 449-458. — 4 Abb., 3 Tab., 4 Lit.

Bei der mit MKS-Virus infizierten weißen Maus ist in den ersten beiden Tagen post infectionem (p.i.) eine Virämie festzustellen, während am 3. Tag p.i. das Blut nur noch wenig Virus enthält bzw. virusfrei ist. Zur Klärung der Frage, ob bei der „Blutreinigung" das Reticuloendotheliale System (RES) beteiligt ist, wurden die Zellen des RES bei Mäusen zweier Versuchsgruppen vor der Infektion mit MKS-Virus durch Thorotrastinjektionen blockiert. Aus den Versuchen ist zu ersehen, daß die Makrophagen des RES als Phagocyten auf die Virämie und die Entstehung der MKS-Myocarditis ohne Einfluß sind.
W. Wittmann. 6345.

4-64/05-0348 Veckenstedt, A. und Wagner, S.; Insel Riems, Friedrich-Loeffler-Inst. der Dtsch. Akad. der Landwirtsch.-Wiss. zu Berlin. **Prüfung verschiedener Mäusestämme auf ihre Empfänglichkeit für neurotropes Maul-und-Klauenseuche-Virus. II. In Abhängigkeit vom Alter der Tiere.** Arch. exp. Veterinärmed. **17** (1963) Nr. 4. S. 897-907. — 4 Abb., 69 Lit. 1. Mitt. vgl. LZ. Abt. IV **8** (1963) Nr. 10. S. 2157.

Vff. berichten, daß sich bei Mäusen verschiedener Altersgruppen der Zuchtstämme „Burnet", „Strong A" und „Swiss" nach intracerebraler und extraneuraler Applikation von neurotropem Maul-und-Klauenseuche-Virus der Stämme M-C_n und M-A_n keine signifikanten Unterschiede in der Empfänglichkeit zeigten. Nach intracerebraler Verimpfung des Virus wurden bei sämtlichen untersuchten Altersgruppen (5-7 Tage, 4-5 Wochen, 7-8 Wochen, 6-12 Monate) prinzipiell wesentlich höhere Infektiositätstiter angezeigt als nach intraperitonealer, intramuskulärer und subcutaner Applikation. Nach intracerebraler Infektion waren Tiere aller Altersgruppen gleich empfänglich. Nach extraneuraler Virusverabreichung wurden altersbedingte Unterschiede in der Empfänglichkeit festgestellt. Die Erkrankungsrate nahm mit zunehmendem Alter der Tiere ab. Nach intracerebraler Applikation des M-A_n-Virusstammes konnten hinsichtlich des Virusgehaltes der Gehirne keine gesicherten Unterschiede zwischen den geprüften Altersgruppen ermittelt werden. Nach intracerebraler Applikation des M-C_n-Virusstammes war der nachweisbare Virusgehalt der Gehirne bei 6-12 Mon. alten Tieren geringer als bei den anderen Altersgruppen.
A. Veckenstedt. 6345.

4-64/05-0349 Hyde, John L. und Graves, John H.; Greenport, Long Island, N.Y., Agric. Res. Serv., Animal Disease and Parasite Res. Div. The comparative titration of foot-and-mouth disease virus inoculated into the tongue and foot pads of guinea pigs. **(Vergleichende Titration des MKS-Virus an der Zunge und an der Plantarfläche der Meerschweinchengliedmaßen.)** Amer. J. veterin. Res. **24** (1963) Nr. 100. S. 642-643. — 1 Tab., 7 Lit.

Die Titration des MKS-Virus am Meerschweinchen erfolgt gewöhnlich an den Plantarflächen des Metatarsus. — In drei Experimenten wurde Standard-MKS-Virus Typ A-119 vergleichend an narkotisierten Meerschweinchen titriert, und zwar an den Planten mittels der Tunnel- und Bläschentechnik und an der Zunge (0,1 ml intralingual). Bewertet wurden die primären Aphthen an der Inoculationsstelle, die sich 20 und 24 Std. p.i. gebildet hatten. Die Virustitration an der Zunge ergab einen signifikant höheren Titer. Diese Methode wird zur Prüfung der Immunität von Versuchs-MKS-Vaccinen empfohlen und bietet den Vorteil, daß man zum Nachweis einer Generalisation an den Plantarflächen alle Gliedmaßen zur Verfügung hat.
D. Weyhe. 6345.

4-64/05-0350 Hubík, R. Kultivace viru slintavky na přežívajících sliznicích z hovězích jazyků podle metody Frenkelovy. **(Kultivierung des Maul-und-Klauenseuche-Virus auf überlebenden Schleimhäuten von Rinderzungen**

nach Frenkels Methode.) Veterinární Med. **8(36)** (1963) Nr. 3. S. 153-164. – 5 Abb., 34 Lit. Zus. in Russ., Dtsch.

Es wurde die Anwendbarkeit der Frenkelschen Methode zur Herstellung des Materials für die MKS-Vaccine überprüft. Das angewandte Virus gehörte dem Typus A 5 an. Die Zungenschleimhäute vom gesunden, gegen MKS nicht vaccinierten Rinde wurden verarbeitet und im vorgesehenen Medium spätestens 2 Std. nach der Schlachtung eingelagert. Die Schleimhäute wurden vor der Entnahme mechanisch gereinigt und mit physiologischer NaClLösung, und Alkohol sterilisiert und mit Ultraviolettstrahlen behandelt. Nach der Entnahme wurden die Schleimhäute in antibiotische Tyrode-Lösung (200 ml Lösung je Schleimhaut einer Zunge, d. i. 20 g Schleimhaut) gebracht und bei 4 °C aufbewahrt. Die Zusammensetzung der Kultur: 1 Teil Zungenschleimhaut, 1 Teil Virussuspension (10-5%) und 12,5 Teile synthetischer Frenkelscher Nährboden mit Antibiotica bei pH 7,4. Die Incubation verlief bei 37 °C unter ständigem Mischen und Durchlüften mit Pneumoxyd (95% Sauerstoff und 5% Kohlendioxyd) 22-24 Std. lang, bei den ersten Passagen bis 42 Std. Nach der Beendigung der Incubation wird eine Schleimhaut gewonnen, die 4 Tage lang bei -40 °C aufbewahrt werden kann, sowie ein Infektionsmedium, das bei 4 °C eine beschränkte Zeitspanne lang eingelagert werden kann. Für die weitere Passage wird die Suspension der Schleimhaut und des dazugehörigen Mediums in einer Konzentration von 10-5% zubereitet. Die Adaptation des MKS-Virus auf diesen Kulturtypus wurde durch allmähliches Zusetzen des ursprünglichen natürlichen Virus bis zur 3., bzw. 8.-10. Passage erreicht. Während der anfänglichen Passagen, wenn das Virus noch nicht auf diesen Typus der Kultur adaptiert ist, überwiegt meistens der Titer des komplementbindenden Antigens im Medium gegenüber dem Titer der Schleimhaut. Wenn die Incubation der Kultur länger als 40 Std. dauert, sinkt der Titer des KF-Antigens in der Schleimhaut, während er im Medium noch weiter ansteigt und seine Höhe weit länger behauptet als in der Schleimhaut. Das passagierte Virus behält bis mindestens zur 50. Passage seine immunisierenden Eigenschaften, und seine Applikation in Form einer inaktivierten Vaccine ruft Immunisationsreaktionen beim vaccinierten Rinde hervor. Die 50%ige Ersetzung des A-Virus hat sich als sehr wirksam und wirtschaftlich gezeigt. ČSSR/ÚVTI. 6345.

4-64/05-0351 Dhennin, Léone, Heim de Balsac, Henri, Verge, Jean und Dhennin, Louis. Recherches sur le rôle éventuel de Lumbricus terrestris dans la transmission expérimentale du virus de la fièvre aphteuse. **(Zur experimentellen Übertragung des Maul-und-Klauenseuche-Virus durch den Regenwurm.)** Bull. Acad. vétérin. France [N.S.] **36** (1963) Nr. 4. S. 153 bis 155.

Vff. verbrachten Regenwürmer in ein Glasgefäß, das mit MKS-Virus (Typ C-Vallée) infizierte lockere Erde enthielt. Einige Tage danach wurden die Regenwürmer für 30 Sek. in fließendem Wasser gewaschen, damit äußerlich anhaftendes Virus abgespült wurde. Dann wurden sie verrieben und in der Verdünnung 1:10 im Phosphatpufferlösung suspendiert. Mit dieser Suspension bzw. mit Zentrifugat dieses Materials wurden empfängliche Rinder i.l. infiziert. Die Experimente zeigten, daß der Regenwurm in der Lage ist, MKS-Virus aufzunehmen und durch seine infizierte Haut eine Infektion der Rinder zu verursachen. Es besteht also die Möglichkeit, daß der Regenwurm nach Aufnahme von Virus dieses auf der Erdoberfläche verschleppen und somit zur Verbreitung der MKS beitragen kann. Chr. Ludwig. 6355.

4-64/05-0352 Dimitrov, N.; Bulgarien, Zentral. Veterinärmed. Inst. für Ansteckende und Parasitäre Erkrank. **Epizootologie, Prophylaxe und Therapie der Maul- und Klauenseuche.** Int. Z. Landwirtsch. [Sofia/Berlin] **1963** Nr. 4. S. 53-56.

Die MKS tritt in Bulgarien meist nur an den Landesgrenzen auf und konnte seit 1951 stets lokalisiert werden. Der Verlauf war meist gutartig. 1959 und 1960 verendeten 1,63% der erkrankten Tiere, vornehmlich Kälber, Lämmer und Ferkel. In den Schweinefarmen verwarfen 10% der Sauen. Die von der Sowjetunion übernommene komplexe Bekämpfung der MKS hat sich bewährt. Die Methode besteht in der Einhaltung einer strengen Quarantäne der verseuchten Gemeinden und Staatsgüter, sofortiger Isolierung und Behandlung der erkrankten Tiere, in einer aktiven und passiven Immunisierung der gesunden Tiere in den verseuchten LPG und Staatsgütern sowie in einer Ringimpfung der Nachbarschaft des gefährdeten Gebietes. Nach der Schlußdesinfektion im Seuchenherd werden die durchseuchten Tiere im Verlauf von drei bis sechs Monaten weder auf den Markt noch in andere Gemeinden gebracht. Die Desinfektion der Ställe und Vaccinierung der Jungtiere in alten MKS-Herden werden auch im folgenden Jahr durchgeführt, um Rezidiven vorzubeugen. A. Heinig. 6360.

4-64/05-0353 Gasse, H. und Santamaria, J.; Paris, Min. de l'Agric., Serv. Vétérin. La lutte contre la fièvre aphteuse en France. **(Die Bekämpfung der Maul- und Klauenseuche in Frankreich.)** Recueil Méd. vétérin. **139** (1963) Nr. 7. S. 569-580.

Vff. geben einen Überblick über das Vorkommen und die Bekämpfung der MKS während der letzten 77 Jahre in Frankreich. In dieser Zeit war das Land nur 1909-1910 während einer längeren Periode (20 Mon.) seuchenfrei. Durch die Einführung der systematischen prophylaktischen MKS-Impfung, verbunden mit der Abschlachtung der erkrankten und ansteckungsverdächtigen Tiere, konnte die Seuche getilgt werden. Die mit der prophylaktischen Schutzimpfung gemachten guten Erfahrungen werden besonders betont. Die im Juni 1962 bei Schweinen aufgetretene MKS (Typ C) konnte durch die zweimalige Impfung der Schweine mit monovalenter C-Vaccine und Abschlachtung der erkrankten und verdächtigen Tiere wirkungsvoll bekämpft werden. A. Heinig. 6360.

4-64/05-0354 Graves, John H.; Greenport, Long Island, N.Y., Animal Disease and Parasite Res. Div. Transfer of neutralizing antibody by colostrum to calves born of foot-and-mouth disease vaccinated dams. **(Übertragung neutralisierender Antikörper durch Colostralmilch auf Kälber, die von gegen Maul- und Klauenseuche vaccinierten Müttern stammen.)** J. Immunol. [Baltimore] **91** (1963) Nr. 2. S. 251-256.

Ein 3 Wochen altes, mit Colostralmilch passiv immunisiertes und ein gleichaltriges von einer nichtvaccinierten Mutter stammendes Kalb wurden mit MKS-Kulturvaccine Typ A-119 geimpft (2 ml s.c.). Nach 120 Tagen erfolgte eine Revaccination. Das passiv immunisierte Tier zeigte nach den Vaccinationen einen niedrigeren Titer neutralisierender Serumantikörper als das Vergleichskalb. — Sofort nach der Geburt konnten im Kälberserum keine neutralisierenden Antikörper gefunden werden. Erst zwei Stunden nach erstmaliger Aufnahme von Colostralmilch gelang im Serum des Kalbes der Nachweis spezifischer Antikörper, deren Titer 5 Std. nach der Milchaufnahme sein Maximum erreichte. — Die Resorption von MKS-Antikörpern aus der Biestmilch durch das Kalb wurde durch vorherige Gabe von Magermilch verhindert bzw. durch orale Aufnahme von typenspezifischem Rinderimmunserum (A-119) gehemmt. — Vf. kommt zu dem Schluß, daß eine optimale Bildung neutralisierender Antikörper durch aktive Immunisierung der Kälber erst dann einsetzt, wenn der durch das Colostrum passiv erworbene Antikörpergehalt niedrige Werte erreicht. D. Weyhe. 6360.

4-64/05-0355 Capristo, Juan D. und Rottcardt, Arturo F. Ensayo de un nuevo tipo de vacuna antiaftosa. Primera parte. **(Erprobung eines neuen**

Typs von Maul- und Klauenseuche-Vaccine. 1. Mitt.) Gac. veterin. [Buenos Aires] **25** (1963) Nr. 155. S. 246-256.
Eine mit dem Virus der Maul- und Klauenseuche und Protaminsulfat, Aluminiumhydroxyd und Zinkacetat hergestellte Vaccine wird mit einer nach der klassischen Methode mittels Aluminiumhydroxyd hergestellten Vaccine verglichen. Die Auswertungen erfolgten nach der graphischen Methode von Reed und Muench. K. Reinhardt. 6360.

4-64/05-0356 Gierløff, B. Chr. H. Europæisk og afrikansk svinepest. En oversigt. II. Afrikanks svinepest. **(Europäische und afrikanische Schweinepest. Eine Übersicht. 2. Mitt. Afrikanische Schweinepest.)** Nord. Veterinärmed. **15** (1963) Nr. 5. S. 365-386. 388-394. – 10 Abb., 166 Lit. 1. Mitt. vgl. 4-64/01-0396.
Eine Übersicht über die Ausbreitung, Epizootiologie, Ätiologie, Symptomatologie, pathologische Anatomie, Differentialdiagnose und Bekämpfung der afrikanischen Schweinepest. E. Lehnert. 6382.

4-64/05-0357 Gierløff, Bjørn Chr. H. Europæisk og afrikanks svinepest. En oversigt. III. Diagnostiske laboratorieprøver. **(Europäische und afrikanische Schweinepest. Eine Übersicht. 3. Mitt. Diagnostische Labormethoden.)** Nord. Veterinärmed. **15** (1963) Nr. 6. S. 453-466. – 4 Abb., 49 Lit. 2. Mitt. vgl. vorst. Ref.
Vf. bespricht die im Labor angewandten wichtigsten diagnostischen Verfahren. Bei der europäischen Schweinepest handelt es sich um Zählung der weißen Blutkörperchen, histologische Untersuchung von Gehirnpräparaten und um Ouchterlonys Präzipitationsmethode. Bei der afrikanischen Schweinepest kommt der Hämadsorptionsversuch mit gezüchteten weißen Blutkörperchen in Betracht. Bei beiden Krankheiten kann man sich außerdem auf die Impfung von Versuchsschweinen mit Organmaterial stützen. E. Lehnert. 6385.

4-64/05-0358 Oyaert, W., Thoonen, J. und Hoorens, J.; Gent, Veterin. Pathol. Inst., Klin. voor Grote Huisdieren. Laboratoriumtesten bij de diagnose van varkenspest. **(Laboratoriumsteste bei der Diagnose der Schweinepest.)** Vlaams diergeneeskund. Tijdschr. **32** (1963) Nr. 7/8. S. 208-216. – 1 Tab., 7 Lit. Zus. in Engl., Franz., Dtsch.
Bei 90 verendeten Schweinen, bei denen mit Sicherheit Schweinepest vorgelegen hatte, sowie bei weiteren 128 schweinepestverdächtigen Schweinen, bei denen die Krankheit nicht sicher nachgewiesen werden konnte, wurden die histologische Gehirnuntersuchung und der Amylasetest durchgeführt. Histologisch wurde jeweils nur eine Stelle des Großhirns untersucht; die Amylasebestimmung des Pankreas erfolgte semiquantitativ. In der ersten Gruppe reagierten 36,66% der Tiere in beiden Proben positiv. In 37,77% war nur der Amylasetest und in 12,22% nur die Gehirnuntersuchung positiv, während in 13,35% beide Untersuchungen negativ verliefen. In der zweiten Gruppe reagierten 55,47% in beiden Proben negativ. Es wird gefolgert, daß der semiquantitative Amylasetest größere Sicherheit als die histologische Gehirnuntersuchung bietet, zumindest wenn histologisch nur ein Schnitt untersucht wird. Sicher negative Kontrollen wurden in die Untersuchungen nicht mit einbezogen. W. Wittig. 6385.

4-64/05-0359 Truszczyński, M. und Jańowski, H. Badania serologiczne nad pomorem świń. I. Precypitacja dyfuzyjna w żelu agarowym. **(Serologische Forschungen über die Schweinepest. 1. Mitt. Präzipitationsdiffusion in Agar-Agar.)** Roczniki Nauk Rolniczych, Ser. E 8 (1963) Nr. 1. S. 11-21. – 5 Abb., 3 Tab., 11 Lit.
Das Verfahren der Präzipitationsdiffusion in Agar-Agar hat auch in serologischen Untersuchungen über die Schweinepest Anwendung gefunden. Zweck der vorliegenden Arbeit ist: 1. Die Eignung des durch Manski beschriebenen

Verfahrens zu überprüfen; 2. Verwendung des Serums von Kaninchen, die mit dem lapinisierten Virus der Schweinepest resistent gemacht worden waren; 3. Untersuchung des Einflusses von erhitztem Schweine- und Kaninchenserum auf die Intensität der Präzipitationsreaktion. Es wurden insgesamt 66 Bauchspeicheldrüsen von pestkranken und 54 von gesunden Schweinen mit positivem und negativem Serum untersucht. Es gelang dabei nicht, die Ergebnisse von Manski zu bestätigen, denn sowohl im Serum der gesunden als auch kranken Tiere war die Menge der sog. physiologischen Antibauchspeicheldrüsen-Antikörper die gleiche. Dagegen war die Menge dieser Antikörper im Serum der mit dem Schweinepestserum resistent gemachten Kaninchen 2-bis 4mal größer als in den Seren gesunder Kaninchen. Diese Antikörper wurden in Schweineseren bei einer Temperatur von 62 °C nach 30 Min. inaktiviert. Ein 30 Min. langes Erhitzen der Kaninchenseren bis 56 °C konnte diese Antikörper nicht inaktivieren. Es wurde festgestellt, daß bis zu 100% Präzipitationsringe bei an Pest gefallenen Schweinen auftraten, hingegen nur in einer geringen Anzahl von Fällen während der Untersuchung gesunder Schweine. Sie sind jedoch kein Ergebnis der Reaktion antigener Antikörper, denn sie treten auch bei Verwendung einer physiologischen Lösung an Stelle von Seren auf.

PRL/CBR 6385.

4-64/05-0360 Bognár, K. und Mészáros, J. Egy „kinai" lapinizált sertéspestisvirustörzzsel szerzett tapasztalatok. **(Erfahrungen mit einem „chinesischen" lapinisierten Schweinepestvirusstamm.)** Magyar Állatorvosok Lapja [Ung. veterinärmed. Bl.] **18** (1963) Nr. 2. S. 69-74. — Aus: Ung. Agrar-Rdsch. **1963** Nr. 4.

Mit dem in Ungarn gebräuchlichen lapinisierten Schweinepestvirusstamm „Rovac" wurden in 6 Jahren etwa 5 Mill. Schweine geimpft. Die Vaccine kann bei Infektionsgefahr in ausgesetzten, infektionsverdächtigen und bereits infizierten Beständen mit hervorragendem Ergebnis angewendet werden. Ein Nachteil dieser Vaccine ist, daß nach ihrer Applikation kleinere oder bedeutendere Verluste vorkommen können und daß sie für Saugferkel und trächtige Sauen nicht ohne Gefahr ist. Wegen der genannten Nachteile des „Rovac"-Stammes führte Vf. Versuche mit einem aus China stammenden lapinisierten Schweinepestvirusstamm durch. In Laboratoriumsversuchen stellten sie fest, daß sich der Stamm im Organismus von Kaninchen gut vermehrt; als Zeichen dieser Vermehrung entwickelt sich hohes und langwieriges Fieber. Der Virusstamm verursachte in 58,3% der infizierten Kaninchen eine Fieberreaktion von über 41 °C, in 12,5% aber stieg das Fieber nur auf 40,0 bis 40,4 °C. (Bei Kaninchen, die mit dem „Rovac"-Stamm infiziert wurden, konnte nur bei 15% der Tiere ein 41 °C überschreitendes Fieber festgestellt werden). Der chinesische Virusstamm verursachte in Schweineversuchen, auch ohne Serum verabfolgt, keine Reaktion. Die Vermehrung des Virus im Schweineorganismus wird durch eine milde, nur manchmal feststellbare fieberhafte Reaktion angedeutet. In Laboratoriumsversuchen und, darauffolgend auch in 3 Staatsgütern, wurden 1520 Schweine verschiedenen Alters und Gewichts der weißen Fleischschweinerasse ohne gleichzeitige Seruminjektion mit dem chinesischen Virusstamm geimpft. Im allgemeinen konnte keine klinische Reaktion beobachtet werden, nur bei einigen Schweinen von schlechter Kondition konnte eine Verminderung des Appetits festgestellt werden. Als Folge der Impfungen wurden keine Verluste festgestellt, obwohl sie mit sehr hohen (400 bis 4000) immunisierenden Dosen des Virus durchgeführt wurden. Bei Schweinen von 42 kg Kgw. wurde die Entwicklung der Immunität durch eine gleichzeitige Verabfolgung von 10 bis 30 ml Serum nicht verhindert. Die Versuchsschweine waren bereits am 5. Tage nach der Vaccination voll immun. Auch Schweine, die mit dem chinesischen Virusstamm geimpft wurden, schieden Viren aus, bedeutend weniger aber als die mit dem „Rovac"-Stamm geimpften. Das ausgeschiedene Virus war für gemeinsam untergebrachte, nicht geimpfte Schweine ungefährlich. Diese Feststellung wurde durch Ergebnisse von Impfungen bei säugenden Sauen bestätigt. Bei empfänglichen Ferkeln geimpfter Sauen wurde keine Erkrankung beobachtet. Trächtige Sauen und Ferkel von empfänglichen Sauen, die mit diesem Stamm ohne Serum geimpft wurden, ertrugen die Impfung ohne jegliche Schadenwirkung und erwarben eine verhältnismäßig feste Immunität. Nach den Versuchsergebnissen der Vff. aber waren nur 75% der im 4. bis 6. Monat infizierten Ferkel immun. Falls deswegen die Ferkel zwangsweise im frühen Alter vacciniert werden müssen, empfiehlt es sich, die Vaccineimpfung nach dem Absetzen zu wiederholen. 6395.

4-64/05-0361 Rossi, L. Sdružení vakcinace bivalentní vakcínou proti moru a července prasat. **(Kombinierte Vaccination mit bivalenter Vaccine gegen Schweinepest und Rotlauf.)** Veterinární Med. 8(36) (1963) Nr. 3. S. 165-172. – 4 Tab., 5 Lit. Zus. in Russ., Dtsch.

An 130 Schweinen wurden die immunisierenden Eigenschaften von 3 bivalenten Vaccinen überprüft: 1. Vaccine, die aus Kristallviolettvaccine und Adsorbatvaccine gegen Schweinerotlauf ana partes zusammengesetzt war. 2. Vaccine, die aus Kristallviolettvaccine und Adsorbatvaccine gegen Schweinerotlauf, jedoch ohne Formalin zusammengesetzt war. 3. Vaccine aus Kristallviolettvaccine und Adsorbatvaccine gegen den Schweinerotlauf, jedoch ohne Formalin, im Verhältnis von 3:2. Die Vaccinen wurden subcutan in Gaben von 5 und 6 ml appliziert. Die Immunitätsprobe gegen den Schweinerotlauf nach Fortner und Dinter wurde 21-25 Tage nach der Vaccination und die Probe gegen die Schweinepest im ersteren Fall laut Titrierungsvorschrift für die Kristallviolettvaccine gegen die Schweinepest 31, 38 und 48 Tage bei wiederholter Impfung vorgenommen. Im Falle der formalinfreien Vaccinen wurde den Schweinen 1 ml Schweinepestvirus injiziert, und zwar eine Woche nach erfolgter Rotlaufinfektion. Bei sämtlichen geschlachteten oder eingegangenen Versuchsschweinen wurden pathologisch-anatomische Befunde festgestellt. Es zeigte sich, daß die kombinierten Vaccinen gegen den Schweinerotlauf zwar genügend immunisieren, daß jedoch ihre Wirkung gegen die Schweinepest nicht befriedigt. Die kombinierte Applikation der obenerwähnten Vaccinen wird daher nicht empfohlen. ČSSR/ÚVTI. 6395.

4-64/05-0362 Matheka, H. D. und Mayr, A.; Tübingen/N., Bundesforsch.-Anst. für Viruskrankh. der Tiere. **Der stabilisierende und reaktivierende Einfluß von Trypsin auf das Virus der Teschener Krankheit (Schweinelähmung) und die Inaktivierung von Maul-und-Klauenseuche-(MKS-) Virus durch dieses Enzym.** Arch. ges. Virusforsch. [Wien] 12 (1963) Nr. 4. S. 463-471.

12,5 μg Trypsin (Difco) je ml Virussuspension üben auf das Virus der Teschener Schweinelähme und das MKS-Virus keine Wirkung aus. Die zehn- und hundertfachen Trypsinkonzentrationen führen beim Teschen-Virus zu einer Aktivitätssteigerung und beim MKS-Virus zu einer Inaktivierung. Zwischen verschiedenen Kulturpassagen ist bei beiden Viren kein Unterschied zu beobachten. Trypsin wirkt beim Teschen-Virus beim Erhitzen auf 37 °C und 56 °C stabilisierend. Ausgangsstämme unterscheiden sich gegenüber attenuierten Stämmen in ihrer Thermoresistenz. A.-F. Olechnowitz. 6400.

4-64/05-0363 Mádr, V. Vakciny proti Kloboukově nemoci z viru pomnoženého na buněčných kulturách. **(Aus dem auf Zellkulturen vermehrten Virus hergestellte Vaccinen gegen die Klobouk'sche Krankheit.)** Veterinární Med. 8(36) (1963) Nr. 3. S. 145-152. – 6 Abb., 9 Lit. Zus. in Russ., Engl., Dtsch.

Es sollten Immunisierungseigenschaften verschiedener Vaccinen gegen die Klobouk'sche Krankheit (KK) erforscht werden. Zur Herstellung der Vaceinen wurde das KK-Virus, Stamm Zábreh und Praha, verwendet, das auf einschichtigen Zellkulturen der Schweineniere vermehrt wurde. Bei der phenolisierten Vaccine wurde der geeignete Antigengehalt für die Entwicklung einer ausreichenden Immunität erforscht. Man bereitete Vaccinen mit 25, 33, 50 und 75% Antigen beim Titer TCD_{50} des Virus 10^{-6} bis $10^{-7,5}$/ml vor. Das Virus wurde in der phenolisierten Adsorbatvaccine an $Al(OH)_3$ gebunden und mit 0,4% Phenol konserviert. Die Ferkel wurden mit 5 ml Vaccine immunisiert, und die Immunität wurde durch intracerebrale Infektion überprüft. Sämtliche mit 75% Vaccine immunisierten Ferkel haben die Infektion überstanden, dagegen war die Immunisierung mit Vaccinen, deren Konzentration unter 50% lag, nicht immer verläßlich. Die phenolisierte 75%-Vaccine hält sich bei 4 °C bis 408 Tage, bei einer Konzentration von 50% dagegen 131 Tage. Es empfiehlt sich, die Ferkel im Alter von 4-8 Wochen zu vaccinieren, weil sie dann bereits imstande sind, nach einmaliger Immunisierung mit der phenolisierten Vaccine eine solide Immunität zu entwickeln. Die pathogene Variante des KK-Virus wurde bei subcutaner, peroraler und aerogener Applikation (Aerosol) überprüft. Die beste Immunität (70%) bildete sich bei den Ferkeln nach der Inhalation des Virus, das in einem geschlossenen Raum in einer Gabe von 10 ml Virus je 1 Ferkel zerstäubt war. Gute Ergebnisse brachte auch die subcutane Applikation. Die enterale Immunisierung befriedigte nicht. Orientierungshalber untersuchte man die Möglichkeit der bivalenten Vaccination gegen die KK und den Rotlauf mit phenolisierter Adsorbatvaccine und mit lebender apathogener Variante des Virus mit speziell zubereiteten Vaccinen. Gegen die KK hat sich eine gute Immunität ausgebildet, während die Immunität gegen den Rotlauf weniger zufriedenstellend war, wohl wegen des zu hohen Gehaltes an Antibiotica im Virusmedium. ČSSR/ÚVTI. 6400.

4-64/05-0364 Zoletto, R. und Bersani, G.; Venezia, Ist. Zooprofilattico Sperimentale; Padova, Univ. Il morbo di Teschen in Italia. Nota seconda. Indagine sierologica sulla presenza di anticorpi anti-Teschen in suini adulti. **(Die Teschener Krankheit in Italien. 2. Mitt. Serologische Untersuchung über die Anwesenheit von Teschen-Antikörpern in erwachsenen Schweinen.)** Veterin. ital. **14** (1963) Nr. 5. S. 429-434. — 1. Mitt. vgl. 4-64/04-0341. 6400.

4-64/05-0365 Hintermann, J. Considérations du praticien au sujet des recents cas de rage aux Pays-Bas. **(Betrachtungen des Praktikers über kürzlich aufgetretene Fälle von Tollwut in den Niederlanden.)** Schweiz. Arch. Tierheilkunde **105** (1963) Nr. 6. S. 326-336.

Die kürzlich aus Holland gemeldeten Tollwutfälle haben gezeigt, daß auch sanitär gut organisierte Länder Europas jederzeit diese Krankheit befürchten müssen. So auch die Schweiz, wo gegenwärtig die Bedrohung durch Wildtiere aus Deutschland eingedämmt scheint, während die Möglichkeit einer Einschleppung durch Hunde besteht, die aus einem der überaus zahlreichen Länder kommen, wo diese Krankheit unausrottbar ist, und die dort infiziert werden. Entgegen einer verbreiteten, aber irrigen Meinung ist der Speichelfluß in relativ wenig Fällen anormal vermehrt, auch besteht beim Hund keine Wasserscheu. Dem der stillen Wut ungewohnten Praktiker wird Vorsicht empfohlen, wenn Hunde wegen vermutetem Fremdkörper im Rachen vorgeführt werden. Die überall geltenden Regeln werden in Erinnerung gerufen: 1. Ein Hund, der eine Person gebissen hat, muß unverzüglich untersucht werden und einer zweiwöchigen Beobachtung unterstellt werden. 2. Wenn ein unter Beobachtung stehender Hund stirbt, und welches nur immer die offensichtliche Todesursache sein mag (z.B. Überfahrenwerden), so muß derselbe autopsiert und sein Gehirn histologisch untersucht werden. Die gebissenen Personen müssen von einem Spezialisten untersucht werden, der bestimmt, ob diese gegen Wut geimpft werden sollen. 3. Wenn eine Person von einem Hunde gebissen wurde, der nicht unter Beobachtung gestellt werden kann, so muß diese gegen Tollwut geimpft werden, auch in Ländern, wo seit langem keine Tollwut mehr beobachtet wurde. Die bei Grenzübertritt vorgeschriebenen Gesundheitszeugnisse haben infolge der langen Incubationszeit sehr beschränkten Wert. Das Einfuhrverbot für aus Nordafrika stammende Hunde ist gerechtfertigt, sollte aber auch auf andere Länder ausgedehnt werden. G. Godglück. 6390.

4-64/05-0366 Wachendörfer, G.; Frankfurt/M., Johann Wolfgang Goethe-Univ., Inst. für Zoonosenforsch.; Staatl. Veterin.-Untersuchungsamt. **Die Katze als epizootologischer Faktor und als Gefahr für den Menschen im augenblicklichen Tollwutseuchenzug.** Dtsch. tierärztl. Wschr. **69** (1962) Nr. 19. S. 555 bis 559.

In den zwanziger Jahren waren tödliche menschliche Erkrankungen durch Tollwut meistens auf Hunde zurückzuführen. Im gegenwärtigen Seuchenzug hat die Katze unter den Haustieren die höchste Infektionsquote, im Durchschnitt beträgt sie 37%. Der Jahresablauf der Katzentollwut wird bestimmt durch den Jahreszyklus der Fuchstollwut. Untersuchungen von 395 Mäusen aus tollwutverseuchten Gebieten gaben keinen Hinweis auf das Vorliegen latenter Tollwutinfektionen bei Muriden. Die Katzentollwut hat klinisch eine große Variationsbreite. Bezüglich der Infektionsgefährdung des Menschen steht sie mit 52% im Land Hessen unter den Haustieren an erster Stelle und ist somit häufigster Anlaß zur Schutzimpfung. L. Stoll. 6425.

4-64/05-0367 Kraume, A. **Strittige Fragen der Tollwutbekämpfung.** Dtsch. tierärztl. Wschr. **70** (1963) Nr. 8. S. 201-202.

Die Tollwut hat sich ständig von Westen nach Osten ausgebreitet und ist seit einigen Jahren am rechten Rheinufer verbreitet. Auf der linken Rheinseite vor 8 Jahren aufgetretene, versprengte Seuchenfälle wurden in kürzester Zeit zum Erlöschen gebracht. Die Tollwut befällt vor allem Tiere der freien Wildbahn, insbes. Füchse und Dachse und wird nur selten auf den Haustierkreis übertragen. Durch eine systematische Verminderung des Fuchs- und Dachsbestandes läßt sich zwar keine baldige Seuchentilgung erwarten, aber zumindest eine Verringerung der Seuchengefahr. Eine stärkere Verbreitung der Tollwut im Haustierkreis konnte immer verhindert werden. Die Tierhalter wenden sich gegen die dazu getroffenen Maßnahmen, da sie ihrer Ansicht nach gegen die eigentliche Gefahr, die Wildtollwut unwirksam sind. Die durch die Tollwut entstandenen wirtschaftlichen Schäden würden den für die Bekämpfung notwendigen Aufwand nicht rechtfertigen. Die gegen die Tollwut angeordneten Maßnahmen können nur vom Standpunkt des Schutzes der menschlichen Gesundheit richtig gewertet werden. Bei einer Tollwutschutzimpfung der Hunde würden latent infizierte und virusausscheidende Hunde eine nicht zu erkennende und deshalb um so größere Gefahr für den Menschen darstellen. Aus einer ähnlichen Überlegung heraus muß auch grundsätzlich an der Tötung ansteckungsverdächtiger Hunde und Katzen festgehalten werden. Die Verwendung gefallenen und kranken Wildes und notgeschlachteter Haustiere sollte in Tollwutbezirken grundsätzlich davon abhängig gemacht werden, daß durch die sorgfältigste Prüfung und Untersuchung das Vorliegen von Tollwut mit ausreichender Sicherheit ausgeschlossen werden kann.
E. Kunter. 6425.

4-64/05-0368 Cabasso, J., Kiser, K. H., Stebbins, M. R. und Cooper, H. K.; Pearl River, N.Y., Viral and Rickettsial Res. Sect., Amer. Cyanamid Comp. Canine distemper vaccine of tissue culture origin. **(Hundestaupevaccine aus Gewebekultur hergestellt.)** Amer. J. veterin. Res. **23** (1962) Nr. 94. S. 394-401. — 1 Abb., 8 Tab., 18 Lit.

Vff. berichten über den Lederle-Staupe-Stamm, der an den Hühnerembryo angepaßt und als modifiziertes Virus mit Erfolg auf Hühnerembryogewebekulturen vermehrt wurde. In der vorliegenden Arbeit werden die Eigenschaften der Vaccine beschrieben. Es wurden 7 Vaccinen unter gleichen Bedingungen hergestellt und getrocknet. Die Titer vor und nach dem Trocknen und nach einer Aufbewahrungszeit von 11-14 Mon. bei 4 °C wurden aufgezeichnet. Obgleich der Virusgehalt bei einigen Vaccinen nach dem Trocknen etwas verlor, zeigten spätere Tests, daß dieser Anfangstiterverlust nur scheinbar war, denn nach 11-14 Mon. Lagerung waren die Titer annähernd die gleichen wie nach dem Trocknen bzw. sogar noch etwas höher. Weitere 3 Vaccinen wurden an Frettchen und Welpen getestet (unverdünnt und 1:10 verdünnt). Es wurde bei beiden Tierarten nach der Testinfektion ein wirksamer Schutz erzielt. Während die vaccinierten Hunde solide Werte neutralisierender Antikörper entwickelten, zeigten die Kontrollen in der Zeit von der Vaccination bis zur Virustestung weder eine Widerstandsfähigkeit gegenüber dem Challenge-Virus noch neutralisierende Antikörper. — Die gleichen 3 Vaccinen wurden unter Praxisverhältnissen geprüft. 126 Hunde im Alter von 4 Wochen bis zu 5 Jahren zeigten weder eine Reaktion nach der Vaccination, noch wurde in einem Zeitraum von 6-8 Mon. ein Vaccine-Durchbruch beobachtet. Bei der Prüfung auf neutralisierende Antikörper an Hunden vor und nach der Vaccination wurden 77 Hunde (69,4%) für vollkommen frei von Staupeantikörpern vor der Vaccination befunden. In Tab. 6 wird die Beantwortung der Antikörperbildung summarisch wiedergegeben. Von den Hunden, die Praevaccinationstiter unter $10^{-0,7}$ (oder 1:5 Verdünnung) hatten, zeigten 97% eine prompte Beantwortung auf die Impfung. Die Prüfung der serologischen Ergebnisse mit Lebendvaccine nach einmaliger Impfung in bezug auf das Alter der Tiere wird demonstriert. Es zeigt sich, daß für eine optimale Beantwortung dei der Erstvaccination mit Lebendvaccine bis zur 10. bzw. 12. Woche gewartet werden sollte. Um diese Zeit reagierten empfängliche Tiere mit einer 100%igen positiven Beantwortung. Die praevaccinale Staupeantikörperbildung wird einzeln aufgezeigt. W. Winkler. 6425.

4-64/05-0369 Žuffa, A.; Nitra, ČSSR, Forsch.-Abt. von Bioveta. **Versuch zur Immunisierung von Laboratoriumstieren und Schweinen mittels Formaldehyd- und UV-Strahlen-inaktiviertem Aujeszky-Virus.** Arch. exp. Veterinärmed. 17 (1963) Nr. 3. S. 595-613. —

Es wurden Versuche unternommen, mit Aujeszky-Virus, das in Gewebekulturen aus embryonalen Hühnerfibroblasten zur Vermehrung gebracht und durch UV-Licht bzw. verschiedene Formaldehydkonzentrationen inaktiviert worden war, Mäuse, Meerschweinchen, Kaninchen, Hühner und junge Schweine zu immunisieren. Bei Mäusen, Meerschweinchen und Kaninchen wurden nach wiederholter Applikation von inaktiviertem Virus regelmäßig neutralisierende Antikörper nachgewiesen. Hühner reagierten auf inaktiviertes Virus nur ausnahmsweise, Schweine gar nicht mit Antikörperbildung. Bei letzteren war nach Verabreichung von Lebendvirus jedoch regelmäßig Antikörperbildung nachweisbar. E. Benndorf. 6458.

4-64/05-0370 Arnault, M. G. Entérites nécrotiques des bovidés. **(Nekrotische Darmentzündungen bei Rindern.)** Bull. mens. Soc. vétérin. prat. France 47 (1963) Nr. 6. S. 297-304.

Vff. beobachtete im Verlauf der letzten drei Jahre eine sporadisch auftretende schwere Darmentzündung bei Rindern im Alter von 3 bis 18 Mon. Die Krankheit verlief stürmisch. Die Tiere wurden infolge heftiger, gelblich verfärbter Durchfälle sehr schnell kachektisch und starben spätestens drei Wochen nach Beginn der Erkrankung. Pathologisch makroskopisch konnten ausgedehnte nekrotische Schleimhautveränderungen der ganzen Verdauungsorgane festgestellt werden. Die Krankheit ähnelt in ihren Erscheinungsformen der Virusdiarrhoe des Rindes, die vergleichsweise beschrieben wird. Die Mortalität ist sehr hoch.

Behandlungsversuche mit Antibiotica, Sulfonamiden, Wurmmitteln und fungiciden Mitteln waren erfolglos. M. Dietrich. 6485.

4-64/05-0371 Borgen, H. C.; Lindholm per Kalvehave, Danmark, Statens Veterin. Inst. for Virusforskning. **Mucosal Disease in Dänemark. III. Beziehung des Virus der Virusdiarrhöe zur spontanen und experimentellen Krankheit.** Nord. Veterinärmed. **15** (1963) Nr. 6. S. 409-417. — 11 Lit. 2. Mitt. vgl. 4-64/03-0402.
Die experimentelle Infektion von Kälbern mit einem dänischen Stamm der Virusdiarrhöe bewirkte eine milde Mucosal disease. Bei Tieren, die an milder Mucosal disease litten, wurde ein signifikanter Anstieg des Antikörpertiters gegen das Virus der Virusdiarrhöe festgestellt. Bei gesunden Schlachthofrindern wurden Antikörper gegen Virusdiarrhöe ermittelt, und zwar bei 26% junger und bei 51% älterer Tiere. In Beständen mit Verdacht auf Mucosal disease reagierten dagegen 91% jüngerer und 86% älterer Tiere. Zwischen Mucosal disease in Dänemark und der Virusdiarrhöe besteht eine enge Beziehung. E. Lehnert. 6485.

4-64/05-0372 Beynon, A. G. und Miller, Wm. C.; Tolworth, Surrey, Min. of Agric.; Newmarket, Equine Res. Stat. Equine virus rhinopneumonitis (Equine virus abortion). **(Virus-Rhinopneumonie des Pferdes [Virusabort des Pferdes.].)** Veterin. Rec. **75** (1963) Nr. 21. S. 529-533.
Zwischen Febr. und April 1963 traten in einem kürzlich errichteten Gestüt in England gehäufte Aborte sowie Geburten kranker und lebensschwacher Fohlen auf. Als infektiöses Agens wurde ein Virus isoliert, das dem in USA, Europa und Japan beschriebenen Virus sehr ähnlich, wenn nicht sogar identisch mit ihm ist. Aus Anlaß dieses Seuchenausbruches wenden sich die Vff. in einem Memorandum an die Tierärzte Englands und berichten ausführlich über das klinische Syndrom der Virusinfektion, den Abort der Stuten, die makroskopischen und histologischen pathologisch-anatomischen Veränderungen, die prophylaktischen Maßnahmen, die Desinfektions- und Sperrmaßnahmen sowie über die Verantwortlichkeit der Tierärzte bei der Bekämpfung der Krankheit. Es wird hervorgehoben, daß die Virus-Rhinopneumonie des Pferdes im allgemeinen in Form eines milden Katarrhs des Respirationstraktus, begleitet von einem Temperaturanstieg, verläuft und die Tiere in kurzer Zeit zumeist wieder gesund werden. Bei trächtigen Stuten können Aborte auftreten. Weitere Einzelheiten sind dem Original zu entnehmen. E. Kunter. 6485.

4-64/05-0373 Berthelon, M. und Gaumont, R. Virus grippal, avortements et déviation du complément, chez la jument. **(Das Auftreten von Fehlgeburten und die Ergebnisse der Komplementbindungsreaktion beim Virusabort der Stuten.)** Rev. Méd. vétérin. [N.S.] **26(114)** (1963) Nr. 6. S. 412-418.
Die Vff. haben in 3 Gestüten mit jeweils etwa 30 Zuchtstuten beim Auftreten des Rhinopneumonitisvirus (Doll) bzw. des Pferdeinfluenzavirus (Manninger und Csontos) oder Stutenabortvirus (Dimock und Edwards) die Ergebnisse der Komplementbindungsreaktion mit den tatsächlich vorhandenen Fällen von Fehlgeburten in Vergleich gesetzt. Dabei konnten positive Reaktionen auch mit dem Blut solcher Stuten erzielt werden, deren klinisches Verhalten vollkommen normal war und die keine Fehlgeburten zeigten und umgekehrt. Die Vff. folgern daraus, daß der Erreger in zahlreichen Fällen latent vorhanden sein kann und daß die infizierten Stuten nicht zwangsläufig in jedem Falle auch abortieren müssen. Daher ist nach Auffassung der Autoren die Komplementbindungsreaktion allein nicht in der Lage, die Ätiologie bei auftretenden Aborten eindeutig zu klären bzw. das Freisein eines Bestandes zu sichern. K.-H. Pehl. 6485.

4-64/05-0374 Craighead, John E., Peralta, Pauline H., Murnane, Thomas G. und Shelokow, Alexis; Balboa Heights, Canal Zone, U.S. Public Health Serv., Nat. Inst. of Allergy and Infect. Diseases, Middle Amer. Res.

Unit.; Panamá, U.S. Army Mission. Oral infection of swine with the encephalo-myocarditis virus. **(Orale Infektion von Schweinen mit dem Encephalomyocarditis-Virus.)** J. infect. Diseases **112** (1963) Nr. 3. S. 205-212. — 6 Abb., 2 Tab., 7 Lit.

Das Encephalomyocarditis-(EMC-)Virus wurde aus dem Lungengewebe eines natürlich infizierten Ferkels isoliert und intracerebral auf Mäusen passagiert. Mit dem Virusmaterial (20%ige Gehirnsuspension in 0,15 m NaCl mit 0,75% Rinderplasma-Albumin) der 5. Passage wurden vier 1-3 Mon. alte Duroc-Hampshire-Schweine oral infiziert. Bei 3 Schweinen ohne serologisch nachweisbare Antikörper vor der Infektion verlief die Infektion klinisch symptomlos. Das Stadium der Virämie erstreckte sich vom 2.-4. Tag p.i., während die Virusausscheidung mit dem Kot bis zum 9. Tag anhielt. Hämagglutinationshemmende und virusneutralisierende Antikörper traten am 8. Tag p.i. auf, das Maximum wurde am Ende der zweiten Woche erreicht. Die hohen Antikörpertiter blieben längere Zeit bestehen. Bei der Sektion der am 28. bzw. 36. Tag p.i. getöteten Schweine konnten Mycocardschäden in Form von nekrotischen und entzündlichen Zellveränderungen festgestellt werden. Ein 4. Schwein mit Serumantikörpern zum Zeitpunkt der Infektion erwies sich als partiell resistent gegenüber der oralen Virusinfektion. Es waren nur eine vorübergehende Virämie und ein leichter Antikörperanstieg zu beobachten. Myocardveränderungen konnten nicht festgestellt werden. Das 5. Schwein, welches die homogenisierten Eingeweide von 3 mit EMC-Virus infizierten Mäusen oral erhalten hatte, verstarb plötzlich am 5. Tag p.i. Das Herz enthielt große Virusmengen und wies eine akute Myocarditis auf. E. Kunter. 6485.

4-64/05-0375 Spira, H. R.; North Turramurra, New South Wales, Curagul Rd. Virus diseases in cats and dogs in the Sydney area. **(Viruserkrankungen bei Katzen und Hunden in der Gegend von Sidney.)** Austral. veterin. J. **39** (1963) Nr. 4. S. 163-167.

Die Katzenenteritis oder Panleukopenie hat bis 1953 erhebliche Verluste gebracht. Seit dieser Zeit ist eine Vaccine erhältlich, und die Erkrankung ist im Schwinden. Anders ist es bei der Katzeninfluenza, da es hier noch keine Impfmöglichkeiten gibt. Trotz strenger Quarantäne tritt sie periodisch unter erheblichen Katzenverlusten immer wieder auf. Die ulceröse Glossitis der Katzen ist mehr und mehr zurückgegangen und wird nur noch sporadisch angetroffen. Durch die Kombinationsvaccinen sind die Staupe-, Hcc.- und HPD-Fälle immer mehr im Sinken begriffen. K.-P. Jaksztien. 6485.

XII. TUBERKULOSE UND IHRE BEKÄMPFUNG

4-64/05-0376 Otto, H.; Köthen-Anhalt, Kreiskrankenhaus. **Über tuberkulöse Anthropozoonosen, insbesondere über bovine Tuberkulose.** Z. ges. inn. Med. Grenzgebiete **18** (1963) Nr. 17. S. 779-789.

Neben der „Klassischen“ Tuberkulose, verursacht durch *Mycobacterium tuberculosis*, und der bovinen Tuberkulose sind in letzter Zeit menschliche Infektionen durch atypische Mykobakterien bekannt geworden. Vf. gibt daher in einem Referat eine Darstellung über den gegenwärtigen Stand der Mykobakterienforschung. Neben Fragen der Differenzierung wird zur Chemosensibilität der Mykobakterien Stellung genommen. Atypische Mykobakterien zeichnen sich durch eine hohe Resistenz gegen Tuberculostatica aus. Bei therapieresistenten Tuberkulosen muß an atypische Mykobakterien gedacht werden. In manchen Ländern spielt auch die bovine Tuberkulose, sowohl bei Haustieren als auch beim Menschen eine Rolle. Über 10% aller menschlichen Tuberkulosen werden durch den bovinen Typ verursacht. Der Organbefall ist sehr unterschiedlich; die höchste Prozentzahl zeigt das Abdomen, wobei die Mesenteriallymphknoten zu 90% beteiligt sind. Bei eigenen fünfjährigen Beobachtungen konnten 395 menschliche Tuberkulosefälle, verursacht durch den bovinen

Typ, und 5 Fälle, verursacht durch atypische Mykobakterien, ermittelt werden. L. Stoll. 6511.

4-64/05-0377 Joubert, L., Ferney, J., Oudar, J. und Haverbeke, G. van. Thélite nodulaire tuberculoïde de la vache laitière à mycobactéries atypiques scotochromogènes. **(Knötchenförmige tuberkuloide Veränderung bei der Milchkuh, verursacht durch atypische scotochromogene Mykobakterien.)** Rev. Méd. vétérin. [N.S.] **26(114)** (1963) Nr. 2. S. 87-105.; Nr. 3. S. 161-170. – 7 Abb., 1 Tab., 58 Lit. Zus. in Engl., Span.

Die knötchenförmigen tuberkuloseähnlichen Veränderungen bei der Milchkuh sind eine chronische Affektion enzootischen Charakters. Sie werden durch verschiedene Varietäten des *Mycobacterium aquae* hervorgerufen, die zu den säurefesten atypischen oder anonymen scotochromogenen Typen (Typ II von Runyon, 1955) gehören. Sie bilden mit den 3 Arten von Tuberkelbakterien eine antigene Einheit. Klinisch unterscheidet man 3 Stadien: 1) Induration, 2) Knötchenform und 3) Ulcera. Pathologisch-anatomisch und histologisch lassen sich diese follikulären, tuberkuloseähnlichen Veränderungen von denen echter Tuberkulose kaum unterscheiden, da auch bei den ersteren Riesen- und epitheloide Zellen Mykobakterien einschließen. Im allg. sind sie gutartig und oft spontan heilbar. Vorläufig können sie noch mit keiner Methode prophylaktisch oder therapeutisch mit Erfolg beeinflußt werden. Sie geben oft positive oder zweifelhafte Tuberkulinreaktionen. Die Incubationszeit der atypischen Mykobakterien ist nicht genau bekannt. Bei experimenteller Infektion beträgt sie etwa 15 Tage. Milchkühe sind besonders empfänglich dafür, während sie bei Ziegen, Schafen und Schweinen noch nicht ermittelt worden sind. Gelegentlich sind sie auf den Menschen übertragbar in Form von Haut- und Lungenveränderungen; sie müssen deshalb den Zoonosen zugerechnet werden. Bei der Dermatitis nodularis des Euters bei den Milchkühen (= skin lesions) ist die Milch nicht verändert und die Euterlymphknoten nicht betroffen. Als Folgeerscheinungen können Narben und Deformationen an den Zitzen auftreten sowie Komplikationen durch Sekundärbakterien oder Milchretention. Die morphologischen, kulturellen, biochemischen, serologischen, immunologischen und immunochemischen Eigenschaften werden eingehend geschildert.

E. Tempel. 6513.

4-64/05-0378 Stoll, L.; Frankfurt/M., Johann-Wolfgang-Goethe-Univ., Inst. für Zoonosenforsch. **Geflügeltuberkulose und ihre Beziehung zur menschlichen Tuberkulose.** Dtsch. tierärztl. Wschr. **69** (1962) Nr. 19. S. 551-555.

Von 1901 an war bekannt, daß es drei verschiedene Erregertypen für die Warmblütertuberkulose gab. Eine exakte Differenzierung war damals noch nicht möglich; auf Grund epidemiologischer Untersuchungen konnte man aber schon menschliche Tuberkulosen bovinen und aviären Ursprungs ermitteln. Es wird auf die in der Weltliteratur beschriebenen menschlichen Tuberkulosefälle, verursacht durch *Mycobacterium avium*, eingegangen. Im Schrifttum werden etwa 70-75 Fälle erwähnt. Die Möglichkeiten der Differenzierung und ihre Stellung innerhalb der sog. atypischen Mykobakterien werden diskutiert. Größeren wirtschaftlichen Schaden richten die Geflügeltuberkelbakterien in der Schweinezucht an. Es wird eine planmäßige Bekämpfung der Geflügeltuberkulose gefordert, schon aus wirtschaftlichen Gründen. Als Zoonose ist sie nicht sehr häufig; mit iher Bekämpfung konnten aber biologisch gefährdete Menschen vor Siechtum bewahrt werden. L. Stoll. 6514.

4-64/05-0379 Pavlas, M. Příspěvek k hodnocení aktivity tuberkulinů. **(Beitrag zur Aktivitätsbewertung der Tuberkuline.)** Veterinární Med. **8(36)** (1963) Nr. 3. S. 185-194. – 6 Abb., 1 Tab., 10 Lit. Zus. in Russ., Franz.

An 192 Tbc-Reagenten (erwachsene Tiere) wurde die gegenseitige Beeinflussung der Tuberkulinreaktionen bei gleichzeitiger Applikation gereinigter PPD und der Alt-Tuberkuline geprüft. Gleichzeitig wurde auch die diagnostische Verläßlichkeit der beiden Tuberkulinarten beurteilt. Bei gleichzeitiger intradermaler Applikation von PPD-Tuberkulinen mit 2 mg Tuberkuloprotein und 50% Alt-Tuberkulin (enthaltend 90000 Tuberkulineinheiten je 1 ml) reagierten 25% der Tiere auf das Alt-Tuberkulin, 65,7% auf das gereinigte Tuberkulin des Stammes AN 5 und 50% auf das Tuberkuloprotein des Stammes PN 14 positiv. Bei gleichzeitiger Applikation des Tuberkuloproteins PPD des Stammes PN 14, enthaltend 2 mg Tuberkuloprotein in 1 ml Verdünnungsmittel und Alt-Tuberkulin (90000 TE in 1 ml), reagierten 59,5% der Tiere auf das PPD Tuberkulin und 40,7% auf das Alt-Tuberkulin positiv. Bei der Anwendung des verdünnten PPD Tuberkulins mit 0,2 mg Tuberkuloprotein auf 1 ml Verdünnungsmittel reagierten 90% der Tiere positiv und 10% zweifelhaft, beim Alt-Tuberkulin 90% positiv und 5% zweifelhaft. Bei gleichzeitiger Applikation von Vetus-Tuberkulin (90000 TE/1 ml) und von 10% handelsüblichem Alt-Tuberkulin reagierten 95% bzw. 90% der Tiere positiv und 5% waren zweifelhaft. Die gewonnenen Ergebnisse beweisen, daß auch aktives Alt-Tuberkulin in genügender Gabe gute Resultate liefert, soweit nicht gleichzeitig ein anderes aktiveres Tuberkulin appliziert wird.

ČSSR/ÚVTI. 6522.

4-64/05-0380 Magnusson, Mogens, Kim, Hyun Kyu und Bentzon, M. Weis; Copenhagen, Statens Seruminst., Tuberculosis and Statistical Dep.; Seoul, Korea, Nat. Inst. of Health. Tuberculin production. 1. Yield of tuberculoprotein from various media. **(Die Tuberkulinherstellung. 1. Mitt. Die Ausbeute an Tuberkuloprotein von verschiedenen Nährböden.)** Acta pathol. microbiol. scand. **58** (1963) Nr. 3. S. 363-375.

Glycerinbouillon und 6 synthetische Nährlösungen, darunter Sauton-, Long- und Dorset-Medium wurden mit 3 virulenten Stämmen von *M. tuberculosis* beimpft. Nach einer Bebrütung von 1-9 Wochen bei 38 °C wurde in den hitzeabgetöteten Kulturen das Bakteriengewicht, der pH-Wert und der Proteingehalt bestimmt. Von den synthetischen Nährlösungen ergaben sich größere Bakterienmengen als von der Glycerinbouillon. Auch zwischen den einzelnen synthetischen Medien wurden Unterschiede in bezug auf das Wachstum und die Bakterienmenge festgestellt. Die höchsten Werte brachten dabei die Medien mit hohem Asparagin- und Kaliumphosphatgehalt. Die Proteinmenge war in erster Linie abhängig vom jeweiligen Stamm und vom Alter der Kulturen. Das Sautonmedium ergab stets die geringste Proteinausbeute. Bei ausgewachsenen Kulturen bestand keine Beziehung zwischen Bakterienmenge und Proteingehalt des Filtrates. Kulturfiltrate mit einem pH-Wert von 5-6 hatten einen geringeren Proteingehalt als solche mit höherem pH-Endwert. Die verhältnismäßig geringe Proteinausbeute beim Sautonmedium war zurückzuführen auf den niedrigen pH-Endwert. Obwohl allgemein angenommen wird, daß das Tuberkuloprotein aus den Kulturfiltraten durch Zellautolyse frei wird, ist eine experimentelle Nachprüfung nicht erfolgt, und der Vorgang bleibt unklar. W. Richter/Jena. 6522.

4-64/05-0381 Kim, Hyun Kyu, Magnusson, Mogens und Bentzon, M. Weis; Seoul, Korea, Nat. Inst. of Health; Copenhagen, Statens Seruminst. Tuberculin production. 2. Comparison between amount of tuberculin obtained from the culture filtrate and by extraction of tubercle bacilli. **(Die Tuberkulinherstellung. 2. Mitt. Vergleich zwischen der Tuberkulinausbeute von Kulturfiltraten und durch Extraktion von Tuberkelbakterien.)** Acta pathol. microbiol. scand. **58** (1963) Nr. 4. S. 501-510. — 1 Mitt. vgl. vorst. Ref.

Glycerinbouillon, Sauton- und Lindb II-Lösung wurden mit 4 und 8 Wochen mit 2 Stämmen von *M. tuberculosis* (T 3487 und E 9656) beimpft. Nachdem die Kulturen durch Hitze abgetötet waren, wurde die getrocknete Bakterienmasse mit 0,05 N-Natriumhydroxyd extrahiert. Die Ausbeute an extrahiertem Protein und die Wirksamkeit des Extraktuberkulins wurden mit der Proteinmenge und der Wirksamkeit des entsprechenden Kulturfiltrates verglichen. Von den extrahierten Bakterien konnten große Proteinmengen gewonnen werden, jedoch war die biologische Aktivität nur gering. Die Wirksamkeit des Extraktes war im Durchschnitt zehnmal geringer als die des Filtrates. Von Lind b II-Medium wurde mehr Tuberkulin gewonnen als von Glycerinbouillon oder Sauton-Lösung. Die 8-Wochen-Kulturen lieferten dabei mehr Tuberkuloprotein als die 4-Wochen-Kulturen. Im Hinblick auf die beiden *M. tuberculosis*-Stämme war die Proteinausbeute abhängig von der verwendeten Nährlösung. Bei den Extrakten hatten alle Proteine dieselbe biologische Aktivität, bei den Kulturfiltraten wechselte diese mit der jeweiligen Charge.

W. Richter/Jena. 6522.

4-64/05-0382 Richter, W.; Jena, Außenstelle des Forsch.-Inst. für Impfstoffe Dessau. **Untersuchungen mit verdünntem Säugertuberkulin GT „Dessau". 2. Mitt.** Mh. Veterinärmed. **18** (1963) Nr. 19. S. 730-734. – 32 Lit. 1. Mitt. vgl. LZ. Abt. IV **6** (1961) Nr. 12. S. 2214.

Nach einem kurzen Hinweis auf die Unterschiede in den Dosierungen in den einzelnen Ländern (2000-7500 TE/Dosis), die Anzeigesicherheit dieser Tuberkuline (70-85%) und auf unspezifische Reaktionen werden eigene Versuche beschrieben. In Fortsetzung früherer Untersuchungen wurden 1350 Rinder mit Versuchstuberkulin von 500 TE/Dosis und 1460 Rinder mit 1000 TE/Dosis getestet. Bei einem Vergleich mit 5000 TE/Dosis reagierten bis zu 12% der positiven Tiere fraglich und negativ bei einer Dosis von 500 TE/Inj., während ein nur 1:5 verdünntes Tuberkulin dieselbe Anzeigesicherheit aufwies wie das mit 5000 TE/Dosis. Unterschiede traten nur insofern auf, als verdünntes Tuberkulin einen stärkeren Dolor und häufigere Nekrosen hervorrief. Es ist also eine 1:5-Verdünnung des handelsüblichen Tuberkulins ohne Beeinträchtigung der gewohnten Anzeigesicherheit möglich. Eine weitergehende Verdünnung (etwa bis 1:10) ist nicht ratsam, da ältere und im Augenblick inaktive Prozesse übersehen werden können. Im derzeitigen Stadium der Bekämpfung der Rindertuberkulose sollte jedoch das in der DDR vorgeschriebene Tuberkulin von 5000 TE/Dosis beibehalten werden. Für die Periode nach erfolgter Sanierung genügt ein 1:5 verdünntes Tuberkulin, das die Möglichkeit der Abtrennung störender unspezifischer Reaktionen bietet und auch den Tierarzt bei eventuellen Impfunfällen weniger stark belastet. Durch Haltbarkeitsversuche am Meerschweinchen (nach Prigge und Döhmen) ergab sich, daß ein flüssiges gereinigtes Tuberkulin von 1000 TE/Dosis nach 16 Mon. keine meßbaren Reaktionsspuren mehr hinterließ und seine anfängliche Wertigkeit verloren hatte, wogegen das Trockentuberkulin noch nach 26 Monaten völlig unverändert war.

H. Heimbürge. 6522.

4-64/05-0383 Schneider, P. A. und Riggenbach, Chr.; Lausanne, Inst. Galli-Valerio, Serv. Vétérin. Cantonal. Réactions à la tuberculine bovine et tuberculose aviaire. **(Reaktionen auf Rinder- und auf Geflügeltuberkulin.)** Schweiz. Arch. Tierheilkunde **105** (1963) Nr. 8. S. 417-422. – 4 Tab., 8 Lit. Zus. in Engl., Ital., Dtsch.

Auch in von der bovinen Tuberkulose sanierten Gebieten zeigen sich bei der Schlachtung wieder Reinfektionen. Von 117 positiven Fällen dieser Art wurde 114 mal *Typus bovinus*, 2 mal *Typus humanus* und einmal *Typus gallinaceus* festgestellt. Zur Differenzierung der Typen wurden der Nährboden nach Petragnani und bei uncharakteristischen Kulturen Passagen über Kaninchen und Hühner benutzt. Die Vff. unterzogen nun 146 Rinderställe (2174 Tiere), deren Besitzer außerdem tuberkulöses Geflügel hielten, einer Überprüfung mit bovinem Tuberkulin und fanden bei positiven geschlachteten Rindern keinen Fall von aviärer Tuberkulose. Bei gleichzeitiger Anwendung von Rinder- und Geflügeltuberkulin in denselben Beständen wurden bis 20% auf *T. gallinaceus* positive oder zweifelhafte Reaktionen ermittelt. Das beweist die Reinheit des in der Schweiz verwendeten bovinen Tuberkulins. In Westdeutschland reagierten dagegen in Beständen, wo auch tuberkulöse Hühner gehalten wurden, bedeutend mehr Rinder auf das dort verwandte bovine Tuberkulin wohl wegen der anderen Zusammensetzung des Diagnostikums. K. Preißler. 6522.

4-64/05-0384 Rossi, L. und Dokoupil, S. Studie aktivity monovalentních, bivalentních a komplexních tuberkulínů (tuberkuloproteinů). **(Untersuchung über die Aktivität von monovalenten, bivalenten und komplexen Tuberkulinen [Tuberkuloproteinen].)** Veterinární Med. **8(36)** (1963) Nr. 3. S. 195-206. – 7 Abb., 2 Tab., 13 Lit. Zus. in Russ., Dtsch., Engl.

An 299 Rindern, die mit *M. bovis* infiziert waren, wurde die Aktivität monovalenter Tuberkuline ausgewertet, die aus bovinen, aviären, kombinierten PPD-Tuberkulinen der Stämme *M. bovis*, *M. tuberculosis* und aus komplexen Tuberkuloproteinen sowjetischer und tschechoslowakischer Produktion bestanden. Die diagnostische Verläßlichkeit der bovinen Tuberkuline war im großen ganzen höher als die der humanen. Das bivalente Tuberkuloprotein (2 Teile bovines AN 5 und 1 Teil humanes PN 14) wies eine höhere Aktivität als die monovalenten Tuberkuloproteine auf. Die allergische Wirksamkeit des komplexen sowjetischen Tuberkuloproteins wurde an 183 mit *M. avium* und 201 mit *M. bovis* infizierten Rindern durch vergleichende Tuberkulinisierung mit monovalenten Tuberkulinen (Tuberkuloproteinen) überprüft. Die Reaktionen mit komplexem Tuberkuloprotein waren beim mit *M. avium* infiziertem Rind stärker als beim aviären 50% Koch-(Alt-) Tuberkulin. Bei Rindern, die weder auf das bovine noch das aviäre Tuberkulin reagierten, rief das komplexe Tuberkulin unspezifische Reaktionen von durchschnittlich 3 mm innerhalb von 24-72 Std. hervor. Aus diesem Grunde wird es vorläufig besonders für die simultane Tuberkulinisierung nicht empfohlen. ČSSR/ÚVTI. 6252.

4-64/05-0385 Bojarski, J. und Żulińska, W. Wartość niektórych metod w różnicowaniu typów pratka gruźlicy. **(Der Wert einiger Methoden zur Differenzierung der Typen des Tuberkuloseerregers.)** Med. weteryn. **19** (1963) Nr. 3. S. 158-162. – 1 Tab., 21 Lit.

Vf. behandelt die vergleichende Differenzierung verschiedener Stämme der Gattung *Mycobacterium* (M.) mittels mehrerer Teste. Zu den Untersuchungen wurden folgende Bakterienstämme herangezogen: 20 *M. tuberc.*, 14 *M. bovis*, 12 *M. avium* sowie 8 verschiedene Saprophytenstämme. Die angewandten Proben waren folgende: 1. Mikroskopische Probe, 2. Züchtungsprobe (auf Petragnani- und Kirchner-Hermann-Nährboden mit Phenolrot sowie auf Petragnani-Nährboden mit Zusatz des tuberkulostatischen Faktors). 3. Biochemische Probe (Niazintest nach Peknize) und 4. Biologische Probe. Die Ergebnisse: 1. Die mikroskopische Differenzierung ist zur Bestimmung des Typs des Tuberkuloseerregers nur wenig geeignet. 2. Das Differenzieren durch Züchtung unter Verwendung mehrerer konstanter Nährböden stellt eine wertvolle Probe zur Klassifikation des Tuberkuloseerregers dar. Ein Differenzieren mittels der Bouillonzüchtung kann nur bei *M. avium* angewendet werden. 3. Der Niazintest nach Peknize ist ein Hilfsverfahren zur Bestimmung des *M. tuberculosis*. 4. Die biologische Probe bei Meerschweinchen, Kaninchen und Hühnern ist das selektivste und sicherste Verfahren zur Differenzierung der Erreger. Diese Sicherheit beträgt bei *M. tuberculosis* 85%, bei *M. bovis* 92,85% und bei *M. avium* 91,66%. PRL/CBR 6530.

4-64/05-0386 Grys, S. Badania nad określaniem rozwoju procesu gruźliczego oraz stanu odporności przeciwgruźliczej u bydła zakażonego w warunkach naturalnych i u bydła szczepionego prątkiem gruźlicy typu mysiego. I. Określanie stanu odporności przeciwgruźliczej u bydła szczepionego prątkiem typu mysiego (Vole Bacille). **(Forschungen über die Entwicklung der Tuberkulose sowie der Tuberkuloseresistenz der unter natürlichen Bedingungen infizierten sowie mit dem Tuberkelbakterium vom Mäusetyp geimpften Rinder. 1. Mitt. Beschreibung des Resistenzzustandes der Rinder, die mit dem Tuberkelbakterium vom Mäusetyp geimpft wurden.)** Roczniki Nauk Rolniczych, Ser. E 8 (1963) Nr. 1. S. 23-33.

Zweck der Arbeit war, die Resistenz der Rinder festzustellen, die durch Einführung des Tuberkuloseerregers vom Mäusetyp in den Organismus hervorgerufen wurde. Als Kriterium wurde eine Zusammenstellung von biochemischen, serologischen und immunologischen Proben angewendet, und zwar das Koagulationsband von Weltmann, eine Cadmium- und Thymolprobe, Bestimmung der gesamten Eiweißmenge, eine Fließband-Elektrophorese, eine Hämagglutinations- und hämolytische Probe, Tuberkulinisierung und M-Test (eine Stäbchen-Emulsion vom Mäusetyp wurde inaktiviert und in die Halsfalte mit 0,2 ml eingeführt). Die Versuchsergebnisse waren folgende: 1. Zu Beginn des Immunisierens (2. bis 6. Woche) tritt eine Vermehrung des α-Globulins und des gesamten Eiweißes auf. 2. Fast die ganze Versuchszeit hindurch stieg die Menge des γ-Globulins und fiel diejenige des Albumins. 3. Der positive hämolytische Titer hielt sich bis zum Augenblick des Schlachtens, seine Höhe unterlag jedoch gewissen Schwankungen. 4. Das positive Ergebnis des M-Tests hielt nach Erlöschen der Tuberkulin-Reaktion an, er kann also als eine Hilfe bei der Bestimmung der Antituberkuloseresistenz nach dem Impfen angesehen werden. 5. Die hämolytische Probe erwies sich als die empfindlichste aller bekannten Proben, sie ermöglicht das Erfassen des Infektionsmoments mit pathogenen Tuberkuloseerregern der mit Antituberkulose-Impfstoffen resistent gemachten Tiere. PRL/CBR 6535.

4-64/05-0387 Hierowski, M. und Westfal, I. Wpływ streptomycyny na aktywację aminokwasów u Mycobacterium tuberculosis H_{37} Rv. **(Der Einfluß von Streptomycin auf die Aktivierung der Aminosäuren bei Mycobacterium tuberculosis H_{37} Rv.)** Acta microbiol. polon. **12** (1963) Nr. 2. S. 125-129. – 2 Tab., 4 Lit.

Untersucht wurde der Einfluß von Streptomycin auf die Aktivierung der Aminosäuren bei *Mycobacterium tuberculosis* Rv. Es wurde festgestellt, daß Streptomycin weder die Aktivierung noch die Übertragung der Aminosäuren auf „SRNA" hemmt. Streptomycin bei *Mycobacterium tuberculosis* hemmt die Eiweißsynthese. In dem freien System der Zellen beobachtete man bei den Versuchen mit gekennzeichneten Aminosäuren bei *Mycobacterium* keinerlei hemmenden Einfluß des Streptomycins auf die Incorporation dieser Aminosäuren in die Eiweiße bei streptomycinempfindlichen Stämmen, während diese Hemmung bei streptomycinresistenten Stämmen nicht festgestellt wurde. In dieser Arbeit wurde der Einfluß des Streptomycins auf die erste und zweite Stufe der Eiweißbiosynthese bei *Mycobacterium tuberculosis Rv.* festgestellt.
PRL/CBR 6535.

4-64/05-0388 Hauduroy, Paul und Muftic, Mahmoud; Lausanne, Inst. d'Hyg. Activité formamidasique et pathogénéité des mycobactéries. **(Formamidase-Aktivität und Pathogenität der Mykobakterien.)** C.R. hebd. Séances Acad. Sci. **257** (1963) Nr. 6. S. 1418-1420.

Konno u.a. haben festgestellt, daß es möglich ist, die Pathogenität von Mykobakterien durch eine enzymatische Reaktion zu ermitteln. Vff. prüfen 238 Mykobakterienstämme aus der Sammlung des Hygien. Instituts von Lausanne auf die gleiche Weise. Die technische Durchführung der Versuche wird eingehend besprochen. Auf Grund der modifizierten Methode der Vff. erweisen sich sämtliche pathogenen Mykobakterien als Formamidase-negativ, die saprophytären Mykobakterien teils als positiv, teils als negativ. Es ist also leider vorläufig noch nicht möglich, pathogene und saprophytäre Mykobakterien mit Hilfe dieser relativ einfachen Methode ohne Tierversuche zu unterscheiden.
E. Tempel. 6535.

4-64/05-0389 Anonym. Lutte contre la tuberculose bovine en 1962. **(Die Bekämpfung der Rindertuberkulose im Jahre 1962.)** Rev. Méd. vétérin. [N.S.] **26(114)** (1963) Nr. 6. S. 453-457. 6560.

4-64/05-0390 Baldo, J. I., Sifontes, D. Itriago, Oropeza, G. Gutierrez und Herrera, L. A. Campagne d'éradication de la tuberculose bovine au Vénézuela. **(Feldzug zur Tilgung der Rindertuberkulose in Venezuela.)** Bull. Office int. Epizooties **59** (1963) Nr. 3/4. S. 371-380. – 2 Tab. Zus. in Engl., Span.
Entsprechend den Empfehlungen der Weltgesundheitsorganisation vom Jahre 1950 beschlossen 1953 das Gesundheits- und das Landwirtschaftsministerium von Venezuela ein Programm zur Tilgung der Rindertuberkulose. Die Reagenten wurden durch intradermale Tuberkulineinspritzung in die Schwanzfalte bzw. in die Vulva erkannt. Die Tuberkulinisierung wurde innerhalb von mindestens 60 Tagen wiederholt. Reagenten wurden gekennzeichnet mit einem Hautbrand am linken Unterkiefer (T), geschlachtet und entschädigt, wenn sie bei der ersten oder zweiten Tuberkulinisierung entdeckt wurden. Gleich beim ersten Male festgestellte Tbc-freie Bestände werden sofort anerkannt. Der Kampf gegen die bovine Tuberkulose wurde in von vornherein wenig verseuchten Distrikten begonnen und wird bis 1964 auf das ganze Land ausgedehnt sein. Bis 1960 mußten von 1070196 untersuchten Tieren nur 14435 als positiv geschlachtet werden, und viele Tbc-freie Bestände wurden anerkannt. Gleichzeitig verminderte sich der Anteil der bovinen Tuberkulose des Menschen in den sanierten Gebieten von 4,88% bis auf 0,52%. Da auch die Zahl der fertig ausgebildeten Tierärzte in Venezuela im ständigen Steigen ist, hofft man bald mit der Tilgung der Tuberkulose zum Ziele zu kommen.
K. Preißler. 6560.

4-64/05-0391 *Skards, Ilmar Vilisovič.* Akad. nauk Latvijskoj SSR, Inst. mikrobiologii. **Obnaruženie tuberkuleznych mikobakterij v korovem moloke pri pomošči ul'trazvuka.** (Feststellung tuberkulöser Mykobakterien mit Hilfe des Ultraschalles.) Riga: Izd. Akad. nauk Latvijskoj SSR. 1963. (158 S.) 8°. (1963 A 1383)

XIII. CHIRURGIE

4-64/05-0392 Vaughan, L. C.; North Mimms, Hatfield, Hertfords., Roy. Veterin. Coll. Field Stat. A study of the replacement of the anterior cruciate ligament in the dog by fascia, skin and nylon. **(Eine Studie über den Ersatz des vorderen Kreuzbandes beim Hund durch Fascie, Haut und Nylon.)** Veterin. Rec. **75** (1963) Nr. 21. S. 537-541.
Aus Kenntnis der Literatur und eigenen Erfahrungen ist dem Autor bekannt, daß unfallbedingte Verletzungen des Kreuzbandes funktionell allein abheilen. In Operationsversuchen hat sich ergeben, daß Fascie und Nylon ein zu starres Material für derartige Operationen sind. Mit Hautimplantaten gelingt es aber, das Kreuzband beim Hund frühzeitig funktionell zu ersetzen.
K.-P. Jaksztien. 6630.

4-64/05-0393 Vaughan, A. W. Operative removal of neoplastic spleen from a dog (reticulum-cell sarcoma). **(Operative Beseitigung einer neoplastischen Milz aus einem Hund [Reticulosarkom].)** Veterin. Rec. **75** (1963) Nr. 36. S. 902 bis 903. 6722.

4-64/05-0394 Coulon, J. Sur un accident de chasse chez un chien. **(Über einen Jagdunfall bei einem Hund.)** Recueil Méd. vétérin. **139** (1963) Nr. 4. S. 327-328. 6740.

4-64/05-0395 Hearn, E. M. Surgical aspects of the dog and cat in old age. **(Chirurgische Aspekte bei alten Hunden und Katzen.)** J. South African veterin. med. Assoc. **34** (1963) Nr. 2. S. 191-194.
Bei alten Hunden und Katzen sind die häufigsten Erkrankungen Tumoren, danach folgen Zahnerkrankungen, Pyometra und Hernien. Auf die Allgemeinbetäubung bei alten Hunden und Katzen wird eingegangen. Der Vf. berichtet über gute Erfahrungen mit Thiopenton als Injektionsnarkose bzw. mit Fluothan als Inhalationsnarkose. Die Tranquillizer wirken bei alten Tieren

sehr unterschiedlich. Durch kleine Gaben sollten diese zunächst in bezug auf ihre Wirkung erst getestet werden. Den chirurgischen Eingriff als „Stress" überstehen gesunde alte Tiere recht gut. Anders liegen die Verhältnisse bei „toxisch" geschädigten Tieren, wie z.B. bei Pyometra. Diese Tiere haben meist schon einen chronischen Nierenschaden, und eine zusätzliche Operation führt zum völligen Zusammenbruch. – Häufig werden alte Hunde durch einen Klinikaufenthalt psychisch so belastet, daß es besser ist, sie rechtzeitig dem Besitzer zurückzugeben. – Schließlich schlägt der Vf. vor, einem Besitzer zur Tötung des Tieres zu raten, wenn bösartige Tumoren, Bauchwassersucht oder Leiden vorliegen, die ein Bewegen des Tieres unmöglich machen. Eine Tötung auf Grund des Alters allein wird abgelehnt. O. Dietz. 6740.

4-64/05-0396 Keep, M. E. und Box, P. O. Some conditions requiring surgery in aged dogs. **(Einige Erkrankungen, die chirurgische Behandlungen bei alten Hunden erfordern.)** J. South African veterin. med. Assoc. **34** (1963) Nr. 2. S. 185-189.

Zunächst wird die Entfernung des Zahnsteines bei alten Hunden beschrieben. Auch auf die Extraktion von abgebrochenen oder lockeren Zähnen wird eingegangen. – Größere Blasensteine bei der Hündin sollten auf chirurgischem Wege entfernt werden. Manche Tierärzte empfehlen den Blasenschnitt und die gleichzeitige Urethrotomie. – Wenn bei alten Hunden eine Perinealhernie nur Netz enthält, sollte man von einem chirurgischen Eingriff absehen. Enthält die Hernie die Blase, so kann diese durch Punktion entleert und, sofern keine Verwachsungen vorliegen, reponiert und mit der Bauchwand vernäht werden. Diesen Eingriff überstehen alte Hunde gut und können noch längere Zeit am Leben erhalten werden. – Bei der Tumorbehandlung sollten das Alter des Tieres, der allgemeine Gesundheitszustand, die Art des Tumors und die Lokalisation Berücksichtigung finden. Es werden Papillome und Melanome der Haut erwähnt. Epuliden können erfolgreich behandelt werden. Nasentumoren sind meist bösartig und verursachen häufig Nasenbluten. Von der operativen Behandlung von Prostatatumoren sollte man bei alten Hunden Abstand nehmen. Bei Osteosarkomen kann frühzeitig amputiert werden. Schließlich wird auf die Behandlung der Mammatumoren und der Zirkumanaltumoren eingegangen. Bei Pyometra wird die Ovarohysterektomie empfohlen. – Von Staroperationen sollte man bei alten Hunden Abstand nehmen. Verstopfungen sind bei alten Hunden gut mit Paraffinölgaben, Bauchmassage und Entleerungen des Rectums zu beheben. O. Dietz. 6740.

4-64/05-0397 Owen, L. N. und Hall, L. W.; Cambridge, Univ., School of Veterin. Med. Ascites in a dog due to a metastasis from an adenocarcinoma of the ovary. Vasomotor collapse following a second injection of sodium acetrizoate (Diaginol). **(Ascites bei einem Hund infolge Metastase eines Adenocarcinoms des Ovars. Vasomotorischer Kollaps durch eine zweite Injektion von Natriumacetrizoat [Diaginol].)** Veterin. Rec. **74** (1962) Nr. 8. S. 220-223. – 2 Abb., 2 Lit.

Vff. operierten einen Bull-Terrier mit einem Adenocarcinom des rechten Ovars und gleichzeitig bestehendem Ascites. Während der Operation wurde eine extrahepatische Verlegung der V. portae durch Injektion von Natriumacetrizoat in das Milzparenchym röntgenologisch festgestellt. Die Ursache der Obstruktion, eine Metastase am Gefäß, wurde ebenfalls chirurgisch entfernt. Bei einer 3 Wochen nach der Operation durchgeführten Splenoportographie durch percutane Milzpunktion wurde das Kontrastmittel in die linke Niere injiziert. Durch eine wahrscheinliche Unverträglichkeitserscheinung kam es zu einem vasomotorischen Kollaps ohne letalen Ausgang. Vff. raten von der percutanen Milzpunktion wegen der Komplikationsgefahr ab. Der Hund konnte als geheilt entlassen werden. Eine erneute Flüssigkeitsansammlung im Abdomen wurde nicht beobachtet. S. Schlaaff. 6742.

4-64/05-0398 Szutter, L. **Über die sog. Pigmentkolobome im Augenhintergrund von Pferden.** Acta veterin. Acad. Sci. hung. **12** (1962) Nr. 4. S. 445-454. — Aus: Ung. Agrar-Rdsch. **1963** Nr. 4.
Auf Grund der Literaturangaben, der Analogien beim Menschen sowie eigener Augenspiegelbefunde wird die Frage erörtert, für welche der auf Pigmentmangel beruhenden Farbanomalien im Augenhintergrund des Pferdes die in der Literatur hin und wieder gebrauchte Benennung Pigmentkolobom angewendet werden soll. Es wird empfohlen, diese Benennung in erster Linie für die selten auftretenden streifenförmigen Pigmentmangelgebiete zu benutzen, die in der unteren Fundushälfte, dem Platz der embryonalen Augenspalte entsprechend — manchmal etwas seitlich davon — liegen und in der Regel über den Augapfeläquator hinausreichen. Diese Befunde sollte man als typische Pigmentkolobome bezeichnen. Die Bennenung „atypisches Pigmentkolobom" sollte für die noch seltener vorkommenden Pigmentmangelflecke vorbehalten bleiben, die außerhalb der Becherspaltengegend in anderen Teilen des Augengrundes anzutreffen und außerdem hauptsächlich durch ihre variable Form sowie die von der Umgebung auffallend abweichende, oft bunte Färbung und die immer scharfe Grenze gekennzeichnet sind. Das histologische Bild der Pigmentkolobome im Augengrund der Pferde ist noch nicht bekannt. Von den nicht dazu zählenden Pigmentmangel-Augengrundbefunden mit Ausnahme der sog. Coni, bei deren Entstehung auch andere Faktoren beteiligt sein können, weiß man auch histologisch, daß ihr Zustandekommen ausschließlich auf den partiellen Albinismus der Aderhaut oder der Aderhaut und Netzhaut zurückgeführt werden muß (Albinismus solum fundi partialis). Für das Augenspiegelbild aller dieser Augengrundbefunde ist charakteristisch, daß sie keinen Niveauunterschied zur Umgebung zeigen und daß die gegebenenfalls auftretenden Gefäße normal erscheinen. Typische und atypische Pigmentkolobome sind bisher nur bei den Augenspiegelbefunden von Pferden beobachtet worden. Die anderen pigmentmangelbedingten Farbanomalien kommen — als häufige Befunde — auch bei anderen Haustierarten vor. 6753.

4-64/05-0399 Glauser, Gualterio F. J. O. Otematoma en los caninos. **(Ohrhämatome beim Hunde.)** Gac. veterin. **25** (1963) Nr. 155. S. 259-265.
Es werden zehn verschiedene Methoden des operativen Vorgehens zur Behandlung der Ohrhämatome beim Hunde sowie eine Verbandmethode und eine Lochzange beschrieben, die eine Durchführung von operativen Perforationen der Haut am Ohr erleichtern soll. Die Ausführungen werden durch schematische, aber sehr anschauliche Zeichnungen erläutert.
K. Reinhardt. 6774.

4-64/05-0400 Scott, W. N. und Denham, Esther M. H. The treatment of canine Otitis externa with nitrofurazone. **(Die Behandlung der Otitis externa des Hundes mit Nitrofurazon.)** Brit. veterin. J. **119** (1963) Nr. 5. S. 211-213.
Nach einem kurzen Überblick über die Anfälligkeit bestimmter Rassen (Kleinpudel, Spaniel usw.) für die Otitis externa geht der Vf. auf die bekannten Ursachen ein. Während grampositive wie auch gramnegative Bakterien aus gesunden und gleichfalls aus kranken Gehörgängen isoliert wurden, konnten *Proteus vulgaris* und *Pseudomonas aeruginosa* nur bei erkrankten Ohren festgestellt werden. — Der Vf. sah sich veranlaßt ein nitrofurazonhaltiges Mittel in einer Cremeform bei 53 Fällen zu erproben. Bei allen Formen der Otitis externa ergaben sich 51% Heilungserfolge. K.-P. Jaksztien. 6774.

4-64/05-0401 Puisségur, Juan Adolfo. Sobre un caso de esofagostasia en el bovino. **(Über einen Fall von Schlundverstopfung beim Rinde.)** Gac. veterin. [Buenos Aires] **25** (1963) Nr. 155. S. 257-258.
Anamnese, Symptomatologie und Behandlung eines Falles von Schlundverstopfung beim Rind wird aus der Sicht des Praktikers beschrieben. Grundsätzlich soll man versuchen, die Schlundschleimhaut und die Oberfläche des Fremd-

körpers mit Öl (Paraffinum liquidum) schlüpfrig zu machen. Wenn irgend durchführbar, ist es besser, den Fremdkörper oralwärts zu extrahieren als ihn in Richtung Pansen hinabzustoßen. K. Reinhardt. 6792.

4-64/05-0402 Fowler, Murray E., Crenshaw, Gerald L., Edwards, Donald W., Holloway, C. K. und Whatley, Joseph L.; Davis, Univ. of California, School. of Veterin. Med. Intrathoracic surgery in the horse. **(Intrathorakale Chirurgie beim Pferd.)** Amer. J. veterin. Res. **24** (1963) Nr. 101. S. 766-771. – 6 Abb.

Untersuchungen über das chronische alveoläre Lungenemphysem sind am Menschen schwer möglich, da das Leiden experimentell kaum erzeugt werden kann. Der anatomische Aufbau der Pferdelunge ist dem des Menschen sehr ähnlich. Dabei ähnelt sich die Aufteilung der Bronchialarterien besonders stark. Das Pferd wurde deshalb als Versuchstier zur experimentellen Reproduktion eines Lungenemphysem ausgewählt. Dabei wurde die Bronchialarterie freigelegt, und es wurden entweder ein sklerotisierendes Mittel oder kleine Kugeln zum Verschluß der peripheren Kapillaren in das Lumen injiziert. Die Untersuchungen wurden an 40 Pferden im Alter von 2-16 Jahren durchgeführt In 23 Fällen wurde rechts die 6. Rippe, in 11 Fällen links die 6. Rippe reseziert. 6mal erfolgte die Thorakotomie im 10. Intercostalraum. Die Operationen wurden in Aether-Lachgas-Sauerstoff- bzw. Fluothan-Sauerstoff-Narkose durchgeführt. Die einzelnen Phasen der Operation bis zur Isolierung der Bronchialarterie werden in 6 Skizzen dargestellt. – Die eingetretenen Verluste sind zum großen Teil auf die experimentellen Injektionen zurückzuführen. Die Kontrolltiere erholten sich nach der Operation komplikationslos. O. Dietz. 6795.

4-64/05-0403 Dirksen, G. und Houwishi, Y.; Hannover, Tierärztl. Hochschule, Richard-Götze-Inst., Klin. für Rinderkrankh. **Untersuchungen über die Verhütung postoperativer Bauchfellverwachsungen mit Prednisolon und Fluorhydrocortison. 2. Mitt. Versuche am Rind.** Dtsch. tierärztl. Wschr. **70** (1963) Nr. 9. S. 239-242. – 1. Mitt. vgl. 4-64/04-0397.

In ersten experimentellen Untersuchungen wurde die Brauchbarkeit von zwei salbenförmigen und zwei wäßrig suspendierten Prednisolonacetat- und 9α-Fluorhydrocortisonacetat-Präparaten für die Vorbeuge postoperativer Bauchfellverwachsungen an Kaninchen geprüft. Aus den Versuchen ergab sich eine gute Wirksamkeit und deutliche Überlegenheit der wäßrigen Zubereitungen. – Es wurde nunmehr in 30 Versuchen an 26 Kälbern Prednisolonacetat in salbenförmiger und wäßriger Zubereitung und 9 α-Fluorhydrocortisonacetat in wäßriger Suspension als Adhäsionsprophylactica in der Bauchhöhle geprüft. Zum Einsatz kamen Hostacortin-H-Kristallsuspension (Hoechst), Combisonum (Hoechst) 0,5%ig und Scherofluron (Schering AG). Nach Einpudern eines Dünndarmstückes von etwa 30-40 cm Länge mit 2 g Talcum erhielten die Tiere zugleich 50-150 mg Prednisolon oder 6-18 mg 9α-Flourhydrocortison intraabdominal. 8 Kälber blieben zur Kontrolle unbehandelt. Das salbenförmige Prednisolonpräparat erwies sich als ungeeignet. Die wäßrigen Hormonsuspensionen bewirkten eine deutliche Verminderung der Adhäsionen. – Die Nebennierenrindenhormone sind nur unter gleichzeitigem antibiotischen Schutz zur Adhäsionsprophylaxe zu verwenden. Unter diesen Voraussetzungen wurde Prednisolonacetat bisher bei etwa 30 kranken Tieren in Dosen von 25 bis 150 mg zur Vorbeuge postoperativer Bauchfellverwachsungen intraabdominal appliziert, ohne daß nachteilige Auswirkungen zu beobachten waren. O. Dietz. 6805.

4-64/05-0404 Tarasewicz, W. Przepukliny u psów. **(Brüche bei Hunden.)** Med. weteryn. **19** (1963) Nr. 3. S. 131-134. – 2 Abb.

Anhand von 252 in der chirurgischen Klinik operierten Fällen werden die am häufigsten bei Hunden auftretenden Brüche und ihre Behandlung besprochen. An erster Stelle stehen hinsichtlich der Häufigkeit die Nabelbrüche. Eine Heilung ist durch Operation möglich. Die allgemein angewandte Methode des Verklebens ist wertlos. Unter den operativen Eingriffen wird das eigene Verfahren behandelt, das aus dem Herausschneiden eines länglichen Hautstückes und dem Zusammenziehen der Wundränder besteht. An zweiter Stelle stehen die Leistenbrüche. In diesen Fällen wurde der Bruchsack an der Basis mit Pean-Klemmen bis zur völligen Zurückdrängung des Inhalts in die Bauchhöhle zusammengedreht und dann ein „Strumpfband" angelegt. Die Diagnose von Brüchen des Diaphragma pelvis bereitet keine besonderen Schwierigkeiten, denn sie treten als eine einseitige oder beiderseitige Schwellung des Damms auf. In diesen Fällen erfolgte lediglich eine Operation. Seltener sind Hodensack- und Schenkelbrüche. Die ersten sind durch einen chirurgischen Eingriff leicht zu behandeln, falls der Besitzer mit einer gleichzeitigen Kastration einverstanden ist. Außerdem wurden auch noch einige Fälle von Brüchen durch Verletzungen operiert, was jedoch nicht immer vorbehaltlos empfohlen werden kann. PRL/CBR. 6805.

4-64/05-0405 Blaser, E. **Hat sich die intraperitoneale Injektionsbehandlung der traumatischen Reticulitis bewährt?** Tierärztl. Umschau **18** (1963) Nr. 10. S. 534-537.
Vor reichlich 10 Jahren ging Vf. bei der Fremdkörpererkrankung von der chirurgischen zur konservativen Behandlung über. Bereits 1954 berichtete er über 340 und 1959 über die bis dahin behandelten 1000 Fälle. Inzwischen liegen die Befunde von über 1700 Patienten vor. Als Gründe für den Wechsel der Behandlungsmethode wird angeführt: 1. Das operative Vorgehen ist nur bei etwa 50% der Fälle wirtschaftlich oder indiziert; außerdem sind frische und chronische Erkrankungen nicht immer eindeutig zu trennen. 2. Die Beanspruchung des Tierarztes. 3. Die mit der Operation verbundene Schwächung, die Hautschäden und die zeitweiligen Folgen des operativen Eingriffes. 4. Die Operationsmüdigkeit der Tierbesitzer. Vorteile der intraperitonealen konservativen Antibiotica-Behandlung sind: 1. Einfachheit und Wirtschaftlichkeit der Behandlung, Anwendbarkeit in frischen und chronischen Fällen und schneller Heilerfolg und Unschädlichkeit des Eingriffes. Als Medikament kommt zuerst ein Penicillin-Streptomycin-Kombinationspräparat in öliger Aufschwemmung zur Anwendung, Anfangsdosis: 3-5 Mill. IE Penicillin und 5 g Streptomycin. Beim Kontrollbesuch 4-5 Tage danach wird eine Nachbehandlung mit etwas niedrigerer Dosis vorgenommen. Die intraperitoneale Injektion erfolgt mittels einer 10 cm mal 2 mm Kanüle mit kurz geschliffener Spitze fast ausschließlich in der rechten Hungergrube. Vervollständigt wird die Therapie durch einen zweitägigen Futterentzug (Maulkorb!). In ungefähr 80% der Fälle ist diese Behandlung erfolgreich. Die übrigen Patienten müssen weiter überwacht und z.T. auch behandelt werden. Die weireren Maßnahmen umfassen Injektionen von Aureomycinsuspension, Hochstellen der Vorhand über 8 Tage, Verabreichung von Indigestionsmitteln, Pansentrockenflora und Ol. paraffini. Auch intraabdominale Sauerstoffinsufflationen erfolgten. Unheilbare Fälle sind innerhalb von 8-10 Tagen zu erkennen; als prognostisch ungünstig werden hohes Fieber und Tympanie über längere Zeit angegeben. Der Gesamtbehandlungserfolg liegt bei 90% und entspricht dem der chirurgischen Behandlungsmethode. H. Haase. 6807.

4-64/05-0406 Shaw, Anthony, Gandal, Charles P. und Pressman, Peter; New York, Columbia-Presbyterian Med. Center; New York Zool. Park. Correcting rectal prolapse: A simplified technic. **(Korrektur des Darmvorfalls, eine vereinfachte Technik.)** Mod. veterin. Pract. **44** (1963) Nr. 7. S. 52-55. 6812.

4-64/05-0407 Bouckaert, J. H., Oyaert, W. und Moor, A. de; Gent, Rijksuniv., Klin. voor Grote Huisdieren. Darminvaginatie met subacuut ver-

loop bij een rund. **(Darminvagination mit subakutem Verlauf bei einem Rinde.)** Vlaams diergeneeskund. Tijdschr. **32** (1963) Nr. 9/10. S. 237-243.
Vff. beschreiben den Verlauf einer Operation zur Beseitigung einer Darminvagination (Intussusception) bei einem Rinde an Hand einer schematischen Zeichnung und von acht Photogrammen. Die Invagination hatte keine totale Verstopfung hervorgerufen. Der invaginierte Darmteil war 75 cm lang. Nach der Operation trat eine rasche Wiederherstellung ein.
K. Reinhardt. 6812.

4-64/05-0408 Pincemin, Yves. Un cas d'invagination intestinale chez une vache laitière. **(Ein Fall von Darm-Invagination bei einer Milchkuh.)** Recueil Méd. vétérin. **139** (1963) Nr. 3. S. 237-241. 6812.

4-64/05-0409 Toucedo, Guillermo A.; Buenos Aires, Fac. de Agronomia y Veterin., Clin. de la Cátedra de Grandes Animales. Sobre un caso de prolapso rectal en el caballo. Contribucion quirurgica. **(Über einen Mastdarmvorfall beim Pferde.)** Gac. veterin. [Buenos Aires] **25** (1963) Nr. 155. S. 240-245.
Ein Mastdarmvorfall beim Pferde ist auch für den tierärztlichen Chirurgen kein alltägliches Problem. Vf. beschreibt einen Fall, der nach der bereits von Bayer, Möller und Frick im Lehrbuch angegebenen Methode zu einer komplikationslosen Heilung mit völliger Wiederherstellung führte.
K. Reinhardt. 6812.

4-64/05-0410 Schlaaff, S.; Leipzig, Karl-Marx-Univ., Klin. und Poliklin. für Kleine Haustiere. **Zur Dünndarmresektion beim Hund.** Kleintier-Prax. **8** (1963) Nr. 2. S. 27-32.
An Hand der Schilderung von 4 Fällen von Dünndarmresektionen beim Hund wird auf die Indikationsstellung für solche Operationen hingewiesen: 1. Einwirkung eines Traumas, 2. Fremdkörperileus, 3. Neubildungen, besonders bösartige u. 4. Strangulationen durch Hernien. Alle Operationen wurden durch Seit- an Seitanastomosen durchgeführt, da die End- an Endvereinigung auf Grund des zu engen Darmlumens wegen der Gefahr der Strikturbildung für ungünstig angesehen wird. K.-P. Jaksztien. 6812.

4-64/05-0411 Steiner, H. **Zur Amputation einer Gliedmaße beim Rind.** Prakt. Tierarzt **44** (1963) Nr. 11. S. 471-472.
Die Gliedmaßenamputation beim Rind ist etwas Ungewöhnliches, obwohl in der Praxis mehr als genügend Indikationen zur Durchführung vorhanden wären, wie z.B. eitrige Gelenkentzündung der proximalen Gelenke, offene Frakturen u.a.m. Es werden 3 Fälle von Gliedmaßenamputationen beschrieben. Beim ersten Fall handelte es sich um ein 8 Tage altes Kalb, das an Carpitis suppurativa litt. Es wurde eine Amputatio antebrachia carpea durchgeführt. Der Versuch scheiterte infolge Pyämie. — Im zweiten Fall handelte es sich um eine $1^1/_2$ Jahre alte Färse mit Tarsitis suppurativa links. Die Amputation erfolgte eine Handbreit proximal vom Tuber calcanei. Es trat vollständige Heilung ein. Das Tier lief gut auf 3 Extremitäten. Bei dem dritten Fall, einer älteren Kuh mit Tarsitis purulenta, scheiterte der Versuch daran, daß sich das Tier nach der Gliedmaßenamputation die gesunde Hintergliedmaße verletzte und deshalb geschlachtet werden mußte. Der Vf. will weiterhin versuchen festzustellen, ob die a priori-Ablehnung der Gliedmaßenamputation beim Rind begründet oder in gewissen Fällen vertretbar ist und ob wirtschaftliche Resultate erzielt werden können. O. Dietz. 6827.

4-64/05-0412 Rooney, James R.; Lexington, Kentucky Agric. Exp. Stat. Radial paralysis in the horse. **(Radialis-Lähmung beim Pferd.)** Cornell Veterinarian **53** (1963) Nr. 3. S. 328-338. — 4 Abb.
Bei einer Radialis-Lähmung können die Streckmuskeln des Ellenbogens, die Streckmuskeln des Carpus und der Zehe und beide Muskelgruppen gleich-

zeitig ausfallen. Die Symptome der drei Arten von Radialis-Lähmungen werden beschrieben. Meistens entsteht die Radialis-Lähmung plötzlich. Die Prognose ist insofern günstig, als ein Großteil der erkrankten Tiere sich schnell erholt. Es werden 4 Fälle von N. radialis-Lähmungen beim Pferd beschrieben. Die Tiere wurden getötet und seziert. Auf Grund der bei der Sektion gefundenen Veränderungen kann angenommen werden, daß das klinische Bild der Radialis-Lähmung durch eine Hyperextension der erkrankten Gliedmaße entsteht. Eine Abduktion oder eine Kompression können zusätzliche oder komplizierende Faktoren sein. O. Dietz. 6827.

4-64/05-0413 Bego, U., Pajtl, M. und Čermak, K.; Zagreb, Univ., Veterin. Fak., Inst. für Morphol. und Physiol.; Inst. für Pathol. und Therapie. **Beitrag zu den peripheren Nervenlähmungen am Hinterbein beim Hund, mit besonderer Berücksichtigung des Nervus fibularis.** Dtsch. tierärztl. Wschr. **70** (1963) Nr. 5. S. 120-124.

Bei 62 Versuchshunden wurden Resektionen an 14 peripheren Nerven der Hintergliedmaße durchgeführt. Es sollte damit geprüft werden, wie weit sich beim Ausfall einzelner Nerven tatsächlich die klinischen Erscheinungen mit den bisher in der Literatur geschilderten decken. Es ergab sich hierbei, daß Lähmungen des N. glutaeus caudalis, N. glutaeus cranialis, N. obturatorius, N. fibularis und des N. tibialis keine oder nur geringfügige klinische Erscheinungen zeigen, die kaum zu diagnostizieren sind. Auffällig dagegen sind die Lähmungen des N. femoralis und des N. ischiadicus. Während die Lähmungen des N. femoralis teilweise durch anders innervierte Muskelgruppen kompensiert werden können, ist dies beim N. ischiadicus nicht der Fall, und zwar auf Grund des Sensibilitätsverlustes in der Pfote. K.-P. Jaksztien. 6840.

4-64/05-0414 Pelt, R.W. van und Conner, G. H.; East Lansing, Michigan State Univ., Coll. of Veterin. Med. Synovial fluid from the normal bovine tarsus. III. Blood, plasma, and synovial fluid sugars. **(Synovialflüssigkeit des normalen Rindertarsalgelenkes. 3. Mitt. Der Zuckergehalt des Blutes, des Plasmas und der Synovialflüssigkeit.)** Amer. J. veterin. Res. **24** (1963) Nr. 101. S. 735-742. — 2 Abb., 5 Tab. 2. Mitt. vgl. 4-64/03-0412.

Es wurden Blutzucker-, Plasmazucker- und Synovialzuckerbestimmungen des normalen Tibio-Tarsalgelenkes von 83 gesunden Rindern durchgeführt. Diese Rinder wurden in zwei Gruppen geteilt. 31 Rinder (Gruppe I) wurden bei diesen Versuchen normal ernährt. 52 Rinder (Gruppe II), es handelte sich um Schlachttiere, hatten bis zu 18 Std. gehungert. Der Blutzucker-, Plasmazucker- und Synovialzuckergehalt war bei der II. Gruppe signifikant höher als bei der I. Gruppe. In der Gruppe I konnte zwischen Blutzucker-, Plasmazucker- und Synovialzuckergehalt kein signifikanter Unterschied ermittelt werden. In der Gruppe II war der Plasmazuckergehalt signifikant höher als der Blut- und Synovialzuckerspiegel. In der Gruppe I konnten außerdem keine signifikanten Unterschiede im Blut-, Plasma und Synovialzuckerspiegel zwischen Kühen, Bullen und Jungbullen festgestellt werden. In der Gruppe II waren bei Kühen alle Zuckerspiegel höher als die entsprechenden Werte bei Bullen bzw. Jungbullen. O. Dietz. 6848.

4-64/05-0415 Short, R. V.; Cambridge, Univ., A.R.C. Unit of Reproductive Physiol. and Biochem. A syringe projectile for use with a bow and arrow. **(Eine Projektilspritze zum Einsatz für Bogen und Pfeil.)** Veterin. Rec. **75** (1963) Nr. 35. S. 883-885. — 1 Abb., 4 Lit.

Wegen der bekannten kleineren Nachteile der „Cap-chur-gun" erschien es notwendig, ein einfacheres Spritzenschußgerät zu konstruieren. Mit einem aus Eibenholz hergestellten 65-Pfund-Bogen wurden Nylonspritzen verschossen. Eine gefüllte 20-ml-Spritze kann jedoch nicht weiter als 27,5 m verschossen werden. A. Kuntze. 6871.

4-64/05-0416 Gellert, R.; Gießen, Justus-Liebig-Univ., Ambulator. und Geburtshilfl. Veterinärklin. **Haltevorrichtung für Katzen.** Dtsch. tierärztl. Wschr. **70** (1963) Nr. 5. S. 131-134.
Es ist ein einfacher, aus Kunststoffrohren gefertigter Katzenhalter vor allem in 8 Abb. dargestellt, der eine gefahrlose Festlegung der zu untersuchenden oder zu operierenden Katzen ermöglicht. K.-P. Jaksztien. 6872.

4-64/05-0417 Wright, A. und Jordan, F. T.W.; Sidney, Univ.; Liverpool, Univ., Veterin. Field Stat. 1-(1-phenylcyclohexyl) piperidine HCl in avian anaesthesia. **(1-[1-phenylcyclohexyl] Piperidin-HCl bei der Betäubung der Vögel.)** Veterin. Rec. **75** (1963) Nr. 18. S. 471-472.
Die sehr guten Erfolge mit dem in der Überschrift genannten Präparat zur Narkose, die sich sogar beim Meerschwein mit vollem Erfolg durchführen läßt, ließen erwarten, daß dieses Mittel auch zur Narkose bei Vögeln verwendbar ist. Die an 13 Hühnern vorgenommenen Narkoseversuche haben ergeben, obwohl vornehmlich i.v. appliziert, daß beim Vogel damit keine befriedigende Narkose zu erreichen ist. K.-P. Jaksztien. 6876.

4-64/05-0418 Bordet, R., Briand, J. L. und Flipot, J. L.; Alfort, France, École Nat. Vétérin. Some comments on anaesthesia in monkeys and birds. **(Einige Bemerkungen über Anästhesie bei Affen und Vögeln.)** Nord. Veterinärmed. **14** (1962) Nr. 9. Suppl. Nr. 1. S. 341-343. 6876.

4-64/05-0419 Rutkowiak, B. Stosowanie blokad nowokainowych u zwierząt. **(Die Anwendung von Novocainblockaden bei Tieren.)** Med. weteryn. **19** (1963) Nr. 4. S. 201-207. — 3 Abb., 3 Tab., 23 Lit.
Novocainblockaden gehören zu den sog. anaesthetischen Behandlungen. Novocain wirkt auf das zentrale, periphere und autonome Nervensystem, es regelt das Gleichgewicht zwischen der Hirnrinde und dem vegetativen System. Die angestellten Versuche bezogen sich auf 3 Verfahren: Blockade der Hautreceptoren nach Kusniezow, der Nn. splanchnici und des Sympathicus nach Mosin und des Beckengeflechts nach Nosdratschow. Das erste Verfahren beruhte auf der Novocain-Applikation (0,25-0,5%iger warmer Lösung) in das Gewebe und dann subkutan in die Gegend von Hals- und Widerrist (Erkrankungen der Vorderextremitäten) sowie in die Lendengegend (Hinterextremitäten). Die Injektionen erfolgten mit 1-3 ml des Präparates, zusammen 100-150 ml. Die Technik Mosins beruht auf der Einführung von 0,5%igem Novocain in das Gewebe, von 0,5 ml je kg des Kgw. Bei dem Verfahren von Nosdratschow wird 1 ml 0,5%iges Novocain pro kg Kgw. in Höhe des dritten Kreuzwirbels injiziert. Obige Verfahren wurden bei verschiedenen Erkrankungen von Pferden, Hunden und Rindern angewendet. Von 53 behandelten Fällen konnten in 46 Fällen völlige Heilung und 4 Fällen Besserungen erzielt werden. PRL/CBR. 6888.

4-64/05-0420 Hall, L. W. und Walker, R. G.; Cambridge, Univ., Dep. of Veterin. Clin. Studies. Suspected Myasthenia gravis in a dog. **(Wahrscheinliche Myasthenia gravis bei einem Hund.)** Veterin. Rec. **74** (1962) Nr. 17. S. 501 bis 503. — 5 Lit.
Vff. beschreiben einen Fall von vermutlicher Myasthenia gravis bei einer 2 Jahre alten Chow-Chow-Hündin. Die Erkrankung trat nach einer Hysterektomie in Allgemeinnarkose 2 Wochen nach dem Absetzen der Welpen auf. Die klinischen Kennzeichen bestehen in Mattigkeit, gestörtem Schluckakt und leicht auslösbarer Muskelschwäche, die nach einer verschieden langen Ruhezeit wieder verschwindet. Die Ptosis und die Muskelschwäche der Gesichtsmuskeln verleihen dem Gesicht einen ganz typischen Ausdruck (myasthenisches Gesicht). S. Schlaaff. 6898.

4-64/05-0421 Sklaroff, David M. und Charkes, N. David. Studies of metastatic bone lesions with strontium 85. **(Untersuchungen an metastati-**

schen Knochenläsionen mit ^{85}Sr.) Radiology **80** (1963) Nr. 2. S. 270-272. – 3 Abb., 8 Lit. Aus: Dok.-Dienst Kernforsch. u. Kerntechn.
Kurze Mitteilung. Kasuistischer Bericht über die Möglichkeit, durch Injektion von ^{85}Sr und anschließende Szintillographie Knochenmetastasen von Primärtumoren zu verifizieren. In 3 Fällen werden Röntgenbilder und Szintillogramme gegenübergestellt. Es wird hervorgehoben, daß die Isotopenmethode der Röntgenuntersuchung überlegen ist. E. Spode. 7000.

4-64/05-0422 Rhodes, W. H., Patterson, D. F. und Detweiler, D. K.; Philadelphia, Univ. of Pennsylvania, School of Veterin. Med. Radiographic anatomy of the canine heart. Part II. **(Röntgenanatomische Darstellung des Hundeherzens. 2. Mitt.)** J. Amer. veterin. med. Assoc. **143** (1963) Nr. 2. S. 137 bis 148. – 14 Abb. 1. Mitt. vgl. LZ. Abt. IV **6** (1961) Nr. 7. S. 1287.
Das Röntgenbild der normalen Herzsilhouette des Hundeherzens variiert zwischen verschiedenen Körpertypen. Bei einer allgemeinen Herzvergrößerung nimmt die Silhouette des Herzens im Thorax ein größeres Volumen als das normale Herz ein. Bei einer Vergrößerung des rechten Ventrikels ist die rechte Herzgrenze abgerundet, und das Pulmonalarteriensegment ist vergrößert. Eine Vergrößerung des Pulmonalarteriensegmentes ist mit einer Pulmonalklappenstenose oder einer pulmonären Hypertension (z.B. bei der Dirofilariasis) vereint. Eine gering- bis mittelgradige linke Vorhofsvergrößerung kann bei dorsoventralem Strahlengang nicht dargestellt werden. Bei starker Erweiterung bildet die Begrenzung des Vorhofes einen doppelten Schatten mit der Kontur des rechten Ventrikels. Bei linker Ventrikelvergrößerung ist die linke Herzkontur abgerundet und liegt näher als normal an der linken lateralen Thoraxwand. Eine Aortenbogenvergrößerung zeigt sich durch eine Herzvorwölbung der kranialen Herzgrenze nach rechts und links vor der Medianlinie. Eine pericardiale Füllung ergibt im dorso-ventralen Röntgenbild eine allgemeine Abrundung der Herzsilhouette, ohne daß ein bestimmter Abschnitt des Herzens sich besonders abhebt. – Alle Untersuchungen wurden nur bei dorsoventralem Strahlengang durchgeführt. Ein sicherer Befund erfordert jedoch auch eine Aufnahme bei lateralem Strahlengang.
O. Dietz. 7000.

4-64/05-0423 Hoerlein, B. F. und Petty, M. F.; Auburn, Ala., Auburn Univ., School of Veterin. Med. Contrast encephalography and ventriculography in the dog – preliminary studies. **(Kontrast-Encephalographie und Ventriculographie beim Hund. Vorläufige Untersuchungen.)** Amer. J. veterin. Res. **22** (1961) Nr. 91. S. 1041-1056. – 19 Abb., 5 Tab., 8 Lit.
In einer sehr ausführlichen Arbeit werden die Techniken der röntgenologischen Darstellung des Gehirns bzw. des Ventrikelsystems beschrieben. Vff. kommen auf Grund ihrer Versuche zu folgenden Schlußfolgerungen. Die Ergebnisse der Pneumoencephalographie sind unsicher. Die Einführung der Luft geschieht dabei entweder in die Cysterna magna oder auf lumbalem Wege zwischen dem 1. und 2. oder dem 2. und 3. Lendenwirbel. Der Kontrast nach Injektion von Luft direkt in das Ventrikelsystem ist nicht stark genug, um sichere Aussagen machen zu können. Die besten Ergebnisse erhält man zur Zeit durch die Ventriculographie mit positiven Kontrastmitteln (Dionosil, Aethyl-iodophenylundecylat). S. Schlaaff. 7000.

XV. GEBURTSHILFE, KRANKHEITEN DER MUTTERTIERE UND DER NEUGEBORENEN

4-64/05-0424 Moltzen, H. **Hinausschiebung der Läufigkeit bei Hunden und Katzen mit Perlutex Leo.** Kleintier-Prax. **8** (1963) Nr. 2. S. 25-27.
Perlutex Leo ist ein synthetisches Progesteron, das, per os verabreicht, voll wirksam ist. Zum Zwecke der Hinausschiebung der Läufigkeit bei Hunden und bei Katzen, eine Forderung die häufig in der Praxis gestellt wird, ist dieses

Präparat über kürzere und längere Zeiträume in folgender Dosierung verabreicht worden. Hunde tgl. 1 Tabl. und Katzen tgl. ½ Tabl. zu 5 mg. Bei 65 Hunden und 30 Katzen blieb nur in einem Fall die Wirkung aus. Nachwirkungen wie späteres Ausbleiben von Läufigkeit und Trächtigkeit sind nicht beobachtet] worden, ebenfalls keine Gebärmuttererkrankungen als Spätfolge.
K.-P. Jaksztien. 7250.

4-64/05-0425 Berchtold, M.; München, Univ., Gynäkol. und Ambulator. Tierklin. **Frühembryonaler Fruchttod beim Rind.** Berliner Münchener tierärztl. Wschr. **74** (1961) Nr. 21. S. 420-423.
Der frühembryonale Fruchttod ist der Sammelbegriff für das Absterben und die Resorption von Früchten zu einer Zeit, in der eine einwandfreie Graviditätsdiagnose noch nicht gestellt werden kann. Die Häufigkeit schwankt nach den Angaben der Literatur zwischen 16 und 65% (ohne Berücksichtigung infektiöser Ursachen). Das „Persistieren" von Gelbkörpern resp. das Auftreten von Corp. lut. pseudograv. und die unterschiedlichen Ergebnisse bei sehr früher Trächtigkeitsuntersuchung und nach einigen Monaten geben gewisse klinische Anhaltspunkte. Statistische Berechnungen aus den Ergebnissen der KB nach bestimmten Formeln liefern das nötige Material über das Ausmaß dieser Erkrankungen und gestatten Rückschlüsse auf eventuelle Ursachen. Experimentelle Untersuchungen zu dieser Frage stoßen auf Schwierigkeiten, da der Zeitpunkt des Absterbens klinisch nicht erfaßbar ist und die Früchte nach dem Tode sofort resorbiert werden. Bisher beschränken sich die Untersuchungen auf Tiere, die nach einer gewissen Zeit post concep. geschlachtet werden. Aus den Veränderungen an den Feten versucht man gewisse Rückschlüsse zu ziehen. So ergibt sich, daß die Embryonen vornehmlich bis zum 34. Tag nach der Befruchtung absterben (bis 65%). Später ist die Verlustrate geringer (2-3%). Als Hauptursache ist die erhöhte Disposition der befruchteten Eizelle gegenüber von Einflüssen während der ersten Phase ihrer Entwicklung zu sehen. Es lassen sich einige grundsätzliche Ursachen feststellen: 1. Versagen bei der Bildung des Corpus luteum bzw. mangelhafte Progesteronsekretion. 2. Neben spezifischen Genitalinfektionen scheinen auch unspezifische Keime eine Wirkung auf die Fruchtentwicklung zu haben. 3. Einfluß des Spermas. Nach den Literaturberichten sollen Konservierung und Spermaüberalterung gewisse Veränderungen bedingen, die die Befruchtung zwar unbeeinflußt lassen; die Embryonen sterben jedoch später ab. Die durch Bullen bedingten Einflüsse scheinen auf Störungen ein Chromosomensatz zurückzuführen sein. Die befruchtete Eizelle stirbt dann nach einiger Zeit ab. In gleicher Weise kommt der Eizelle insofern eine Bedeutung zu, als dabei der Zeitpunkt der Ovulation und der der Befruchtung eine Rolle spielen. Liegen beide Punkte zu weit auseinander (z. B. Spätbesamung) so ist mit wenig lebensfähigen Embryonen zu rechnen. 5. Der Rasseneinfluß scheint nur geringe Bedeutung zu besitzen. 6. Nach den bisherigen Erfahrungen besitzen exogene Einflüsse (jahreszeitlich usw.) eine Bedeutung für das frühembryonale Absterben der Früchte. W. Busch. 7275.

4-64/05-0426 Frost, R. Churchill; London, Roy. Veterin. Coll. Observations concerning ovarian and related conditions in bitches kept as domestic pets. **(Beobachtungen hinsichtlich der Ovarien und diesbezüglicher Zustände bei als Hauslieblingen gehaltenen Hündinnen.)** Veterin. Rec. **75** (1963) Nr. 25. S. 653-654.
Bei 500 im Haus gehaltenen Hündinnen, von denen keine unter zwei Jahren alt war, wurden Vergleiche aufgestellt. Bastarde und reinrassig gezogene Hündinnen hielten sich zahlenmäßig die Waage. Pseudogravidität, Pyometra und Mammatumoren traten in beiden Gruppen in etwa gleichem Prozentsatz auf. Es konnte nur festgestellt werden, daß pseudogravide Hündinnen vermehrt zu Mammatumoren neigen. K.-P. Jaksztien. 7275.

4-64/05-0427 Bleicher, Norman; Los Angeles, Univ. of California, School of Med. Behavior of the bitch during parturition. **(Das Verhalten der Hündin während der Geburt.)** J. Amer. veterin. med. Assoc. **140** (1962) Nr. 10. S. 1076 bis 1082. — 12 Lit.

Als Ergebnis seiner Beobachtungen bei 18 Geburten kommt Vf. zu folgenden Schlußfolgerungen. Die Wehen nehmen an Wirksamkeit ab und haben wechselnde Stärke. Bei der Geburt des Fetus beobachtet man eine kräftige Anspannung der Thorax- und Abdominalmuskulatur. Tritt in der Umgebung der Hündin eine Störung ein, so wird die Geburt verzögert oder unterbrochen. Die Nachgeburt wird von der Hündin vom Welpen entfernt und gefressen. Die Welpen sind während der Geburt aktiv. Die Hündin verhält sich im allgemeinen ruhig und reagiert auf die Laute der Welpen erst nach Beendigung der Geburt. Diese Laute sind ganz charakteristisch. S. Schlaaff. 7300.

4-64/05-0428 Martenet, J. Un cas singulier de torsion de matrice. **(Ein Einzelfall von Gebärmutterverdrehung [bei einer Färse].)** Bull. mens. Soc. vétérin. prat. France **47** (1963) Nr. 6. S. 304. 7327.

4-64/05-0429 Willenberg, S. **Über zwei erfolgreiche operative Behandlungen der Eihautwassersucht des Rindes unter Praxisverhältnissen.** Mh. Veterinärmed. **17** (1962) Nr. 12. S. 492-493.

Die Eihautwassersucht ist eine Form des gestörten Verlaufes der Schwangerschaft. Die Vermehrung des Fruchtwassers kann dabei so stark werden, daß für das Muttertier lebensbedrohliche Zustände entstehen, besonders dann, wenn beim Eintreten der klinisch sichtbaren Störungen die Trächtigkeitszeit nocht nicht abgelaufen ist, so daß die Therapie nur mit chirurgischen Mitteln durchgeführt werden kann. Vf. werden innerhalb kurzer Zeit 2 Kühe mit eindeutigen Eihautwassersuchtsymptomen vorgestellt, von denen 1 Patient schon festliegt. Die einzige therapeutische Möglichkeit sieht Vf. im Kaiserschnitt. In beiden Fällen wird versucht, das Fruchtwasser langsam abzulassen, was jedoch infolge des starken intrauterinen Druckes mißlingt. Dem drohenden Kreislaufkollaps wird mit Dextrofusalinfusionen mit Digalenzusatz erfolgreich begegnet. Die Durchführung der Operation erfolgt nach den üblichen Regeln. Beide Tiere erholen sich p. op. sehr schnell. Am 4. Tag p. op. können die Eihäute manuell gelöst werden. W. Busch. 7375.

XVI. TRÄCHTIGKEITSDIAGNOSTIK, STERILITÄT, BESAMUNG

4-64/05-0430 Baumann, Christian; Hannover, Tierärztl. Hochschule, Richard-Götze-Inst., Klin. für Tiergeburtshilfe und -Gynäkol. **Vaginalzytologische Untersuchungen beim Rind mit Hilfe der Phasenkontrastmikroskopie.** Diss. Hannover **1961** 55 S. — 9 Abb., 3 Tab., 46 Lit.

Die sich am Epithel der Vaginalschleimhaut abspielenden zyklischen Veränderungen können an aus bestimmten Gebieten dieses Organteiles gewonnenen Abstrichen abgelesen werden. Die Genauigkeit dieser Befunde erfordert eine exakte Darstellung der Zellen. Das gebräuchlichste Verfahren ist die Färbung nach Papanicolaou, die zwar sehr exakt ist, aber auch eines gewissen Zeitaufwandes bedarf und die Zellen nicht völlig unbeeinflußt läßt. Nach Entdeckung der Phasenkontrastmikroskopie ergibt sich die Möglichkeit, Nativpräparate zu verwenden. Diesbezüglich liegen auch einige Erfahrungen aus der Humanmedizin vor. Vf. prüft dieses Verfahren an 21 Rindern verschiedenen Alters und Funktionszustandes. In Anlehnung an humanmedizinische Erfahrungen gelingt auch beim Rinde eine schärfere Differenzierung der Superficialzellen. Kernformen, Kernstrukturen sowie das Verhalten des Cytoplasmas geben die nötigen Anhaltspunkte. So lassen sich z. B. Karyorhexis von Karyopyknose unterscheiden. Der Anteil der aufgefundenen Schollen ist höher als gewöhnlich, was sich dadurch erklären läßt, daß Plasmagranula und Kernreste nicht unterschieden werden können. Darüber hinaus macht Vf. noch Detailangaben über Befunde bei neugeborenen Kälbern, Tieren mit großcystisch entarteten Ovarien und nach Hormonbehandlungen. – Der Vorteil dieses Verfahrens besteht in der Zeitersparnis bei gleichzeitigem Vorliegen von artefiziell unveränderten Zellen. Die geringe Haltbarkeit der Präparate und die fehlende Darstellung des Hormoneffektes müssen als Nachteile angesehen werden. W. Busch. 7515.

4-64/05-0431 Cuboni, E. und Lunaas, T.; Milano, Ist. Sieroterapico; Oslo, Norges Verterinaerhogskole Inst. for Reproduksjonsfysiol. og -Patol. Sulla diagnosi della gravidanza nella cavalla mediante la dimostrazione ormoni estrogeni nell'urina. **(Zur Diagnose der Trächtigkeit bei Stuten mittels Nachweis der oestrogenen Hormone im Harn.)** Clin. veterin. **86** (1963) Nr. 9. S. 459-463.
Mittels einer Fluoreszenzprobe am Benzol-extrahierten, angesäuerten Stutenharn können vom 120. Trächtigkeitstage an positive Ergebnisse erhalten werden. In einem beigefügten Farbphoto wird die positive Reaktion, ein grüner, fluoreszierender Ring, deutlich erkennbar abgebildet. In engem Zusammenhang mit der von Cuboni bereits 1934 vorgeschlagenen Reaktion hat die auf Ittrichs Extraktionsverfahren der Kober-Chromogene beruhende Methode eine praktisch brauchbare Modifikation von Lunaas (1962) erfahren. Auf einige bei der Ausführung der Probe zu beachtende Einzelheiten, insbesondere auch die Ablesung in einer Dunkelkammer, wird hingewiesen. K. Reinhardt. 7525.

4-64/05-0432 Bujwid, J. Wpływ konsystencji śluzu maciczno-pochwowego na skuteczność zacielania sie krów. **(Der Einfluß der Schleimkonsistenz der Scheide und Gebärmutter auf den Erfolg des Tragendwerdens der Kühe.)** Przegląd Hodowlany **31** (1963) Nr. 1. S. 22-23. – 4 Abb., 5 Tab.
In der Zeit vor dem Beginn des Rinderns ist der Cervicalkanal mit einem gelblichen, gallertartigen Schleim verstopft, der während der Brunst großen Veränderungen unterliegt. Er wird weniger klebrig, elastischer und soweit verdünnt, daß er in Form von glasigen, durchsichtigen Schnüren aus der Gebärmutter fließt. Dies ist der richtige Augenblick für die Besamung der Kühe. Gegen das Ende des Rinderns verdickt sich der Schleim allmählich und wird klebrig. Die Bewegung der in den Cervicalkanal eingeführten Spermien wird erschwert, und dies ist eine der Ursachen für die schlechtere Befruchtung der Kühe. In der Sowjetunion wurde untersucht, in welchem Grade die Konsistenz des Cervical- und Gebärmutterschleimes den Erfolg der Befruchtung beeinflußt. Die Untersuchung der Dichte und Klebrigkeit des Schleimes erfolgte im Viskosimeter, der Elastizität mittels eines Elastometers. Aus den beigefügten Tabellen geht hervor, daß sich eine gesteigerte Viskosität und Elastizität des Schleimes negativ auf die Befruchtung der Kühe auswirkt. Die Bestimmung des Beginns der Brunst ist also für den Erfolg der Besamung von grundsätzlicher Bedeutung. Es ist daher zweckmäßig, die Inseminatoren über den Einfluß der Schleimkonsistenz auf den Befruchtungserfolg bei Kühen zu unterrichten und mit ihnen praktische Übungen zwecks Untersuchung von Bullensperma, das mit Schleim verschiedener Konsistenz gemischt ist, anzustellen. PRL/CBR. 7535.

4-64/05-0433 Bain, R. V. S. und Osborne, Virginia E.; Sydney, Univ., Fac. of Veterin. Sci. Some bacteria isolated from the genital tract of mares. **(Einige aus dem Genitaltrakt von Stuten isolierte Bakterien.)** Austral. veterin. J. **39** (1963) Nr. 6. S. 230-232. – 4 Lit.
Das Untersuchungsmaterial stammte von 130 Schlachtpferden, welche abortiert hatten. Als Spuren der Trächtigkeit fanden sich in den Uteri entweder noch die Vertiefungen des Endometriums oder deren Residuen in Form von

blassen umschriebenen Stellen. Die Uterusschleimhaut zeigte eine ockergelbe bis dunkelbraun-rote Verfärbung und in manchen Fällen Petechien oder Ekchymosen. Typische Aborterreger wurden nicht nachgewiesen. Neben *Streptococcus zooepidemicus* konnten *Aeromonas hydrophila*, 2 nicht klassifizierbare Pseudomonasstämme, *Escherichia intermedia* und *E. freundii* isoliert werden – Keime, die als Abortursache nicht in Frage kommen und auch für die pathologischen Veränderungen des Endometriums nur in geringem Maße verantwortlich sein dürften. Interessant ist das Vorhandensein dieser gewöhnlich in Wasser und Boden vorkommenden Bakterien im Uterus. Da die Stuten vor dem Abtransport zum Schlachthof einer Zeckenbehandlung unterzogen wurden, besteht die Möglichkeit, daß die Keime aus der Badeflüssigkeit in den Uterus eingedrungen sind. J. Jürgens. 7562.

4-64/05-0434 Schaaf, A. van der und Hendrikse, J.; Utrecht, Rijksuniv., Inst. voor Veterin. Bacteriol., Klin. voor Veterin. Verloskunde en Gynaecol. Een infectie van het inwendig gentitaalapparaat van een hengst met Str. zoöepidemicus. **(Eine Infektion der inneren Geschlechtsorgane eines Hengstes mit Streptococcus zoöepidemicus.)** Tijdschr. Diergeneeskunde **88** (1963) Nr. 13. S. 834-835.
Bei einem Hengst mit niedrigem Befruchtungsergebnis wurden in den makroskopisch und mikroskopisch stark veränderten Ejaculaten β-haemolytische Streptokokken nachgewiesen, die auf Grund ihrer biochemischen Eigenschaften als *Str. zoöepidemicus* bestimmt wurden. Bei der nach der Schlachtung erfolgten Untersuchung der Hoden konnte aus den Nebenhodenschwänzen ebenfalls *Str. zoöepidemicus* isoliert werden; es hat sehr wahrscheinlich eine beiderseitige intratubuläre Entzündung vorgelegen. Die akzessorischen Geschlechtsdrüsen konnten nicht untersucht werden. W. Wittig. 7620.

4-64/05-0435 Schmidt, D. **Fruchtbarkeitsnoten für männliche Tiere?** Tierzüchter **15** (1963) Nr. 9. S. 320-322.
Unter Fruchtbarkeit ist bei den landwirtschaftlichen Nutztieren die Vermehrungsfähigkeit nicht schlechthin zu verstehen, sondern die vollbrachte Leistung in einer Fortpflanzungsperiode. Die natürliche Auslese bedingt von sich aus eine Verbesserung der Fruchtbarkeit, da sich Unfruchtbarkeit bzw. geminderte Fortpflanzungsfähigkeit von selbst ausmerzen. In der modernen Landwirtschaft wird jedoch durch Leistungszucht bei gleichzeitiger Vernachlässigung der Erhaltung einer hohen Fruchtbarkeit z. T. erheblich in das Vermehrungsgeschehen eingegriffen. In den Fällen, wo die Fruchtbarkeit in die Leistungssteigerung einbezogen wurde, konnten gute Erfolge erzielt werden. Es ergibt sich aber aus den bestehenden Umständen, für Vatertiere besondere Fruchtbarkeitsnoten zu erteilen, die sich auf der Grundlage von besonders gut erblichen Fruchtbarkeitsfaktoren aufbauen, da die Fruchtbarkeitskomponenten auch an männliche Tiere gebunden sind. Die langjährigen Erfahrungen der Besamungsstationen sowie viele wissenschaftliche Untersuchungen weisen darauf hin, daß gewisse Anhaltspunkte im Paarungsverhalten, der Samenqualität, dem Befruchtungsvermögen sowie der Fortpflanzungsfähigkeit der weiblichen Nachkommen zu finden sind. Im Paarungsverhalten können häufig Störungen beobachtet werden, die auf anatomischen und physiologischen Funktionsstörungen beruhen. Für verschiedene Qualitätsmerkmale des Spermas wurden Korrelationen zum Befruchtungsvermögen festgestellt. Auch liegen Erblichkeitsschätzungen vor. Eine exakte Nachkommenprüfung und umfangreiche statistische Untersuchungen könnten beim Bullen bald Klarheit bringen. Das Befruchtungsvermögen eines Bullen hängt nachweisbar von der Spermaqualität ab. Andererseits ist dieser Punkt wohl am meisten exogenen Faktoren unterworfen, die bei exakter Prüfung dieser Frage ausgeschlosssen werden müßten. Die Beobachtung der weiblichen Nachkommen gibt über das vererbte Fruchtbarkeitsvermögen des Vaters

Auskunft. Derartige Berichte liegen z. B. vom Schwein vor. Beim Rind werden diese Untersuchungen durch das große Generationsintervall erschwert. — Sind diese Fragen durch systematische und exakte Untersuchungen geklärt, so besteht die Möglichkeit, Fruchtbarkeitsnoten zu erteilen.

W. Busch. 7655.

4-64/05-0436 Rensburg, S. J. van, McFarlane, I. S. und Rensburg, S. W. J. van; Onderstepoort, Veterin. Res. Inst. Sterilization of teaser male ruminants. The reliability of surgical methods. **(Die Sterilisation männlicher Wiederkäuer als Probiertiere. Die Zuverlässigkeit der chirurgischen Methoden.)** J. South African veterin. med. Assoc. **34** (1963) Nr. 2. S. 249-253.
Es werden die Technik und die Ergebnisse der Sterilisation durch Resektion eines Teiles des Nebenhodenschwanzes und durch Resektion des Vas deferens miteinander verglichen. In 67% trat nach der Resektion der Nebenhodenschwänze ein Mißerfolg ein. Diese Mißerfolge werden auf spontane Anastomosenbildung zurückgeführt, die sich im Anschluß an eine Spermatocele ausbildete. Verschiedene Sterilisationsmethoden bei den männlichen Wiederkäuern werden diskutiert. Die Injektion von Sklerotherapeutica in den Nebenhodenschwanz ist eine sehr vielversprechende Methode. — Über die Resektion der Nebenhodenschwänze ist von Rosenberger berichtet worden. Im Gegensatz zur Vasektomie ist diese Methode sehr einfach. Sie ist in Europa weitverbreitet, und über Mißerfolge wurde nur wenig berichtet. Der Erfinder erkennt derartige Mißerfolge nicht an, da eine Anastomosenbildung im Bereich der unterbrochenen Nebenhodenkanälchen nicht möglich wäre. Die Vff. erprobten die Resektion der Nebenhodenschwänze und die Vasektomie an 8 Schaf- bzw. Ziegenböcken. Während bei den vasektomierten Tieren 6 bzw. 8 Mon. nach der Operation nur 0,3—0,9 ml Sperma ohne lebende Spermien gewonnen werden konnte (3malige Elektroejakulation), konnte bei allen 4 Böcken, bei denen die Resektion der Nebenhodenschwänze durchgeführt wurde, 14—19 Mon. nach der Operation 0,4—1,5 ml Sperma gewonnen werden. Dieses Sperma enthielt bei 3 Tieren lebende Spermien, bis zu 77% bei sehr unterschiedlicher Spermiendichte. 2 dieser Böcke befruchteten gut. — Diese Feststellung, daß die Fertilität längere Zeit nach der Nebenhodenschwanzresektion wiedererlangt wird, widerlegt Rosenbergers Meinung daß Mißerfolge auf operationstechnische Fehler zurückzuführen sind. — Für Bullen wird wahrscheinlich die totale Resektion der Nebenhodenschwänze ein sicheres Verfahren sein, das der partiellen Resektion vorzuziehen ist. — Schließlich sterilisierten die Vff. einen Bullen und einen Bock durch Injektion eines Sklerotherapeuticums in den Nebenhodenschwanz. Endgültiges konnte über diese Versuche noch nicht ausgesagt werden, obwohl die Methode in Deutschland sehr umstritten und in Amerika empfohlen wird.

O. Dietz. 7655.

4-64/05-0437 Sławeta, L. Kiedy nie należy unasieniać krów i jałowic. **(Wann dürfen Kühe und Färsen nicht besamt werden?)** Przegląd Hodowlany **31** (1963) Nr. 2/3. S. 25-27.
In dem Artikel werden krankhafte Veränderungen der Geschlechtsorgane der Kühe behandelt, da der Besamungstechniker die künstliche Besamung nur bei Kühen und Färsen mit gesunden Geschlechtesorganen durchführen darf. Bei einem anomalen Verlauf des Geschlechtszyklus darf der Besamungstechniker die Besamung nicht vornehmen. Wenn der Besamungstechniker keine Veränderungen in der Gebärmutter oder keine Symptome des anomalen Rinderns beobachtet, dürfen Tiere mit einem anomalen Verlauf des Geschlechtszyklus besamt werden. Bei anomalem Verlauf des Rinderns, das über 24 Std. anhält und trotz der Besamung auch weiter anhält, muß die Besamung dreimal wiederholt werden. Wenn das Rindern über 46 Std. anhält, dürfen diese Tiere nicht mehr besamt werden. Eine Erscheinung, die viel Schwierigkeiten

bereitet, ist das sogenannte stille Rindern. Das Herauslassen der Tiere ermöglicht dann die Feststellung des rindernden Tieres. Sobald der Besamungstechniker Veränderungen in der Schleimhaut, im Gebärmutterhals und in den Gebärmutterhörnern feststellt, die von einem krankhaften Prozeß der Geschlechtsorgane zeugen, darf die Besamung nicht durchgeführt werden.

PRL/CBR. 7687.

4-64/05-0438 Savage, A. und Isa, J. M. An interesting type of abnormal bull sperm. **(Interessante Form abnormer Bullenspermien.)** Cornell Veterinarian **53** (1963) Nr. 3. S. 338-339. – 2 Abb., 2 Lit.

Das dünnflüssige und schmutziggraue Ejakulat stammte von einem zeugungsunfähigen Bullen. Im Ausstrich wurden viele Spermien in kleinen dichten Klümpchen angetroffen. Bei allen Spermien war der Kopf nicht anfärbbar, $^{1}/_{5}$ des Mittelstückes war in viele kleine Fibrillen aufgefasert, der Schwanz war normal. Diese pathologische Spermienform ist bisher noch nicht beschrieben worden. Infolge Schlachtung des Bullen konnte der Fall nicht verfolgt werden.

W. Rommel. 7700.

4-64/05-0439 Maude, A. D.; Aberystwyth, Univ. Coll. of Wales. Non-random distribution of bull spermatozoa in a drop of sperm suspension. **(Keine Zufallsverteilung der Spermien in einem Spermatropfen vom Bullen.)** Nature [London] **200** (1963) Nr. 4904. S. 381.

Es wird angenommen, daß die in einem zwischen 2 Glasscheiben befindlichen Tropfen Sperma vorhandenen Spermien (Objektträger: Deckglas [d. Ref.]) nahe der Scheiben stärker konzentriert sind. Man macht dafür hydrodynamische Kräfte zwischen Spermien und Glasoberfläche verantwortlich. Auf Grund physiologischer Überlegungen (Bewegungsgeschwindigkeit und Größe des Spermiums sowie Dichte und Viskosität des Spermas) und physikalischer Berechnungen kommt Vf. zu dem Schluß, daß die Spermienzahl gesetzmäßig um so größer ist, je dünner der Tropfen zwischen 2 Glasscheiben wird.

W. Rommel. 7700.

4-64/05-0440 Cowie, R. Stephen. Ectopic testicle in cattle. **(Hodenverlagerung beim Rinde.)** Verin. Rec. **75** (1963) Nr. 29. S. 751-752. – 1 Tab.

Vf. beobachtete seit 1952 zunehmend Hodenverlagerungen bei (Mast-)Bullen (ein- oder beiderseitiger inguinaler oder abdominaler Kryptorchismus) und in 4 Fällen Einhodigkeit. Für die Diagnose abdominaler Kryptorchiden wird die rectale Untersuchung (Gegend des inneren Leistenrings) empfohlen. Auch bei rechtsseitigen Kryptorchiden erfolgte die Kastration durch Laparotomie in der linken Flanke. W. Rommel. 7740.

4-64/05-0441 Hahn, J.; Hannover, Tierärztl. Hochschule, Richard-Götze-Inst., Klin. für Geburtshilfe und Gynäkol. des Rindes. **Zur Frage des Einflusses bestimmter Betriebsverhältnisse auf die Befruchtungsergebnisse der Rinder.** Tierzüchter **15** (1963) Nr. 1. S. 6-7.

Vf. sucht nach Unterschieden der Besamungsergebnisse in Betrieben, die dem Herdbuch bzw. der Milchkontrolle angeschlossen, und Beständen, die unkontrolliert sind und in unterschiedlichen Gebieten liegen. Um Einflüsse durch die Inseminationstechnik auszuschließen, werden die Unterlagen von 4 sehr erfahrenen Besamungstierärzten ausgewertet. Der durchschnittliche Milchfettgehalt der Betriebe liegt bei 175 bzw. 155 kg. Der Erstbesamungserfolg liegt in Herdbuchbetrieben bei 57% und bei unkontrollierten Beständen bei 66,4%, der Rest bei 61,5%. Die Aufgliederung der Ergebnisse nach den einzelnen Tierärzten zeigt, daß in den Gebieten mit einheitlicher Betriebsführung auch die durchschnittliche Befruchtungsleistung aller 3 Betriebsgruppen gleichmäßiger ist. Insgesamt zeigt sich, daß mit der Intensivierung der Landswirtschaft die Besamungsergebnisse sinken, d. h. daß bei diesen Verbesserungsmaßnahmen auch der Fruchtbarkeit der Rinder größeres Augenmerk geschenkt werden muß. W. Busch. 7750.

4-64/05-0442 First, N. L., Stratmann, F. W. und Casida, L. E.; Madison, Univ. of Wisconsin. Effect of sperm age on embryo survival in swine. **(Über die Wirkung des Spermaalters auf die Überlebensrate von Schweineembryonen.)** J. Animal Sci. **22** (1963) Nr. 1. S. 135-138. – 2 Tab., 22 Lit.
Es wurde mittels der künstlichen Besamung geprüft, ob das Alter des Spermas einen Einfluß auf die Lebensfähigkeit von Schweineembryonen besitzt. Die Insemination erfolgte 6 bzw. 54 Std. nach der Samenentnahme. Es wurde festgestellt, daß die Fruchtbarkeitsrate signifikant niedriger war bei älterem Sperma. 96 Sauen wurden am 25. Trächtigkeitstag geschlachtet, wobei ermittelt werden konnte, daß das Spermaalter die embryonale Lebensfähigkeit beeinflußt. Bei Untersuchungen an befruchteten Eiern konnte auch wieder die Abhängigkeit vom Spermaalter und der Befruchtungsfähigkeit festgestellt werden. Auf die Frage Ovulation und Besamung wird in diesem Zusammenhang eingegangen. W. Richter/Kleinmachnow. 7750.

4-64/05-0443 *Rommel, Wilfried.* **Klinische Diagnostik am Genitale des weiblichen Rindes.** Jena: VEB Gustav Fischer Verlag. 1963. (175 S. m. 117 Abb. u. 13 Übersichten) 16,7 × 24 cm. DM 42,50. Das Buch gliedert sich in zwei Hauptabschnitte, nämlich in „Neuere Erkenntnisse über Physiologie und Pathologie der Fortpflanzung" und „Klinische Diagnostik am Genitale des weiblichen Rindes". In ca. 100 Unterabschnitten gelangen die wichtigsten physiologischen, pathologischen und funktionellen Beziehungen in der Fortpflanzung und in der Diagnostik am Genitale zur Darstellung. Mit der sehr instruktiven Bebilderung stellt das Werk, das erstmalig diese Probleme in geschlossener Form bringt, eine wissenschaftlich begründete, für den Gebrauch in der Praxis ausgerichtete Zusammenstellung aller in der Fortpflanzung beim Rind wichtigen Relationen dar. Wesentlich ist, daß das Buch die moderne Diagnostik erschöpfend behandelt und in der Form des logischen Aufbaues zur so wichtigen Ursachenforschung hinlenkt. Damit erscheint der beabsichtigte Zweck voll und ganz erreicht. F. Schaetz.

XVII. KRANKHEITEN DER MILCHDRÜSEN

4-64/05-0444 Plonait, H.; Hannover, Tierärztl. Hochschule, Klin. für Kleine Klauentiere und Forens. Med.; Ambulator. Klin. **Zur Differentialdiagnose von Agalaktiezuständen der Sau mit Hilfe von Indikatorpapier.** Tierärztl. Umschau **17** (1962) Nr. 5. S. 154-155.
Der pH-Wert der Milch gesunder Schweine schwankt in verhältnismäßig engen Grenzen, nimmt aber im Verlauf der Laktationsdauer zu. Er liegt am niedrigsten kurz nach der Geburt (6,2 – 6,6), steigt dann nach einigen Tagen auf 6,4 – 6,8 und erreicht den höchsten Wert zur Zeit der Milchdrüseninvolution nach dem Absetzen der Ferkel. Bei Agalaktie ohne Entzündung steigt der pH-Wert an (7,0 – 7,2). Ähnlich verhält sich die Milch nichtgesäugter Drüsenkomplexe gesunder Gesäuge. Mastitiden erhöhen den pH-Wert bis 7,7 und höher. Diese Ergebnisse gestatten diagnostische und prognostische Aussagen. So können entzündungsfreie Agalaktiezustände sofort erkannt werden. Außerdem können aus dem Verlauf der pH-Kurve bei dieser Erkrankungsform schon 24 Std. nach der Behandlung prognostische Anhaltspunkte gesehen werden. Bei gleichbleibender Erhöhung des pH-Wertes ist auf Involutionsvorgänge zu schließen. – Die Milchgewinnung und die Testung sind relativ einfach. Nach der Injektion von 10 VE Oxytocin beginnt sehr bald die Sekretion. Sofort nach der Durchführung des Indikatorpapiertestes muß das Ablesen erfolgen, da z. B. der Ammoniakgehalt der Stalluft die Ergebnisse beeinflußt. W. Busch. 7815.

4-64/05-0445 Štumpf, Jan. Zkušenosti s prevenci mastitid v Dánsku. **(Erfahrungen mit der Mastitisbekämpfung in Dänemark.)** Veterinářství **13** (1963) Nr. 5. S. 210-213.
Bei den hochproduktiven Milchkühen in Dänemark, deren durchschnittliche Jahresmilchleistung von 4,162 kg im Jahre 1959 auf 4,289 kg im Jahre 1961 gestiegen ist, wobei der Fettgehalt der Milch 4,42% betrug, stellt die Erkrankung der Milchdrüse, besonders die infektiöse Mastitis, ein besonderes Problem dar. Mit dieser Krankheit befassen sich in Dänemark 2 spezielle Veterinär-

anstalten (Ringsted und Aarhus) und nach ihrem Beispiel auch einige Molkereilaboratorien, die meistens die Genossenschaftsform haben. Neben der Diagnostik und Forschung organisieren die beiden Anstalten eine kollektive Bekämpfung der Mastitiden im Gebiet. Man unterscheidet infektiöse Mastitiden, die von B, C, G und L-Streptokokken hervorgerufen werden, und nicht spezifische, die vor allem durch die Überanstrengung des Euters unter ungünstigen äußeren Bedingungen entstehen. Bei diesen nichtspezifischen Mastitiden werden verschiedene Keime festgestellt, besonders *Streptococcus dysgalactiae*, *Str. uberis*, *Cornynebacterium pyogenes*, *Staphylococcus pyogenes haemolyticus* und einige Stämme *Escherichia coli* und *Pseudomonas*. Die Mastitiden werden in Dänemark freiwillig bekämpft. Die Züchter melden sich zu einer Aktion an, bei der in erster Reihe der Gesamtzustand der Milchkühe und des Stalles, die Melkmethoden und Fütterungsart festgestellt werden; außerdem werden noch Milchproben von jeder Milchkuh mikrobiologisch untersucht. Diese sollen dann halbjährlich von neuem untersucht werden. Um die Infektion in den Haltungen zu kontrollieren, werden u. a. auch mikrobiologische Untersuchungen der Milchkannen vorgenomnen, und die Zellzahl pro 1 ml wird festgestellt (als verdächtig wird solche Milch betrachtet, die mehr als 50000 Zellen enthält). Als Heilmittel verwendet man Antibiotica mit einem breiten Spektrum oder ihre Kombinationen. Eine besondere Aufmerksamkeit muß dem Maschinenmelken gewidmet werden, das nicht zwecklos verlängert werden darf, und der Desinfizierung der Melkmaschinen und der Zitzenbecher (diese werden auch nach dem Melken einzelner Melkkühe desinfiziert). Die Milch wird auch vom gesundheitlichen Gesichtspunkt, nach der Zahl der Keime und Zellen und nach der Reinheit beurteilt, wodurch das Interesse der Züchter wachgerufen wird. ČSSR/ÚVTI. 7860.

4-64/05-0446 Bruhl, H. G. Bovine mastitis caused by Nocardia asteroides. **(Rindermastitis hervorgerufen durch Nocardia asteroides.)** Austral. veterin. J. **39** (1963) Nr. 8. S. 305-306. — 6 Abb.
Es wird ein Bericht über den Einzelausbruch bei einer Hochleistungskuh gegeben. Zwei Euterviertel zeigten Veränderungen, die Milch erschien feinflockig. Die in Reinkultur isolierten *Nocardia asteroides* waren bei Sensibilitätsprüfungen nur gegen Sulfonamide empfindlich, während sie gegen Penicillin, Streptomycin, Chloromycin, Aureomycin, Terramycin, Achromycin, Erythromycin, Neomycin und Albamycin in vitro unempfindlich waren. Eine Behandlung mit Sulfonamiden schlug fehl. Die Kuh wurde geschlachtet. In den zwei ergriffenen Eutervierteln bestand eine ausgedehnte Fibrose.
W. Kötsche. 7890.

4-64/05-0447 Plommet, M. und LeGall, Anne; Jouy-en-Josas, Seine-et-Oise, Stat. Centr. de Microbiol. et Rech. Laitières. Mammite straphylococcique de la brebis. III. Recherches sur l'immunité antitoxique et antimicrobienne. **(Staphylokokkenmastitis des Schafes. 3. Mitt. Untersuchungen über antitoxische und antibakterielle Immunität.)** Ann. Inst. Pasteur **104** (1963) Nr. 6. S. 779–796. — 8 Lit. Zus. in Engl.
Zur Immunisierung gegen Staphylokokkenmastitis der Schafe werden schon länger lebende oder abgetötete Bakterien und neuerdings auch Anatoxine α und β subcutan oder intramuskulär angewendet. Auch die Instillation in den Zitzenkanal wird versucht. Aber auch diese lokale Immunisierung hat nur ungenügende Resultate gebracht. Die Vff. haben deshalb versucht, die antitoxische Immunität durch zusätzliche Vaccinierung mit dem Toxin δ zu verbessern. Zu den Versuchen wurden 10 Gruppen zu je 2 – 7 Mutterschafen, insgesamt 57, verwendet, die im einzelnen gerade die antitoxischen bzw. agglutinierenden Antikörper nicht aufwiesen, mit denen experimentiert werden sollte. Die Gruppen wurden vacciniert mit abgetöteten Bakterien i.m. oder intramammär, mit Bakterien und Anatoxin $\alpha + \beta$, dasselbe mit Alu-

miniumhydroxyd, mit Toxin δ, mit Anatoxin $\alpha + \beta +$ Toxin δ. Zwei Gruppen blieben zum Vergleich nicht vacciniert. Zur Vaccinierung wurden 3 bis 5 Einspritzungen in kurzen Abständen (4 – 8 Tage Zwischrenraum) und eine Wiederholungsimpfung 7 Wochen später vorgenommen. 40 – 60 Tage nach dem Ablammen werden die Tiere in den Zitzenkanal mit 0,2 ml einer Staphylokokkenaufschwemmung des Stammes 81 – 26 infiziert. Die evtl. entstehenden Mastitiden wurden als leichte, schwere oder gangränöse klassifiziert. Es werden die Ergebnisse der Vaccinierung in bezug auf Antikörperbildung, Agglutininbildung und Antikörper im Milchserum besprochen. Der Widerstand gegen die experimentelle Infektion wurde durch keine Vaccinierung vollständig erreicht. Die Vaccinierung mit Anatoxinen brachte eine gewisse Immunität. Die Zufügung einer Vaccine vom Toxin δ zu den Anatoxinen α und β bewirkte keine Verstärkung der Immunität. Die Vaccinierung in den Strichkanal brachte bei 5 Tieren eine ebensogute Immunität wie die parenterale. K. Preißler. 7890.

4-64/05-0448 Neundorf, R. und Brabant, W.; Leipzig, Karl-Marx-Univ., Ambulator. und Geburtshilfl. Tierklin. **Ergebnisse und Möglichkeiten der pathogenetischen Therapie (Novocainblockade) der Mastitis des Rindes.** Mh. Veterinärmed. **18** (1963) Nr. 16. S. 603 – 610. — 3 Abb., 1 Tab., 45 Lit.
Den Schädigungen des Rindereuters bei Mastitiden liegt ein neurodystrophischer, reflektorisch auf die Großhirnrinde wirkender Prozeß zugrunde. Eine „pathogenetische Therapie", wie sie die Novocainblockade der Euternerven darstellt, führt zur Verbesserung und Wiederherstellung der trophischen Funktion des Nervensystems. Es werden die Erfahrungen mit mehreren Behandlungsmethoden (Magda, Baschkirow, Logwinow) mitgeteilt. Neben Novocain (in 0,25 – 0,5%iger Lösung) wurden in jedem Falle im Sinne einer komplexen Therapie verschiedene Antibiotica verabreicht. Die Methode nach Magda (Anaesthesie der paravertebralen Lendennerven I—IV und Nn. perineales) hat sich trotz zeitraubender Technik als brauchbar erwiesen. Die Methode nach Baschkirow ist einfach und zeitsparend und erfordert nur eine einzige Injektion im Bereich der Lendenwirbelsäule; z. T. wurde sie mit der Methode nach Magda kombiniert und hat sich ebenfalls, vor allem bei der Behandlung akuter seröser und katarrhalischer Mastitiden und von Euterödemen, bewährt. Insgesamt wurden 59 Blockaden an 36 Kühen mit 74 mastitiskranken Vierteln durchgeführt. W. Kötsche. 7950.

4-64/05-0449 Fiebiger, E. und Spielberger, U. **Klinische Erfahrungen mit Supramycin-Suspension-Grünenthal bei akuten Mastitiden des Rindes.** Berliner Münchener tierärztl. Wschr. **76** (1963) Nr. 18. S. 367 – 369.
Neben einer möglichst breiten antibakteriellen Wirksamkeit muß ein Mastitistherapeuticum eine gute Euterverträglichkeit besitzen. Die mitgeteilten Beobachtungen mit der Supramycin-Suspension Grünenthal (SSG) betreffen 50 Fälle akuter Mastitiden (davon 29 × Coli, 9 × Streptokokken). Von diesen werden 43, z. T. durch zusätzliche Behandlung mit Supronal-Bayer und in besonders schweren Fällen mit Fibrolan-Parke Davis (Fermentpräparat), klinisch und funktionell völlig geheilt. Das Behandlungsschema und Therapiegrundsätze werden angegeben. SSG enthält in 20,0 öliger Suspension 600 mg Chlortetracyclin-HCl, 150 mg Tetracyclin-HCl, 25000 IE Vit. A und 30 mg Vit. E. W. Kötsche. 7950.

XVIII. JUNGTIERKRANKHEITEN

4-64/05-0450 Elze, K.; Leipzig, Karl-Marx-Univ., Ambulator. und Geburtshilfl. Tierklin. **Beitrag zur Klinik der Coliruhr des Kalbes.** Mh. Veterinärmed. **18** (1963) Sonderh. Nr. 1. S. 44-47. — 30 Lit.
Die Coliruhr der Kälber forderte und fordert immer noch große Verluste. Im Schrifttum werden zur Ätiologie und zur Pathogenese unterschiedliche An-

gaben gemacht. Deswegen untersuchte Vf. diese Erkrankung der Kälber unter den Bedingungen der Großviehbestände in der DDR. Er konnte dabei feststellen, daß mehrere Faktoren zur Einschränkung und auch Tilgung der Coliruhr beachtet werden müssen. 1. Die hochtragenden und frischmelkenden Rinder dürfen nicht übermäßig mit Silage bzw. Treber gefüttert werden, wichtig sind ausreichende Gaben von gutem Rauhfutter. 2. Die Kälber müssen in trockenen Ställen gehalten werden, trockene Kälte schadet nicht, jedes Kalb sollte mindestens 14 Tage in der ersten Box verbleiben, diese muß dann gründlich gereinigt werden. 3. Die neugeborenen Kälber müssen in coligefährdeten Beständen bereits 2—3 Std. post partum Colostrum bis zur Sättigung erhalten. 4. Bei einem Ausbruch von Coliruhr sind alle Kälber des Bestandes und auch die durch Geburt nachfolgenden mit Sulfonamiden (30,0 s.c.) und Antibiotica (bis zu 1 Mill. IE, i.m.) sowie evtl. mit Sulfonamiden oral zu versorgen. Verabreichung von stallspezifischer Vaccine (10,0) und Vitulipur (20,0) am 1. Lebenstage soll unterstützend wirken. 5. Die Tierpfleger sind über die Notwendigkeit der Bekämpfungsmaßnahmen und der Sauberkeit sowie über die Abtrennung der neugeborenen Kälber bei bereits im Bestand bestehender Coliruhr ständig zu belehren. — Mit diesen Maßnahmen konnte Vf. gute Erfolge erzielen. E. Werner. 8062.

4-64/05-0451 Ferrando, R., Charton, A., Lagneau, F. und Mornet, P.; Alfort, École Nat. Vétérin., Inst. Nat. de la Rech. Agronomique. Résultats d'une enquête sur l'entérite diarrhéique des veaux. **(Ergebnisse einer Erhebung über die Kälberdurchfälle.)** Recueil Méd.vétérin. **138** (1963) Nr. 6. S. 455-457.

Vff. haben auf Grund von Befragungen von Tierärzten und Tierzüchtern Erhebungen über die Kälber-Koliruhr angestellt. Dünnflüssig grünlich bis blutige Durchfälle haben eine ungünstige Prognose, günstiger gestaltet sich der klinische Verlauf mit einer Mortalität zwischen 20 und 30% bei gelblich festem Kot. Das Säugen am Euter p. p., das noch in einer großen Anzahl der Fälle durchgeführt wird, wird als eine der wichtigsten Ursachen der Infektion angenommen. Die Ernährung mit künstlicher Milch und Tränken mit dem Eimer hat in vielen Fällen zum Nachlassen der Erkrankungen und Verluste geführt. Fütterungsbedingte Faktoren scheinen keinen Einfluß zu haben. In zahlreichen Ställen, die gute hygienische Bedingungen zeigten, wurden jedoch häufig Kühe mit chronischer Enteritis parasitären oder mikrobiellen Ursprungs ermittelt. Ein hoher Prozentsatz litt an Eutererkrankungen. Vff. kommen zu dem Schluß, daß das Tränken mit dem Eimer mit künstlicher Milch hygienischer, einwandfreier und rationeller geschehen kann. Therapeutisch werden Antibiotica verwendet, insbesondere Chloramphenicol, nur in geringen Fällen Sulfonamide. Manche Praktiker halten die Verabreichung von Vit. A für erforderlich. Die Vaccination am Tage der Geburt wird allgemein durchgeführt. H. Linsert. 8062.

4-64/05-0452 Wachnik, Z. Rozpoznawanie i leczenie syntomycetyna pneumokokozy cieląt. **(Diagnose und Behandlung der Kälber-Pneumokokkose mit Synthomycetin.)** Med. weteryn. **19** (1963) Nr. 3. S. 156-158. — 14 Lit.

Obwohl die Diagnose der Pneumokokkose nicht leicht ist, wird sie dennoch ziemlich häufig festgestellt, besonders in Viehhaltungen mit großen Beständen. Die beschriebenen Fälle betreffen die Großbestände eines genossenschaftlichen Betriebes. In der Zeit vom Frühjahr bis zum Herbst erkrankten und fielen zahlreiche Kälber im Alter bis zu 9 Wochen. Der Krankheitsverlauf war häufig so akut, daß Kälber, die abends noch gesund, am nächsten Morgen in Agonie befindlich oder tot vorgefunden wurden. Die Symptome des akuten Bildes waren Lungenentzündung, Ausfluß aus der Nase, Durchfall und Muskelzittern. Bei längerer Krankheitsdauer traten Klauenaffektionen auf. Bei der Sektion wurde Lungenentzündung, Katarrh des Magen- und Darmkanals und eine parenchymatöse Entartung der Leber festgestellt. Die Behandlung mit Penicillin, Streptomycin, Terramycin zeitigte keinen Erfolg. Bei der bakteriologischen Untersuchung gelang die Feststellung grampositiver Mikroorganismen mit Diplokokkenstruktur, die als hämolytische Pneumokokken vom β-Typ diagnostiziert wurden. Die angefertigten Antibiogramme zeigten ihre erhebliche Empfindlichkeit gegenüber Chloromycetin und Auromycin, weniger gegenüber Terramycin und Tetracyclin und völlige Resistenz gegenüber Penicillin und Streptomycin. Es wurde dann Synthomycetin (Chloramphen) i. m. 0,01–0.02/mit 10 – 20 mg kg Kgw. angewendet und völlige Heilung erzielt. An dem beschriebenen Beispiel bestätigt sich die Notwendigkeit, in jedem einzelnen Falle, ehe die Behandlung mit Antibiotica einsetzt, die Empfindlichkeit der die gegebene Krankheit hervorrufenden Mikroorganismen festzustellen. PRL/CBR. 8095.

4-64/05-0453 Dvořák, Miroslav. Prevence anémie selat redukovaným železem v kombinaci s přídavky hydroxydu železitého se sacharosou do krmiva. **(Behandlung der Anämie bei Ferkeln mit reduziertem Eisen in Kombination mit Eisen(3)-hydroxyd- und Saccharosezusätzen in dem Futter.)** Sborník Vysoké Školy zemědělské Brně, Řada B **11(32)** (1963) Nr. 1. S. 1-11. — 2 Abb., 3 Tab., 35 Lit. Zus. in Russ., Engl.
Bei 20 Ferkelwürfen wurde die Therapie der Anämie überprüft; dabei hat sich die doppelte Applikation des reduzierten Eisens (Ferrum reductum, Dosis 0,25 – 0,5 gr, am besten direkt auf die Zunge) während der ersten 14 Lebenstage und die innerhalb weiterer 14 Tage folgende Applikation von Substanzeisen (Ferrum oxydatum saccharatum 3%), am besten als Zusatz im trockenen Schrot, in absteigenden Gaben von 10 – 2 Gew.% bewährt. Diese Zusätze verhinderten das Sinken des physiologischen Hämoglobinspiegels und beeinflußten das rote Blutbild derart, daß es bereits im Alter von 30 Tagen normalisiert war; ferner brachten sie im Vergleich mit den Kontrollwürfen bessere Gewichtszunahmen. Die Eisenzusätze zum Futter, die den Ferkeln vom 15. Tage an verabreicht wurden, konnten das Entstehen der hypochromen mikrocytären Anämie und die darauffolgende Verringerung der Gewichtszunahmen nicht verhindern. ČSSR/ÚVTI. 8142.

4-64/05-0454 Björklund, Nils-Erik; Stockholm, Statens Veterinärmed. Anst. En inventering i svenska avelsbesättningar av sjukdomstillstånd i smågrisars andningsvägar. **(Eine Übersicht über Erkrankungen in den Atmungswegen bei Jungferkeln schwedischer Zuchtbestände.)** Nord. Veterinärmed. **15** (1963) Nr. 5. S. 332-345. — 12 Lit.
Wegen der oft in Schweinebeständen vorkommenden Respirationsleiden wurde eine Untersuchung von Zuchtbeständen durchgeführt, um Richtlinien für die Krankheitsbekämpfung im Rahmen der in Schweden betriebenen Schweinegesundheitskontrolle zu finden. Die Ergebnisse lassen vermuten, daß in der Mehrzahl der Zuchtbestände mindestens ein Tier Veränderungen aufweist, die für kontagiöse Krankheiten der Atmungswege charakteristisch sind. Da in 50 Beständen bei Tieren ohne klinische Symptome histologische Veränderungen festgestellt wurden, kann diesen keine entscheidende Bedeutung für die Beurteilung des Gesundheitszustandes eines Schweinebestandes beigemessen werden. Man muß erst über bessere Methoden zur Differenzierung und Behandlung verfügen. Für vorbeugende Maßnahmen werden Hinweise gegeben. E. Lehnert. 8145.

XIX. FLEISCHBESCHAU, LEBENSMITTELÜBERWACHUNG

4-64/05-0455 Dansmann; Hamburg, Amt für Marktwes. **Zur Frage der Angliederung von Geflügelschlachtereien an öffentliche Schlachthöfe.** Fleischwirtschaft **15** (1963) Nr. 10. S. 885-886.

Auf Grund von Beobachtungen in einer privaten Geflügelschlachterei im norddeutschen Raume werden für die BRD folgende Feststellungen getroffen. Vor Einrichtung ist sicherzustellen, daß im Einzugsgebiet, das mit ca. 100 km anzusetzen ist, genügend marktfähiges Geflügel, in erster Linie junge Hähnchen, erzeugt wird, tägliche Kapazität sollte 5000 bis 10000 Tiere betragen. Der Käufer ist Schlachthauseigentümer, der Erzeuger hat die Investitionen für die nicht billigen Ställe zu bestreiten. Bei automatischer Fütterungs-, Tränk- und Klimaanlage kann ein Mann 20000 und mehr Tiere betreuen. Der Bestand wird 5½mal im Jahre umgeschlagen. Mastzeit der aus der Gebrauchskreuzung zweier bestimmter Rassen stammenden Küken beträgt ca. 60 Tage mit 3 Tagen Variationsbreite. Bestimmter Schlachttag ist also bereits vor Aufstallung festzulegen. Über- und Untergewicht wird preislich abgewertet. Gewicht hat lebend 1600–1700 g = 1100–1200 g geschlachtet zu betragen. Das Schlachthaus verfügt über ein mechanisch betriebenes Schlachtband, dessen diffizilster Teil die Rupfanlage zu sein scheint, ferner eine Anlage zur Eisherstellung und eine Anlage zum Tiefgefrieren von Geflügel. Schlachtlücken werden durch Erfassung und Schlachtung von Suppenhühnern aus bäuerlichen Betrieben ausgefüllt. Eine besondere Schwierigkeit ist die Beseitigung der Federn und Därme, die nach Möglichkeit zerkleinert dem Siel zuzuleiten oder von einer Verwertungsanstalt täglich abzufahren sind. – Für städtische Anlagen ergeben sich hieraus folgende Probleme. Die Geflügelschlachtabteilung eines Schlachthofes wird an eine Firma vermietet, die selbst die ausreichende Belieferung und Abnahme nach Menge und Qualität sicherstellen muß. Anderen Interessenten ist der Betrieb nur an wenigen Wochentagen zur Verfügung zu stellen, kontinuierliches Ineinandergreifen der Schlachtungen ist erforderlich, zwischenzeitliches Aufstallen, Tränken und Füttern nicht gestattet. Die Betreuung des Schlachtbandes, der Eis- und Gefrieranlage erfordert mehr Aufmerksamkeit als die Bedienung der Schweine- und Rinderschlachtanlagen, daher ist eine eingearbeitete Schlachtgruppe erforderlich und eine Reihe von Spezialisten für die Wartung. Tägliche Beseitigung des Abfalls muß gewährleistet sein. Ob Förderungsmittel des Grünen Plans zur Verfügung gestellt werden, ist zu prüfen. Nicht alle Schlachthöfe werden somit in der Lage sein, diese Probleme zufriedenstellend zu lösen, da Geflügel offensichtlich sich am schwierigsten in den Ablauf eines öffentlichen Schlachthofes einordnen läßt. Die veterinärhygienischen Belange werden trotz ihrer Wichtigkeit überhaupt nicht erwähnt, nicht einmal die Forderung, daß Geflügelschlachtereien niemals direkt neben oder gar in Schlachthöfen liegen dürfen. (Ref.) W. Mathieu. 8270.

4-64/05-0456 Abel, K.; Leipzig, Rat des Bezirks, Abt. Veterinärinspektion, Tierärztl. Hygienedienst. **Untersuchungen über das Vorkommen und das saisonbedingte Auftreten von Sarcocystis miescheriana bei Schlachtschweinen am Schlachthof Leipzig.** Mh. Veterinärmed. **18** (1963) Nr. 16. S. 621-624.

Biologie, Ätiologie und Pathologie der Sarcosporidien, die bereits 1843 von Miescher entdeckt wurden, sowie die sich hieraus ergebenden Schlußfolgerungen für die Fleischhygiene sind noch weitgehend ungeklärt. Man ist heute vielfach der Meinung, daß die Aufnahme bei Mensch und Tier oral erfolgt. Schwedische Untersuchungen ergaben bei fast 100000 Schweinen eine Befallziffer von 48,5%, dabei hatten die Monate Januar bis April die niedrigste, Juli bis November die höchste Ausbeute. An deutschen Schlachthöfen lagen die Prozente im Sommer und Herbst am höchsten. Auswertungen am VEB Vieh- und Schlachthof Leipzig ergaben anhand der Fleischbeschautagebücher ein Ansteigen in der Zeit von 1951 bis 1961 von 0,03% auf über 0,1%, während Rotlauf von 0,14% auf 0,01% sank. 1957 wurden in den Schlachthöfen Berlin, Erfurt und Leipzig 4497 Schweine als minderwertig befunden; das bedeutet einen Verlust von rd. 1,5 Millionen Mark. Die absolute Befallstärke liegt bestimmt viel höher, da erfahrungsgemäß Einzelfunde und schwacher Befall nicht zur Beanstandung führen. Bei der trichinoskopischen Untersuchung von 22776 Schlachtschweinen konnten 585 Tiere mit Sarcosporidien (Sarc.) ermittelt werden, 566 = 97% davon waren in der Mehrzahl mit lebenden Sarc. befallen, makroskopisch waren keine verkalkten Exemplare feststellbar. Der Befall mit lebenden Sarc. ist also weitaus höher als der mit verkalkten. Zusätzliche Untersuchungen von Zwerchfell-, Bauch-, Nacken- und Glutäenmuskulatur wurden für Einteilung in schwachen, mäßigen und starken Befall benutzt. Die jetzt gültigen Fleischbeschaubestimmungen und Kommentare werden ausgewertet. Somit ergibt sich: Sarcosporidiose der Schlachtschweine zeigt steigende Tendenz mit Spitze in den Spätsommer- und Herbstmonaten. Bei der Trichinenschau ist dem Auftreten lebender, d. h. makroskopisch nicht sichtbarer Sarc. größere Bedeutung beizumessen. Generalisierung ist durch zusätzliche trichinoskopische Untersuchung weiterer Muskelteile zu ermitteln. Mikroskopische Feststellung mäßigen Befalls sollte zur Maßregelung der betreffenden Fleischteile führen. W. Mathieu. 8280.

4-64/05-0457 Prost, E.; Lublin, Polen, Veterinärmed. Fak., Inst. für Hyg. Tier.Produkte. **Brucellose vom Standpunkt der Lebensmittelhygiene.** Mh. Veterinärmed. 18 (1963) Nr. 18. S. 715-718. – 2 Tab., 37 Lit.
Die Ergebnisse aus der Literatur und aus eigenen Untersuchungen über Feststellungen von Brucellen in Euter, Euterlymphknoten, Milz, Leber, Muskulatur und Körperlymphknoten bei Schlachttieren werden besprochen. Man kommt dabei zu dem Ergebnis, daß die *Brucella*-Art für die fleischbeschauliche Beurteilung ohne Bedeutung ist. Die Frage, ob der Organismus des Tieres auf die Virulenz und Artgestaltung von Einfluß ist, wird für möglich gehalten, kann aber noch nicht bindend beantwortet werden. Alle *Brucella*-Arten sollen deshalb fleischbeschaulich einheitlich beurteilt werden. Die Körper bruceloser Tiere sollen bedingt tauglich und Euter, Milz, Leber, Geschlechtsorgane sowie zugängliche Lymphknoten untauglich beurteilt werden.
W. Lehmann. 8282.

4-64/05-0458 Ueda, Sadayoshi, Sasaki, Satoshi, Kabuto, Mitsuru und Ninomiya, Wataru; Hiroshima, Public Health Lab. Shigella organisms isolated from slaughtered cattle and hogs. **(Aus geschlachteten Rindern und Schweinen isolierte Shigellen.)** Jap. J. veterin. Sci. **25** (1963) Nr. 2. S. 127-128. – 1 Tab., 6 Lit. Orig.: engl., Ausz.: jap.
Kotproben aus dem Rectum und Mesenteriallymphknoten von insgesamt 467 geschlachteten Rindern und 216 geschlachteten Schweinen wurden in den Monaten November und Dezember auf das Vorkommen von Shigellen untersucht. In einem Mesenteriallymphknoten eines Rindes konnte *Sh. flexneri* 2b gefunden werden, und im Kot von 2 Schweinen war je ein Stamm von *Sh. flexneri* 2a nachweisbar. Auf die Bedeutung des Vorkommens von Shigellen bei Tieren wird kurz hingewiesen. G. Scheibner. 8310.

4-64/05-0459 Cockrill, W. Ross; Rome, Food and Agric. Organisation of the U. N. International problems and practices in meat hygiene. **(Internationale Probleme und Praktiken der Fleischhygiene.)** Veterin. Rec. **75** (1963) Nr. 35. S. 875-883. – 14 Lit.
In einer allgemeinen Betrachtung der modernen Fleischhygiene werden kurz folgende Punkte berührt: Stand der Welt-Fleischerzeugung, deren Verbesserung und ökonomische Bedeutung; Fleischhygiene in Entwicklungsländern; Anwendung von Pharmazeutica und Chemikalien (u. a. wurden in den USA etwa 42 Chemikalien, Drogen und Biopräparate ermittelt, für welche eine verschiedene Zeitspanne zwischen der letzten Anwendung und der Schlachtung verfließen muß); Standardisierung der Untersuchung; Hygiene der Fleischbehandlung nach Verlassen des Schlachthofes (vor allem Fragen der Kältebehandlung und Bestrahlung); fleischbedingte Infektionen und Intoxi-

kationen (hierunter auch Trichinoseprobleme. Die Methode der Trichinoskopie wird als unzuverlässig hingestellt! England soll jetzt das trichinenreichste Land Europas sein; wahrscheinlich sind 12% der Bevölkerung befallen, ohne klinische Symptome zu zeigen.); der Schlachthof als Produktionsbetrieb; Futterfleischerzeugung und -handel. Mit zunehmender Handelsausdehnung wird die Fleischhygiene immer mehr ein internationalesProblem. Der Begriff Fleischhygiene muß nunmehr auf alle Stadien zwischen dem Landwirtschaftsbetrieb und dem Fleischendverbraucher ausgedehnt werden.

W. Röhr. 8360.

4-64/05-0460 Hammond, John; Cambridge, Univ., School of Agric. Modern trends in animal health and husbandry. Trends in meat production. **(Moderne Entwicklungen der Tiergesundheit und Landwirtschaft. Richtungen in der Fleischerzeugung.)** Brit. veterin. J. **119** (1963) Nr. 10. S. 443-447. – 19 Lit.

Der heutige Verbraucher verlangt ein zartes Fleisch mit wenig Fett. Für die einzelnen Fleischarten wird beschrieben, wie die Erzeuger sich hierauf einstellen. Kalbfleisch: Kälber sollen erst in einem Alter von 3 Mon. geschlachtet werden. Rindfleisch: Es müssen Rinder züchterisch selektioniert werden, die ein schnelles Jugendwachstum haben. Jung geschlachtete Ochsen ergeben proportional eine größere Ausbeute der wertvollen Keulen, mehr zartes Fleisch und weniger Fett. Lamm- und Hammelfleisch: Kreuzungen von Berg-Mutterschafen mit Böcken fruchtbarer, milchleistungsstarker Zucht und Haltung der daraus hervorgehenden Mutterschafe unter guten Weidebedingungen verbilligen die Erzeugung leichter Fettlämmer, welche mit 10 bis 16 Wochen ein Gewicht von 30–40 lb. haben sollen. Weiterhin ist eine fortlaufende Lämmerproduktion ohne Beschränkung auf bestimmte Zuchtzeiten erforderlich. Schweinefleisch und Speck: Um die allgemeinen Produktionskosten zu senken, sind schnellwüchsige Tiere mit guter Futterverwertung und ausreichender Wurfgröße auszulesen. Gegenwärtig werden Tierkörper mit 80 bis 120 lb. für die Fleisch- und solche von 150 lb. für die Speckgewinnung verlangt. Lange Tierkörper im Verhältnis zur Rippentiefe ergeben einen höheren proportionalen Anteil der wertvollen Rückenpartien.

W. Röhr. 8360.

4-64/05-0461 Lerche, M. **Fleischhygiene beginnt beim lebenden Tier.** Berliner Münchener tierärztl. Wschr. **76** (1963) Nr. 16. S. 312-314. – 15 Lit.

Am Beispiel der Aufnahme von Salmonellen, Bandwurmeiern und Trichinen mit dem Futter durch Haustiere wird gezeigt, daß die Fleischhygiene schon beim lebenden Tier beginnen muß. Sie kann am geschlachteten Tier nicht in befriedigendem Maße erreicht werden. Noch schwieriger liegen die Verhältnisse bei einigen Zoonosen, die, wie die Brucellose und Toxoplasmose, v. a. wegen ihres latenten Verlaufes nur in Ausnahmefällen am geschlachteten Tier erkannt werden können. Der Fleischbeschautierarzt ist deshalb erst dann in der Lage eine richtige Beurteilung vorzunehmen, wenn er aus dem Herkunftsbestande des Tieres entsprechende Hinweise über latente Infektionen und therapeutische Maßnahmen kurz vor der Schlachtung bekommt. Mit diesen Forderungen wird aber die Untersuchung der Schlachttiere kurz vor der Schlachtung nicht überflüssig. Für Tiere aus Beständen mit latenten Infektionen wird eine entsprechende Kennzeichnung gefordert. W. Lehmann. 8360.

4-64/05-0462 Liebmann, H. und Huber, L.; München, Univ., Tierärztl. Fak., Zool.-Parasitol. Inst.; Bayer. Biol. Versuchsanst. **Untersuchungen über die Entwässerung und Verbrennung von Panseninhalt.** Berliner Münchener tierärztl. Wschr. **76** (1963) Nr. 17. S. 346-348. – 3 Abb. Zus. in Engl.

Um die den bisher gebräuchlichen Methoden der Panseninhaltsbeseitigung anhaftenden Mängel weitgehendst zu beseitigen, wurden Versuche angestellt, die den Zweck verfolgten, den Panseninhalt an der Anfallsstelle auf dem kürzesten Wege mechanisch zu entwässern und anschließend zu verbrennen. Mit einer von der Fa. Kraus Maffei-Imperial hergestellten Schneckenpresse wurde der Panseninhalt gepreßt und erreichte dabei Trockengehalte von 35–40%. Je Stunden ließ sich mit dieser Presse der Panseninhalt von 57 Rindern verarbeiten. Die Stromaufnahme der Presse betrug max. 2,6 kWh bei 3,5 PS. Die Verbrennung des entwässerten Panseninhaltes wurde in einer neuartigen Abfallverbrennungsanlage der Fa. Semler Metallbau durchgeführt. Diese Anlage trägt die Bezeichnung MS-Brennkegelofen. Es empfiehlt sich, das Material vor dem Einbringen in den Ofen einer Vortrocknung durch die heißen Rauchgase aus der Verbrennung des Panseninhaltes zu unterziehen. Übelriechende Komponenten konnten beim Verbrennen des Panseninhaltes nicht beobachtet werden. G. Scheibner. 8360.

4-64/05-0463 Maleszewski, Józef. Wpływ enterokoków na trwałość szynek pasteryzowanych. **(Enterokokkeneinfluß auf die Haltbarkeit pasteurisierter Schinken.)** Roczniki państwowego Zakładu Hig. **13** (1962) Nr. 6. S. 553 bis 563. – 4 Tab., 23 Lit. Zus. in Russ., Engl.

In der Beurteilung der Haltbarkeit pasteurisierter Fleischkonserven verursacht das Vorhandensein von Enterokokken besondere Schwierigkeiten, weil ihr Einfluß auf die Haltbarkeit noch nicht genügend geklärt ist. Die Untersuchungen wurden an 183 Schinkenproben durchgeführt. In 178 Fällen wurde das Vorhandensein von lebenden Mikroorganismen festgestellt. Darunter befanden sich in 138 Proben nur Enterokokken. Mischflora (sporenbildende Aërobier und Enterokokken) wurde in 40 Proben festgestellt. Die am häufigsten beobachtete Enterokokkenart ist der *Streptococcus faecium*. Diese bis zu +60 °C für die Dauer erwärmten und dann in die Schinken inoculierten Mikroorganismen wachsen auch bei +5 bis 6 °C. Unter dem Einfluß dieser Mikroorganismen werden die organoleptischen Eigenschaften im Kühlraum aufbewahrter Schinken im Vergleich zu den nicht infizierten Proben verändert. Infolge des Enterokokkeneinflusses steigt der Ammoniakstickstoffspiegel des Schinkens. Der Grad dieser Steigerung ist nicht gleichbedeutend mit der Intensität des Auftretens der organoleptischen Veränderungen. Der Aminstickstoffspiegel steigt während der Aufbewahrung sowohl in infizierten als auch in sterilen Schinkenproben, jedoch ist diese Steigerung in infizierten Proben beträchtlich höher und statistisch signifikant. Die höchste Steigerung wird durch den die Lakmusmilch reduzierenden *Streptococcus faecium* verursacht. Die dargelegten Ergebnisse zeigen, daß die Enterokokken eine die Qualität und Haltbarkeit der pasteurisierten Schinken merklich beeinträchtigende Mikroflora darstellen. PRL/CBR. 8435.

4-64/05-0464 Calcinardi, C.; Pisa, Univ.; Ist. di Parassitol. Osservazioni sul confezionamento delle carni bovine fresche entro involucri plastici. **(Bemerkungen über die Verpackung von frischem Rindfleisch in Kunstfolien.)** Veterin. ital. **14** (1963) Nr. 6. S. 545-566. 8450.

4-64/05-0465 Panajotowa, M., Bailösoff, D. und Wesselinoff, W.; Sofia, Verinärmed. Inst. für Tierseuchen und Lebensmittelhyg. **Veränderungen bei Fleisch- und Fischkonserven während der Lagerung.** Fleischwirtschaft **15** (1963) Nr. 10. S. 887-893. – 3 Abb., 6 Tab.

In Bulgarien sind z. Zt. noch keine den einzelnen Konservenarten angepaßten Lagerfristen festgesetzt, sondern es besteht nur eine Scheidung in kurzfristig haltbare, bis 1 Jahr lagerfähige und in haltbare Konserven, die bis zu 2 Jahren bei +15 bis +20 °C aufbewahrt werden. Es wurden Hühnerfleisch in Gelee, Rindfleisch in Gelee, Sauerkohlrouladen (Golubzi) und Karpfen in Tomatentunke überprüft. Die Dosen bestanden bei den Fischkonserven aus gepreßtem, sonst aus gelötetem, unlackiertem Weißblech. Es wurden je 100 Dosen bei Zimmertemperatur aufbewahrt, die außer bei Huhn aus der gleichen Charge stammten. Die Temperatur schwankte zwischen +10 und 30 °C. In Abständen von jeweils 6 Mon. wurden Außen- und Innenseite der Dosen, organoleptische Eigenschaften des Inhalts, bakteriologischer und chemischer Befund tabellenmäßig festgelegt. Von Rindfleisch in Gelee und Sauerkrautrouladen konnten zusätzlich bis 6 Jahre alte Dosen ebenfalls überprüft werden. In der Hauptsache sind die festgestellten Veränderungen auf elektrolytische Prozesse zurückzuführen, durch die eine Korrosion der Zinnoberfläche und Lösung des Zinns verursacht wird; dies geschieht aber nicht kontinuierlich, sondern sprungweise je nach Doseninhalt. Die anderen Werte, z. B. Amino-Ammoniak-Stickstoff, flüchtige Basen, pH-Wert usw., sind ohne Bedeutung für die Lagerfähigkeit, weil die organoleptischen Verschlechterungen viel eher einsetzen. Es ergeben sich bei gewöhnlichen Bedingungen und bei Vermeidung äußerlichen Rostansatzes und sonstiger sekundärer Verunreinigung folgende Lagerfristen: Hühnerfleisch in Gelee bis 3 Jahre, Rindfleisch in Gelee bis 2 Jahre, Sauerkohlrouladen (Golubzi) bis 3 Jahre und Karpfen in Tomatentunke bis 1 Jahr. W. Mathieu. 8450.

4-64/05-0466 Drieux, H. und Rozier, J.; Alfort, École Nat. Vétérin. Adjonction de polyphosphates aux produits de charcuterie et diagnose d'espèce des viandes entrant dans leur composition. **(Der Zusatz von Polyphosphaten zu Schweinefleischprodukten und die Feststellung der Veränderungen in der Fleischzusammensetzung.)** Recueil Méd. vétérin. **139** (1963) Nr. 2. S. 139 bis 147.

Durch Rdschrb. des Ministers für Landwirtschaft wird erlaubt, daß Fleischprodukten Polyphosphate in Höhe von 0,3% (ausgedrückt in P_2O_5) zugesetzt werden. Die Verwendung von Polyphosphaten bringt zwar einige Vorteile mit sich, stört aber die serologischen Reaktionen zur Erkennung der verschiedenen Fleischarten. Wenn mehr als 0,5% Phosphate zugesetzt werden, ist die serologische Reaktion nicht mehr spezifisch. Die gleiche Wirkung tritt ein, wenn Blutsera mit Polyphosphaten behandelt werden. Die Vff. haben verschiedene Methoden geprüft, um die unspezifische Reaktion, verursacht durch Polyphosphate, zu unterbinden. Wenn man zu dem Filtrat des zerkleinerten Fleischproduktes eine bestimmte Menge einer Magnesiumchloridlösung hinzufügt, werden unspezifische serologische Reaktionen unterdrückt.
E. Tempel. 8450.

4-64/05-0467 Takács, J.; Budapest, Ungarn, Tierärztl. Fleisch- und Fleischwaren-Überwach. **Über das Räuchern und Kochen von Würsten zur Erreichung einer bestmöglichen Qualität und Haltbarkeit.** Mh. Veterinärmed. **18** (1963) Nr. 18. S. 718-721.

Es werden die Räucherungsmethoden und die Erhitzung von Fleischerzeugnissen, besonders von Kochwürsten, behandelt. In Abhängigkeit von Wurstmasse und Kaliber wurde mittels Kupferkonstant-Elektroden die Kerntemperatur beim Herstellungsprozeß gemessen. Dabei erwies sich, daß 74 °C mindestens 15–20 Min. lang als Kerntemperatur erreicht werden müssen, um nur Sporenbildner und Keime aus den Familien *Micrococcaceae* und *Lactobacteriaceae* überleben zu lassen. Erst bei einer Kerntemperatur von 78 °C und einer Einwirkungszeit von 15 – 20 Min. bleiben nur noch die aëroben und anaëroben Sporenbildner lebensfähig. Außerdem ist Erhitzen bei 78 °C wirtschaftlicher als bei 72 – 74 °C. Die Gewichtsverluste verhalten sich aber bei beiden Temperaturen gleich. W. Lehmann. 8485.

4-64/05-0468 Linke, H. (unter techn. Mitarb. v. Weiß, Barbara); Kulmbach, Bundesanst. für Fleischforsch., Inst. für Bakteriol. und Histol. **Der Einfluß der Zerkleinerung von Fleisch und der Lagerung von Wurstwaren auf die quantitative histologische Analyse.** Fleischwirtschaft **15** (1963) Nr. 10. S. 894-898. – 5 Tab.

Die Histometrie von Roh- und Brühwürsten beruht auf der Bestimmung der Volumenrelation von Muskel- und Bindegewebe und dient zur Abgrenzung der einzelnen Qualitätsstufen im Sinne der in der BRD vorhandenen Richtlinien. Es wird geprüft, ob die Zerkleinerung und Lagerung auf das Ergebnis einen Einfluß hat. Die Zerkleinerung erfolgte bei den Versuchen in 4 verschiedenen Tourenzahlen im Seydelmann-Rasantcutter jeweils mit und ohne Vorzerkleinerung, dann wurde das Material in Naturdärmen, in der üblichen Weise gereift, geräuchert usw. Technik der Untersuchung der Einzelproben wird beschrieben. Der Zerstörungsgrad der Skelettmuskulatur liegt bei Rohwürsten mit sehr grober Körnelung bei 6%, bei sehr feiner hingegen bei 62%; Vorzerkleinerung ergab weitere Steigerungen. Der histometrisch ermittelte Bindegewebsvolumenanteil war aber stets annähernd gleich. — In einer weiteren Versuchsreihe ergibt sich, daß bei der Lagerung von schneidbaren Rohwürsten ein relatives Ansteigen des Bindegewebsvolumens stattfindet, es beruht auf seiner gegenüber dem Muskel geringerer Abtrocknung, führt aber infolge der eingebauten Toleranzen nicht etwa zu einer ungerechtfertigten Beanstandung. Bei Brühwürsten kommt es aber im Verlaufe der Lagerung zu einem Absinken des Kollagenwertes, und zwar nicht durch die unterschiedliche Abtrocknung, sondern vermutlich durch mikrobielle Vorgänge, die sich bei erhitztem Material stärker als bei rohem auswirken. Insgesamt ergibt sich, daß der Einfluß der Zerkleinerung von Rohwurstbrät und der Lagerung von Wurstwaren auf die Qualitätseinstufung von Roh- und Brühwürsten im Rahmen der histologischen Untersuchung als bedeutungslos anzusehen ist. W. Mathieu. 8485.

4-64/05-0469 Rößger, M. und Fritzsche, G.; Rostock, Veterinäruntersuchungs- und Tiergesundheitsamt; Rat der Stadt. **Dürfen Wurstabfälle zur Herstellung von Buletten (Frikadellen) verwendet werden?** Mh. Veterinärmed. **18** (1963) Nr. 18. S. 721-722. — 7 Lit.

Es wird von einem Fall berichtet, wo in einer Verkaufsstelle aus unverkäuflichen Wurst- und Fleischabfällen Buletten hergestellt und zum Verkauf angeboten wurden. Die beschlagnahmten und zur Verarbeitung vorgesehenen Reste befanden sich z. T. in einem verdorbenen Zustand. Der Fall stellt eine grobe Verfälschung dar, da Buletten nach den gültigen Bestimmungen nur aus Skelettmuskelfleisch unter Zusatz von Semmeln und Gewürzen hergestellt werden dürfen. W. Lehmann. 8510.

4-64/05-0470 Barraud, Cl.; Alfort/Seine, Lab. du Centre Techn. de la Salaison, de la Charcuterie et des Conserves de Viandes. Techniques histologiques appliquées au contrôle des produits alimentaires à base de viandes. **(Histologische Methoden zur Kontrolle von Fleischprodukten.)** Recueil Méd. vétérin. **139** (1963) Nr. 3. S. 243-262. — Zus. in Engl., Ital.

Neben chemischen und bakteriologischen Untersuchungen spielen histologische Methoden bei der Beurteilung von Fleischprodukten in bezug auf die qualitative und quantitative Zusammensetzung eine große Rolle. Die Einzelheiten der technischen Durchführung der histologischen Untersuchung werden genau besprochen. Die Würste, Pasteten, Corned-beef usw. werden in einer 10%igen Formalinlösung gehärtet und dann in Paraffin eingebettet. Die Schnitte von einer Dicke von 2—5 μ werden einmal mit Hämalaun-Eosin gefärbt, zum anderen nach Calleja oder nach Weigert. Die Zusammensetzung der einzelnen Farblösungen ist ebenfalls genau angegeben. Weiterhin wird eine vereinfachte histometrische Methode zur Bestimmung der kollagenen Bestandteile nicht autoklavierter Fleischprodukte besprochen. Sie erfolgt unter einem stereoskopischen Mikroskop mit Hilfe eines Millimeternetzes. Die Methode ist gewagt bei autoklavierten Fleischprodukten, da die veränderten kollagenen Bestandteile die spezifische Färbung schwer annehmen, so daß eine Differenzierung nicht ganz leicht ist. E. Tempel. 8520.

4-64/05-0471 Hall, J. L., Harrison, Dorothy L., Anderson, Lois L., Parry, Hazel und Mackintosh, D. L.; Manhattan, Kansas State Univ., Kansas Agric. Exp. Stat. Quality of meat from swine fed aureomycin or terramycin. **(Die Qualität von Schweinefleisch nach Fütterung mit Aureomycin oder Terramycin.)** J. Animal Sci. 22 (1963) Nr. 3. S. 571-574. – 4 Tab., 7 Lit.
Nach Geschlecht und nach Haltung im Sommer oder Winter wurden vier Versuchsreihen gebildet. Die Tiere wurden bei Selbstfütterung mit beliebiger Nahrungsaufnahme bis zu einem Gewicht von 225 lb. gehalten und dann geschlachtet. Innerhalb jeder Versuchsreihe wurde neben einer Kontrollgruppe eine weitere Gruppe mit 10 mg Aureomycinhydrochlorid bzw. 10 mg Terramycinhydrochlorid pro lb. Kgw. behandelt. Zur Untersuchung wurden von jedem Tier Leber, Fett und M. longissimus dorsi aus dem Bereich der 9. – 13. Rippe herangezogen. Bei den umfangreichen Untersuchungen wurden mehrere chemische und physikalische Bestimmungsmethoden eingesetzt. Zur Bestimmung der Qualität wurden dabei v. a. die Kochzeiten bei verschiedenen Temperaturen, die Schmackhaftigkeit, die Flüchtigkeit des Aromas, das Bratenfett. die Kochverluste, die Preßsaftmenge und histologische Merkmale verglichen. Die Ergebnisse werden tabellarisch dargestellt, wobei aber nur in einzelnen Merkmalen geringe Unterschiede festgestellt werden konnten. W. Lehmann. 8520.

4-64/05-0472 Wilson, L. L., Dinkel, C. A., Ray, D. E. und Minyard, J. A.; Brookings, South Dakota State Coll. Beef carcass composition as influenced by diethylstilbestrol. **(Die Beeinflussung der Zusammensetzung von Rindfleisch durch Diaethylstilboestrol.)** J. Animal Sci. 22 (1963) Nr. 3. S. 699-701. – 4 Tab., 9 Lit.
Zahlreiche Experimente der letzten Jahre zeigten die vorteilhafte Wirkung von Diaethylstilboestrol auf das Wachstum bei Rindern. 152 Kälber, aus 38 Betrieben stammend, wurden wahllos in zwei Gruppen eingeteilt. Eine Gruppe erhielt zu Beginn und 122 Tage später 24 mg Diaethylstilboestrol als Implantat. Die anderen Tiere dienten als Kontrollgruppe. Beide Gruppen wurden satt gefüttert und 237 Tage lang gemästet. Die mit Diaethylstilboestrol behandelten Versuchstiere wiesen eine signifikant höhere Tages-Gewichtszunahme von 0,20 lb. auf. Es wurden dann beurteilt: Endzustand, Marktfähigkeit, geschätzter Anteil mageren Fleisches, Fettdicke und spezifisches Gewicht vom M. longissimus dorsi im Bereich der 9. – 11. Rippe. Kein signifikanter Unterschied bestand im Körperbau und in der Fleischfarbe. Die genauen Meßergebnisse werden tabellarisch dargestellt. W. Lehmann. 8520.

4-64/05-0473 Goutefongea, R.; Jouy-en-Josas, Seine-et-Oise, Centre Nat de Rech. Zootechn. Comparaison de différentes méthodes de mesure du pouvoir de rétention d'eau de la viande de porc. Liaison avec le pH. **(Vergleich verschiedener Methoden des Retentionsvermögens für Wasser im Schweinefleisch. Beziehung zum pH.)** Ann. Zootechnie 12 (1963) Nr. 2. S. 125-132. – 1 Abb., 4 Tab., 15 Lit. Zus. in Engl.
Zur Beurteilung der Fleischqualität wird die Messung des Retentionsvermögens für Wasser herangezogen. Man bestimmt vor allem die Kraft, mit der das Wasser an die Proteine der Muskulatur gebunden ist, oder die relative Menge Wasser, die eng mit diesen Proteinen verkettet ist, um schließlich das übrige Verhalten des Fleisches berechnen zu können wie die Verluste durch die Konservierung, die küchenmäßige Zubereitung, das Auftauen. Aus dem Retentionsvermögen für Wasser im Fleisch lassen sich weiterhin Schlüsse ziehen, wie das Fleisch zur Zeit des Verkaufes beschaffen ist und wie man es zweckmäßig benutzt. 480 Muskelproben von 30 Schweinen der Rasse Large White werden mit Hilfe von 2 Methoden (Zusammendrücken und Zentrifugieren) auf ihr Retentionsvermögen für Wasser untersucht. Die technische Durchführung der beiden Methoden wird ausführlich besprochen. Die Be-

ziehungen zwischen dem Wasserbindungsvermögen und dem pH werden durch verschiedene Methoden dargestellt. Die Druck- sowie die Zentrifugiermethode weisen die gleiche Variabilität auf, und der Korrelationskoeffizient zwischen ihnen ist recht bedeutsam. Die Ergebnisse aus dem Zentrifugierverfahren sind enger mit dem pH verbunden als die der anderen Methode.

E. Tempel. 8520.

4-64/05-0474 Barraud, C. und Volff, R.; Alfort/Seine, Lab. du Centre Techn. de la Salaison, de la Charcuterie et des Conserves de Viandes; Paris, Inst. Appert (Inst. Nat. de la Conserve). Les truffes dans les produits de charcuterie, leur détermination qualitative et quantitative. **(Die Trüffeln in Fleischerzeugnissen, ihre qualitative und quantitative Bestimmung.)** Recueil Méd. vétérin. **138** (1963) Nr. 6. S. 459-474.
Nach einer botanischen Charakterisierung der Trüffeln, die zu den Ascomyceten, Gattung Tuber, gehören und unterirdisch wachsen, werden die verschiedenen Arten, darunter sieben eßbare und sechs nicht genießbare, namentlich aufgeführt. Die weitverbreitetste, aber zugleich am meisten geschätzte Art ist die schwarze Périgord-Trüffel, *Tuber melanosporum* Vitt.; sie kommt auf kalkhaltigen Böden in Frankreich (unteres Rhonetal, Périgord, Quercy, Loudunois), in Italien (Piemont) und in Spanien vor; sie wird von November bis März unter Eichen und Nußbäumen gefunden. Außer den Trüffeln gibt es noch 24 Arten von unterirdisch wachsenden Pilzen, die mehr oder weniger den Trüffeln ähnlich sehen; sie gehören zu den Gattungen *Terfezia*, *Choiromyces* und *Elaphomyces*. Eine tabellarische Übersicht enthält die wesentlichen makro- und mikroskopischen Charakteristika für die hauptsächlichsten schwarzen und warzigen Trüffeln (5 Arten). Die Untersuchungstechnik für die mikroskopische Differentialdiagnose wird beschrieben und durch 9 Abb. (Mikrophotogr.) ergänzt. Ferner werden die drei bekanntesten Methoden der quantitativen Bestimmung des Trüffelgehaltes von Fleischwaren eingehend dargelegt: die manuelle (Auszähl-)Methode, die physikalische und die chemische Methode. Alle diese Verfahren machen es jedoch im Hinblick auf die ungleichmäßige Verteilung der Trüffelstückchen in Fleisch- bzw. Wurstwaren erforderlich, die Analyse an nicht zu kleinen Proben durchzuführen, damit ihre Ergebnisse annähernd mit den tatsächlich bei der Herstellung verwendeten Mengen in Einklang stehen. K. Reinhardt. 8520.

4-64/05-0475 Comer, A. G., Anderson, G. W. und Garrard, E. H.; Guelph, Ontario Agric. Coll. Gamma irradiation of salmonella species in frozen whole egg. **(Gamma-Bestrahlung von Salmonella-Species in Gefriervollei.)** Canad. J. Microbiol. **9** (1963) Nr. 3. S. 321-327. — 2 Abb., 1 Tab., 12 Lit.
Proctor sowie Ingram haben festgestellt, daß die einzelnen *Salmonella*-Species in Ei-Material verschieden empfindlich gegenüber der Bestrahlung sind. Zur Nachprüfung werden 18 *Salmonella*-Species in ein Gemisch von frischen Eiern verimpft und dieses bei -15 °C gefroren. Es handelt sich um folgende *Salmonella*-Species: *S. enteritidis*, *S. manhattan*, *S. senftenberg*, *S. bareilly*, *S. blockley*, *S. canada*, *S. give*, *S. heidelberg*, *S. indiana*, *S. infantis*, *S. kentucky*, *S. london*, *S. montevideo*, *S. oranienburg*, *S. pullorum*, *S. tennessee*, *S. thompson*, *S. typhimurium*. Die Bestrahlung wird in einer Gamma-Zelle 220 durchgeführt, die eine Kobalt-60-Quelle enthält. Die Dosishöhen, die zu einer 10^7-fachen Reduktion der *Salmonella*-Species benötigt werden, schwanken zwischen 0,36 bis 0,64 Mrad. 3 Kulturen von *S. pullorum* zeigen verschieden starke Empfindlichkeit gegenüber der Bestrahlung. Alle geprüften *Salmonella*-Species erweisen sich nicht als besonders resistent. Eine Bestrahlung in der Höhe von 0,54 Mrad reduziert die Salmonellen in Gefriervollei, so daß sie kein Problem für die öffentliche Gesundheit mehr darstellen. E. Tempel. 8560.

4-64/05-0476 Perna, Aldo und Petris, Costantino; Milano, Univ., Ist. Ispezione Alimenti di Origine Animale. Principali tecniche di laboratorio per l'esame batteriologico dei prodotti della pesca. **(Technische Grundlagen eines Laboratoriums für die bakteriologische Prüfung von Fischprodukten.)** Veterin. ital. **14** (1963) Nr. 5. S. 446-461. 8585.

4-64/05-0477 Kundrat, W.; München, Univ., Tierärztl. Fak., Inst. für Nahrungsmittelkunde. **Zur Differenzierung aërober Sporenbildner (Genus Bacillus Cohn).** Zbl. Veterinärmed., R. B **10** (1963) Nr. 5. S. 418-426. — 1 Tab., 20 Lit. Zus. in Engl., Franz., Span.

An 995 aus Lebensmitteln gezüchteten bzw. von verschiedenen Reinkulturen-Sammlungen erhaltenen Stämmen aërober Sporenbildner wurden morphologische und biochemische Untersuchungen zum Zwecke der Speciesbestimmung durchgeführt. Für die Unterteilung der Species der 3 morphologischen Gruppen nach Bergey sollen folgende Tests durchgeführt werden: Gruppe 1a: Argininhydrolyse, Reaktion nach Voges-Proskauer, Vergärung von Citrat, aërobes Wachstum in Glukose und Wachstum bei 7% bzw. 10% NaCl. Gruppe 1b: Hydrolyse von Stärke, Gelatine und Arginin. Vergärung von Citrat, anaërobes Wachstum in Glukose und Wachstum bei 56 °C. Gruppe 2: Hydrolyse von Stärke und Arginin, Reaktion nach Voges-Proskauer, anaërobes Wachstum und Gasbildung in Glukose, Wachstum bei 7% NaCl, bei 65 °C und Hemmung durch Sulfonamid. Gruppe 3: Hydrolyse von Stärke und Arginin. Die Einzelergebnisse sind in einer Tabelle ausführlich dargestellt. G. Scheibner. 8630.

4-64/05-0478 Winge-Hedén, Kerstin; Stockholm, Sweden, Karolinska Sjukhuset, Clin. for Thoracic Surgery. Ethylene oxide sterilization without special equipment. **(Aethylenoxyd-Sterilisation ohne besondere Ausrüstung.)** Acta pathol. microbiol. scand. **58** (1963) Nr. 2. S. 225-244. — 8 Abb., 3 Tab., 45 Lit.

Nach einer Übersicht über die allgemeinen Eigenschaften und die Anwendung von Aethylenoxyd wird ausführlich über Sterilisationsversuche mit Aethylenoxyd unter Verwendung von 3 Methoden berichtet: 1) Sterilisation mit einem „Dreifolienbeutel", 2) Sterilisation in handelsüblichen Aethylenoxydsterilisatoren, 3) Sterilisation in einem umgebauten Autoklaven. Der Dreifolienbeutel besteht aus einer äußeren Papierschicht, einer mittleren Aluminiumschicht und einer inneren Plastikschicht. Eine sechsstündige Aethylenoxydeinwirkung auf Gegenstände u. ä. in diesem Beutel bewirkt volle Sterilität, wobei jedoch darauf geachtet werden muß, daß trockene Materialien vorher angefeuchtet werden. In handelsüblichen Sterilisatoren konnte unter bestimmten Bedingungen (u. a. Anfeuchten des Materials!) bereits nach einer einstündigen Einwirkungszeit des Gasgemisches volle Sterilität erreicht werden. Der umgebaute Autoklav arbeitet bei 60 °C und einem Druck von 2 at. Bei vorheriger Anfeuchtung wurden im Versuch die Materialien nach sechsstündiger Einwirkung des Gasgemisches voll sterilisiert. Dieser umgebaute Autoklav eignet sich besonders zur Sterilisation größerer Materialmengen oder sperriger Objekte. G. Scheibner. 8630.

4-64/05-0479 Pliszak, Anna und Burzyńska, Halina. Izolowanie beztlenowców przetrwalnikujących z żywności metodą Beerensa. **(Isolierung sporenbildender Anaërobier aus Lebensmitteln nach der Beerens'schen Methode.)** Roczniki państwowego Zakładu Hig. **13** (1962) Nr. 6. S. 565-576. — 4 Tab., 2 Lit. Zus. in Russ., Engl.

Die Nährlösung nach Wrzosek ist der bisher am meisten verwandte Nährboden zur Einleitung der Anaërobierisolation aus Lebensmitteln. Auf diesem Nährboden können jedoch außer den echten auch die relativen Anaërobier sowie manche Anaërobier aus der Bacillusgattung wachsen. Infolgedessen wurden Untersuchungen über die Anwendungsmöglichkeit der Anaërobierisolationsmethode nach Beerens durchgeführt. Die Beerens'sche Methode beruht darauf, daß homogenisierte Lebensmittelproben auf dem Rozenow'schen und VL-Natriumsulfitagarnährboden ausgesät werden. Zu Vergleichszwecken wurde dasselbe Material gleichzeitig auf dem Wilson-Blair-Nährboden aus der Wrzosek-Zusammensetzung kultiviert. Es wurden 41 Lebensmittelproben (darunter hauptsächlich Fleisch und Fleischprodukte) untersucht. Die Untersuchungsergebnisse weisen darauf hin, daß bei der mikrobiologischen Lebensmittelanalyse die Beerens'sche Methode viel größere Nachweismöglichkeiten als das Routineverfahren nach Wrzosek-Wilson-Blair besitzt. Der Nachteil dieser Methode liegt darin, daß sie ziemlich zeitraubend ist, die Analysenzeit verlängert und die Nährbodenkosten vermehrt. Diese Verfahrensweise kann jedoch vereinfacht werden, indem man die untersuchten Proben zuerst auf den Rozenow-Nährboden und dann auf den Wilson-Blair-Nährboden oder in die den Hochsäulenagar enthaltenden Reagenzgläser aussät. Es besteht die Notwendigkeit der Identifikation der in den Lebensmitteln festgestellten sporenbildenden Anaërobier wegen der unterschiedlichen Bedeutung mancher Mikroorganismenarten vom Standpunkt der Lebensmittelhygiene. PRL/CBR. 8630.

XX. MILCHKUNDE

4-64/05-0480 Trawinska, J. Występowanie drobnoustrojów z grupy Coli-Aerogenes w mleku oraz w środowiskach jego uzyskiwania i obrotu. **(Das Auftreten von Mikroorganismen der Gruppe Coli-Aerogenes in Milch sowie an den Orten ihrer Gewinnung und ihres Vertriebes.)** Med. weteryn. **19** (1963) Nr. 2. S. 79-84. — 3 Tab., 17 Lit.

Die Untersuchungen erstreckten sich auf etwa 1200 Milchproben und 500 bakterielle Ausstriche, die in der Zeit vom Melken bis zur Verteilung der Milch entnommen wurden. Die Ausstriche erfolgten bei Tieren, ihrer Umgebung und beim Bedienungspersonal. Als Ergebnis bietet sich folgendes Bild, das sich hauptsächlich auf das Vorhandensein von Mikroorganismen der Gruppe *Coli-Aerogenes* stützt. Die gesamte Verunreinigung der Milch im Kuhstall beträgt $4{,}1 \times 10^5$, der Molkereimilch $2{,}6 \times 10^6$ und der Milch auf dem Markt $2{,}2 \times 10^7$. Der Teil, in dem Mikroorganismen der Gruppe *Coli-Aerogenes* auftreten, beträgt entsprechend 7,3%–13,3%–18,0%. Artenmäßig dominiert die Gruppe *E. coli* (54,5 — 75%), es folgen *A. aerogenes* (13,3%), *A. cloacae* (8,8–10,0%), *A. intermedia* (4,4–5,0%). Auf dem Wege vom Kuhstall zum Konsumenten steigert sich der prozentuale Anteil des *E. coli*, gleichzeitig verringert sich der Gehalt an *A. aerogenes*. In der Umgebung der Tiere, auf ihnen selbst und beim Bedienungspersonal treten die gleichen Bakterien wie in der Milch, bei Vorherrschaft von *E. coli*, auf. Wenn das Melken unter Beachtung der nötigen Hygiene erfolgt, beträgt die Bakterienzahl nur $^1/_{10}$ der vorgenannten Mengen. PRL/CBR, übersetzt v. R. Huffer. 8715.

4-64/05-0481 Happel, Fritz. **Untersuchungen der pneumatischen und mechanischen Belastungen der Zitze beim natürlichen Milchentzug durch das Kalb als Grundlage zur Beurteilung des Maschinenmelkens.** Tierärztl. Umschau **18** (1963) Nr. 9. S. 493-500.

Vf. geht von der Beobachtung aus, daß auch bei größter Sorgfalt Schwierigkeiten im Maschinenmelken auftreten, die sich in schwerer Melkbarkeit, in Verfärbungen und Verhärtungen der Zitzenspitzen u. a. zeigen. Er schließt daraus, daß die z. Z. üblichen Methoden im maschinellen Melken den physiologischen Gegebenheiten nicht gerecht werden. Durch Druckmessungen und röntgenologische Verfilmung des natürlichen Saugaktes des Kalbes werden zwei Phasen des Milchentzuges dargestellt: der Entzug der Milch durch Unterdruck und das mechanische Auspressen der Zitze durch wellenförmige Bewegungen der Zunge. Letztere bewirken in Form einer Druckmassage die Entleerung der Zitzenvenen in Richtung Venenring. Demgegenüber erfolgt bei

maschinellem Melken nur ein seitliches Zusammendrücken der Zitzen unter voller Vakuumbelastung, woraus venöse Stauungen resultieren.
R. Held. 8725.

4-64/05-0482 Lembke, A. und Gantz, H.; Kiel, Bundesforsch.-Anst. für Milchwirtsch., Bakteriol. Inst. **Modellversuche zum Verständnis thermischer Entkeimungsverfahren. 1. Mitt.** Kieler milchwirtsch. Forsch.-Ber. **15** (1963) Nr. 1. S. 41-88. 8755.

4-64/05-0483 Zeilinger, Anton, Binder, Wilhelm und Rokita, Klaus; Wien, Hochschule für Bodenkult., Inst. für Milchwirtsch. und Mikrobiol. **Beitrag zur Keimzahlbestimmung in Trockenmilch.** Österr. Milchwirtsch. **18** (1963) Nr. 17. S. 297-299.
Die Keimzahl in Trockenmilch scheint mehr ein Qualitätsmerkmal für ihr Ausgangsmaterial zu sein als für die Trockenmilch selbst, da die Keine wegen des geringen Wassergehalts keine Möglichkeit haben, sich zu vermehren. Allerdings zeigen die bei der Trocknung nicht abgetöteten bakteriellen Enzyme eine große Aktivität und bewirken unter etwas ungünstigen Lagerbedingungen in Kürze Geschmacksfehler. — In eigenen Untersuchungen wurde die Keimzahl in Trockenmilch nach den 2 Standardmethoden: 1. FIL-Methode (Standard des internationalen Milchwirtschaftsverbandes) und 2. ADMI-Methode (Normen des American Dry Milk-Institute) bestimmt und miteinander verglichen. Dabei ergab sich, daß mit der ADMI-Methode bei 178 Proben in fünffacher Wiederholung nur 5% der Keime der FIL-Methode erfaßt werden. Die Erhöhung der Bebrütungszeit der ADMI-Methode auf 5 Tage (wie die FIL-Methode) ergibt etwa 50% der Keimzahl, die bei der FIL-Methode erfaßt wird. — Untersuchungen über die Keimverteilung innerhalb einer Verpackungseinheit ergaben bei vierfacher Wiederholung ganz verschiedene Werte. Der Vergleich des Keimgehalts von 3 Säcken aus einer Charge (30 Säcke) zeigte, daß die Mittelwerte aus 4 Einzelproben in einem Fall nicht und in 2 Säcken signifkant verschieden waren. — Bei einer Lagerung für 5 Wochen bei 20 °C verändert sich der Keimgehalt des Pulvers nicht wesentlich. Chr. Dietz. 8798.

4-64/05-0484 Lembke, A. und Wasserfall, F.; Kiel, Bundesforsch.-Anst. für Milchwirtsch., Bakteriol. Inst. **Zur Kritik des Kochschen Plattenverfahrens mittels der Varianzanalyse.** Kieler milchwirtsch. Forsch.-Ber. **15** (1963) Nr. 3. S. 269-282.
Bei Heranziehung des Keimgehalts zur Bewertung organischer Flüssigkeiten und pastöser Produkte wird zumeist die ihm anhaftende Schwankungsbreite nicht berücksichtigt. So kann es vorkommen, daß z. B. eine kurzzeiterhitzte Milchprobe bei der im allgemeinen üblichen Art der Keimzahlbestimmung mit einmaliger Herstellung der Verdünnungsreihe auf Bouillonagar angeblich 9000 Keime und ein andres Mal 11000 Keime/ml enthält, wodurch diese Probe im 1. Falle mit 3 und im letzteren Falle mit 2 Wertmalen bewertet wird. — Mit Hilfe der Varianzanalyse werden die bei der Keimzahlbestimmung nach dem Kochschen Plattenverfahren auftretenden Streuungskomponenten quantitativ geschätzt. Es zeigte sich, daß der durch die Verdünnungsreihe von der Ausgangssuspension bis zur letzten Verdünnungsstufe gelieferte Streuungsanteil etwa von derselben Größenordnung ist wie die Restvarianz, die alle Fehlerursachen von der Probeentnahme aus der letzten Verdünnungsstufe bis zur Auszählung der Platten einschließt. Es ist notwendig, bei der bakteriologischen Bewertung organischer Substrate auf Grund ihres Keimgehalts entsprechende Toleranzgrenzen anzugeben. Chr. Dietz. 8798.

4-64/05-0485 Seelemann, M., Obiger, G., Rackow, H. G. und Welz, W.; Kiel, Bundesforsch.-Anst. für Milchwirtsch., Inst. für Milchhyg.; Bremen, Staatl. Veterinäruntersuchungsamt. **Staphylokokkenbefunde und ihre Beur-**

teilung bei der Überwachung der Vorzugsmilch. Kieler milchwirtsch. Forsch.-Ber. **15** (1963) Nr. 1. S. 89-102. – 5 Abb., 26 Lit.

Die Staphylokokken in der Milch sind ein Spiegelbild für die Melkhygiene. Sie können von der Außenhaut, aber auch vom Euter stammen. Einige der in der Milch zu findenden Staphylokokkenstämme können „Milchvergiftungen" hervorrufen und werden dann von den Vff. als pathogen angesprochen. Um Unterlagen für die Staphylokokkenzahl pro ml zu erhalten, wurden 34 Vorzugsmilchbetriebe näher untersucht. Bei der Definition des *Staph. aureus* wird anscheinend die Pigmentbildung zugrunde gelegt, was der neuesten Bergley-Nomenklatur widerspricht, daher ist nur eine bedingte Auswertung der Untersuchungen möglich. Es zeigte sich, daß in jeder Vorzugsmilch mit Staphylokokken gerechnet werden muß, wobei ihre Zahl unabhängig von der Jahreszeit, der Melkart und dem Coli-Titer ist. Hämolyse oder Phagenbilder geben ebenso wie die biochemischen Reaktionen keine klaren Abgrenzungsmöglichkeiten zwischen Staphylokokken vom Menschen und vom Tier. Staphylokokkenfunde sollten daher nicht überbewertet werden, sollten aber Anlaß zu hygienefördernden Maßnahmen seitens des beamteten Tierarztes sein. Eine erlaubte Grenzzahl bis zu 2500 Staph./ml wird zur Diskussion gestellt. M. Worseck. 8798.

4-64/05-0486 Hobbiger, Anton; Wolfpassing, Bundes-Lehr- und Versuchsanst. für Milchwirtsch. **Ein einfacher Test zum Nachweis von Antibiotika in Milch und Rahm.** Österr. Milchwirtsch. **18** (1963) Nr. 18. S. 329-331.

Bei Infundierung üblicher Mengen eines Antibioticums in das laktierende Euter wird dieses innerhalb von 96 Std. wieder restlos ausgeschieden. Ein Teil des Antibioticums wird auch von der gesunden Milchdrüse resorbiert; im Falle des Penicillins werden 30–40% von gesunden und ca. 70% von kranken Eutern zurückgehalten. Der hemmende Einfluß von Penicillin auf die Milchflora macht sich noch in sehr hohen Milchverdünnungen unliebsam bemerkbar. Ganz besonders ungünstig wirkt sich die Anwesenheit von Antibiotica in Hartkäse erzeugenden Betrieben aus. – Es wird eine Methode zum Nachweis von Penicillin und anderen Antibiotica von F. V. Kosikowski und R. A. Ledford beschrieben: Die zur Untersuchung verwendeten Platten, aus 2 quadratischen Kunststoffschalen bestehend, deren Unterteil mit nährbodenfreiem Agar, beimpft mit *Subtilis*-Sporen, ausgegossen ist – sind in 6 × 6 Felder aufgeteilt. Preßwattescheiben von 7 mm Durchmesser werden mit einer Pinzette in die vorher auf 82 °C erhitzte Milch (Zerstörung evtl. vorhandener natürlicher Hemmstoffe) getaucht und der Agarfläche leicht angedrückt. Die in der zu prüfenden Milch enthaltenen wasserlöslichlichen Elemente diffundieren aus der Scheibe und lösen bei normaler Milch und Bebrütung eine Wachstumsreaktion in Form einer Trübung rings um die Testscheibe aus. Antibiotische Substanzen enthaltende Milchproben zeigen einen Hemmungshof. Die Empfindlichkeit des Tests reicht noch aus, um 0,05 IE Penicillin nachzuweisen. – In eigenen Versuchen wurden folgende Präparate in in-vitro-Versuchen durch Herstellung von Verdünnungsreihen mit erhitzter, antibioticafreier Milch getestet: 1. 50000 IE Procain-Penicillin G 0,3 g Sulfanilamid; 2. 100000 IE Benzathin-Penicillin G; 3. 50000 IE Penicillin G 0,03 g Sulfamethylpyrimidin; 4. Ölige Suspension von 25 mg Chlortetracyclin HCl (Aureomycin) und 0,25 mg Tocopherolacetat/cm^3; 5. Wäßrige Suspension von 150 mg Chloramphenicol/cm^3; 6. Lösung von 50 mg Oxytetracyclinhydrochlorid (Terramycin)/cm^3. Die potentielle Steigerung der Antibioticakonzentration läßt keinen Schluß zu auf ein lineares Anwachsen der Hemmungszonen. Zur genauen Bestimmung des Antibioticum-Gehalts ist diese Methode nicht geeignet, wohl aber bietet sie die Möglichkeit eines raschen und einfachen Probenansatzes und einer ebenso einfachen Auswertung. Chr. Dietz. 8815.

4-64/05-0487 Kunter, E.; Dresden, Veterinäruntersuchungs- und Tiergesundheitsamt. **γ-hämolytische Streptokokken der Gruppe P in Milch.** Zbl. Bakteriol., Parasitenkunde, Infektionskrankh. Hyg., I. Abt., Orig. **189** (1963) Nr. 3. S. 348-350.
In zur Untersuchung auf Mastitiserreger eingesandten Milchproben konnten 13mal γ-hämolytische Streptokokken gefunden werden – überwiegend in Reinkultur, in der Mehrzahl in Milch mit normalem Zellgehalt –, die sich serologisch der Gruppe P zuordnen ließen. – In einer Aufstellung werden die wichtigsten Merkmale der γ-hämolytischen Streptokokken aufgeführt (Hammelblutagar, Pferdefleisch-Dextrose-Bouillon, Morphologie, Verhalten gegenüber Kohlenhydraten, Lackmusmilch, Methylenblaumilch, Gelatine, NaCl-Blutagar, Hyaluronidase-Test, Camp-Test, Antibiotica-Empfindlichkeit). Es wird als möglich angesehen, daß die aus der Milch isolierten γ-hämolytischen Streptokokken ätiologische Bedeutung für die Entstehung von Streptokokken-Mastitiden besitzen. Chr. Dietz. 8815.

4-64/05-0488 Eberhart, Robert J., Watrous jun., George H., Hokanson, John F. und Burch, George E.; University Park, Pennsylvania State Univ. Persistence of antibacterial agents in milk after intramammary treatment of clinical mastitis. **(Der Verbleib antibakterieller Stoffe in der Milch nach intramammärer Behandlung klinischer Mastitiden.)** J. Amer. veterin. med. Assoc. **143** (1963) Nr. 4. S. 390-394. – 5 Tab., 12 Lit.
Mastitiskranke Kühe ohne Begleiterscheinungen (wie z.B. Fieber, starke Euterschwellungen, Appetitlosigkeit u. a.) bekamen 100000 I E Penicillin (P.) in Wasser oder Öl, 100000 I E P. + 250 mg Dihydrostreptomycin in Wasser, eine handelsübliche Suspension einer Antibioticakombination mit Hydrocortison oder 60 mg Nitrofurazon in Lsg. 2mal in die erkrankten Euterviertel. 12 Std. nach der 2. Behandlung wurden vor dem regulären Melken Einzel- und Sammelmilchproben entnommen, dann jeweils alle 12 Std. Der Nachweis von Bakterienhemmstoffen erfolgte mit der von der F. D. A. verwendeten Methode (Empfindlichkeit 0,05 I.U.P./ml Milch) mit Molkenagar als Nährmedium. Hierbei waren 100000 E P. in Wasser 24–36 Std., in Öl 48–72 Std. in der Sammelmilch nachzuweisen, 100000 E P. + 250 mg Dihydrostreptomycin in Wasser 24–132 Std., die Antibiotica-Kombination 60 – 120 Std., 60 mg Nitrofurazon dagegen nach 12 Std. nicht mehr nachweisbar. Bei den Einzelmilchproben lagen die Zeiten noch höher. Die Persistenz scheint der Milchproduktion umgekehrt proportional zu sein. Ein Übertritt dieser Stoffe von den behandelten Viertel in die unbehandelten konnte mit dieser Methode nicht nachgewiesen werden. Da es zwischen den einzelnen Tieren große Unterschiede in der Persistenz der Mittel gibt, ist es sehr schwierig, Grenzzeiten für eine sicher hemmstofffreie Milch zu geben (bisher 72 Std.). Mit einer empfindlicheren Methode ließen sich bestimmt noch längere Verbleibzeiten feststellen. Eine große Gefahr liegt in der Verdünnung kontaminierter Milch mit nicht kontaminierter. Die dadurch entstehenden unterschwelligen Penicillinwerte können penicillinempfindlichen Individuen schaden. H. Heimbürge. 8815.

4-64/05-0489 Hokanson, John F., Watrous jun., George H., Burch, George und Eberhart, Robert J.; University Park, Pennsylvania State Univ. Persistence of antibacterial agent in milk after intravenous treatment of acute bovine mastitis. **(Der Verbleib antibakterieller Stoffe in der Milch nach travenöser Behandlung akuter Mastitiden bei Rindern.)** J. Amer. veterin. med. Assoc. **143** (1963) Nr. 4. S. 395-397. – 2 Tab., 4 Lit.
Akut an Mastitis erkrankte Kühe wurden mit einer Tetracyclin-Hydrochlorid-Lsg. (1,8 mg/lb Kgw.) bzw. einer Lösung einer Sulfonamidkombination aus Sulfameracin, -thiazol und -pyridin (0,78 mg/lb Kgw.) i. v. behandelt. Man entnahm Einzelmilchproben der Viertel sowie Sammelmilchproben von der der Injektion folgenden Melkzeit, dann weiter alle 12 Std. Mit Hilfe der von der

F. D. A. angewandten Plattenmethode, wobei Molkenagar als Kulturmedium diente, wurde versucht, eine Hemmung des Bakterienwachstums nachzuweisen. – Bei der Tetracyclinbehandlung (9 Tiere) war mit der Milch von 8 Kühen beim 2. Melken, bei einem Tier beim 3. Melken noch eine Hemmung des Bakterienwachstums nachzuweisen. Bei der Sulfonamidbehandlung (6 Tiere) war 5mal überhaupt keine Hemmung zu beobachten, bei einer Kuh beim 1. u. 3. Melken. Bei derselben Kuh war das Vorgemelk bis zur 5. Melkzeit bakteriostatisch, wobei das erkrankte Viertel zuerst frei von Sulfonamidresten war. Dieses Tier konnte wegen Festliegens nicht völlig ausgemolken werden. Die hier erhaltenen Ergebnisse werden mit denen anderer Autoren verglichen. Abschließend wird festgestellt, daß bei der i. v. Behandlung mit den hier verwendeten Mitteln die Gefahr der Kontamination der Milch geringer ist als bei intramammärer Applikation. H. Heimbürge. 8815.

4-64/05-0490 Kästli, P. und Gerber, H.; Liebefeld-Bern, Eidg. Milchwirtsch. Versuchsanst. **Schwankungen in der chemischen Zusammensetzung von Einzelmilchproben.** Mitt. Gebiete Lebensmittelunters. Hyg. [Bern] **54** (1963) Nr. 3. S. 258-284.

Gehaltsschwankungen in der Milch sind von forensischer Bedeutung (Milchfälschungen), aber auch für die Tierzucht, bzw. bei Milchleistungsprüfungen (spez. Fett- und Eiweißgehalt) wichtig. Da kaum Angaben über die täglichen Gehaltsunterschiede in der Kuhmilch vorliegen, wurde der tägliche Gehalt an Fett, Trockensubstanz, fettfreier Trockensubstanz, Gesamteiweiß, Casein, Albumin, Globulin, Reststickstoff, Lactose und Asche sowie Milchertrag, Refraktionszahl des Milchserums und Gefrierpunktserniedrigung bei 2 Simmentaler Kühen untersucht. Die Versuchszeit war in 3 Abschnitte gegliedert: 21. 11. 60 bis 16. 12. 60 = Beginn der Laktationsperiode, 6. 3. 61 bis 30. 3. 61 = Mitte der Laktationsperiode, 3. 7. 61 bis 28. 7. 61 = Ende der Laktationsperiode. Während des Winters wurde Heu, Silage und Kraftfutter gefüttert; im Herbst erfolgte Weidegang, und im Sommer wurde nur Grünfutter verabreicht. Die Untersuchungsproben wurden von der Morgenmilch genommen. Die Kühe wurden mit der Maschine gemolken und mit der Hand nachgemolken. – Im Verlaufe einer Laktation ergaben sich folgende Resultate: Im Fett betrugen die Gehaltsschwankungen bis zu 45%, in den übrigen Milchbestandteilen 6 bis 7%, wobei die größten Schwankungen im Fettgehalt bzw. spez. Gewicht und in der Refraktionszahl im letzten Laktationsabschnitt auftraten. Eine Beziehung zwischen den Tagesschwankungen im Fettgehalt und denen in der fettfreien Trockensubstanz wurde nicht festgestellt. Gleichgerichtet waren die Tagesschwankungen in den einzelnen Milchproteinen, nicht in denen von Eiweiß, Lactose und Aschegehalt. Beziehungen zwischen den Abweichungen dieser Milchbestandteile untereinander waren nicht zu erkennen. Chr. Dietz. 8820.

4-64/05-0491 Kiermeier, Friedrich und Johannsmann, Herbert; Weihenstephan-Freising, Milchwirtsch. Inst.; Süddtsch. Versuchs- und Forsch.-Anst. für Milchwirtsch. der TH München. **Katalytische Methode zur Bestimmung kleinster Manganmengen in Lebensmitteln am Beispiel der Milch.** Z. Lebensmittel-Unters. u. -Forsch. **119** (1963) Nr. 6. S. 497-509. 8820.

4-64/05-0492 Shah, Prafulchandra C., Morse, Guy E. und Pitkin, Donald H.; Kennett Square, Univ. of Pennsylvania, School of Veterin. Med. An albumin-like protein in „mastitic" milk. I. Physical, chemical, and immunologic identification. **(Ein albuminartiges Protein in Mastitis-Milch. 1. Mitt. Physikalische, chemische und immunologische Identifizierung.)** Amer. J. veterin. Res. **24** (1963) Nr. 101. S. 723-729. – 10 Abb., 2 Tab., 18 Lit. Zus. in Interlingua.

In einer vorausgegangenen Arbeit wurde festgestellt, daß Mastitismilch (MM) einen erhöhten Gehalt an Serumalbumin enthält. Durch die vorliegenden Untersuchungen sollte das MM-Protein näher charakterisiert werden. Hierzu wurde die Molke einer Ammoniumsulfat-Fraktionierung und einer Ionenaustauscher-Chromatographie vor der Elektrophorese unterzogen. Der genaue Bearbeitungs- und Untersuchungsgang des gesamten Verfahrens wird beschrieben. Das MM-Protein und das Serumalbumin vom Rind erwiesen sich als identisch in bezug auf ihre elektrophoretische Mobilität, ihre immunologischen Eigenschaften, die optische Aktivität und ihr UV-Spektrum. W. Kötsche. 8820.

4-64/05-0493 Jacobs, J.; Utrecht, Netherlands, Nat. Inst. of Public Health. Detection and significance of penicillin in milk. **(Feststellung und Bedeutung von Penicillin in Milch.)** Tijdschr. Diergeneeskunde **88** (1963) Nr. 17. S. 1055-1065. — 47 Lit. Zus. in Franz., Holl.
Die Feststellung des Penicillingehaltes der Milch erfolgte mit der Plattenmethode nach Galesloot (1962) und mit einer Modifizierung der Methode von Neal und Calbert (1956). Die Plattenmethode ist nach Ansicht des Vf. die Methode der Wahl bei der Untersuchung von Konsummilch. Die hygienische Bedeutung des Penicillingehaltes (Sensibilisierung und Bakterienresistenz) wird eingehend diskutiert. C. Wolf. 8825.

4-64/05-0494 Moldavan, André. Aurons-nous du bio-fromage? **(Werden wir Bio-Käse haben?)** Lait **43** (1963) Nr. 427. S. 390-394. — Zus. in Engl.
Unsere Kenntnisse über die pathologische Mikrobiologie des Magendarmtraktus ist viel umfassender als die über die natürliche Mikrobiologie. Magen und Duodenum enthalten wenig Mikroben, Jejunum und Ileum wesentlich mehr. Die Mikroflora des Dickdarmes ist außerordentlich vielseitig. *Escherichia coli* herrscht vor. Der Darm des Säuglings, der durch Muttermilch ernährt wird, enthält *Lactobacillus bifidus*, der des mit Kuhmilch ernährten Kindes *Lactobacillus acidophilus*. Die Arbeiten von Brochu, Riel und Vézina haben gezeigt, daß der Darmtraktus mit einer spezifischen und günstigen Mikroflora versehen wird; dies genügt nicht, wenn nicht die Nahrung so zusammengesetzt ist, daß sich die Mikroben vermehren können. Käse enthalten eine Vielzahl von saprophytären Mikroben, die durch ihr Substrat das Wachstum der Darmmikroben fördern. Es handelt sich dabei um die verschiedensten Bakterien, um Pilze und Hefen. Es wäre die Aufgabe von Käseherstellern, einen Bio-Käse zu erfinden, der all die von Mikrobiologen vorgeschlagenen Mikroben enthält. E. Tempel. 8845.

4-64/05-0495 Giffey, Hans-Joachim; Berlin, Humboldt-Univ., Veterinärmed. Fak., Inst. für Lebensmittelhyg.; Rostock, Veterinäruntersuchungs- und Tiergesundheitsamt. **Ein Beitrag zur hygienischen Beschaffenheit der im Raume Mecklenburgs hergestellten Trockenmilchen.** Diss. Berlin **1963** 63 S. — 1 Tab., 35 Lit.
63 Trockenmilchproben aus 4 verschiedenen in Mecklenburg liegenden Betrieben, 15 im Handel bei 6 verschiedenen Speiseeisherstellern gezogenen Proben sowie 13 Magermilchpulver enthaltene Eispulver werden in Anlehnung an das von Roemmele und Westphal angegebene Prüfungschema untersucht und deren Ergebnisse der T.G.L. 7518 (Standardentwurf für Dauermilcherzeugnisse) gegenübergestellt. Vf. stellt fest, daß 88,7% der untersuchten Milchpulver den hygienischen Anforderungen der T.G.L. entsprechen, Tuberkelbakterien nicht nachgewiesen werden und eine Erhöhung des Keimgehaltes der im Handel gezogenen Proben nicht festgestellt werden kann.
E. Wiesner. 8857.

4-64/05-0496 Grohs, G.; Leipzig, Veterinäruntersuchungs- und Tiergesundheitsamt. **Entwurf einer „Anordnung zur Überwachung der Molkereien durch die Organe des Veterinärwesens“.** Mh. Veterinärmed. **18** (1963) Nr. 14. S. 535-545.

Die „Dienstanweisung betr. amtliche Überwachung der Sammelmolkereien" vom 20. 12. 34 – eine Anweisung für die Durchführung der Molkereikontrolle durch den Kreistierarzt – entspricht nicht mehr dem gegenwärtigen Stand der Technologie in den Molkereien. Der Erlaß einer neuen Anweisung ist dringend erforderlich, wofür mit dem § 27 des Gesetzes über das Veterinärwesen vom 20. 6. 62 eine eindeutige rechtliche Grundlage gegeben ist. Vf. legt den Entwurf einer entsprechenden Anordnung vor, der auf der Zuständigkeit des Kreistierarztes für die hygienische Überwachung des gesamten Molkereibetriebes während und nach der Betriebszeit (im Gegensatz zur alten Dienstanweisung) basiert. Er ist unterteilt in die „Kontrolle während des Betriebes", die „Kontrolle nach Betriebsschluß" und „Erläuterungen zu der Anordnung zur Überwachung der Molkereien durch die Organe des Veterinärwesens", worin technische Einzelheiten der Maschinen und Apparate sowie ihre Funktionsweise beschrieben werden. Chr. Dietz. 8880.

4-64/05-0497 Seelemann, M.; Kiel, Bundesanst. für Milchwirtsch., Inst. für Milchhyg. **Betrachtungen über einige in den milchgesetzlichen Bestimmungen enthaltene „Begriffe", die sich auf die Mastitiden beziehen.** Kieler milchwirtsch. Forsch.-Ber. **15** (1963) Nr. 3. S. 253-268.

Nach Überwindung der Tuberkulose und Brucellose in milchhygienischer Sicht rückt nun immer mehr das Problem der Euterentzündungen in den Vordergrund, und es ergibt sich die Frage, wie solche Fälle nach dem Gesetz als auch aus hygienischen Gründen zu beurteilen und behandeln sind. Vf. gibt einen Überblick über die diesbezüglichen, in den milchgesetzlichen Bestimmungen enthaltenen Begriffe. Die in den §§ 3 und 6 des Milchgesetzes (1930) enthaltenen Bestimmungen bezüglich Milch von Kühen, deren Gesundheitszustand die Beschaffenheit der Milch nachteilig beeinflussen kann, genügen nicht und die zusätzlichen Verfügungen der ersten Ausführungsverordnung (1931) enthalten Unklarheiten und sind vom wissenschaftlichen Standpunkt aus nicht mehr zu halten, vor allem, was die folgenden Punkte betrifft: „Zusammensetzung der Milch", „Gelber Galt – sinnfällig veränderte Milch", „entzündliche Erkrankungen", „mikroskopisch nachweisbarer Eiter", „Freisein von Krankheiten des Euters", „Erhöhung des Zellgehalts", „Sekretionsstörungen", „erheblich veränderte Milch", „Eutergesundheit". – Die Euterinfektionserreger (vor allem Streptokokken, spez. Galtstreptokokken, aber auch Staphylokokken, Mikrokokken, Bakterien und Bazillen) und ihr Vorkommen sowie ihre Fähigkeit, ebenfalls mikroskopisch nachweisbaren Eiter zu erzeugen, werden behandelt. Es wird auch auf die verschiedenen klinischen Erscheinungen am Euter (akute, chronisch verlaufende Mastitiden sowie latent verlaufende Infektionen, mit Atrophien einhergehende indurative Formen ohne akut entzündliche Erkrankung des Euters) verwiesen. Der Begriff „mikroskopisch nachweisbarer Eiter" (nach dem Gesetz in mindestens 5 von 10 Gesichtfeldern phagocytierte Galtstreptokokken) dürfte überholt sein, da es im wesentlichen auf die Feststellung einer spezifischen Infektion ankommt, einhergehend mit einem Reizzustand, der sich in einer Zellvermehrung äußert. – Da eine Euterinfektion immer eine Euterinfektion bleibt (falls sie nicht durch eine wirksame Therapie beseitigt wird) und die Milch aus einem mit Reizzuständen behafteten Euter nicht immer histologisch und chemisch-physikalisch sinnfällig in Erscheinung tretende Veränderungen aufweist, darf sie überhaupt nicht in den Verkehr gelangen, auch nicht nach stattgehabter Erhitzung, wie es der § 4 I. VO (2) bestimmt. Darum müßte eine schäfere lebensmittelhygienische Kontrolle der gesamten Milchgewinnung und der an die Molkereien gelieferten Milch einsetzen. – Auch auf die Mängel der alten Vorzugsmilch- und Markenmilchbestimmungen wird eingegangen. – Schließlich werden die sich auf die Mastitiden, deren Feststellung und Beurteilung beziehenden Vorschläge aus dem von einer Expertenkommision ausgearbeiteten neuen Entwurf der milchgesetzlichen Vorschriften erläutert und begründet. Chr. Dietz. 8880.

4-64/05-0498 Tremolières, J. Valeur alimentaire du lait. **(Nährwert der Milch.)** Lait **43** (1963) Nr. 427. S. 384-390. – 5 Tab., 4 Lit. Zus. in Engl.
An Hand von Tabellen wird der Gehalt der Milch (Frischmilch, Magermilch, Kondensmilch, Milchpulver) an Proteinen, Fetten, Zucker aufgezeigt. Weiterhin wird der biologische Wert der Proteine verschiedener Nahrungsmittel für Ratten miteinander verglichen. Milch ist die Hauptquelle von Vit. B_2, Calcium, Vit. A und Vit. D, während Eisen und Vit. C fehlen. Totzdem die Milch sehr billig ist, wird sie in Frankreich als Getränk verhältnismäßig wenig geschätzt. Es würde sich empfehlen, die ausgezeichneten organoleptischen Eigenschaften von Milchgetränken durch Pasteurisieren bei niedriger Temperatur während kurzer Zeit, Homogenisierung und kalten Verbrauch zu erhalten.
E. Tempel. 8885.

XXI. TIERZUCHT, FÜTTERUNGSLEHRE

4-64/05-0499 Adamesteanu, I. Efficacité des implantations d'os utilisées comme stimulant de la croissance et comme agent thérapeutique pour combattre certaines maladies des animaux. **(Die Wirkung von Knochenimplantationen als Wachstumsstimulans und Therapeuticum zur Bekämpfung bestimmter Tierkrankheiten.)** Recueil Méd. vétérin. **138** (1962) Nr. 10. S. 869 bis 881. – 13 Lit. Zus. in Engl., Span.
Die s. c. Implantationen von Knochensubstanz übt auf den Organismus eine stimulative Wirkung aus. Der wachstumssteigernde Effekt und die Erhöhung der Gewichtszunahmen sind hierbei bei Kälbern, Rindern, Schweinen und Zuchtsauen besser als bei der Anwendung anderer Drogen. Im ersten Monat ist die Gewichtszunahme junger Tiere größer als später. Durch die Knochenimplantationen werden die Abwehrkräfte des Organismus junger Tiere gesteigert, und der Behandlung kommt eine therapeutische Bedeutung zu. Die Wachstumsbeschleunigung mit Hilfe von Transplantationen wird als eine sichere, geeignete und wirtschaftliche Methode angesehen.
H. Busse. 8916.

4-64/05-0500 Ewbank, Roger; Liverpool, Univ., School of Veterin. Sci. An apparently identical disease condition in identical twin calves. **(Eine scheinbar übereinstimmende Erkrankungsbereitschaft bei eineiigen Zwillingskälbern.)** Veterin. Rec. **75** (1963) Nr. 6. S. 134-135. – 2 Lit.
Die bei eineiigen Zwillingen übereinstimmend auftretenden Erkrankungen werden von Hansson (1946) und Bane (1953) beschrieben. Hansson erwähnt eine mykotische Enteritis bei einem Paar eineiiger Zwillingskälber der Rotbunten Schwedischen Rasse. Die Infektion war anscheinend durch von schimmligem Heu herrührende Pilze bedingt und hatte in einer großen Herde nur dieses Zwillingspaar betroffen. Bane erhärtete diese Befunde durch das Sektionsergebnis bei 6 Paaren eineiiger Zwillingskälber. Die vorliegende Untersuchung bezieht sich auf 2 eineiige Bullkälber der Ayrshirerasse. Die Übereinstimmung in der Körperform, der Scheckung, der Farbtönung der Scheckung, der Zahl und der Art der Haarwirbel sowie der Extremitätenstellung deuteten auf die Monozygotie der beiden Zwillinge hin. Sie erkrankten unter Erbrechen an den Folgen einer Pylorusstenose und Labmagenüberfüllung. Die pathologisch-anatomischen Veränderungen waren bei beiden Tieren der gleichen Art und auf derselben Seite festzustellen: Labmagengeschwüre, über deren Ätiologie nichts bekannt wurde. Ob die Wahrscheinlichkeit für eine gleichzeitige und gleichartige Erkrankung auf dispositionellen oder genetischen Faktoren beruhte, bleibt ungeklärt. Bei den übrigen unter den gleichen Bedingungen gehaltenen Kälbern war eine derartige Erkrankung nicht festzustellen. Ob die beiden Zwillinge anders als ihre Herdengefährten veranlagt waren, bleibt dahingestellt. Eine genetische Dispostion für Labmagengeschwüre ist nicht von der Hand zu weisen. H. Busse. 8930.

4-64/05-0501 Beasley, A. B.; Philadelphia, Woman's Med. Coll. of Pennsylvania. Inheritance and development of a lens abnormality in the mouse. **(Vererbung und Entwicklung einer Linsenanomalität bei der Maus.)** J. Morphol. [Philadelphia] **112** (1963) Nr. 1. S. 1-11. – 8 Abb., 2 Tab., 14 Lit.
Bei F_2-Nachkommen von Eltern, die 1000 r ausgesetzt waren, wurde eine als „Ektopic" bezeichnete, regelmäßig wiederkehrende Mutation festgestellt, die sich wie folgt äußerte. Im Alter von 4 Wochen entsteht nach anfänglicher Bulbusvergrößerung ein kleiner milchiger Fleck im Zentrum der Linse, der mit 6 Wochen die gesamte Pupille ausfüllt und das ganze Leben bestehen bleibt. Durch die histologische Untersuchung wurde festgestellt, daß nach Vergrößerung der Linse die hintere Linsenkapsel sich löst und der Linsenkern in die hintere Kammer verlagert wird. Zu dieser Zeit entstehen Vacuolen im Linsenkörper, die gleichlaufend mit der Verlagerung an Zahl und Größe zunehmen. Nach 6 Wochen schließt sich der Kapselriß und der verlagerte Kern haftet der Kapsel durch zarte Faserbündel an. Nur in wenigen Fällen ist der Kern völlig vom Körper getrennt. Es handelt sich um eine homozygot-rezessive Anlage, die nicht geschlechtsgebunden ist und auch wahrscheinlich nicht an die IX Chromosomenkette gekoppelt ist. W. Seffner. 8930.

4-64/05-0502 Vogt, D. W., Anderson, David E. und Easley, G. T.; Houston, Univ. of Texas, M. D. Anderson Hospital, Tumor Inst. Studies on bovine ocular squamous carcinoma („cancer eye"). XIV. Heritabilities, phenotypic correlations, and genetic correlations involving corneoscleral and lid pigmentation. **(Untersuchungen über das squamöse Carcinom des Auges beim Rind [„Krebsauge"]. 14. Mitt. Erblichkeit, phänotypische und genetische Beziehungen hinsichtlich der Pigmentation von Lid, Cornea und Sklera.)** J. Animal Sci. **22** (1963) Nr. 3. S. 762-766. – 2 Abb., 3 Tab., 10 Lit.
Bei 548 rein gezüchteten Hereford-Rindern bewegt sich die geschätzte Erblichkeit für die Cornealskleralpigmentation zwischen 0,60 und 1,09 und für die Lidpigmentation zwischen 0,27 und 1,37. Die phänotypischen Beziehungen waren niedrig und schwankten zwischen 0,01 und 0,35, während die genetischen Beziehungen relativ hoch waren und sich zwischen 0,55 und 0,62 bewegten. In Ergänzung zu früheren Untersuchungen, die sich auf die Beziehungen zwischen Pigmentation und Augenveränderungen bezogen, zeigen die vorliegenden Ergebnisse, daß die Häufigkeit der genannten Augenveränderungen von der Zucht auf Lidpigmentation abhängt. W. Seffner. 8930.

4-64/05-0503 Hansson, Artur. **Starke oder schwache Fütterung? Praktische Ergebnisse der Zwillingsforschung beim Rind.** Dtsch. landwirtsch. Presse **86** (1963) Nr. 2. S. 13-14.; Nr. 3. S. 23-24.; Nr. 4. S. 34. – 6 Tab.
Das erblich bedingte Anpassungsvermögen ermöglicht die Fortdauer des Lebens, auch wenn Klima, Nahrungszufuhr und Umweltfaktoren innerhalb weiter Grenzen wechseln. Vf. kommt am Ende einer 20jährigen Forschungsarbeit an 16 eineiigen Zwillingspaaren verschiedener Rinderrassen zu dem Schluß, daß eine starke Aufzuchtfütterung Verschwendung bedeutet, die Fütterung im Kälberstadium aber von besonderer Bedeutung ist. Die Veränderungen im Wachstum je Futtereinheit lassen sich nicht mit einem unterschiedlichen Energiegehalt des Wachstumes bei verschiedener Aufzuchtintensität deuten. Sie sprechen vielmehr dafür, daß das Gesetz der abnehmenden Produktivität auch für das Wachstum des Rindes gilt. Aufgrund eines Verdauungsversuches an 21-24 Mon. alten Tieren wurde ermittelt, daß weder die Aufzuchtintensität noch die Erbmasse einen nachweislichen Einfluß auf die Verdauungsfähigkeit der Tiere hatten. Obwohl die Zwillinge im Typ variierten, haben verschiedene Zwillinge auf Veränderungen der Aufzuchtintensität nicht unterschiedlich reagiert. Verschieden stark aufgezogene Tiere zeigten in unterschiedlichem Alter ein ungleich schnelles Wachstum. Das primäre Zusammenspiel zwischen Erbmasse und Alter deutet darauf hin, daß

verschiedene Zwillingspaare eine ungleiche Wachstumskurve haben. Im Alter von 6-7 Jahren haben verschieden aufgezogene Zwillinge das gleiche Lebendgewicht erreicht. Hinsichtlich der Fruchtbarkeit war mit steigender Fütterungsintensität ein Absinken des Alters beim ersten Kalben zu beobachten. Tiere mit 40-60%iger Fütterungsintensität erhielten 1 Woche vor der Brunstperiode, in der sie gedeckt werden sollten, 0,6 kg Kaftfutter bis zu 4 Wochen nach der zuletzt gezeigten Brunst. Färsen mit 40%iger Fütterungsintensität zeigten nur eine sehr schwache Brunst und ganz unregelmäßige Brunstzyklen. Sie kalbten auch erst in einem Alter von 34,9 Mon. ab, weshalb die unterste Stufe der Aufzuchtintensität (40%) der Praxis nicht empfohlen werden kann. Färsen mit 60%iger Aufzuchtintensität hatten auch eine verspätete sexuelle Entwicklung, jedoch eine normale Brunst und normale Brunstintervalle. Ihr Alter beim ersten Abkalben betrug 26,6 Mon., ein Zeichen, daß sie bereits mit 17-18 Mon. konzeptionsbereit waren. Obwohl mit zunehmender Aufzuchtintensität die Tendenz zu einem geringen Alter beim ersten Kalben bestand, war die Differenz im Erstkalbealter zwischen den Intensitätsstufen 60-120% unbeträchtlich (bis 0,7 Mon., Ref.). Milchleistung und Butterfettertrag nahmen mit steigender Aufzuchtintensität ab. Auffallend war der Anstieg der Milchmenge je Futtereinheit bei fallender Aufzuchtintensität. Die schwach aufgezogenen Tiere waren im Wesen lebhafter, während die stark aufgezogenen phlegmatischer waren. Mit zunehmender Aufzuchtintensität stieg die Zahl der Atemzüge und die Herzfrequenz an. Da die Aufzuchtintensität die Wachstumsschnelligkeit beeinflußt, ist der Vf. der Ansicht, daß diese sich auch auf die Lebensdauer auswirkt. H. Busse. 8940.

4-64/05-0504 Faucher, D. La domestication des animaux. **(Die Zähmung der Haustiere.)** Rev. Méd. vétérin. [N.S.] **26 (114)** (1963) Nr. 8/9. S. 612-618 8943.

4-64/05-0505 Witt, Max; Mariensee, West-Diutsland, Max-Planck-Inst. Vragen omprent het type in de rundveeteelt. **(Zur Frage des Typs in der Rinderzucht.)** Vlaams diergeneeskund. Tijdschr. **32** (1963) Nr. 9/10. S. 244 bis 265.

Es handelt sich um einen Vortrag, der vom Vf. vor einem Auditorium der Tierärztlichen Hochschule in Gent im März 1963 gehalten wurde. Auch die neuzeitlichen populationsgenetischen, statistischen Untersuchungen werden die Typ-Beurteilung des einzelnen Zuchttieres nicht entbehrlich machen. Umfassender als „Exterieur" und „Form" sollte man unter dem Begriff „Typ" die Wertung der Form im Hinblick auf die im Zuchtziel anzustrebende Leistung verstehen. Die Beziehungen zwischen Typ und Milch- oder Fleischleistung werden an Hand von Tabellen und Graphiken eingehender erörtert. Etwaige Einzelheiten von speziellem Interesse, so z. B. Typnoten für Euter, müssen im Original nachgelesen werden. K. Reinhardt. 8960.

4-64/05-0506 Spaendonck, R. van und Vanschoubroek, F.; Gent te Merelbeke, Rijksuniv., Proefcentrum „Kasteelhof". Vergelijkend onderzoek naar de dikte van de onderhuidse vetlaag gemeten door de ultrageluidsgolvenmethode en de insnijdingsmethode bij levende varkens. **(Vergleichende Untersuchungen über die Rückenspeckdicke beim lebenden Schweine durch das Ultraschall- und das Einschnittverfahren.)** Vlaams diergeneeskund. Tijdschr. **32** (1963) Nr. 9/10. S. 273-283.

Beim Vergleich beider Verfahren stellte sich heraus, daß die durch Ultraschall erzielten Ergebnisse 2,1 mm niedriger waren. In einem zweiten Versuch wurde der Nachweis geführt, daß die Differenz durch den Druck des Tasters der Apparatur verursacht wurde. Die dadurch erzeugte Einbuchtung in der Haut betrug bei größeren Speckdicken bis zu 0,09 mm je mm Mehrdicke. Es ist daher zweckmäßig, für jeden Apparat eine Tabelle mit entsprechenden Korrekturwerten aufzustellen. K. Reinhardt. 8960.

4-64/05-0507 Tulloh, N. M.; Parkville, Univ. of Melbourne, School of Agric. Relation between carcass composition and live weight of sheep. **(Beziehungen zwischen der Schlachtkörperzusammensetzung und dem Lebendgewicht bei Schafen.)** Nature (London] **197** (1963) Nr. 4869. S. 809-810. — 1 Abb., 9 Lit.
Nach neueren Untersuchungen über die Gültigkeit der Feststellungen Hammonds u. a. besteht hinsichtlich der Zusammensetzung des Körpers geschlachteter Schafe eine engere Beziehung zum Lebendgewicht als zum Alter der Tiere. Anhand von 3 Regressionsgleichungen werden die Möglichkeiten der Schätzung des Knochen-, Muskel- und Fettanteils bei der Schlachtung nachgewiesen. Bezugsgröße ist das sogenannte „Lebendgewicht" leer, d. h. das Gewicht des lebenden Tieres bei der Schlachtung minus dem Gewicht des Inhaltes der Verdauungsorgane. Als Symbol hierfür wird in der Gleichung x benutzt. Wo die Werte einzelner Tiere verfügbar waren, wurden sie verwendet, sonst wurden Gruppendurchschnittswerte benutzt. Die Berechnungen geben zu der Vermutung Anlaß, daß zwischen jeder Gewebeart und dem „Lebendgewicht leer" ein konstanter Wachtumsdifferentialquotient besteht. Bei Verwendung von Massenbeobachtungen werden die bei einzelnen Tieren festzustellenden Veränderungen der Kurve natürlich verschleiert. Die Abweichungen von den Regressionsgeraden beweisen, daß die Gleichungen zur Vorausschätzung des jeweiligen Gewebeanteiles am Schlachtkörper bei Schafen in ihrer Aussagefähigkeit nicht genügend exakt sind. Es erscheint notwendig, die verschiedenen Rassen und Zuchtrichtungen unter verschiedenen Umweltbedingungen zu untersuchen, um genauere Regressionsgleichungen aufstellen zu können. An Schafen, die mit unterschiedlicher Intensität aufgezogen und im gleichen Körpergewicht geschlachtet wurden, trat der wesentliche Einfluß der Jugendernährung auf die Körperformen der Tiere zutage. Auf die gewebliche Zusammensetzung der Schlachtkörper war diese jedoch von nur geringer Wirkung. Die Fleischgewichte der Teilstücke der handelsüblich aufgeteilten Schlachtkörper wurden hiervon ebenfalls nicht betroffen. Daraus wird abgeleitet, daß die Körperform des Schafes für den Schlachtviehhandel nur von zweifelhafter Bedeutung ist. Bei Untersuchungen von Rindern und Schweinen kam man zu ähnlichen Befunden. H. Busse. 8980.

4-64/05-0508 Lampo, P., Vanschoubroek, F. und Willems, A.; Gent, Rijksuniv., Proefcentrum „Kasteelhof" de Merelbeke Lab. voor Zoötechnie. De invloed van de kalvingsmaand, de melkproduktie, het vet-, eiwit- en het laktosegehalte op de duur van de tussendrachtperiode bij oostvlaamse stamboekvaarzen. **(Der Einfluß des Kalbemonats, der Milchproduktion und des Fett-, Eiweiß- und Lactosegehaltes der Milch auf die Dauer der Zwischenkalbezeit bei ostflämischen Herdbuchfärsen.)** Vlaams diergeneeskund. Tijdschr **32** (1963) Nr. 7/8. S. 217-231. — 9 Abb., 5 Tab., 19 Lit. Zus. in Engl., Franz., Dtsch.
Bei 813 ostflämischen Färsen wurde die mittlere Milchmenge sowie der mittlere Fett-, Eiweiß- und Lactosegehalt der Milch in den ersten 3 Mon. nach dem Kalben bestimmt. Der Einfluß dieser Werte und des Kalbemonats auf die Länge der Zwischenkalbezeit wurde unter Zuhilfenahme statistischer Methoden untersucht. Der Einfluß des Geburtsmonats war statistisch signifikant; die Zwischenkalbezeit war am kürzesten nach Abkalben im Mai und am längsten nach Abkalben im Nov. Die Milchleistung hatte einen signifikanten und der Eiweiß- und Lactosegehalt einen hochsignifikanten Einfluß auf die Länge der Zwischenkalbezeit. Ein Einfluß des Fettgehalts wurde nicht nachgewiesen. Der festgestellte geringgradige ungünstige Einfluß des hohen Milchertrages auf die Fruchtbarkeit ist kein Grund, das Streben der Viehhalter nach hoher Milchleistung als nachteilig anzusehen. W. Wittig. 9010.

4-64/05-0509 Ford, Lee. New look at canine longevity. **(Neue Betrachtungen zur Langlebigkeit des Hundes.)** Mod. veterin. Pract. **44** (1963) Nr. 6. S. 47-48.

In einer Blindenhundschule wurden 167 selbst aufgezogene Schottische Schäferhunde auf ihr Lebensalter hin genau registriert und ihr Leben genau verfolgt. Es ergab sich, daß nur 1 einjähriger Hund unter 10 gleichaltrigen Aussicht hat, das 10. Lebensjahr zu erreichen. K.-P. Jaksztien. 9115.

4-64/05-0510 McCay, Clive M. und Stevens, Allen C.; Ithaca, N. Y., Cornell Univ. Kennel management and efficient production of pups. **(Zwingerhandhabung und erfolgreiche Aufzucht von Welpen.)** J. Amer. veterin. med. Assoc. **142** (1963) Nr. 9. S. 1015-1018.

Es werden die Zwinger einer großen Zuchtfarm für Versuchshunde beschrieben. Sie sind mit festen Metalldächern abgedeckt, und der Boden besteht ebenfalls aus mit engmaschigen Löchern versehenem Zinkblech. Futter- und Trinkgefäße sind so hoch angebracht, daß sie von den Hunden nicht beschmutzt werden können. Ständige Parasitenkontrollen werden durchgeführt, und fremde Hunde dürfen die Farm nicht betreten. Dadurch gelang es der Farm, in vielen Jahren weit bessere Zuchterfolge zu erzielen als ähnlichen Institutionen. K.-P. Jaksztien. 9115.

4-64/05-0511 Anonym. The husky — sled dog of Alaska. **(Der Husky — Schlittenhund Alaskas.)** J. Amer. veterin. med. Assoc. **142** (1963) Nr. 12. S. 1439-1442.

Die Eskimohunde sind außerordentlich ausdauernd in der Laufarbeit, sehr gutmütig und zuverlässig. Es gibt neben reinrassigen Tieren auch eine Reihe Bastarde zwischen Schäferhund, Irischem Setter und Weimaraner. Da die Polarhunde sowohl große Hitze als auch enorme Kälte sehr gut vertragen, sind sie auch heute noch ein unersetzliches Transportmittel in der Arktis. A. Kuntze. 9115.

4-64/05-0512 Stockman, M. J. R. An unusual breeding history in the bitch. **(Eine ungewöhnliche Zuchtgeschichte bei einer Hündin.)** Veterin. Rec. **75** (1963) Nr. 36. S. 903. 9115.

4-64/05-0513 Berswordt-Wallrabe, I. v. und Berswordt-Wallrabe, R. v.; Göttingen, Univ., Inst. für Tierphysiol. und Tierernähr. **Milchleistung primiparer Laboratoriumsratten.** Z. Versuchstierkunde **2** (1963) Nr. 5/6. S. 141 bis 153. — 8 Tab., 24 Lit. Zus. in Engl.

Die unbehandelten Kontrolltiere zeigten einen Abfall der Milchleistung von 5,2 ± 0,5 g/Wurf am 14. Tag auf 0,56 ± 0,2 g/Wurf am 21. Tag, die Wurfgewichtszunahme lag signifikant höher, während die mit 3,0 g l-Thyroxin/100 g Kgw./Tag vom 7.-21. Tag zuzüglich 1 IE Oxytocin/Tier/Tag vom 14.-21. Tag behandelten Versuchstiere an allen Tagen etwa die gleiche Menge von 7,8 g/Wurf erbrachten. B. Busch. 9115.

4-64/05-0514 Zucker, H.; München, Univ., Inst. für Physiol. und Ernähr. der Tiere. **Wo erhält der Tierarzt Informationen über Fütterung auf Leistung und Gesundheit?** Tierärztl. Umschau **18** (1963) Nr. 11. S. 585-589. 9142.

4-64/05-0515 Bell, E. A.; London, King's Coll. Certain non-protein amino acids of plants and their effects on animals. **(Einige nicht in Proteinen vorkommende Aminosäuren von Pflanzen und ihre Wirkungen bei Tieren.)** Biochem. J. **88** (1963) Nr. 3. S. 58 P-59 P. — 7 Lit.

In verschiedenen Pflanzen kommen zum Teil in relativ beträchtlichen Konzentrationen Aminosäuren vor, die keine Bestandteile von Proteinen sind. So enthalten Arten der Gattung *Vicia* beispielsweise γ-Hydroxyarginin und β-Cyanoalanin, während die nahe verwandte Gattung *Lathyrus* unter anderem Homoarginin, Lathyrin (2-Amino-Pyrimidin-4-ylalanin), γ-Hydroxyhomoarginin und α, γ-Diaminobuttersäure enthält. Die genannten Aminosäuren können im Stoffwechsel strukturähnliche Aminosäuren beim Einbau in Proteine kompetitiv hemmen, was besonders von γ-Hydroxyarginin bekannt ist. In Samen von *Vicia sativa* und *Lathyrus latifolius* kommen β-Cyanoalanin und α, γ-Diaminobuttersäure vor, die toxische Effekte bei Tieren auslösen. Die α, γ-Diaminobuttersäure (ein niedrigeres Homologon des Lysins und Ornithins) kommt in den Samen von 12 Arten der Gattung *Lathyrus* in einer Konzentration von rund 1% der Trockensubstanz vor. Andere Lathyrusarten (*L. odoratus*) enthalten einen zweiten toxischen Faktor, nämlich das β-(γ-Glutamylamino)propionitril, der bei Ratten Skelettveränderungen hervorruft. Bei *L. sativus*, *L. cicera* und *L. clymenum* kommt als toxischer Faktor Homoarginin vor, der bei Menschen, bei Pferden und bei Rindern die klassischen Symptome des Lathyrismus in Form von nervalen Störungen mit Paralyse der Beine hervorruft. E. Kolb. 9142.

4-64/05-0516 Hobbiger, Anton; Wolfpassing, Bundes-Lehr- und Versuchsanst. für Milchwirtsch. **Die hygienischen Voraussetzungen für den Einsatz von Magermilch in der Tierernährung.** Milchwiss. Ber. [Wien] **12** (1962) Nr. 3/4. S. 259-265.

Viele für den Genuß durch Menschen nicht mehr ganz einwandfreie Nahrungsmittel sollen durch den Tiermagen noch Verwertung finden. Gerade die Jungtiere in der Absetzperiode sind aber gegen Futterschädigungen äußerst empfindlich. Ein billiges, in vielen bäuerlichen Betrieben reichlich anfallendes Futtermittel stellt die Magermilch dar, die jedoch in vielen Molkereibetrieben gegenüber anderen Milcherzeugnissen als Stiefkind behandelt wird. Als entrahmte Vollmilch ist ihr Gehalt an tierischem Eiweiß, Milchzucker und einer Menge lebenswichtiger Wirkstoffe von Bedeutung. Während man bei der Vollmilch durch Einsatz geeigneter Bearbeitungs- und Konservierungsmaßnahmen der Gefahr der Zersetzung durch pathogene und apathogene Keime vorzubeugen versteht, wird die Magermilch in der Stapelung, der Keimfreihaltung und besonders beim Rücktransporte zum Verbraucher milchhygienisch äußerst vernachlässigt. Deshalb vermochte sich die frische Magermilch auf dem Fütterungssektor nur unter sehr günstigen Bedingungen durchzusetzen. Es werden die Möglichkeiten der Magermilchtrocknung im Sprüh- und Walzenverfahren vergleichend betrachtet. Durch Aufwertung des Erzeugnisses mit Fisch oder Fleischmehl wird dessen biologische Wertigkeit ergänzt und Lebernekrosen sowie verringerten Gewichtszunahmen vorgebeugt. In der Kälbermast gebührt diesem Futterstoff eine vorrangige Stellung, zumal eine reine Vollmilchtränke nährstoffökonomisch und als Kostenanteil eine Verschwendung darstellt. 1 kg Kalbfleisch wird durch 10 l Vollmilch erzeugt, wobei ein Kalb hiervon etwa 400 kg benötigt. Bei entsprechendem Einsatze der Magermilch sind die Aufzuchtkosten um 25-30% zu senken. Bei Verwendung von Trockenmagermilch ist zu beachten, daß Sprühpulver zwar eine höhere Löslichkeit als walzengetrocknetes Pulver besitzt, andererseits aber auch hygroskopischer als das letztere ist. Dem Bedarfe des Kalbes an lebenswichtigen fettlöslichen Vitaminen und essentiellen Fettsäuren muß durch die Kombination von Vollmilch und Magermilch zuverlässig Rechnung getragen werden. Die Einhaltung einer Tränktemperatur von etwa 37 °C, die Auflösung der Trockenmilchpräparate erst kurz vor dem Verbrauch, ihre Verwendung nur bis zu dem auf der Packung angegebenen Ablaufdatum sind die fütterungstechnischen Voraussetzungen, daß keine Durchfälle entstehen und die Kälber den zugesicherten Mindestgehalt an Vitaminen und antibiotischen Zusätzen bekommen. H. Busse. 9145.

4-64/05-0517 Budzier, H. H.; Rostock, Oskar-Kellner-Inst. für Tierernähr. der Dtsch. Akad. der Landwirtsch.-Wiss. zu Berlin. **Beiträge zur Methodik der mikrobiologischen Untersuchung von Gärfutter. 2. Mitt. Über eine Modifikation der Ausstrichschablone für die Keimzählung nach Breed und eine Verbesserung bei der Ausstrichtechnik.** Zbl. Bakteriol., Parasitenkunde, In-

fektionskrankh. Hyg., II. Abt. **116** (1963) Nr. 7. S. 692-693. – 1 Abb., 3 Lit. 1. Mitt. vgl. 4-64/03-0564.
Vf. beschreibt die Selbstherstellung einer modifizierten Ausstrichschablone aus permanentem Organglas (Piacryl) zur Keimzählung nach Breed. Weiterhin wird über die Verbesserung der Ausstrichtechnik durch leichtes Eintauchen der abgeflammten Ausstrichhäkchen in eine oberflächenaktive Flüssigkeit (z. B. flüssiges Fit) berichtet. E. Krause. 9145.

4-64/05-0518 Terkamp, E. Koniczyna biała w żywieniu świń. **(Der Steinklee in der Schweinefütterung.)** Przegląd Hodowlany **31** (1963) Nr. 2/3. S. 16 bis 17. – 1 Abb., 1 Tab.
Steinklee eignet sich am besten als Grünfutter für Schweine. Unter der Bezeichnung „NFG Gigant" wurde in Deutschland vor kurzem hochwüchsiger Steinklee mit großen Blättern, der winterfest ist, angebaut. Er eignet sich sowohl zum Mähen als auch für Weidezwecke. Der Vorteil liegt im schnellen Wachsen und leichten Mähen. Im Gegensatz zum Rotklee wird der Steinklee gerne gefressen, auch wenn er älter ist, da er nicht hart wird. Er eignet sich für den Anbau auf leichteren Böden und übersteht Perioden der Trockenheit. Auf Grund des langsamen Wachstums nach der Aussaat kann er nicht ohne Stützpflanze ausgesät werden. Am besten eignen sich Platterbse (80 kg je ha) mit 5 bis 6 kg Steinklee. „Gigant" oder 60 kg Hafer je ha. Steinklee als Grünfutter für Schweine kann mehrere Jahre verwendet werden. Wenn er für das Mähen bestimmt ist, reicht 1 ha für 30 bis 40 Schweine. Für Weidezwecke wird auf mittleren Böden folgende Mischung je ha empfohlen: 5 kg Steinklee „Gigant", 10 kg engliches Raigras, 12 kg Wiesenschwingel und 3 kg *Poa pratenis*. Wenn die Aussaat mit einer Schutzpflanze ausgeführt wurde, muß die Ernte möglichst zeitig erfolgen, damit sich der junge Klee unbedrängt gut entwickeln kann. PRL/CBR. 9145.

4-64/05-0519 Ferrando, R.; Alfort, Seine, École Nat. Vétérin. Les problèmes biologiques soulevés par les farines de viande. **(Die biologischen Probleme hinsichtlich der Fleischmehle.)** Cahiers Méd. vétérin. **32 (36)** (1963) Nr.5. S. 177-188. – 7 Tab., 8 Lit.
Für die Beurteilung von industriellen Nebenprodukten als Futtermittel für unsere Haustiere ist nicht nur ein hoher Stickstoffwert ausschlaggebend. Von Bedeutung ist der biologische Wert. Deshalb ist es wichtig, derartige Futtermittel nicht nur chemisch zu untersuchen, sondern auch im Tierversuch zu prüfen. Die Zusammensetzung von Fleischmehl wird weitgehend beeinflußt von der Art des Angangsmaterials wie Tierart, Rasse, Alter, Ernährungszustand, prozentuales Verhältnis von Muskulatur zu Knochen zu Bindegewebe zu Sehnengewebe. Sehnen- und Bindegewebe sind arm an Aminosäuren wie Lysin, Methionin, Tryptophan usw. Auf Grund amerikanischer Arbeiten führen die Glukoproteine des Sehnengewebes zu Wachstumsverzögerungen und rapider Abmagerung bei Ratten. Verschieden zusammengesetzte Fleischmehlproben werden vom Vf. im Rattenversuch geprüft. Wenn das sog. Fleischmehl nur aus Sehnen- und Bindegewebe besteht, sterben alle Versuchstiere innerhalb von 18 Tagen. Wenn die Knochenbestandteile mit Hilfe von Tetrachlorür entfernt werden, wirkt sich dies günstig auf die Gewichtskurve der Ratten aus. Der biologische Wert von Fleischmehl wird auf Grund der Versuchsergebnisse bedingt durch folgende Faktoren: Art und Dauer der Erhitzung zur Sterilisation, Prozentgehalt an Knochen, Binde- und Sehnengewebe, Eiweißgehalt in Form der zum Leben notwendigen Aminosäuren. E. Tempel. 9145.

4-64/05-0520 Blatchford, S. M. und Hall, D. W. Methods of drying groundnuts. I. Natural methods (literature survey). **(Methoden des Trocknens von Erdnüssen. 1. Mitt. Natürliche Trockenmethoden [Literaturübersicht].)** Trop. Sci. **5** (1963) Nr. 1. S. 6-33. – 6 Abb., 4 Tab., 47 Lit. 9150.

4-64/04-0521 Blatchford, S. M. und Hall, D. W. Methods of drying groundnuts. II. Artificial methods (literature survey). **(Methoden des Trocknens von Erdnüssen. 2. Mitt. Künstliche Trockenmethoden [Literaturübersicht].)** Trop. Sci. **5** (1963) Nr. 2. S. 82-98. – 1. Mitt. vgl. vorst. Titel. 9150.

4-64/05-0522 Cottereau, Ph., Gilbert, H. und Keusch; Lyon, École Nat. Vétérin., Inst. Français de la Fièvre Aphteuse. Influence de la suralimentation protidique, de la race, des aptitudes, des productions, sur le choix du moment de la vaccination antiaphteuse. **(Der Einfluß einer Eiweißüberfütterung, der Rasse, der Eignung und der Produktionsleistung auf die Wahl des Zeitpunktes zur Vaccinierung gegen MKS.)** Rev. Méd. vétérin. [N. S.] **26 (114)** (1963) Nr.5. S. 344-375. – 33 Tab., Zus. in Engl., Span.
Die Überfütterung hochleistungsfähiger Milchkühe während der winterlichen Stallhaltung führt zu klinisch unerwarteten hepato-renalen Störungen. Im Hinblick auf die Dauer des Impfschutzes nach der Vaccinierung gegen MKS werden die Monate Okt.-Dez. als ideale Zeitspanne für die Durchführung der Vaccinierung angegeben. Bei einer Impfung am Ende des Sommers befinden sich die Tiere in einem ausgezeichneten physiologischen Gleichgewicht. Für den nachfolgenden Sommer wird durch die jährliche Wiederimpfung ein ausreichender Impfschutz erzielt. Eine Vaccinierung im Frühjahr ist nur für Jungtiere im Alter unter 2 Mon. erforderlich. H. Busse. 9160.

4-64/05-0523 Oslage, H. J.; Braunschweig-Völkenrode, Forsch.-Anst. für Landwirtsch., Inst. für Tierernähr. **Untersuchungen über die Körperzusammensetzung und den Stoffansatz wachsender Mastschweine und ihre Beeinflussung durch die Ernährung. 1. Mitt. Problemstellung und Methodik der Untersuchungen.** Z. Tierphysiol., Tierernähr. Futtermittelkunde **17** (1962) Nr. 6. S. 350-357. – 8 Lit.
Vf. untersuchte den Verlauf und die Höhe des Stoffansatzes bei Schweinen im Wachtumsabschnitt zwischen 25 und 110 kg Kgw., also der Mastperiode, unter den Bedingungen der „Normalernährung". Weiterhin wurde der Einfluß verschiedener Maßnahmen der Ernährung auf Eiweiß- und Fettansatz überprüft, wobei eine Einschränkung des Fettansatzes bei unverändertem Eiweißansatz angestrebt wurde. In der 1. Mitt. wird die Methodik der Versuchsauswertung beschrieben, die auf der Grundlage der chemischen Analyse der gesamten Tierkörper durchgeführt wurde. Die Schlachtungen erfolgten im Verlaufe der Mastperiode bei 40, 60, 90 und 110 kg Kgw. sowie zu Beginn der Mastperiode bei 25 kg Kgw. Im einzelnen werden die Handhabung derSchlachtung, die Zerlegung der Tierkörper, die Aufbereitung der Proben sowie die analytischen Verfahren beschrieben. H. Gürtler. 916

4-64/05-0524 Oslage, H. J.; Braunschweig-Völkenrode, Forsch.-Anst. für Landwirtsch., Inst. für Tierernähr. **Untersuchungen über die Körperzuzusammensetzung und den Stoffansatz wachsender Mastschweine und ihre Beeinflussung durch die Ernährung. 2. Mitt. Körperzusammensetzung und Stoffansatz wachsender Mastschweine unter den Bedingungen normaler Ernährung.** Z. Tierphysiol., Tierernähr. Futtermittelkunde **17** (1962) Nr. 6. S. 357-382. – 6 Abb., 15 Tab., 31 Lit., 1. Mitt. vgl. vorst. Ref.
Die Untersuchungen wurden an 43 Schweinen beiderlei Geschlechts der Rasse Deutsches veredeltes Landschwein, die bei Einzelfütterung unter Kontrolle der Futteraufnahme standen, vorgenommen. Unter den Bedingungen einer normalen Ernährung im Verlaufe der Mast, wobei ein im Zusammenhang mit einem maximalen Eiweißansatz auftretender Fettansatz und die zugrunde liegende Ernährung als normal betrachtet werden, wurde für die Mastperiode von 25-90 kg Kgw. ein linearer Verlauf des N-Ansatzes festgestellt. Derselbe entsprach einer täglichen Eiweißansatzmenge von 86-91 g. Im Mastabschnitt

von 90-110 kg stieg die täglich angesetzte Eiweißmenge auf 110 g an. Für die Mast, ist eine tägliche Zufuhr von 220-330 g verdaulichem Eiweiß ausreichend. Die N-Ansatzkoeffizienten lagen als korrigierte K_A zwischen 39 und 46% (unter rechnerischer Berücksichtigung des endogenen N-Verlustes). Der Fettansatz lag im Abschnitt zwischen 25 und 40 kg Kgw. bei 120 g pro Tag, stieg anschließend stark an und erreichte im letzten Mastabschnitt zwischen 90 und 110 kg 325 g pro Tag. Infolge des im letztgenannten Abschnitt im Vergleich zu den Mastperioden erhöhten N-Ansatzes wird das Fett/Eiweißverhältnis im Körper während dieser Zeit nicht mehr wesentlich erweitert. Die Höhe der Zufuhr an Gesamtnährstoffen stieg von etwa 1000 g zu Beginn des Versuches auf 2300 g an. Die gewählten Ernährungsbedingungen entsprechen demnach insofern den Grundsätzen einer normalen Ernährung, als bei hohem Eiweißansatz keine übermäßige Verfettung eintrat. Der Verlauf des N-Ansatzes steht im Widerspruch zu älteren Arbeiten, nach welchem derselbe in dem zur Diskussion stehenden Mastabschnitt in Form einer parabolen Kurve verläuft. Der Unterschied wird darauf zurückgeführt, daß bei den sogenannten Fleischschweinen moderner Zuchtrichtung eine zeitliche Verschiebung des Maximums des N-Ansatzes eingetreten ist. H. Gürtler. 9160.

4-64/05-0525 Oslage, H. J.; Braunschweig-Völkenrode, Forsch.-Anst. für Landwirtsch., Inst. für Tierernähr. **Untersuchungen über die Körperzusammensetzung und den Stoffansatz wachsender Mastschweine und ihre Beeinflussung durch die Ernährung. 3. Mitt. Einfluß einer eingeschränkten Energiezufuhr im zweiten Teil der Mastperiode auf Körperzusammensetzung und Stoffansatz wachsender Mastschweine.** Z. Tierphysiol., Tierernähr. Futtermittelkunde **18** (1963) S. 14-34. – 1 Abb., 12 Tab., 39 Lit. 2. Mitt. vgl. vorst. Ref. An 75 Schweinen wurden die Auswirkungen einer eingeschränkten Energiezufur von 60 kg Kgw. ab auf die Gewichtszunahme und den Stoffansatz untersucht. Bis zu diesem Zeitpunkt erhielten alle Tiere eine Ration, die nach den Darlegungen in der 2. Mitt. als „normal" zu bezeichnen ist. Von 60 kg Kgw. an wurde bei einer Gruppe die Energiezufuhr durch Kürzung der Ration um etwa 10% (Gruppe II), bei einer zweiten um etwa 20% (Gruppe III) gegenüber der Vergleichsgruppe I herabgesetzt. Die Höhe der Eiweißzufuhr blieb konstant. Als Folge dieser Maßnahmen gingen die täglichen Gewichtszunahmen zurück, und zwar parallel mit dem Grad der Verringerung. Gleichzeitig verschlechterte sich die Futterverwertung, gemessen als Futterverbrauch oder als Verbrauch an Gesamtnährstoff je Einheit Lebendgewichtszunahme. Hinsichtlich der Zusammensetzung des Tierkörpers konnte bei den Gruppen II und III von 60 kg Kgw. ab eine merkliche Verbesserung des Fett/Eiweiß-Verhältnisses nur bei den mit 90 kg analysierten Tieren nachgewiesen werden, wogegen bei Versuchsende das Verhältnis sich demjenigen bei Gruppe I angeglichen hatte. Die Analyse des Stoffansatzes ergab als Folge der verringerten Energiezufuhr nicht nur eine Einschränkung des täglichen Fettansatzes, sondern eine ebensolche des Eiweißansatzes. Dabei konnte für die Mastperiode von 60-90 kg bei gleichbleibendem Eiweißansatz eine Erniedrigung des Fettansatzes nachgewiesen werden, wogegen im Mastabschnitt bis zu 110 kg auch die angesetzte Eiweißmenge abnahm. Eine vielfach angenommene Linearität zwischen der Höhe der Energiezufuhr und dem Fettansatz besteht demnach nicht. Eine Verbesserung des Fett/Eiweiß-Verhältnisses am Ende der Mastperiode ist erst bei einer extremen Einschränkung der Energiezufuhr (zu etwa 30%) zu erwarten. Durch die Verlängerung der Mastdauer und die Verschlechterung der Futterverwertung wird jedoch eine derartige Form der Mast unwirtschaftlich. H. Gürtler. 9160.

4-64/05-0526 Oslage, H. J.; Braunschweig-Völkenrode, Forsch.-Anst. für Landwirtsch., Inst. für Tierernähr. **Untersuchungen über die Körperzusammensetzung und den Stoffansatz wachsender Mastschweine und ihre Be-**

einflussung durch die Ernährung. 4. Mitt. Einfluß einer eingeschränkten Energiezufuhr im ersten Teil der Mastperiode auf Körperzusammensetzung und Stoffansatz wachsender Mastschweine. Z. Tierphysiol., Tierernähr. Futtermittelkunde **18** (1963) Nr. 1. S. 35-57. – 1 Abb., 9 Tab., 18 Lit. 3. Mitt. vgl. vorst. Ref.

Vf. überprüfte den Einfluß einer Futtereinschränkung zu Beginn der Mast bei 40 Tieren der Rasse Deutsches veredeltes Landschwein auf Gewichtszunahmen und Körperzusammensetzung. Bei Versuchsgruppe II wurde die Nährstoffzufuhr bis zu einem Kgw. von 40 kg und bei Versuchsgruppe III von 60 kg durch Einschieben eines energiearmen Futtermittels (Zuckerrübenblätter mit Köpfen) im Vergleich zur Ration der Gruppe I eingeschränkt. 27 Tiere wurden im Verlaufe des Versuches hinsichtlich der Körperzusammensetzung analysiert. Die Gewichtszunahmen pro Tag der Gruppen II und III blieben bis zu einem Kgw. von 40 kg mit durchschnittlich 340 g/Tag deutlich hinter denen der Gruppe I (540 g/Tag) zurück. Im Abschnitt bis zu 60 kg holten die Tiere der Gruppe II deutlich auf, die Tiere der Gruppe III erreichten weiterhin nur geringe Zunahmen. Nach dem Einsetzen der vollen Ernährung ab 60 kg Kgw. zeigten die Tiere der Gruppe III hohe Gewichtszunahmen. Im Hinblick auf die gesamte Versuchszeit blieben die durchschnittlichen täglichen Zunahmen in den Gruppen II und III um etwa 10 bzw. 20% gegenüber den Tieren der Gruppe I erniedrigt. Es besteht demnach die Tendenz, den in Perioden einer knappen Ernährung auftretenden Entwicklungsrückstand bei günstigen Ernährungsbedingungen auszugleichen. Die beschränkte Nahrungszufuhr bis zu 40 bzw. 60 kg Kgw. führt zu Tieren, die im Vergleich zur Gruppe I mehr Eiweiß und weniger Fett enthielten. Diese Änderung der Zusammensetzung wurde bis zu Ende des Versuches wieder voll ausgeglichen. Bis zu einem Kgw. von 40 kg war bei den Tieren der Gruppen II und III ein starker Rückgang des Fettansatzes zu verzeichnen, wobei der Eiweißansatz nur geringgradig abnahm. Bei den Tieren der Gruppe III war der Stoffansatz bis 60 kg Kgw. entsprechend dem vorangegangenen Mastabschnitt. Mit dem Einsetzen der vollen Ernährung glichen sich die Unterschiede in der Zusammensetzung der Körpersubstanz aus. Der höchste Eiweißansatz wurde in der Periode der höchsten Gewichstzunahmen gemessen, so daß eine diskutierte Beschränkung des Eiweißansatzes bei Gewichtszunahmen über 600 g zumindest für das Deutsche veredelte Landschwein moderne Zuchtrichtung nicht zutreffend ist. Als wichtigste Voraussetzung für die Produktion eines Fleischschweines wird die Züchtung von Tieren mit entsprechenden Erbanlagen genannt. H. Gürtler. 9160.

4-64/05-0527 Chachułowa, J., Abgarowicz, F. und Olczak, S. Wpływ różnych pasz białkowych na poziom amoniaku oraz pH treścijelita ślepego świń. **(Der Einfluß verschiedener Eiweißfuttermittel auf den Ammoniakgehalt sowie den pH-Wert des Blinddarms der Schweine.)** Roczniki Nauk rolniczych, Ser. B **81** (1963) Nr. 4. S. 655-662. – 5 Tab., 19 Lit.

Es wurden Versuche an vier Schweinen der Weißen Rasse durchgeführt, denen Fisteln in den Blinddarm gelegt wurden. Die Untersuchungen zeigten, daß die Art des Eiweißfutters den Gehalt an Ammoniakstickstoff im Blinddarminhalt der Schweine beeinflußte. Die kleinste Ammoniakmenge wurde in Magermilch, die größte bei Fischmehl festgestellt. Einen mittleren Platz nehmen Sojabohnenschrot und Süße Lupine ein. Der Zusatz von Chlortetracyclin zu Lupinenschrot beeinflußte eine Reduzierung der Ammoniakmenge im Blinddarm. Der Ammoniakgehalt war niedriger als bei Magermilch. Die Art des verwendeten Eiweißfutters hatte keinerlei Einfluß auf den pH-Wert des Blinddarminhalts. PRL/CBR. 9160.

4-64/05-0528 Bengtsson, Gösta und Knudsen, Odd; Stockholm, Roy. Veterin. Coll. Feed and ovarian activity of trotting mares in training. **(Fütte-**

rung und ovarielle Aktivität bei im Taining stehenden Traberstuten.) Cornell Veterinarian **53** (1963) Nr. 3. S. 404-411. – 2 Tab., 11 Lit.
Die Stuten waren in 3 Gruppen eingeteilt. Gruppe 1 bekam hauptsächlich Hafer und Heu, außerdem geringe Mengen von Mohrrüben und Mineralstoffen. Gruppe 2 erhielt Fertigfutter und Heu, Mohrrüben wurden nur in einigen Fällen zugefüttert. Die Ration der Gruppe 3 bestand neben Heu aus Haferkonzentrat und Fertigfutter im Verhältnis 1:1 oder 1:2. Zur Bestimmung der ovariellen Aktivität wurden die Größe der Eierstöcke und der Follikeldurchmesser durch rektale Untersuchung festgestellt. Ein Follikeldurchmesser über 1 cm sprach für Aktivität der Eierstöcke. In Gruppe 1 hatten die Stuten signifikant kleinere Eierstöcke als in den beiden anderen Gruppen, und bei 14 von 20 Tieren waren die Ovarien inaktiv. Von den 24 Stuten der Gruppe 2 wiesen 18 aktive Ovarien auf, in 3 Fällen lagen Eierstöcke von normaler Größe, aber ohne palpierbare Follikel vor, und nur 3 Tiere besaßen inaktive Ovarien. In der 12 Stuten umfassenden Gruppe 3 waren bei 5 Tieren keine Follikel fühlbar. Die Leistungsfähigkeit der Ovarien ist hauptsächlich von dem Gehalt des Futters an wertvollen Aminosäuren (Arginin, Lysin und Tryptophan) abhängig. Die stärkere ovarielle Aktivität in der Gruppe 2 und 3 beruhte in erster Linie darauf, daß diese Tiere täglich 0,7 kg Weizenkleie erhielten, welche einen höheren Aminosäurenanteil hat als Hafer. Eine weitere Ursache für die Herabseztung der Eierstocksaktivität kann bei einseitiger Haferfütterung im Auftreten von Verdauungsstörungen liegen.
J. Jürgens. 9160.

4-64/05-0529 Kirchgessner, M.; Weihenstephan, TH München, Inst. für Tierernähr. **Mineral- und Wirkstoffe in der Nutztierhaltung.** Wirtschaftseigene Futter **9** (1963) Nr. 3. S. 230-241. – 13 Abb.
Es wird hervorgehoben, daß die Forderung nach Höchstleistungen ohne gesundheitliche Schäden mit einer angemessenen Fütterung und vor allem mit einem optimalen Mineral- und Wirkstoffhaushalt verbunden sein muß. Alle Tiere sind optimal mit Wirkstoffen zu versorgen. Die Gaben müssen stets so hoch sein, daß keine Mangelerscheinungen auftreten. Bei Schweinen ist besonderes Gewicht auf die Zufütterung von Vit. B_6, Vit. B_{12}, Nicotinsäure, Panthotensäure zu legen, bei den Rindern vor allem auf Vit. A. Da die meisten Tiere in der Lage sind, Mangel an Mineralstoffen aus dem Körper vorübergehend auszugleichen, muß die Fütterung so gestaltet werden, daß es zu keinen Schädigungen kommen kann. Am Beispiel des Wiesenheus wird gezeigt, daß eine Ergänzungsfütterung unbedingt notwendig ist, und zwar an P, Cu und Co. Es ist erwiesen, daß in Handelsfuttermitteln meist reichlich Spurenelemente vorhanden sind. Zum Schluß wird auf die Rolle des Fe, Cu und Zn in der Schweinehaltung eingegangen. M. Richter. 9170.

4-64/05-0530 Gebauer. **Vitamine in der Tierfütterung. Allgemeines.** Tier-Ernähr. **12** (1961) Nr. 10. S. 114-115.; Nr. 11. S. 129-130.; Nr. 12. S. 139-140.; **13** (1962) Nr. 1. S. 9-10.; Nr. 2. S. 21-22.
In der Mitteilungsreihe wird die Natur der Vitamine, ihre Nomenklatur und physiologische Wirkung beschrieben und darauf hingewiesen, daß ein Teil dieser Wirkstoffe von nicht einheitlicher Natur ist und neben echten Vitaminen auch unwirksame Substanzen (z. B. D_1, D_4 und D_5) enthält. Die Vitamine greifen in den Stoffwechsel ein und können entweder in der Epidermis, im mesenchymalen Bindegewebe ihre Wirkung entfalten bzw. im intermediären oder dem Kalkphosphorstoffwechsel eine wichtige Rolle spielen. Zwischen einzelnen Vitaminen und zwischen Vitamin-Hormonen und Spurenelementen kann Synergismus oder Antagonismus herrschen. So wird die Speicherung des Vit. A in der Leber durch Vit. E unterstützt, und zwischen dem Vit. A und dem Hormon der Schilddrüse besteht ein Antagonismus. Da die meisten Vitamine Bestandteile von Fermenten sind, vermögen sie als

solche in vielfältiger Art in den Stoffwechsel einzugreifen. Nach Schilderung von Vitaminmangelerscheinungen bei Mensch und Tieren wird auf die Möglichkeit der Ergänzung der menschlichen Nahrung und der Futtermittel für Tiere mit Vitaminen eingegangen. Bei der Beurteilung des Erscheinungsbildes vermeintlicher Vitaminmangelkrankheiten ist es wichtig, daß auch der Mangel an anderen Wirkstoffen, z. B. Spurenelementen ähnliche Störungen auslöst. Als Beispiele für die Zusammenhänge zwischen Vitaminen und Spurenelementen sei an das Vit. B_{12}, das Kobalt enthält, und an das Vit. B_1, dessen Funktionsablauf durch Kupfer gefördert wird, erinnert. Bei ständiger Überdosierung liegt die schadbringende Menge von Vitaminen bei der 500- bis 1000fachen Bedarfsdosis. Während für das Provitamin A, das Carotin, die verträgliche Dosis beträchtlich über der 500fachen Normaldosis liegt, muß der Verabreichung von Vit. D wesentlich mehr Sorgfalt zugewandt werden. Die Wirkung natürlicher Vitamine stimmt völlig mit der synthetischer Wirkstoffe überein, da die chemisch dargestellten und die natürlichen in ihrem Aufbau ebenfalls übereinstimmen. Für die gelegentlich günstigere Wirkung natürlicher Vitamine ist als Ursache das gemeinsame Vorkommen verschiedener Wirkstoffe in vielen Früchten und anderem natürlichen Substrat anzusehen. Werden bei der Verabfolgung derartige Kombinationen beachtet, kann man auch mit synthetischen Vitaminen die gleichen Wirkungen erzielen. Ohne synthetische Vitamine wäre eine Vitaminprophylaxe, -therapie und Futtermittelergänzung nicht möglich. Die Verschiebung in den Vitaminbedarfsnormen bei Mensch und Tier in den letzten 50 Jahren sind auf die Bevölkerungszunahme, die Ausdehnung der Tierhaltung und die Steigerung der Leistungen zurückzuführen. Während früher die Vitaminbestimmungen ausschließlich im biologischen Test vorgenommen wurden, ist man in den letzten Jahrzehnten zu chemischen und physikalisch-chemischen Bestimmungsmethoden übergegangen. Dennoch besteht zwischen dem chemischen und dem biologischen Wert oft ein erheblicher Unterschied. Beim Vorliegen von Antivitaminen im Futter kann es z. B. zu lebensbedrohenden Vit. A-Mangelerscheinungen bei Tieren kommen. So ist in den Eingeweiden von Fischen ein das Vit. B_1 spaltender Stoff, die Thiaminase enthalten, der das in der Nahrung vorhandene Vit. B_1 zerstört. Pelztiere erkranken in solchen Fällen an Nachhandlähmungen und sensoriellen Störungen und verenden schließlich. Chemisch ist in solchem Futter genügend Vit. B_1 enthalten, biologisch liegt aber ein Mangel vor. H. Busse. 9174.

4-64/05-0531 Kermen, W. Antybiotyki w żywieniu zwierząt futerkowych. **(Antibiotica in der Ernährung der Pelztiere.)** Hodowca drobnego Inwentarza **11** (1963) Nr. 5. S. 7.
In Gorzow Wielkopolski wurde ein Biotankonzentrat produziert. Es enthält in 1 kg 3 g Oxytetracyclin und 60 g Fermentationspilze sowie 150000 IE Vit. D_2 und Kalk, Phosphor und Spurenelemente. Von dem Präparat werden 2 bis 5 g je Nerz und 5 bis 10 g je Fuchs und Tag verabreicht. Außerdem produziert die Bioveterinärindustrie Vitaminfutter mit den Vitaminen B_1, B_2, B_3, PP und D_2. Dieser Zusatz ist besonders angebracht für weibliche Tiere, während der Trächtigkeit und die abgesetzten Jungtiere. Ein gutes Präparat, das die Gesamtkondition der Tiere bessert sowie Wachstum und Gesamtentwicklung begünstigt, ist Vitera. Dieses Präparat enthält die Vitamine B_6, B_{12}, PP, C, E sowie Phosphor, Eisen und Spurenelemente.
PRL/CBR. 9176.

4-64/05-0532 Hewetson, R. W. und Bremner, K. C.; Belmont, Rockhampton, Queensland, C. S. J. R. O., Div. of Animal Genetics, Nat. Cattle Breed. Stat.; Yeerongpilly, Queensland, C. S. J. R. O., Div. of Animal Health. Observations on the administration of copper glycinate to cattle with low reserves of copper. **(Beobachtungen über die Anwendung von Kupferglycinat**

bei Rindern mit niedrigen Kupferreserven.) Austral. veterin. J. **38** (1962) Nr. 12. S. 570-574. – 1 Abb., 3 Tab., 25 Lit.

Kupfermangel äußert sich bei allen Säugetierarten in einem geringen Kupfergehaltwerte des Blutes und der Leber. 26 zehn Mon. alte Herefordjungrinder verschiedenen Geschlechtes erhielten s. c. mehrere Kupferglycinatinjektionen in einer Dosis von jeweils 120 mg. Bei Kupfermangel in der Leber kam es zu keiner Steigerung der Lebendgewichtszunahmen. Erhielten tragende Kühe verschiedenen Alters und der gleichen Rasse mit geringen Kupferreserven in der Leber in dreimonatigen Abständen derartige Injektionen, erhöhte sich der Cu-Gehalt in der Leber, und der Kupfergehalt des Blutes lag über dem unbehandelter Kühe. Kälber behandelter Kühe hatten einen höheren Blut- und Leber-Kupfergehalt als Kälber unbehandelter Muttertiere. Bezüglich des Geburtsgewichtes und der Intensität der Lebendgewichtszunahmen bestanden jedoch keine gesicherten Beziehungen. H. Busse. 9182.

4-64/05-0533 King, J. O. L.; Liverpool, Univ., School of Veterin. Sci. The effect of water intake on the efficacy of copper sulphate as a growth stimulant for pigs. **(Der Einfluß der Wasseraufnahme auf die Wirksamkeit von Kupfersulfat als Wachstumsstimulans für Schweine.)** Veterin. Rec. **75** (1963) Nr. 25. S. 651-653. – 1 Tab., 4 Lit.

24 Gruppen zu je 4 Schweinen wurden in einem Stall mit dänischer Aufstallung in Buchten gehalten, in denen eine individuelle Fütterung jedes einzelnen Schweines möglich war. Ein Schwein jeder Gruppe erhielt eine Grunddiät plus 3 kg Wasser pro kg Kraftfutter, das zweite das gleiche Futter plus 2,5 kg Wasser pro kg Kraftfutter; das dritte bzw. vierte Schwein erhielten Futter und Wasser wie das erste bzw. das zweite, jedoch mit Zusatz von 0,1% Kupfersulfat ($CuSO_4 \cdot 5\,HO_2$) zum Kraftfutter. Bei Zusatz von Kupfersulfat zeigten die Schweine, die die größeren Wassermengen bekamen, in der Gewichtsklasse bis 100 lb. eine signifikant verbesserte Gewichtszunahme und Futterverwertung. Die Schweine, die weniger Wasser erhielten, zeigten in dieser Gewichtsklasse ebenfalls Verbesserungen in Zunahme und Futterverwertung, die jedoch nicht signifikant waren. Die weiteren Berechnungen ergaben keine signifikante Beeinflussung der Wirkung des Kupfersulfats durch die Menge des verabreichten Wassers. W. Wittig. 9182.

4-64/05-0534 Ruszczyc, Z. und Gacek, K. Zawartość miedzi i żelaza w tkankach i narządach świń otrzymujących w paszy duże dawki siarczanu miedzi. **(Der Kupfer- und Eisengehalt in den Geweben und Organen der Schweine, die große Kupfersulfatgaben im Futter erhalten.)** Roczniki Nauk rolniczych, Ser. B. **81** (1963) Nr. 3. S. 563-568. – 1 Tab., 18 Lit.

Die Versuche umfaßten 32 Mastschweine, die in vier Gruppen eingeteilt waren. Die Gruppen unterschieden sich durch den Zusatz von Kupfersulfat im Futter. Bestimmt wurde der Gehalt an Trockenmasse, Cu und Fe in Leber, Nieren, Blut, Lenden und Rückenspeck. Es wurde festgestellt: 1. Mit wachsendem Zusatz von $CuSO_4 \cdot 5H_2O$ im Futter stieg der Cu-Stand in Leber und Nieren der Mastschweine; 2. Der Zusatz von $CuSO_4 \cdot 5H_2O$ hatte keinerlei Einfluß auf die Höhe des Kupfers in Blut, Lenden und Speck. 3. Zwischen dem Gehalt an Cu und Fe in Leber und Nieren besteht eine ausgeprägte negative Korrelation; die Schwankungen im Eisengehalt sind nicht so groß wie im Kupfergehalt. 4. Das Einstellen des Zusatzes von $CuSO_4$ drei Tage vor dem Schlachten führte zu keinerlei Reduzierung des Standes in den untersuchten Proben. PRL/CBR. 9182.

4-64/05-0535 Moule, G. R., Braden, A. W. H. und Lamond, D. R.; Prospect, New South Wales, Ian Clunies Ross Animal Res. Lab., Div. of Animal Physiol.; St. Lucia, Queensland, Cunningham Lab., Div. of Animal Physiol. The significance of oestrogens in pasture plants in relation to animal pro-

duction. **(Die Bedeutung von Oestrogenen in Weidepflanzen in Beziehung zur Fruchtbarkeit der Tiere.)** Animal Breeding Abstr. **31** (1963) Nr. 2. S. 139-157. — 2 Tab., 121 Lit.
Es wird eine zusammenfassende Darstellung der neueren Foschungsergebnisse aus zahlreichen Ländern zum Vorkommen hormonaler Störungen bei Rindern und Schafen gegeben, die durch den hohen Oestrogengehalt verschiedener Weidepflanzen ausgelöst wurden. Besonders starke Schäden traten in Australien in den Jahren 1941 bis 44 durch Fruchtbarkeitsstörungen bei Schafen nach Aufnahme verschiedener Leguminosen, besonders Rotklee auf. Dabei wurden im Gegensatz zu Berichten aus anderen Ländern über kurzzeitige Störungen während der Weidezeit, auch langdauernde bzw. unheilbare Sterilitätsfälle beobachtet. Das Ablammungsergebnis fiel in einzelnen Herden von 80% auf 30 und teilweise sogar auf 10%. Diese als „Kleekrankheit" bezeichnete Schädigung war gekennzeichnet durch vermehrte Schwergeburten, hohe Lämmersterblichkeit, häufigen Gebärmuttervorfall, Vergrößerung des Euters und Milchsekretion bei Jungschafen, Vergrößerung der akzessorischen Geschlechtsdrüsen und Nichtaufnahme der Mutterschafe. Pathologisch-anatomisch war dabei typisch eine cystische Drüsenhyperplasie des Endometriums. — Auch bei Rindern wurden nach Klee- und Luzerneweiden Störungen in Israel, Italien, Deutschland und USA beobachtet, wobei erhöhte Unfruchtbarkeit, Nymphomanie, Zyklusstörungen, Vulvaschwellung, Schleimhauthyperaemie und Ovarialcysten auftraten. — Neben diesen wirtschaftlichen Schäden wird auf die Gefahren der Verwendung von Hormonpräparaten zur Mast für die menschliche Gesundheit hingewiesen. Weiterhin werden die verschiedenen chemischen und biologischen Prüfungsmethoden besprochen, wobei auf die Notwendigkeit einheitlicher Teststandards hingewiesen wird, um vergleichbare Werte zu erhalten. — Spezielle Untersuchungen ergaben, daß verschiedene Wirkstoffe als „Prooestrogene" in den Pflanzen vorliegen und erst im Körper aktiviert werden. E. Krause. 9185.

4-64/05-0536 Rous, Č. Význam použití mlékarských kultur ve výživě mladých zvířat. **(Bedeutung der Anwendung von Milchsäure-Reinkulturen bei der Ernährung von Jungtieren.)** Náš Chov **1963** Nr. 7. S. 246-247. — 1 Abb.
Der grundlegende Prozeß bei der Erzeugung gesäuerter Futterprodukte aus den Molkereien ist die Bildung von Milchsäure aus Milchzucker. Diese Säure verhindert die Entwicklung einer schädlichen Mikroflora, womit die Haltbarkeit des Produktes verlängert wird. Die Milchsäurebakterien produzieren spezifische Schutzstoffe und Reduktionsstoffe, welche die Autooxydation des Milchfetts unterbinden, und schließlich auch Antibiotica, welche die Entwicklung einiger unerwünschter Mikroorganismen verhindern. Aus diesen Gründen wird die Verfütterung verschiedener gesäuerter Milchfuttermittel empfohlen. Geeignet sind folgende von den Molkereien in der ČSSR hergestellte Futterprodukte: Acidophile Milch, mit Hefe vergärte acidophile Milch, Mager- und egalisierte Milch, eingesäuert mit der sog. Schmetten- oder Butterkultur von Milchsäurebakterien, und schließlich die mit der sog. Nisinkultur gesäuerte Milch. Die letztere ist eine spezielle Kultur eines bestimmten Stammes von *Streptococcus lactis*, welcher vorwiegend Milchsäure und auch das Antibioticum Nisin bildet. Nisin hat eine bedeutende hemmende Wirkung auf die Entfaltung schädlicher Mikroorganismen. ČSSR/ÚVTI. 9187.

4-64/05-0537 Ferrando, R., Henry, N. und Fourlon, Cl. Supplémentation de la farine de sang par l'isoleucine et le mélange isoleucine méthionine. **(Die Ergänzung des Blutmehles mit Isoleucin und einem Isoleucin-Methioningemisch.)** Recueil Méd. vétérin. **138** (1962) Nr. 11. S. 953-956. — 1 Tab., 4 Lit. Zus. in Engl., Span.
Blutmehl ist im Hinblick auf seinen Aminosäurengehalt als biologisch nicht vollwertig anzusehen. Es besteht in diesem Futtermittel kein Gleichgewicht

zwischen Leucin und Isoleucin und ein Mangel an Methionin. Als alleinige Eiweißquelle tierischer Herkunft vermag Blutmehl daher nicht zu funktionieren. Sein Proteinwert ist gleich 0. Werden 100 g Blutmehl mit 9,8 g Isoleucin ergänzt, wachsen die Versuchstiere und der Eiweißwert liegt bei 0,71. Die Supplementation mit 4,5 g Isoleucin und 9,8 g dl-Methionin führte zu den besten Ergebnissen und einem Proteinwert von 1,50. H. Busse. 9187.

4-64/05-0538 Monlux, A. W., Glenn, B. L., Panciera, R. J. und Corcoran, J. B.; Stillwater, Oklahoma State Univ., Coll. of Veterin. Med.; Oklahoma Agric. Exp. Stat. Bovine hepatogenous photosensitivity associated with the feeding of alfalfa hay. **(Hepatogene Photosensibilität beim Rinde in Verbindung mit der Fütterung von Luzerneheu.)** J. Amer. veterin. med. Assoc. **142** (1963) Nr. 9. S. 989-994. — 3 Abb., 9 Lit.
Die Erkrankung wurde im Spätherbst und im Winter 1957/58 bei Kühen in Oklahoma und angrenzenden Staaten nach der Verfütterung des ersten Schnittes durch Wasser geschädigten Luzerneheues beobachtet, das in vergangenem Frühjahr geerntet wurde. Oft erkrankte der betreffende Bestand zu 100%, Todesfälle wurden zumeist nicht beobachtet. In den ersten 3 Jahren nach der Werbung des Heues war eine deutliche Toxizitätsminderung nicht festzustellen. Die spezifische toxische Substanz konnte zwar nicht bestimmt, dafür aber eine Cholangitis in den kleineren, interlobulären Gallengängen ermittelt werden. Die klinischen, biochemischen und morphologischen Befunde sprechen dafür, daß die Gallengangobstruktion und die Photosensibilitätserscheinungen hierauf zurückzuführen sind. An den nicht pigmentierten, dünnbehaarten und den dorsalen, der direkten Sonnenbestrahlung verstärkt ausgesetzten Hautpartien waren die Hautveränderungen und die Photosensibilität besonders stark ausgeprägt. Bei laktierenden Kühen kam es durch Mastitiden und beträchtliche Zitzen- und Euterläsionen häufig zu Komplikationen. Die Verfütterung des gleichen Luzerneheues führte bei Schafen, Pferden, Kaninchen, Meerschweinchen, Mäusen, Ratten oder Hamstern nicht zu denselben Erkrankungssymptomen. H. Busse. 9190.

4-64/05-0539 Peters, R. A.; Cambridge, Univ. Organo-fluorine compounds present in certain plants and their effect on animals. **(Organische Fluorverbindungen in Pflanzen und ihre Wirkung bei Tieren.)** Biochem. J. **88** (1963) Nr. 3. S. P55. — 4 Lit.
In Blättern von *Dichapetalum cynosum* und in anderen Arten der Gattung *Dichapetalum* kommt Fluoracetat vor. Die genannte Verbindung wurde neuerdings auch in Blättern von *Acacia georginae* nachgewiesen. Die Aufnahme größerer Mengen der genannten Pflanzen kann zu Todesfällen bei Wiederkäuern führen. Beim Schaf führt gewöhnlich eine Dosis von 0,4 mg pro kg zum Tode. Die toxischen Symptome äußern sich besonders am Zentralnervensystem und am Herzmuskel. Die Erscheinungen treten nach Aufnahme des Giftes mit einer gewissen Verzögerung von 20-40 Min. ein. Schafe und Kaninchen sterben gewöhnlich unter den Erscheinungen des Herzschlages. Die Toxicität des Fluoracetats beruht darauf, daß es im Körper mit Oxalacetat unter Bildung von Fluorcitrat reagiert, das das Ferment Aconitase blockiert und zu einer Akkumulation von Citrat führt. Infolgedessen kommt es zu Störungen der oxydativen und energieliefernden Vorgänge in der Zelle. Ein giftiges Produkt wurde auch aus *Dichapetalum toxicarium* isoliert und als Fluor-Ölsäure erkannt. Nach Abbau über den Fettsäurezyklus entsteht dabei Fluoroacetyl-CoA, das in Fluorcitrat eingebaut wird und gleichfalls die Aconitase hemmt. Gegen die Vergiftung mit Fluoracetat hat sich Monoacetin als geeignet erwiesen, sofern es frühzeitig genug verabreicht wird.
E. Kolb. 9190.

4-64/05-0540 Czaja, A. Th.; Aachen, TH, Bot. Inst. **Nachweis von Mutterkorn und Taumellolch im Mehl im gewöhnlichen Licht- und im Polarisations-**

mikroskop. Z. Lebensmittel-Unters. u. -Forsch. **123** (1963) Nr. 1. S. 9-15. – 4 Abb., 10 Lit.
1. Der mikroskopische Nachweis des Mutterkornes (*Claviceps purpurea*; Schlauchpilz) in Mehlen. Die Sklerotien lassen mikroskopisch das farblose Hyphengeflecht, Öltropfen und die grau gefärbte Rindenschicht erkennen (diese wenig auffälligen Partikel werden durch Chloralhydrat gelöst, das als Aufhellungsmittel bei Mehlen benutzt werden muß). Folgende Nachweismöglichkeiten bestehen: a) Verreiben der verdächtigen Mehlprobe mit 1-2 Tropfen konzentrierter Schwefelsäure und 15-20 Min. offen auf dem Objektträger liegen lassen. Mehlteile färben sich stark karminrot (Raspailsche Eiweißreaktion), die Mutterkornanteile erkennt man durch gelblich-rötlich gefärbten und ausgetretenen Öltropfen. Höhepunkt der Reaktion nach etwa 1 Std. b) Anfärben des fetten Öles in den Pilzhyphen mit Sudan III. 2. Der mikroskopische Nachweis des Taumellolches (*Lolium temulentum*, eine Grasart) in Mehlen. Für die Giftigkeit ist nicht die Pilzschicht (nicht immer ausgebildet) verantwortlich, sondern das in den Körnern bis zu 0,06% enthaltene Alkaloid Temulin (Pyridinbase). Beim Vorhandensein der Pilzschicht ist diese erkennbar (bei wenig Erhitzung) durch die mikroskopisch schwarz erscheinende Luftfüllung des Gewebes. Die Spelzenanteile (besonders Deckspelze) hellen im polarisierten Licht (zwischen gekreuzten Polarisatoren) in Diagonallage stark auf. Typisch sind auch die Haare und Rundzellen der Deckspelzen. Weitere Einzelheiten müssen den Abb. entnommen werden.
H. Liebenow. 9190.

4-64/05-0541 Scott, P. P.; London, Univ. **Mangelerkrankungen bei Katzen.** Prakt. Tierarzt **44** (1963) Nr. 7. S. 269-270.
Als Diskussionsbeitrag wird zu der Büchsennahrung für Katzen Stellung genommen. Es wird bestritten, daß die Büchsennahrung für das Zunehmen von Ekzemen und anderen Hauterkrankungen verantwortlich zu machen ist. Hier ist der Grund eher in einseitiger anderweitiger Ernährung zu suchen.
K.-P. Jaksztien. 9190.

4-64/05-0542 *Ėjsner, F. F.* **Ocenka bykov po kačestvu potomstva.** (Die Nachkommenschaftsbeurteilung der Bullen.) Moskva: Sel'chozgiz. 1963. (189 S.) 8°. (1963 A 1413)

XXII. PARASITOLOGIE

4-64/05-0543 Pautrizel, R., Bailenger, J., Duret, J. und Tribouley, J.; Bordeaux, Fac de Méd. et de Pharmac. Étude de la spécificité d'un extrait antigénique de Fasciola hepatica dans les tests d'allergie cutanée. I. Chez les bilharziens. **(Untersuchung über die Spezifität eines Antigens von Fasciola hepatica bei Haut-allergischen Testen. 1. Mitt. Bei Bilharzien.)** Ann. Inst. Pasteur **103** (1962) Nr. 5. S. 778-785. – 2 Tab.
Bei einer Zahl von Männern und Frauen, die unter Befall mit *Schistoma japonicum* litten, wurden Hautteste mit einem aus Leberegeln hergestellten Antigen durchgeführt. Die Versuche verliefen zufriedenstellend. Die Ergebnisse sind aus Tabellen ersichtlich. Die Herstellung des Extraktes und technische Durchführung der Versuche werden kurz beschrieben. M. Dietrich. 9240.

4-64/05-0544 Brass, W.; Pôrto Alegre, Brasilien, Univ. von Rio Grande do Sul, Fak. für Landwirtsch. und Veterinärmed., Hospital de Clinicas Veterin. **Zum „Mal de Cadeiras" der Equiden Südamerikas.** Tierärztl. Umschau **18** (1963) Nr. 7. S. 353-357.
Die durch *Trypanosoma equinum* hervorgerufene Kreuzbeinlähme ist in Brasilien von großer wirtschaftlicher Bedeutung. Dieses Flagellat macht im Gegensatz zu anderen Trypanosomen keine zyklische Entwicklung im Zwischenwirt durch. Die Übertragung erfolgt mechanisch durch tierische Zwischenträger. Die Lebenskraft des Erregers beträgt außerhalb des Tierkörpers 2 Std. (20 °C) und 3-4 Tage bei 4-6 °C. Es wird angenommen, daß für die Übertragung

blutsaugende Fledermäuse, Tabaniden, *Stomoxys calcitrans*, chronisch-infizierte Equiden (Reservoire), Blutegel, Zecken und *Triatoma infestans* sowie das Wasserschwein in Frage kommen können. Die Incubation beträgt 5 bis 10 Tage. Die Erkrankung kann akut (Fieber, Schweißausbruch, Ikterus, progressive Kachexie, Nachhandparese, Paraplegie, Ödeme, Exitus nach 2 bis 3 Tagen) oder chronisch (zeitweilig Fieber, Schwäche, Conjunctivitis, Keratitis, Iritis, Ödeme, zentral-nervöse Störungen, Parese, Festliegen) verlaufen. In beiden Fällen kommt es zu einer Erythropenie. Daneben kommt es außer zur Hämolyse zu Störungen in den Blutneubildungsstätten. Die Erschöpfung der Glykogenreserven führt zu einer Hypoglykämie. Charakteristische pathologisch-anatomische Veränderungen fehlen. Häufig sind eine hyperplastische Milzschwellung, ein Ikterus verschiedenen Ausmaßes, Vergrößerung und blutige Infiltration der Mesenteriallymphknoten und eine serofibrinöse Exsudation in der Bauchhöhle und Gelenke sowie interstitielle Hämorrhagien und Entzündungen der Niere wahrnehmbar. Die Diagnose wird klinisch durch das Auftreten der Hinterhandschwäche gestellt. Differentialdiagnostisch kommen Tollwut, infektiöse Encephalomyelitis und Piroplasmose in Betracht. Die labordiagnostischen Untersuchungen bieten keine allzu große Sicherheit. Zu bevorzugen ist der Tierversuch mit Laboratoriumstieren — Maus, Ratte, Hund — (Maus bevorzugt). Zur Behandlung haben sich Tryparsamid, Antrycide, Suramin-Na und Berenil bewährt. Die Prognose ist vorsichtig zu stellen. Günstig sind die Fälle, bei denen im Hämogramm Hinweise für eine Aktivierung des erythropoietischen Systems vorhanden sind.

R. Jungmann. 9262.

4-64/05-0545 Auguadra, P.; Milano, Univ., Ist. di Patol. e Anatomia Patol. Veterin.; Clin. Med. Veterin., Ist. di Patol. Spec. Contributo alla profilassi ed alla terapia delle tripanosi in Somalia e nel Congo con l'impiego dell'antrycide, del naganol e del berenil. **(Beitrag zur Prophylaxe und Therapie der Trypanosomosen in Somalia und Kongo mit Antrycid, Naganol und Berenil.)** Clin. Veterinaria **86** (1963) Nr. 9. S. 467-474.

Auf Grund langjähriger Erfahrungen während seiner Tätigkeit in Somalia und Kongo kommt Vf. zu der Schlußfolgerung, daß Antrycid P(ro)S(alt), eine Mischung von 1,5 Teilen A-methylsulfat und 2 Teilen A-chlorür, sowie Naganol (Bayer 205) und Berenil die wirksamsten Heilmittel gegen Trypanosomiasis bei Rindern, Pferden, Kamelen und Ziegen darstellen. Naganol hat den Vorteil, ausgesprochen parasitotrop zu wirken, auch bei stark mitgenommenen Tieren noch anwendbar zu sein und auch in Fällen von Antrycid-Resistenz noch wirksam zu werden. Berenil hat neben seiner hohen Wirksamkeit den Nachteil, daß es schnell wieder ausgeschieden wird. Da Antrycid PS seit Jahren angewandt wird und seine laufende Anwendung auch notwendig ist, weil die Tiere in ständig von Glossinen bedrohten Gebieten gehalten werden müssen, besteht eine gewisse Gefahr, daß mit dem ständigen Gebrauch dieser Chemotherapeutica Antrycid-resistente Erregerstämme entstehen können. Das gilt jedoch nicht für Naganol. Es empfiehlt sich daher, eine den jeweiligen Umständen angeglichene, gemischte Therapie mit den genannten Heilmitteln durchzuführen. K. Reinhardt. 9262.

4-64/05-0546 Espana, Ethel M. und Espana, Carlos; Philadelphia, Univ. of Pennsylvania, School of Veterin. Med. Anaplasma marginale. II. Further studies of morphologic features with phase contrast and light microscopy. **(Anaplasma marginale. 2. Mitt. Weitere Untersuchungen morphologischer Merkmale mit dem Phasenkontrast- und Lichtmikroskop.)** Amer. J. veterin. Res. **24** (1963) Nr. 101. S. 713-722. — 26 Abb., 3 Tab., 19 Lit. 1. Mitt. vgl. LZ. Abt. IV **5** (1960) Nr. 5. S. 951.

Totz intensiver Bearbeitung während der letzten Jahre ist die systematische Einordnung von *Anaplasma marginale* bis heute noch offen. Die meisten früheren Untersucher (einschl. Vff.) stimmen mit Theiler's Klassifikation des Parasiten als Protozoon überein. Seiber u. a. hingegen möchten diesen Organismus als Virus-ähnlich aufgefaßt wissen. Endlich gibt es noch eine dritte, neuere und verbreitetere Ansicht, nämlich, daß *A. marginale* auf Grund von Filtrationsversuchen, ultradünnen Mikrotomschnitten und der Elektronenmikroskopie den Rickettsien zuzurechnen sei. Vff. prüften Blutproben von 10 natürlich und 12 experimentell infizierten Rindern mittels Phasenkontrastmikroskop. Sie fanden dabei alle bisher beschriebenen gefaserten Formen von *A. marginale*. Einige Isolanten zeigten diese Filamentstrukturen nicht, da sie nur gerundete Körper hatten. Ringförmige Organismen waren nur bei einzelnen Isolanten vorhanden. Der Prozentsatz von Anaplasmen mit Filamentstrukturen änderte sich von Tag zu Tag. Bei 6 experimentell infizierten Rindern gab es einen Abfall des Anaplasmen-Prozentsatzes mit Filamenten, als sich die Zahl der infizierten Erythrocyten vermehrte. Bei 4 Rindern machten die filamentierten Formen während des gesamten Krankheitsverlaufes über 50% aus, und in 2 Versuchstieren blieben der Anaplasmen-Prozentsatz mit Filamenten und der der infizierten Erythrocyten während der Gesamtinfektion niedrig. Wenn auch Reihenfolge der Infektion und Verwandtschaft der verschiedenen Formen von *A. marginale* nicht ganz klar sind, so hat es doch den Anschein, daß die Hantel-ähnlichen Organismen einen Typ der Vermehrung repräsentieren. Viele der größeren runden Körper mit und ohne Filamenten enthielten wechselnde Mengen kleiner Einheiten, die das Vorkommen eines anderen Vermehrungstypes von *Anaplasma* andeuten.

G. Diez. 9295.

4-64/05-0547 Lýsek, Hynek. Contribution to the morphological problem of differences between Ascaris lumbricoides Linné 1758 and Ascaris suum Goeze 1782. **(Beitrag zur Frage der morphologischen Unterschiede zwischen Ascaris lumbricoides Linné 1758 und Ascaris suum Goeze 1782.)** Věstník českoslov. Společnosti **27** (1963) Nr. 2. S. 97-101. — 2 Abb., 2 Tab., 10 Lit. Zus. in Engl.
Durch Messung der Zähnchenzahl und -form bei 20 Spulwürmern des Menschen und 54 Spulwürmern der Schweine, die von verschiedenen Trägern stammten, wurde, entgegen den Berichten einiger Autoren (Sprent), kein Merkmal gefunden, durch welches die beiden Spulwurmarten zu unterscheiden wären. Auf Grund dieser Feststellung hält Vf. die beiden, bisher als verschieden bezeichneten Spulwurmarten für identisch, nämlich für *Ascaris lumbricoides* Linné 1758, und räumt den evtl. beschriebenen Unterschieden nur eine lokale Bedeutung ein. Bei Männchen und Weibchen wurden keine gemeinsamen Merkmale festgestellt. Die Zähnchenzahl der menschlichen Spulwürmer bewegte sich im gemessenen Abschnitt zwischen 11 bis 19 (durchschnittlich 14,4), bei Schweinespulwürmern zwischen 8-23 (durchschnittlich 13,8). Ihre Form war verschieden, teilweise waren sie sehr fein und kaum merkbar, doch gab es auch große Formen, die abgebildet sind.

ČSSR/ÚVTI. 9330.

4-64/05-0548 Tarczyński, Stefan. Badania nad stressem pasożytniczym w przebiegu eksperymentalnej glistnicy larwalnej — A. suum. **(Untersuchungen über den parasitären Stress im Verlauf der experimentellen Larvenaskaridose [A. suum].)** Acta parasitol. polon. **10** (1962) Nr. 10. S. 177-192. — 9 Abb., 4 Tab., 40 Lit.
Der Zweck der Untersuchungen liegt darin, die Wirkung wandernder Larven von *Ascaris suum* Goeze 1782 als Allgemein-(GAS) und Lokaladaptationssystem (LAS) hervorrufenden Stress zu prüfen und den Einfluß der parenteral verabreichten Hormone ACTH und Cortison auf den Invasionsverlauf der Askaridenlarven festzustellen. Für den Versuch wurden 66 Meerschweinchen und 151 Mäuse verwandt. Die Ergebnisse der eigenen Untersuchungen im

Vergleich mit den Beobachtungen anderer Autoren haben zu folgenden Schlüssen geführt: 1. Die Abwehrreaktion des Wirtsorganismus gegenüber *Ascaris suum*-Larven besitz den Charakter einer Stressreaktion. 2. Sie ist eine typische Alarmreaktion, die das Element des Allgemein-(GAS) und Lokaladaptionssystems (LAS) bildet. 3. Ein den Tieren während einiger Tage vor und nach der Infektion in Dosen von 0,01-0,05 mg pro 1 kg Kgw. verabreichtes corticotropes Hormon (ACTH) übt einen hemmenden Einfluß auf die Larvenmigration aus. 4. Über den Einfluß des auf ähnliche Weise applizierten Cortisons konnten keine Beobachtungen gemacht werden. Es wird angenommen, daß weitere Untersuchungen über den Parasitenstress eine außerordentliche Bedeutung für die theoretische Bearbeitung der Pathogenese der Invasionskrankheiten haben. PRL/CBR. 9330.

4-64/05-0549 Hsieh, H. C., Brown, H. W., Chen, E. R., Chen, C. Y. und Shih, C. C.; Kaohsiung, Taiwan, Kaohsiung Med. Coll.; New York, Columbia Univ., Coll. of Physicians and Surgeons. Treatment of Fasciolopsis buski, Ancylostoma duodenale, Ascaris lumbricoides, Trichuris trichiura, and Enterobius vermicularis infections with Stilbazium jodide. **(Die Behandlung der Fasciolopsis buski-, Ancylostoma duodenale-, Ascaris lumbricoides-, Trichuris trichiura- und Enterobius vermicularis-Infektionen mit Stilbaziumjodid.)** J. Parasitol. [Lancester] **49** (1963) Nr. 3. S. 425-427. — 5 Tab., 7 Lit.
Bei 10 bis 11 Jahre alten Schulkindern erwies sich Stilbaziumjodid = 2,6-Bis-(p-pyrrolidinostyryl)pyridin aethjodid in einer Dosis von 300 mg Base bei 2mal täglicher Verabreichung während einer Dauer von 3 Tagen als beträchtlich wirksam gegen *Fasciolopsis buski*, *Ascaris lumbricoides*, *Trichuris trichiura* und *Enterobius vermicularis*, war jedoch weniger wirksam gegenüber *Ancylostoma duodenale*. Die Einnahme des Präparates führte zwar zu keinen ernsten Unverträglichkeitserscheinungen, jedoch traten nicht selten Übelkeit und Erbrechen bei den behandelten Kindern auf. E.-A. Nickel. 9330.

4-64/05-0550 Round, M. C.; Kabete, Kenya, Veterin. Res. Lab. Observations on strongyloides papillosus infection: The treatment of heavy naturally agquired infections of sheep in Kenya. **(Beobachtungen bei Strongyloides papillosus-Infektionen. Die Behandlung von schweren natürlichen Infektionen bei Schafen in Kenia.)** Brit. veterin. J. **119** (1963) Nr. 6. S. 253-262. — 3 Abb., 3 Tab., 14 Lit.
Nach einer kurzen Literaturübersicht über die Pathogenität von *Strongyloides papillosus* beschreibt Vf. einige Fälle von schweren Infektionen in Schafherden, die als Folge von extrem feuchten Witterungsbedingungen in Kenia auftraten. In der Mehrzahl der Fälle lagen neben der *Strongyloides*-Infektion andere Erkrankungen, wie z. B. Paronychia contagiosa, Pneumonie sowie Befall mit Magen-Darmstrongylata vor. Jedoch konnten auch schwere Krankheitserscheinungen sowie zahlreiche Todesfälle beobachtet werden, die ihre alleinige Ursache in einer *Strongyloides*-Infektion hatten. In solchen Fällen betrug die Eizahl pro 1 g Kot bis zu 62 500 und die Wurmbürde bis zu 15 000 Exemplaren. Die Todesfälle, die z. T. bei 10% der Herden auftraten, betrafen v. a. Tiere unter einem Jahr. Es wurden Versuche zur medikamentellen Therapie mit Methyridin (200 mg/kg Kgw. subcutan) sowie mit Cadmiumjodid (67-99 mg/kg Kgw. per os) durchgeführt. Bei 3 Mon. alten Lämmern, die eine durchschnittliche Eizahl von 12 650 *Strongyloides* und 10 000 Magen-Darmstrongylata pro 1 g Kot aufwiesen, betrug die Effektivität von Methyridin gegen *Strongyloides* — gemessen an der Eizahl — 100%, gegen Magen-Darmstrongylata 94,1%. Bei einem zweiten Behandlungsversuch an 6 Mon. alten Lämmern wirkten Methyridin zu 97,6%, Cadmiumjodid zu 82,6% gegen *Strongyloides papillosus*. Cadmiumjodid erscheint wegen seiner Wasserunlöslichkeit sowie wegen der geringen therapeutischen Breite für Praxisbedingungen wenig geeignet.
R. Buchwalder. 9337.

4-64/05-0551 Bezubik, Bernard. Badania nad owczym szczepem Strongyloides papillosus. II. Adaptacja do niewłaściwych żywicieli i zmiany wirulentności po seryjnych pasażach u królików. **(Untersuchungen über den Strongyloides papillosus-Stamm des Schafes. 2. Mitt. Die Adaptierung an uneigentliche Wirte und Virulenzveränderungen infolge der Kaninchenserienpassagen.)** Acta parasitol. polon. **10** (1962) Nr. 21. S. 321-346. – 15 Abb., 1 Tab,. 44 Lit.
Parasitenfreie Kaninchen, Hamster und Meerschweinchen wurden mit dem *Str. papillosus*-Stamm des Schafes infiziert. Danach wurden 10 Passagen dieses Parasiten an Kaninchen vorgenommen. Nur die Kaninchen unterlagen der Infektion. Hamster können nur bei vorheriger Verabreichung von starkem Cortison (Predef) infiziert werden; das schwächere Cortisonpräparat (Solu-Cortef) konnte die Resistenz des Organismus nur nach der subcutanen Inoculation der Parasitenlarven des Kaninchenstamms brechen. Während der Kaninchenpassagen steigerte sich die Virulenz von *Str. papillosus* allmählich bis zur 7. Passage; dann nahm sie wieder ab. Diese Beobachtungen weisen darauf hin, daß der *Str. papillosus*-Stamm des Schafes sich zu Beginn immer mehr dem neuen Wirte anpaßt, dagegen nach Ablauf von 7 Passagen in den Parasiteneiern allmählich beträchtlichere, einerseits zur Virulenzverminderung der Parasiten, andererseits zur Entartung seiner Larven führende Degenerationsveränderungen zeigt. Dadurch war in den Kulturen der Endpassagen die Zahl der Invasionslarven viel niedriger als die Zahl der Eier, wenn man sie mit den Ausgangskulturen vergleicht. PRL/CBR. 9337.

4-64/05-0552 Varju, L. Sertésstrongylidosis-vizsgálatok. **(Untersuchungen über Schweine-Strongyloidose.)** Magyar tudományos Akad., állategészségügyi Kutatóintézetének Évkönyve [Ung. Akad. Wiss., Forsch.-Inst. Tierzucht, Jb.] **1962** (hrsg. 1963) – Aus: Ung. Agrar-Rdsch. **1963** Nr. 4.
Unter experimentellen Bedingungen ist bei empfänglichen Schweinen eine Strongyloidose-Infektion von pathologischer Bedeutung hervorzurufen. Abhängig von der Zahl der zur Infektion verwendeten Larven kann sich die Infektion in klinisch feststellbaren Erscheinungen äußern oder sogar einen tödlichen Verlauf nehmen. Eine Infektion bestimmten Grades, die sich nicht unbedingt in klinischen Erscheinungen äußern muß, ruft eine ausgeprägte Immunität hervor. Zwischen dem Grad der entwickelten Immunität sowie der Häufigkeit und Intensität der Infektionen, dem Entwicklungsgrad der Antikörperproduktionsfähigkeit des Tieres und seinem allgemeinen Gesundheitszustand besteht eine direkte Korrelation. Die Verteilung des sog. direkten und indirekten Entwicklungstypus zwischen den Nachkommen der Würmer hängt in erster Linie vom gegenseitigen Verhältnis des Wirtes und der Parasiten ab. Parallel mit der Entwicklung der Immunität wird nicht nur die Infektion stufenweise begrenzt, sondern die sich indirekt entwickelnden Larven zeigen eine relative Vermehrung gegenüber den sich direkt entwickelnden Nachkommen. Die mit der Immunität verknüpfte allergische Umstimmung des Organismus kann mit der Hilfe der indirekten Hämagglutinationsprobe nachgewiesen werden. Hierfür kann auch die allergische Probe verwendet werden, bei der zerriebene infektionstüchtige Larven oder Auszüge dieser in die Haut gespritzt werden. Durch ständige Beobachtungen stellte Vf. fest, daß sich die in Schweinen schmarotzenden infektionstüchtigen *Strongyloides*-Larven des I. und II. Typs sowie die „freilebenden" geschlechtsreifen Individuen in je zwei Häutungen ausbilden. Die Vitalität der infektionstüchtigen Larven des II. Typs ist der des I. Typs gleichzustellen. Vf. stellte ferner fest, daß „freilebende" Individuen von *Strongyloides*, die in Schweinen bzw. Schafen leben, in beiden Richtungen kreuzweise gezüchtet werden können. 9340.

4-64/05-0553 Tromba, F. G. und Baisden, L. A.; Beltsville, Md., U. S. Dep. of Agric., A. R. S., Animal Disease and Parasite Div. Precipitins in sera of swine infected with Stephanurus dentatus. **(Präzipitine in Seren der mit Stephanurus dentatus infizierten Schweine.)** J. Parasitol. [Lancester] **49** (1963) Nr. 4. S. 633-638. – 6 Ab., 1 Tab., 4 Lit.

Vff. infizierten 17 Versuchsschweine einmal oder mehrmals mit *Stephanurus dentatus*-III.-Larven und untersuchten zu verschiedenen Zeitpunkten während der Präpatenzperiode die Seren dieser Tiere auf Präzipitine gegenüber Extrakten aus geschlechtsreifen Würmern. Bei 16 der 17 experimentell infizierten Schweine konnten dabei spezifische Reaktionen festgestellt werden. Hinsichtlich des Beginns und der Dauer dieser Reaktionen ergaben sich jedoch beträchtliche Unterschiede. Ansteckungen mit 600-1200 III. Larven führten bei 8 bis 16 Wochen alten Versuchsschweinen nach etwa 6 Wochen zu positiven Reaktionen, die 3 bis 19 Wochen bestehen blieben. Auf Grund des Sektionsergebnisses wiesen 16 der 17 infizierten Versuchsschweine durch *Stephanurus*-Befall bedingte Organveränderungen auf. Von 36 auf einer mit *Stephanurus*-Entwicklungsstadien verseuchten Weide aufgezogenen Schweinen wiesen 35 keine Präzipitine im Serum auf, lediglich 1 Schwein reagierte positiv. Durch die spätere Sektion konnten bei 8 Schweinen einschließlich des einen serologisch positiven Tieres durch *Stephanurus*-Larven hervorgerufene Leberveränderungen nachgewiesen werden. Experimentell mit Lungenwürmern, *Ascaris suum*, *Trichuris suis*, *Oesophagostomum quadrispinulatum*, *Hyostrongylus rubidus* und *Trichinella spiralis* infizierte Schweine zeigten bei der serologischen Untersuchung nur unspezifische Reaktionen.

E.-A. Nickel. 9340.

4-64/05-0554 Hiepe, Th., Jungmann, R. und Manzer, A.; Berlin, Humboldt-Univ., Inst. für Parasitol. und Veterinärmed. Zool. **Untersuchungen über die Anwendung von Zyanazethydraziden bei der Lungenwurmbekämpfung in Rinderbeständen.** Mh. Veterinärmed. **18** (1963) Nr. 18. S. 697-702. – 4 Tab., 15 Lit.

Vff. teilen ihre Erfahrungen bei der Dictyocaulosebekämpfung in Rinderbeständen mit, um der Praxis Hinweise für wirksame und wirtschaftliche Bekämpfungsmaßnahmen zu geben. Die Auswertung erstreckte sich über 616 natürlich infizierte Rinder aller Altersklassen, die klinisch manifest an Lungenwurmbefall erkrankt waren und mit den Cyanacethydraciden „Benecid" (VEB Arzneimittelwerk Dresden) und „Certuna" (Bayer Leverkusen) behandelt worden sind. Unbehandelte Kontrollgruppen konnten aus ökonomischen Gründen nicht zusammengestellt werden. Die Dosierungsmenge für Benecid betrug 15 mg/kg Kgw. an 3 aufeinanderfolgenden Tagen s. c. und für Certuna 0,3 g/5 kg Kgw. an 2 aufeinanderfolgenden Tagen oral verabreicht. Klinische und koprologische Untersuchungen erbrachten für Benecid eine 84,7-100%ige Larvenverminderung und eine 78-100%ige klinische Heilung, während mit Certuna nur eine 50,9-100%ige Larvenverminderung und eine 34-100%ige Heilung erzielt werden konnte. Günstigste Erfolgsaussichten bestanden bei klinisch nicht erkrankten Larvenausscheidern, bei klinisch geringgradig und klinisch hochgradig erkrankten Tieren. Kachektische Tiere konnten nur geringfügig beeinflußt werden. Wesentlich für einen guten Heilerfolg sind eine sinnvollle Anwendung und der richtige Zeitpunkt der Behandlung. G. Diez. 9346.

4-64/05-0555 Walton, Bryce C., Glover, Jesse E. und Upham jun., Robert W.; Balboa Heights, Middle Amer. Res. Unit. Lack of Dirofilaria immitis infection in wild foxes from an enzootic area. **(Das Fehlen einer Dirofilaria immitis-Infektion bei wildlebenden Füchsen eines enzootischen Gebietes.)** J. Parasitol. [Lancester] **49** (1963) Nr. 3. S. 526. – 7 Lit.

Wenn auch der Hund als der natürliche Wirt des Herzwurmes *Dirofilaria immitis* gilt, so wird doch dieser Parasit außerdem in einem weiten Bereich von Säugetierarten festgestellt, darunter auch beim Fuchs (Erickson, 1944).

Die Vielfalt der Berichte über Herzwurminfektion von Tieren, die zur Familie der *Canidae* gehören, könnte die Annahme nähren, daß wildlebende Mitglieder dieser Familie der „Hundeartigen“ für eine solche Infektion ebenso empfänglich sind wie ihre domestizierten Vettern. Jedoch haben Blutuntersuchungen auf Mikrofilarien, die an Füchsen vorgenommen wurden, gezeigt, daß diese Annahme irrig ist. Die untersuchten Füchse wurden in einem für Hunde als hyperenzootisch bekannten Gebiet gefangen. Es wurden 61 Hunde und 50 Füchse (48 Silber- und 2 Rotfüchse) untersucht und bei 41 Hunden Mikrofilarien festgestellt. Die Füchse beherbergten keine Dirofilarien. Die Frage, ob das Fehlen einer Infektion bei Füchsen in einem Gebiet mit einem ca. 66%igen Dirofilarien-Befall der Hunde auf ein geringeres Ausgesetztsein oder auf physiologische Resistenz der Füchse für diese Helminthen beruht, lassen die Vff. offen. G. Diez. 9348.

4-64/05-0556 Anderson, Robert I., Sadun, Elvio H. und Schoenbechler, Maurice J.; Washington, Walter Reed Army Inst. of Res. Cholesterol-lecithin slide (TsSF) and charcoal card (TsCC) flocculation tests using an acid soluble fraction of Trichinella spiralis larvae. **(Der Cholesterin-Lecithin-Objektträger-Flockungstest und der Holzkohle-Karten-Flockungstest unter Verwendung einer säurelöslichen Fraktion von Trichinella spiralis-Larven.)** J. Parasitol. [Lancester] **49** (1963) Nr. 4. S. 642-647. — 2 Abb., 5 Tab., 15 Lit.

In dem von den Vff. beschriebenen Cholesterin-Lecithin-Objektträger-Flokkungstest ergaben 64 von 68 Seren trichinosekranker Patienten eine eindeutig positive, 2 Seren eine schwach positive und 2 Seren eine negative Reaktion. Von 37 gesunden Patienten reagierten im gleichen Test 31 negativ, 4 schwach positiv und 2 eindeutig positiv. Dieser Flockungstest erwies sich als genauso leistungsfähig wie die Komplementbindungsreaktion, der Bentonit-Flockungstest und andere entsprechende Untersuchungsverfahren. Im Holzkohle-Karten-Flockungstest ergaben die Seren aller 21 getesteten, an Trichinose erkrankten Patienten eine positive Reaktion. Von 24 untersuchten Seren gesunder Patienten reagierten 23 im Holzkohle-Karten-Flockungstest negativ. In Anbetracht ihrer einfachen Durchführung erscheinen die Flockungsteste für kleine und nicht gut ausgestattete Laboratorien als besonders geeignete serologische Untersuchungsverfahren.
E.-A. Nickel. 9351.

4-64/05-0557 Dey, B.; Lucknow, India, Dep. of Zool. Structure of the nephridia of the indian cattle leech Hirudinaria granulosa (Savigny) with remarks on their nephridial microflora. **(Struktur der Nephridien des indischen Rinderblutegels Hirudinaria granulosa [Savigny] mit Bemerkungen über dessen Nephridien-Mikroflora.)** Experientia [Basel] **19** (1963) Nr. 8. S. 402 bis 403. — 6 Lit. Zus. in Dtsch.

An der inneren Oberfläche der Nephridien von *Hirudinaria granulosa* befinden sich keine Cilien, wie es von Bhatia angenommen wurde, sondern Bakterien, die makroskopisch sichtbare Klumpen bilden. Die im Urin vorhandenen Aminosäuren und Eiweißkörper fördern das Wachstum dieser Bakterien. Sie spalten Harnstoff in Ammoniak und konnten im Versuch auf einigen Nährböden nicht gezüchtet werden. Die gefundenen Bakterien scheinen nicht zur Gattung *Corynebacterium* zu gehören, insbesondere unterscheiden sie sich von den von Büsing, Döll, und Freytag (Arch. Mikrobiol. **19** [1953] S. 52.) in den Nephridialblasen von *Hirudo medicinalis* gefundenen 2 Arten *Corynebact. vesiculare* und *Corynebact. hirudinis*. G. Scheibner. 9362.

4-64/05-0558 Dutt, S. C. und Srivastava, H. D.; Izatnagar, Indian Veterin. Res. Inst. Studies on the morphology and life history of the mammalian blood fluke, Orientobilharzia dattai (Dutt and Srivastava, 1952) Dutt and Srivastava, 1955. III. Definitive host specificity. **(Untersuchungen über die Morphologie und die Lebensweise des Säugetier-Blutegels Orientobil-**

harzia dattai [Dutt und Srivastava, 1952 und Dutt und Srivastava, 1955]. 3. Mitt. Definitive Wirtsspezifität.) Indian J. veterin. Sci. Animal Husbandry **32** (1962) Nr. 4. S. 260-268. – 4 Tab., 27 Lit.
Orientobilharzia dattai wurde zuerst als Larvenstadium (Cercarie) aus der Schnecke *Limnaea luteola* isoliert und experimentell in zwei Meerschweinchen, einem Büffelkalb und einem Bullenkalb zum adulten Parasiten entwickelt. Der Büffel wurde als natürlicher Wirt erkannt (Dutt und Srivastava, 1952). Die vorliegenden Untersuchungen bewiesen, daß Rinder, Schafe und Ziegen ebenfalls als natürliche Wirte fungieren. Etwa 58% der untersuchten Büffel beherbergten *O. dattai*. Für eine experimentelle Infektion waren folgende Tiere empfänglich: Büffel, Rind, Schaf, Ziege, Esel, Kaninchen, Meerschweinchen, weiße Ratte und weiße Maus. Als widerstandsfähig gegen eine experimentelle Infektion erwiesen sich Schwein, Hund, Katze, Affe, Ente, Huhn und Taube. Eine normale Entwicklung durchläuft der Parasit im Büffel, Rind und Schaf. In Ziegen schien das Wirt-Parasit-Verhältnis weniger ausgeglichen. Auch Pferde waren weniger geeignete Wirte. Als normalerweise ungeeignete Versuchswirte von *O. dattai* sind das Kaninchen, das Meerschweinchen und die weiße Maus anzusehen, obgleich in ihnen bei zweigeschlechtlicher Infektion beide Geschlechter reifen und die Weibchen sogar Eier legen. Letztere sind aber nicht lebensfähig und werden in den Faeces der Wirte nicht ausgeschieden. Weiße Ratten sind als Versuchswirte noch weniger geeeignet. Der normale Sitz von *O. dattai* ist vorzugsweise das Leberpfortadersystem. Bei zweigeschlechtlichen Infektionen bewohnt die Mehrzahl der gepaarten Würmer die Gekrösvenen, meist jene, die Caecum, Dünndarm, Magen und Pankreas entwässern. Die Mehrzahl der ungepaarten Parasiten sind in intrahepatischen Zweigen des Pfortadersystems anzutreffen. Gelegentlich kommt *O. dattai* auch in den Lungen und selten im Herzen zum Vorschein. G. Diez. 9362.

4-64/05-0559 Kilias, Rudolf und Frick, Wolfgang; Berlin, Humboldt-Univ., Inst. für Spez. Zool. und Zool. Museum; Potsdam, Veterinäruntersuchungs- und Tiergesundheitsamt. **Die Zwischenwirtsschnecken wichtiger einheimischer Haus- und Nutztier-Helminthen. 1. Mitt. Funktionen, Beschreibung und Biologie der Zwischenwirtsschnecken.** Angew. Parasitol. 4 (1963) Nr. 2. S. 65-103. – 13 Abb., 2 Tab.
Vff. legen kritisch die gegenwärtigen Kenntnisse von den Zwischenwirtfunktionen der Land- und Süßwasser-Schnecken für die einheimischen Haus- und Nutztier-Helminthen dar und ergänzen ihre Angaben mit einer Zusammenstellung der aus der Literatur ermittelten Helminthen mit ihren Schnecken-Zwischenwirten: 24 Trematoden-, 2 Cestoden- und 3 Nematodenarten sowie 50 Schneckenarten. Mit Ausnahme des Lanzettegels, *Dicrocoelium dendriticum*, der Cestoden *Davainea proglottina* und *Raillietina bonini* sowie der Nematoden *Muellerius capillaris*, *Protostrongylus rufescens* und *Crenosoma vulpis* haben alle übrigen Trematodenarten Süßwasserschnecken als Zwischenwirte. Von den Faktoren, die für eine Bewertung der Zwischenwirte entscheidend sind. werden das Vorkommen der Mollusken im Gebiet, die Vermehrung der Mollusken und die Wahl der Zwischenwirte erörtert. In Anlehnung an das System geben Vff. familienweise eine Beschreibung der einheimischen Zwischenwirtschnecken mit kurzen Angaben über Diagnose, Vorkommen, Verbreitung, Vermehrung, Nahrung und Alter. Es finden von 36 Molluskenfamilien 50 Schnecken aus 12 Familien Erwähnung.
S. Nickel. 9372.

4-64/05-0560 Spasskaja, L. P. Cestody ptic tuvy V. Cestody dikich kurijnych i dnevnych chiščnych ptic. **(Die Cestoden Tuva V.-Arten aus Hühnervögeln und Tages-Raubvögeln.)** Acta veterin. Acad. Sci. hung. **12** (1962) Nr. 4. S. 423-444. – Aus: Ung. Agrar-Rdsch. **1963** Nr. 4. 9385.

4-64/05-0561 Perez Fontana, V., Saenz, jun. A., Paulete, J. und Scaglia, S.; Montevideo, Uruguay, Travail de Centre d'Études de l'Hydatidose. Hydatidose expérimentale du hamster doré (Mesocricetus auratus, W.). Communication préliminaire. **(Experimentelle Hydatidose des Goldhamsters [Mesocricetus auratus, W.], Vorläufige Mitt.)** Recueil Méd. vétérin. **139** (1963) Nr. 3. S. 227-235. 9387.

4-64/05-0562 Dyková, Iva; Brno, ČSSR, Veterinärmed. Fak. **Einfluß mikroklimatischer Faktoren auf die Tagesaktivität der Entwicklungsstadien des Holzbocks.** Angew. Parasitol. **4** (1963) Nr. 2. S. 104-108. – 2 Abb., 1 Tab., 6 Lit.

Vf. prüfte im Sommer 1961 bei einer im Waldgebiet des Kreises Opava gelegenen Waldhütte die Aktivität des gemeinen Holzbockes, der Zecke *Ixodes ricinus*. Es konnte festgestellt werden, daß das Vorkommen und die Tagesaktivität der Entwicklungsstadien von den Witterungsverhältnissen, besonders von der Feuchtigkeit abhängig sind. So wurden an warmen, trokkenen Sommertagen nur an geeigneten Feuchtigkeitsreservaten, z. B. an und in der Nähe der Schattenwand der Hütte, aktive Larven und Nymphen der Zecke gefunden. Die Erhebungen zeigten, daß die Tagesaktivität der Entwicklungsstadien nicht nur von dem Makroklima, sondern auch von mikroklimatischen Faktoren beeinflußt wird. Zum anderen geben diese Erkenntnisse Hinweise für die Durchführung von Maßnahmen zum Schutz der in den verzeckten Gebieten lebenden Menschen und Tiere. S. Nickel. 9405.

4-64/05-0563 Kühlhorn, Friedrich; München, Zool. Samml. des Bayer. Staates. **Gehöfttyp und Vorkommen von Dipteren in Ställen und Wohnräumen.** Arch. Hyg. Bakteriol. **147** (1963) Nr. 1. S. 41-57. – 8 Abb., 44 Lit. Zus. in Engl., Franz.

In Bauerngehöften, Ställen und Wohnräumen sind die Populationsdichten von Dipteren vielfach hygienisch bedenklich. Dipteren, die sich im Stallmilieu entwickeln, sind gegenüber den Einflüglern zahlenmäßig fast ohne Bedeutung. Die allerdings noch dürftigen Beobachtungen über Flugweiten und Flughöhen lassen erkennen, daß manchen Arten die Zuwanderung von weiter entfernt liegenden Örtlichkeiten her möglich ist. An Beispielen wird gezeigt, wie die weitere und nähere Gehöftumgebung zusammen mit klimatischen Faktoren den Befall von Ställen und Wohnräumen bestimmt. Dungstätten mit langfristiger Lagerungsmöglichkeit, Tieflaufställe, Fahr- und Hochsilos begünstigen eine Massenentwicklung von Kleinstfliegen. Über die jeweiligen Zuwanderungs- und Verkehrsmöglichkeiten der Dipteren entscheidet auch der Typ der Gehöftsanlage. Hygienisch günstig ist beim Einfirsthof der Mittertennenbau, bei den anderen Anlagen die Notwendigkeit des Überfliegens großer freier Flächen zwischen Entwicklungsbiotop, Stall- und Wohngebäuden. Neuhöfe lassen vielfach die Gesichtspunkte der Dipterologie in der Planung der Anlagen vermissen. H. Busse. 9450.

4-64/05-0564 Rosenberger; Hannover, Tierärztl. Hochschule, Klin. für Rinderkrankh. **Stellungnahme zu dem „Beitrag zur Bekämpfung der Dasselplage“ von Dr. E. Lührs, Oldenburg, in „Der praktische Tierarzt“ Heft 3 vom 1. 3. 1963, Seite 84 bis 88.** Prakt. Tierarzt **44** (1963) Nr. 8. S. 326-328. – Vgl. LZ. Abt. IV 8 (1963) Nr. 10. S. 2224.

Zu einer Reihe der in der Veröffentlichung von Lührs „Beitrag zur Bekämpfung der Dasselplage“ behandelten Fragen wird kritisch Stellung genommen. Nach Meinung Rosenbergers spiegelt das in den Kurven I und II aufgeführte Häutematerial nicht den Dassellarvenbefall in Oldenburg wieder. Ausführlich wird auf die große Bedeutung des Neguvons bei der Dassellarvenbekämpfung, das sich in Großversuchen hervorragend bewährt hat, hingewiesen. (Einzelheiten s. Originalarbeit, d. Ref.) Th. Hiepe. 9460.

4-64/05-0565 Lührs, E. **Abschließende Entgegnung auf die Stellungnahme von Prof. Rosenberger zu meinem Artikel „Beitrag zur Bekämpfung der Dasselplage" in „Der praktische Tierarzt" Heft 3 vom 1. 3. 1963.** Prakt. Tierarzt 44 (1963) Nr. 10. S. 436-438. — Vgl. vorst. Ref.
Lührs begründet in einer Entgegnung zur Stellungnahme Rosenbergers einleitend die statistischen Angaben der Häuteverwertungsstelle als Spiegelbild des Verlaufes des Dassellarvenbefalles in Oldenburg. Im weiteren Verlauf der Erwiderung legt Vf. seine Meinung zu den Ausführungen Rosenbergers, insbesondere betreffs der Rolle des Neguvons dar. (Einzelheiten s. Originalarbeit, d. Ref.) Th. Hiepe. 9460.

4-64/05-0566 Przyjałkowski, Zdzisław. Badania właściwości antybakteryjnych robaków pasożytniczych. **(Untersuchungen über die antibakteriellen Eigenschaften der Wurmparasiten.)** Acta parasitol. polon. **10** (1962) Nr. 5. S. 77-96. — 4 Abb., 8 Tab., 69 Lit.
Die Arbeit besteht aus zwei Teilen; im ersten Teil wurde die Bakterienflora des Wirts- und Parasitendünndarmes untersucht, der zweite Teil bezieht sich auf die antibakteriellen Parasiteneigenschaften. Die Bakterienflora des Dünndarmes der untersuchten Nematoden und ihrer Wirte zeigt eine weitgehende Ähnlichkeit. Die pH-Mittelwerte des Wurmdarminhaltes (7,3) und des Mageninhaltes ihrer Wirte (6,9) sind sehr ähnlich. Die Flüssigkeit der Körperhöhle der Acanthocephala und der Cestodenlarvenblasen ist steril. Diese Flüssigkeit, besonders der Nematoden (Pferdestrongyliden, *Oxyuris equi* und Spulwürmer) besitzt antibakterielle Eigenschaften gegenüber einigen grampositiven Mikroorganismen. Gramnegative Bakterien sind gegen die Wirkung dieser Flüssigkeit durchaus resistent. An der Körperoberfläche der Darmwürmer haften verschiedene Bakterien, vor allem *E. coli, Pseudomonas aeruginosa* und *Proteus sp.* Nach dem Anstechen der Nematoden dringt die Körperhöhlenflüssigkeit auf die Wurmoberfläche hervor und vernichtet bzw. hemmt den Wuchs grampositiver Bakterien. Außer bei Nematoden scheinen die Gewebeauszüge der übrigen Wurmparasiten keine antibakteriellen Eigenschaften zu besitzen. Die positiven Ergebnisse anderer Forscher sind der ungenügenden Extraktsterilisation und dem Wuchs antagonistischer antibakterieller Substanzen zuzuschreiben, die die Mikroorganismen produzieren. Ein gewisser positiver Einfluß der Spulwürmer auf den Verlauf der Pseudogeflügelpest bzw. den Mäusemilzbrand erscheint im Licht der durchgeführten Untersuchungen selbstverständlich. Der Mechanismus ist jedoch noch nicht völlig geklärt. PRL/CBR. 9472.

4-64/05-0567 Kassai, T. und Holló, F. A „Loxuran" (dietilkarbamzincitrát) hatása a juh tüdöférgeire. **(Die Wirksamkeit von „Loxuran" [Diaethylcarbamazincitrat] gegen die Lungenwürmer der Schafe.)** Magyar Állatorvosok Lapja [Ung. veterinärmed. Bl.] **18** (1963) Nr. 4. S. 163-165. — Aus: Ung. Agrar-Rdsch. **1963** Nr. 4.
Die Wirksamkeit von Diaethylcarbamazincitrat (der Name des ungarischen Präparates ist „Loxuran") wurde in 3 Versuchen bei auf natürliche Weise infizierten Schafen untersucht. Im ersten Versuch verwendete man trächtige und vor kurzem gelammte Mutterschafe. Die Fütterung dieser Tiere war ausreichend, ihre Kondition blieb aber unter dem Durchschnitt, und von Zeit zu Zeit husteten sie. Vom Gehalt des Kotes an Larven konnte überwiegend eine Müllerius-Infektion festgestellt werden, die Tiere waren aber in geringerem Maße auch mit *Protostrongylus*- und *Dictyocaulus*-Würmern befallen. Vff. stellten fest, daß Loxuran ein wirksames Mittel zur Bekämpfung der Schafdictyocaulose ist. In einer Dosis von 0,02 g/kg in 20%iger wässeriger Lösung i. m. verabfolgt und 24 Std. später wiederholt, setzte es die Extensität einer mäßigen *Dictyocaulus*-Infektion um 85 bis 93%, ihre Intensität aber um 96 bis 99% herab. Durch Erhöhung der Dosis auf 0,03 g/kg

konnte die Wirksamkeit des Mittels nicht besdeutend gesteigert werden. Für den zweiten Versuch wurde eine Gruppe von Schafen gewählt, die mit *D. filaria* schwer befallen waren und die auch an einer von allen vier in Ungarn einheimischen *Protostrongylus*-Arten verursachten herdförmigen Lungenwurmkrankheit litten. Deswegen war der Bestand unausgeglichen, das durchschnittliche Körpergewicht betrug 35 kg. Die Fütterung der Schafe war ausreichend. Beim dritten Versuch hielten Vff. 10 Schafe für 1 bis 3 Jahre während der ganzen Beobachtungszeit im Stall. Die Behandlung verursachte im allgemienen keine Nebenerscheinungen. Ein verstärktes Husten an den auf die Behandlung folgenden Tagen deutete auf die Ausscheidung der Würmer aus der Lunge hin. Die Behandlung hatte, in Dosen von 0,02, 0,03, 0,10, 0,20 g/kg nach 24 Std. wiederholt, auf die *Protostrongylusarten* (*Müllerius capillaris, Cystocaulus ocreatus, Protostrongylus rufescens* und *Neostrongylus linearis*) keine Wirkung. 9480.

4-64/05-0568 Guilhon, J.; Alfort, École Nat. Vétérin. Action d'un dérivé de l'Imidazole sur la petite douve. **(Die Wirkung eines Imidazol-Derivates auf den kleinen Leberegel.)** Bull. Acad. vétérin. France [N.S.] **35** (1962) Nr. 7. S. 271-274. – 1 Tab.

Gegen *Dicrocoelium lanceolatum* gerichtete Entwurmungsversuche mit dem Mittel T.D.B. (Thiazolylbenzimidazole) verliefen erfolgversprechend. Das Mittel wurde bei 12 Hammeln in unterschiedlichen Dosen von 50 bis 500 mg pro kg Kgw. angewandt. M. Dietrich. 9480.

4-64/05-0569 Gregoire, C., Pouplard, L., Pecheur, M., Rase, F. und Jaumin, J. Un pas décisif dans la lutte contre l'Hypodermose bovine. Récents essais avec le Ruélène en Poor-on Method. **(Ein entscheidender Schritt im Kampf gegen die Hypodermose des Rindes. Vorläufige Versuche mit Ruelene mit der Poor-on Methode.)** Ann. Méd. vétérin. [Bruxelles] **106** (1962) Nr. 6. S. 418-430. – 16 Tab.

Ruelene ist ein organisches Phosphorpräparat, das von der Dow. Chemical Cie. in USA entwickelt wurde. Das Mittel kann eingegeben werden, hat aber nach Ansicht der Vff. die gleiche Wirkung, wenn es einfach über den Rücken der Tiere gegossen wird. Es wurde in dieser Weise bei 307 Rindern, die unter Befall mit *Hypoderma lineatum* litten, angewandt. Die Erfolge lagen bei etwa 90%. Die Behandlungen wurden im Dezember und März durchgeführt. Bei 19 Tieren traten Vergiftungserscheinungen auf, die mit einer einmaligen Injektion von 15 mg Atropinsulfat schnell behoben werden konnten. M. Dietrich. 9480.

XXIII. HAUTKRANKHEITEN

4-64/05-0570 Modrakowski, Andrzej. Powstawanie tzw. grudy u koni. **(Über die Entstehung der Mauke beim Pferd.)** Zeszyty naukowe wyższej Szkoły rolniczej Wrocławiu, Weteryn. **11** (1962) Nr. 42. S. 161-188. – 1 Abb., 13 Tab., 22 Lit. Zus. in Russ., Engl.

Es wurde die Fesselbeuge bei 110 Araber- und 50 Halbblutpferden im Alter von 3-6 Jahren untersucht. Berücksichtigt wurden die Haltungsbedingungen, Fütterung, Ernährungszustand, Bewegungsintensität und Kondition der Tiere. Auf Grund der Beobachtungen kann festgestellt werden, daß die Mauke mit der Überfütterung durch Kraftfutter und mit ungenügender Bewegung zusammenhängt. Alle untersuchten Pferde bekamen täglich 6 kg und mehr Hafer. Die bei Rennpferden nach anstrengendem Rennen auftretende Mauke kann als Ausdruck mechanischer Hautverletzung infolge herabgesetzter Widerstandsfähigkeit oder als unsichtbares squamöses Stadium betrachtet werden. Das plötzliche Auftreten der Mauke ist ein Ausdruck der Neigung zu Hautkrankheiten an dieser Stelle, die durch Stoffwechselstörungen hervorgerufen werden. Die Überfütterung und der Bewegungsmangel sind nicht nur die Krankheitsursache, sondern stellen auch ein Hindernis bei der Heilung dar. Sie stellen eine Komplikation dar, die einer besonderen Behandlung bedarf. Die bei Rennpferden sich entwickelnde Mauke spricht gegen die Rennkondition dieser Tiere. Die Abhängigkeit zwischen den die Krankheitsursache darstellenden Faktoren und dem Auftreten von Mauke wird mit Hilfe statistischer Methoden erläutert. PRL/CBR. 9605.

4-64/05-0571 Smoła, M. Leczenie enkortonem alergicznych schorzeń skórnych u psów. **(Die Behandlung der allergischen Hautkrankheiten der Hunde mit Enkorton.)** Med. weteryn. **19** (1963) Nr. 3. S. 129-131. — 5 Lit.
Vf. behandelt die Therapie der allergischen Hundekrankheiten mittels Enkorton, eines synthetischen Hormonpräparates der Nebennierenrinde mit antiallergischer Wirkung. Die Untersuchungen betrafen 30 Hunde mit meistens chronischen Erkrankungen. Die Anwendung des Präparates erfolgte in der Weise, daß in den ersten Tagen Stoßgaben verabfolgt wurden (10 bis 20 mg tgl. bei großen und 5-10 mg bei kleinen Hunden) und dann bei Rückgang der Entzündungsreaktion und der Temperatur reduzierte Gaben mit 1-5 mg tgl. Als Ergebnis dieser Behandlung konnten in 76% der Fälle völlige Heilung erzielt werden, in 21% nur teilweise, und 3% blieben trotz langer Hormongaben unheilbar. Die besten Ergebnisse wurden in akuten und chronischen Fällen dann erzielt, wenn noch keine hypertrophischen Hautveränderungen aufgetreten waren. PRL/CBR. 9622.

4-64/05-0572 Underdahl, N. R., Grace, O. D. und Young, G. A.; Lincoln, Univ. of Nebraska. Experimental transmission of exudative epidermitis of pigs. **(Experimentelle Übertragung der exsudativen Epidermitis der Schweine.)** J. Amer. veterin. med. Assoc. **142** (1963) Nr. 7. S. 754-762. — 11 Abb., 3 Tab., 5 Lit.
Die exsudative Epidermitis der Schweine (Ferkelruß) wurde in 11 Passagen an 52 durch Hysterektomie geborene und ohne Colostrum aufgezogene Ferkel im Alter von 1-4 Wochen durch intranasal-orale oder s.c. Verimpfung, durch Infektion der Augen, Ohren oder der Haut oder durch Kontakt übertragen. Das Infektionsmaterial wurde aus Lunge, Haut und Bläschenflüssigkeit gewonnen. Vier Stadien der Infektionen wurden festgestellt: 1. Schuppenbildung; 2. Bildung rötlichbrauner, stecknadelgroßer Flecke; 3. Bläschenbildung mit Erosionen an Maul und Füßen; 4. Schwere Beteiligung des ganzen Körpers, gewöhnlich gefolgt vom Tode. Als wesentlichste pathologische Veränderung wurden in schweren Fällen verdickte Harnleiter und anomal große Mengen von schleimigem Urin in den cystisch veränderten Nieren festgestellt. Die Ausdehnung des Ureters scheint auf eine mechanische Blockierung des Harnabflusses durch Zelltrümmer zurückzugehen. Begrenzte Experimente mit Antibiotica weisen darauf hin, daß Penicillin und Chlortetracyclin bei der Bekämpfung der Krankheit nützlich sein können; sie verhinderten die Infektion jedoch nicht. Gestützt auf Filtrationsversuche wird das primäre infektiöse Agens als Virus angesehen, wobei die Schwere der Infektion von bakteriellen Sekundärerregern abhängig zu sein scheint. W. Wittig. 9622.

4-64/05-0573 Jaksch, W.; Wien, Tierärztl. Hochschule, Med. Klin. **Dermatomykosen der Equiden, Karnivoren und einiger Rodentier in Österreich, mit einem Beitrag zur normalen Pilzflora der Haut.** Wiener tierärztl. Mschr. **50** (1963) Nr. 9. S. 831-862. — 12 Abb., 2 Tab.
In der 1. Fortsetzung seiner im Heft 7 (1963) erschienenen Arbeit befaßt sich Vf. mit dem umfangreichen Schrifttum über Systematik, Taxonomie, Morphologie der insbesondere bei den Haustieren vorkommenden Dermatophyten sowie mit dem einschlägigen veterinärmedizinischem Schrifttum über die

Klinik der Dermatomykosen. Vf. isolierte von 32 Tieren, die in dieser Arbeit berücksichtigt wurden, *T. mentagrophytes*, und zwar bei 14 Meerschweinchen und 2 Pferden ohne Hautveränderungen; bei 1 Esel, 8 Hunden, 2 Katzen, 2 Chinchillas und 3 Meerschweinchen mit Hautveränderungen. Die bei 1 Hund, 1 Katze und 4 Meerschweinchen gefundenen, deutlich rotes Pigment bildenden und morphologisch *T. rubrum* entsprechenden isolierten Trichophytonarten wurden vom Vf. ohne ausreichende Begründung schließlich der Art *T. mentagrophytes* zugeordnet. *T. verrucosum* wurde bei einem Hund und einem Esel nachgewiesen. Aus der Gattung *Mikrosporum* konnte bei 19,7% der untersuchten Katzen, 2,1% bzw. 1% der untersuchten Hunde bzw. Pferde *M. canis* isoliert werden, ohne daß in allen positiven Fällen klinische Hautveränderungen vorlagen. Zur Verbesserung der Diagnostik durchgeführte histologische Untersuchungen von Hautbiopsieproben erbrachten im Vergleich zu den üblichen mykologischen Untersuchungsmethoden keine besseren Resultate. P. Kielstein. 9650.

XXIV. GEFLÜGELZUCHT, GEFLÜGELKRANKHEITEN

4-64/05-0574 Gylstorff, I.; Hannover, Tierärztl. Hochschule, Inst. für Tierhyg. und Geflügelkrankh. **Die Diagnose als Grundlage für Prognose und Therapie beim Geflügel.** Dtsch. tierärztl. Wschr. **70** (1963) Nr. 2. S. 47-49. — 1 Tab. Zus. in Engl.

Die Diagnose beim Geflügel erfolgt stufenweise, ausgehend vom Gesamten bis hin zum Speziellen. Sie baut sich auf aus der möglichst vollständigen Bestands- und Herdengeschichte, der klinischen Diagnose in der Herde mit Beurteilung der Umwelt, der Heranziehung von mehreren einzelnen „Test"-Tieren zur klinischen Untersuchung und zur Zerlegung sowie weiteren Verfolgungsuntersuchungen wie Serologie, Histologie, Viruskultur, Bakteriologie, Bestimmung von Blutbild, Blutzucker, Blutcalcium, Elektrophorese u. a. Je spezialisierter eine Untersuchungsmethode ist, desto mehr muß sie im Zusammenhang mit anderen Ergebnissen ausgewertet werden. Jede Stufe des Untersuchungsganges liefert wertvolle Aussagen, die als Ausgangspunkte für Prognose und Therapie dienen. Nur die maximale Kenntnis aller durch geschulte Beobachtung ermittelten Faktoren kann zum Endziel, Erkennung der Ätiologie sowie Einsatz und Beurteilung der Therapie im Hinblick auf die Ätiologie, führen. C.-U. v. Mickwitz. 9735.

4-64/05-0575 Le Turdu, Y. Aperçu de pathologie aviaire dans le département des Côtes-du-Nord. **(Kurze Darstellung der Geflügel-Pathologie im Departement Côtes-du-Nòrd.)** Recueil Méd. vétérin. **139** (1963) Nr. 5. S. 407 bis 422. 9735.

4-64/05-0576 Teklińska, M. Kanibalizm i pterofagia. **(Kannibalismus und Pterophagie der Hühner.)** Drobiarstwo **11** (1963) Nr. 4. S. 14-15.

Pathologische Gewohnheiten sind Kannibalismus — das gegenseitige Behacken des Körpers — und Pterophagie — Ausreißen und Fressen von Federn. Erscheinungen und Formen des Kannibalismus bei Küken sind das Anpicken der durch die Beinhaut durchschimmernden Blutgefäße, das Hacken in wunde Stellen sowie in Stellen, wo wachsende Federn durchschimmern. Zum Kannibalismus gehört ferner das Aufpicken des Schleims am After nach dem gelegten Ei und bei Legedarmvorfall. Die Ursachen des Kannibalismus sind Krankheiten des Geflügels bei der Aufzucht in Käfigen, und zwar zu große Besatzdichte, fehlende Ablenkung der Aufmerksamkeit der Tiere und Futtermängel (zu wenig Eiweiß oder Salz). Prophylaxe und Behandlung bestehen im Zusatz von Amorphin (0,5 g auf 100 ml Wasser) zum Trinkwasser, Ablenkung der Aufmerksamkeit z. B. durch Aufhängen von Mohrrüben an Drähten in etwa 40 cm Höhe, Beseitigung verwundeter Tiere, Vergrößerung der Eiweißgaben durch Zusatz von gekochten Fleischabfällen und Leber, Vergrößerung des Salzgehaltes des Futters, besonders an Kochsalz, und Beschneiden der Schnäbel. Kannibalismus ist ein Zeichen für Fehler in Ernährung und Haltung. PRL/CBR. 9740.

4-64/05-0577 Toneva, Vénéra; Sofia, Acad. des Sci. Rurales, Inst. Centr. Vaccin vivant avirulent contre le choléra aviaire. **(Avirulente Lebendvaccine gegen Geflügelcholera.)** Bull. Office int. Epizooties **59** (1963) Nr. 5/6. S. 757-789. — 4 Tab., 15 Lit. Zus. in Engl., Ital.

Die Untersuchungen haben ergeben, daß es möglich ist, Geflügel mit Hilfe einer avirulenten Lebendvaccine gegen Geflügelcholera zu schützen. Dies ist aber nicht zu erzielen, wenn ein avirulenter saprophytärer Stamm für die Herstellung der Vaccine verwendet wird. Der Stamm „Rouge Vranino" ist avirulent, hat aber ein hohes Immunisierungsvermögen. Mit Hilfe verschiedener Methoden ist er aus einem hochvirulenten Pasteurellenstamm entwickelt worden. Der Vaccine-Stamm zeigt folgende Eigenschaften: 1) er ist unschädlich für Geflügel in einer Dosis von 1 ml; 2) er führt nicht zu Ausscheidern; 3) er wird nicht von vaccinierten auf nicht vaccinierte Tiere einer Herde übertragen; 4) unter Feldbedingungen ist er nicht empfindlich gegen Rückfälle. Als Grundlage der Vaccine dient eine 24-Stunden-Kultur des Stammes in Bouillon aus Pepton von Kalbfleisch mit pH 7,8. Die Vaccine wird 2mal im Abstand von 8 Tagen in den Flügel in der Nähe des Karpalgelenks injiziert, Sie kann sowohl für Junggeflügel als auch für Küken, die jünger als 2 Mon. sind, gebraucht werden. Küken erhalten die halbe Dosis (0,5 ml) einer 10^{-1} verdünnten Vaccine als erste Injektion und später die gleiche Dosis unverdünnt, Junggeflügel 1 ml erst verdünnt, dann unverdünnt. Bereits 3-5 Tage nach der ersten Injektion hat sich eine gute Immunität entwickelt. Bei künstlicher Infektion werden nach $5^1/_2$ Mon. p. vacc. 72% überlebende Tiere beobachtet. Die Vaccine wird nicht nur bei gesunden, sondern auch bei infizierten Herden mit Erfolg angewandt. Die Morbidität und Mortalität sinken bereits nach der ersten Injektion schnell ab. Allgemeine Hygiene und gute Haltungsbedingungen unterstützen die Wirkung der Vaccine. Andererseits ist es aber nicht möglich, Geflügelcholera durch die Verabfolgung von Antibiotica und Sulfonamiden bei besten Haltungsbedingungen zu bekämpfen; dies ist nur mit Hilfe der Vaccine möglich. Durch besondere Untersuchungen werden die Bedingungen für die Lyophilisation der Vaccine studiert. E. Tempel. 9772.

4-64/05-0578 Anonym. Epizootologie du choléra aviaire en Bulgarie. **(Epizootiologie der Geflügelcholera in Bulgarien.)** Bull. Office int. Epizooties **59** (1963) Nr. 5/6. S. 795-803. 9772.

4-64/05-0579 Szécsényi, I.; Budapest, Staatl. Veterinärhyg. Inst. **Neues in der Bekämpfung der Geflügelpasteurellose.** Int. Z. Landwirtsch. [Sofia/Berlin] **1963** Nr. 4. S. 60-63.

Eine Anzahl europäischer Länder wie auch Ungarn sind schon lange Zeit mehr oder weniger stark mit Geflügelcholera verseucht. Die Vaccinierung mit den verschiedensten Impfstoffen hat noch nicht zur Tilgung der Seuche geführt. Auch die Anwendung von Hyperimmunseren, Sulfonamiden und Antibiotica hat zu keinem nennenswerten Erfolg geführt. Epizootiologische Untersuchungen haben ergeben, daß am Anfang nur einzelne Betriebe erkranken und sich die Pasteurellose erst später auf die übrigen Betriebe der Gemeinde und der in der Nähe liegenden Ortschaften ausbreitet. Isoliert gehaltene Eintagsküken in einem Bestand mit Bazillenträgern erkranken nicht. Wahrscheinlich ist der akute Verlauf der Pasteurellose unabhängig von die Resistenz mindernden Faktoren wie Klima, Haltung, Fütterung sowie vom Alter, Rasse. Es ist allerdings beobachtet worden, daß Tiere verschiedener Geflügelgruppen nicht gleichmäßig gegenüber der Geflügelcholera empfänglich sind. Dies erklärt wohl die verschiedenen Ergebnisse bei der Bewertung der einzelnen Immunisierungs- und Behandlungsmethoden mit Medikamenten. Weitere Versuche haben gezeigt, daß folgende Maßnahmen am ehesten eine Weiterverbreitung der Pasteurellose verhindern: isolierte Jungtieraufzucht, Feststellung der verseuchten Betriebe, Quarantäne und Schlachtung des erkrankten Geflügels. Nach der Schlachtung müssen die Höfe, Ställe, Futtertröge, Tränken und das andere Inventar gründlich desinfiziert werden. Das abgeschlachtete Geflügel ist dann durch gesunde Tiere zu ersetzen. E. Tempel. 9775.

4-64/05-0580 Bekajło, R. und Prost, E. Kolibakterioza kurcząt rzeźnych. **(Colibacillose der Schlachthühnchen.)** Med. weteryn. **19** (1963) Nr. 3. S. 143-145. — 9 Lit.

Bei 211 (0,7%) von 30230 im Geflügelschlachthaus untersuchten Hühnchen konnte eine serofibrinöse Herzbeutelentzündung festgestellt werden. Die kranken Tiere wurden zur Klärung der Ätiologie und Häufigkeit des Auftretens der Erkrankung sowie zwecks Abgabe eines veterinärmedizinischen Gutachtens über deren Fleisch untersucht. Aus dem veränderten Herzbeutel wurde in allen Fällen *E. coli* gezüchtet, das den Serotypen 071 (4 Stämme), 08 (4 Stämme) und 03 (1 Stamm) angehörte. Der Ernährungszustand aller kranken Tiere war wesentlich schlechter als derjenige der gesunden. Abklatsch-Kulturen des Fleischgewebes auf Agar-Nährböden ergaben in allen Fällen einen üppigen Wuchs der fast gleichartigen *E. coli*-Kultur. Obwohl andere Autoren solche Hühnchen für Genußzwecke als untauglich betrachten, so kann es, wenn die bedingte Pathogenität des *E. coli* und die noch ungeklärte Pathogenese der durch diese Mikroorganismen hervorgerufenen Erkrankungen berücksichtigt werden, richtig sein, ein solches Fleisch als bedingt tauglich zu erklären. PRL/CBR. 9775.

4-64/05-0581 Haig, D. A. und McDiarmid, A.; Compton, Newbury, Berks., A.R.C. Occurrence of ornithosis in the wood pigeon. **(Über das Vorkommen von Ornithose bei Wildtauben.)** Nature [London] **200** (1963) Nr. 4904. S. 381-382.

Durch Übertragung von Organmaterial aus geschossenen Wildtauben auf Mäuse und Bruteier gelang es, Ornithosevirus nachzuweisen. In Anbetracht der Tatsache, daß diese Tiere in England in großem Umfang geschossen und gehandelt werden, müssen sie als Infektionsquelle für den Menschen mit in Betracht gezogen werden. U. Schmidt. 9784.

4-64/05-0582 Żebrowski, L. und Majewska, H. Badania nad zmiennością chorobotwórczości wirusa rzekomego pomoru drobiu. **(Forschungen über die Variabilität der Virulenz des Virus der Newcastle Disease.)** Acta microbiol. polon. **12** (1963) Nr. 2. S. 91-95. — 2 Tab., 6 Lit.

Das Virus der Newcastle Disease wurde dreißig Passagen in Hühnerembryonen, 4 bis 6 und 13 bis 14 Tage alten Küken, die von Hühnern stammten, die gegen das Virus der Newcastle Disease immunisiert worden waren, unterworfen. Als Kontrolle wurden ähnliche Passagen auf Hühnerembryonen und Küken durchgeführt, die von nichtimmunisierten Hühnern stammen. Während der Durchführung der Passage und nach Beendigung eines jeden Versuchs wurde die Virulenz des Virus für die Hühnerembryonen und ausgewachsenen Hühner bestimmt. Es wird darauf hingewiesen, daß nach der Passage des Virus durch die Embryonen und 4 bis 6 Tage alten Küken, die von immunisierten Hühnern abstammen, die Virulenz des Virus für die ausgewachsenen Hühner beträchtlich abnahm. Die Virulenz für die Kükenembryonen blieb unverändert. In den Kontrollpassagen hat das Virus seine Eigenschaften nicht verändert. PRL/CBR. 9790.

4-64/05-0583 Guillon, J. C., Renault, L., Rafstedt, G. und Perrault, C.; Juvisy-sur-Orge, Seine-et-Oise, Soc. Sanders, Lab. Vétérin. de Rech. et de Diagnostic. Application de la technique de précipitation en milieu gélifié au diagnostic de la maladie de Newcastle. **(Anwendung der Technik der Agargel-Präzipitation in der Diagnostik der Newcastle-Disease.)** Recueil Méd. vétérin. **139** (1963) Nr. 8. S. 635-640. — 2 Tab., 3 Lit. Zus. in Engl., Span.
Die Diagnose der Newcastle-Disease im Laboratorium ist oft nicht ganz einfach. Man muß folgende Fälle unterscheiden können: 1) vaccinierte Tiere, 2) subakute oder chronische Verlaufsform, 3) vaccinierte Vögel, die durch ein virulentes Virus erneut infiziert worden sind. Die Methoden der Virus-Isolierung und des Hämagglutinationshemmungstestes befriedigen in dieser Beziehung nicht. Deshalb ziehen die Vff. das Verfahren der Präzipitation im Agar-Gel zur Diagnostik der Newcastle-Disease heran. 74 Hühner im Alter von 38 Tagen bis 18 Mon. aus 17 Zuchten werden in die Versuche eingestellt. Ein Teil ist vacciniert, ein anderer Teil nicht. Sie werden mit dem stark virulenten Virusstamm C 2153 in Dosen von 10^3 bis 10^5 DL_{50} intranasal oder intramuskulär infiziert. Alle Tiere werden mit Hilfe des Hämagglutinationshemmungstestes und der Agargel-Präzipitation untersucht. Diese Verfahren werden durch die Virusisolierung ergänzt. Die erzielten Ergebnisse werden vergleichend in einer Tabelle dargestellt. Die Agargel-Präzipitation ist negativ bei den verschiedenen Formen der Newcastle-Disease, bei Tieren, die mit lebenden oder abgetöteten Vaccinen behandlet worden sind, dagegen positiv bei vaccinierten Hühnern, die reinfiziert worden sind. Außerdem erweist sie sich als streng spezifisch, denn man kann durch sie andere Krankheiten, die mit nervösen Erscheinungen verlaufen, sicher abtrennen. Weiterhin kann mit ihr der Erfolg der Vaccinierung festgestellt werden.
E. Tempel. 9790.

4-64/05-0584 Cho, Byung-Ryul; Suwon, Korea, Seoul Nat. Univ., Coll.of Agric. The effect of bursectomy of chickens in antibody response to Newcastle disease virus. **(Der Einfluß der Bursektomie von Küken auf die Antikörperbildung gegen Newcastle-Disease-Virus.)** Amer. J. veterin. Res. **24** (1963) Nr. 101. S. 832-834. — 1 Tab., 17 Lit. Zus. in Interlingua.
Bei Küken aus einer Leghornherde vom gleichen Schlupf wird im Alter von 2 Wochen die Bursa Fabricii nach der modifizierten Methode von Glick entfernt. Im Alter von 6 Wochen wird die Hälfte der Tiere intranasal, intramuskulär und intravenös mit dem B_1-Stamm des Newcastle-Disease-Virus infiziert. Mit Hilfe des Hämagglutinationshemmungstests werden die Blutproben sämtlicher Tiere 2 und 4 Wochen post infect. auf Antikörper untersucht. Dabei zeigt sich, daß bei den Küken mit oder ohne Bursa Fabricii kein deutlicher Unterschied in bezug auf Antikörperbildung besteht. Auch die verschiedene Art der Infektion ergibt in dieser Beziehung keine unterschiedlichen Resultate. E. Tempel. 9790.

4-64/05-0585 Appleton, G. S., Hitchner, S. B. und Winterfield, R. W.; Berlin, Md., L & M Lab., Inc., Manufacturing and Res. Div. A comparison of the immune response of chickens vaccinated with formalin- and beta-propiolactone-inactivated Newcastle disease vaccines. **(Ein Vergleich der Immunkörperbildung von Küken, die mit Formalin- und β-Propiolacton-inaktivierten Newcastle-Disease-Vaccinen behandelt worden sind.)** Amer. J. veterin. Res. **24** (1963) Nr. 101. S. 827-831. — 4 Tab., 13 Lit. Zus. in Interlingua.
Zu den Versuchen werden entweder 16 Tage alte Kreuzungsküken (Cornish-White Plymouth Rock) oder 6 Wochen alte Leghorn verwendet. Hühnereier werden nach 10tägiger Bebrütung mit 0,1 ml des Roakin-Stamm-Virus in den Allantoissack infiziert und die Vaccinen aus der Amnioallantoisflüssigkeit hergestellt. Wenn diese mit 0,1% Formalin 48 Std. bei +4 °C aktiviert

worden ist, können hohe Titer mit der Hämagglutinationshemmungsmethode nachgewiesen werden, und 86-100% sind gegen eine Infektion mit Newcastle-Disease-Virus geschützt. Formolvaccinen mit 10, 20 und 40% Amnioallantoisflüssigkeit sind ebenso wirksam in bezug auf die Antikörperbildung der behandelten Tiere. Mit durch β-Propiolacton inaktivierten Vaccinen verläuft die Immunkörperbildung bei den Versuchsküken nicht so günstig wie bei Formolvaccinen. Konzentrierte Gewebesuspensionen müssen längere Zeit bei erhöhter Temperatur inaktiviert werden. E. Tempel. 9790.

4-64/05-0586 Geißler, H. und Krüger, R.; Gießen, Justus-Liebig-Univ., Veterinärhyg. und Tierseuchen-Inst. **Die Immunisierung gegen Newcastle-Krankheit mit Lebendvaccine (Sammelreferat).** Dtsch. tierärztl. Wschr. **70** (1963) Nr. 2. S. 52-56. — Zus. in Engl.
Zur Immunisierung gegen die Newcastle Disease (ND) mit Lebendvaccinen wird in Deutschland der Stamm Hitchner B_1 verwendet. Die Impfstoffe kommen meistens lyophilisiert in den Handel und sind 3-9 Mon. haltbar. Die heutzutage angewandte Trinkwasser-Methode kommt der Forderung nach Wirtschaftlichkeit der Immunisierung am nächsten. Der Erfolg ist von einem Virustiter von 10^6-10^7 LD_{50} für das Brutei pro ml Trinkwasser abhängig. Der Hitchner-B_1-Stamm ist für Küken aller Altersstufen verträglich. Eine Schutzwirkung gegen eine Probeinfektion ist frühestens 2-4 Tage p. v. zu erwarten, mit positiven HAH-Titern ist in den ersten 6-8 Tagen p. v. nicht zu rechnen. Die erreichte Immunität kann mehrere Monate (3-6) bis zu einem Jahr betragen. Bei Eintagsküken hält die Immunität höchstens 3 Mon. Die über das Brutei erworbene passive Immunität beträgt 4-6 Wochen. Die Immunisierung mit Lebendvaccine hat gesundheitliche Störungen und wirtschaftlich Schäden zur Folge. Die Mortalität nach der Immunisierung beträgt 3%, in ungünstigen Fällen bis 10%. Es treten verschiedengradige respiratorische und nervöse Symptome, allgemeine Depression und verminderte Futteraufnahme auf, zu denen sich bei erwachsenen Hühnern eine Herabsetzung der Legeleistung gesellt. Die Tiere legen etwa 14 Tage lang p. v. 10-20% weniger Eier. Daneben kommt es auch zu Qualitätsverlusten. Die Immunisierung mit Lebendvaccine hat eine temporäre Ausscheidung des Virus mit Nasensekret, Kot und Eiern zur Folge, die durchschnittlich 3 Wochen anhält. Für die Dauer der Ausscheidung besteht die Gefahr der Virusverschleppung. Bei der Herstellung von Lebendvaccinen gegen ND können über das befruchtete Ei übertragbare Infektionskrankheiten übertragen werden. C.-U. v. Mickwitz. 9790.

4-64/05-0587 Lombardi, D.; Napoli, Ist. Sieroterapico Ital. Ricerche sulla vaccinazione contro la pseudopeste aviaria con vaccino ucciso. **(Untersuchungen über die Vaccinierung gegen Pseudogeflügelpest mit einer Totvaccine.)** Veterin. ital. **14** (1963) Nr. 7/8. S. 623-632. — 11 Lit.
In zwei Versuchsreihen wurde eine formolisierte Adsorbat- (Al-phosphat-) vaccine gegen Pseudogeflügelpest (Newcastle disease) an Küken verimpft. In der ersten Reihe von 120 Küken, die zwischen dem 15. und 20. Lebenstag mit der doppelten Impfdosis, zweimal 0,5 $cm^3 10^8$ D_{50}, geimpft wurden, überlebten 100% der mit der Impfdosis und mit $10^{7,7}$ ID_{50} inoculierten Tiere und von den mit 10^8 geimpften noch 70%. Eine zweite Versuchsreihe ergab bei zweimaliger Applikttion der Impfdosis 0,5 cm^3 10^8 I D_{50} am 9.-10. Tage und am 40. Lebenstage einen gleichen Erfolg: eine lebenslängliche Immunität gegen Pseudogeflügelpest (Newcastle disease). K. Reinhardt. 9790.

4-64/05-0588 Nilakantan, P. R., Sakkubai, Ramachandran P. und Rao, B. Umanath; Mukteswar, Indian Veterin. Res. Inst. Haemolysis of fowl erythrocytes by Ranikhet (Newcastle) disease virus. **(Hämolyse von Geflügelerythrocyten durch das Ranikhet [Newcastle]-Disease-Virus.)** Indian veterin. J. **40** (1963) Nr. 6. S. 325-330. — 1 Tab., 13 Lit.

Die 15 zu den Versuchen verwendeten Newcastle-Disease-Virus(NDV)-Stämme werden in Serienpassagen in embryonierten Hühnereiern erhalten. Allantois-Amnion-Flüssigkeit von infizierten Eiern wird zur Ermittlung der hämolytischen Aktivität der einzelnen NDV-Stämme benutzt. In einem Versuch stellt gefrorenes, getrocknetesVirus das Ausgangsmaterial dar. In Ermangelung eines elektrischen Colorimeters werden Standard-Hämolyse-Röhrchen zum Vergleich hergestellt. Die Virushämolysin-Titrierung erfolgt nach einer modifizierten Methode von Granoff und Henle. Sämtliche NDV-Stämme verursachen bei Hühnererythrocyten Hämolyse. Diese wird durch Erhitzen der virushaltigen Flüssigkeit für 30 Min. auf 56 °C aufgehoben, während einstündige Erhitzung auf 37 °C die hämolytische Aktivität erhöht. Gefrorenes, getrocknetes Virus zeigt eine hohe hämolytische Wirksamkeit. NDV-Immunserum verhindert das Hämolysevermögen des NDV-Virus.

E. Tempel. 9790.

4-64/05-0589 Fontaine, M. P., Chabas, D., Fontaine, M. und Brion, A.; Alfort, École Vétérin. Modification à la technique classique de détection de la bronchite infectieuse des galliformes par séro-neutralisation. **(Modifizierte klassische Technik der Feststellung der Bronchitis infectiosa der Hühnervögel mit Hilfe der Serumneutralisation.)** Recueil Méd. vétérin. **139** (1963) Nr. 2. S. 131-137. — 4 Tab. Zus. in Engl., Ital., Dtsch.

Im ersten Teil der Arbeit werden die technischen Einzelheiten der klassischen Methode ausführlich beschrieben. Da diese für Routineuntersuchungen zu aufwendig ist, wird sie wesentlich vereinfacht. Sie ist zwar nicht so genau, erlaubt aber doch bei schnellerer und sparsamer Handhabung einen epizootiologischen Überblick bei der Untersuchung einer großen Zahl von Sera. Sie besteht in der Auswertung der Neutralisation von 100 DI_{50} eines bekannten Virus, adaptiert an den Embryo, durch die zu untersuchenden Sera.

E. Tempel. 9791.

4-64/05-0590 Guillon, J. C., Renault, L., Rafstedt, G. und Palisse, M. (unter techn. Mitarb. v. Roger, C.); Juvisy-sur-Orge, Seine-et-Oise, Soc. Sanders. La bronchite infectieuse aviaire. Diagnostic sérologique. Importance dans les affections respiratoires. **(Die Bronchitis infectiosa des Geflügels. Serologische Diagnose. Bedeutung für die Erkrankungen der Atmungsorgane.)** Recueil Méd. vétérin. **139** (1963) Nr. 3. S. 207-221. — 4 Abb., 1 Tab., 38 Lit. Zus. in Engl., Ital.

Es wird angenommen, daß die Geflügelbestände Hollands, der Bundesrepublik und Italiens bis zu 85% mit Bronchitis infectiosa verseucht sind. In Frankreich scheinen diese nicht so hoch verseucht zu sein. Die Ausbreitung der Krankheit ist dadurch schwierig zu beurteilen, daß nur ein Teil der Hühner erkrankt, ein größerer Teil aber ohne klinische Erscheinungen das Virus ausscheidet. Da der Virusnachweis schwierig und langwierig ist, sind serologische Methoden entwickelt worden. Nur 2 Methoden haben sich in der Praxis bewährt: die Serumneutralisation und die Präzipitation im Agargel. Die Untersuchung von etwa 500 Zuchtbetrieben zeigt, daß das Virus der infektiösen Bronchitis in Frankreich weit verbreitet ist. Die serologischen Untersuchungen geben einen Überblick über die Epizootologie der Krankheit und ermöglichen so, die Indikation für die Vaccinierung zu begrenzen. Die Vaccinierung mit lebendem Virus sollte nur in den Betrieben durchgeführt werden, in denen sich Komplikationen ergeben haben. Weiterhin wird die Meinung vertreten, daß die angelsächsische Bezeichnung der chronischen respiratorischen Erkrankung oder die Erkrankung der Luftsäcke nur Verwirrung schafft. Es ist besser, nach den Vorschlägen von Chu und Newnham sowie von Gordon, und von Gross die Krankheiten zu bezeichnen 1) nach dem Erreger wie Bronchitis infectiosa, Laryngotracheitis infectiosa, Newcastle-Krankheit, Coryza infectiosa (Haemophilus), Mycoplasmose, 2) bei Multi-Infektionen als respiratorisches Syndrom. E. Tempel. 9791.

4-64/05-0591 Mohanty, S. B. und Chang, S. C.; College Park, Univ. of Maryland. Development and ether sensitivity of infectious bronchitis virus of chickens in cell cultures. **(Entwicklung und Aetherempfindlichkeit des Virus der infektiösen Bronchitis der Küken in Zellkulturen.)** Amer. J. veterin. Res. **24** (1963) Nr. 101. S. 822-826. – 6 Abb., 1 Tab., 6 Lit. Zus. in Interlingua.

Für die Untersuchungen werden die Beaudette-Stämme 66579, Mass. 82828, Mass. 41 und Wachtel-Stämme verwendet. Die Beaudette-Stämme sind Ei-adaptiert. Sämtliche Stämme werden von Versuchsbeginn in Kükenembryonen titriert und dabei log 50%-Embryo-Letaldosentiter (ELD_{50}) von 7,7, 7,0, 7,6 und 4,5 pro ml ermittelt. Das Nierengewebe stammt von 18 Tage alten Kükenembryonen. Der Ei-adaptierte Beaudette-Stamm der infektiösen Bronchitis ruft in Kükenembryo-Nieren und Kükennieren-Zellkulturen einen cytopathischen Effekt hervor. Der Wachtel-Stamm erzielt nur einen milden cytopathischen Effekt (CPE) in der Nierenzellkultur, während bei den Mass. 82828- und Mass. 41-Stämmen überhaupt kein CPE an den Nieren- und Embryozellkulturen zu beobachten ist. Kein Stamm veranlaßt einen CPE in Affen-Nierenzellkulturen. 3 Std. nach der Inoculation läßt sich der Beaudette-Stamm weder in der Kulturflüssigkeit noch in den Zellen ermitteln. Innerhalb von 60 Std. ruft er einen maximalen 50%-Gewebekulturinfektionstiter ($TCID_{50}$) von $10^{6,5}$ pro ml der ganzen Kultur (Zellen und Flüssigkeit) hervor, nach 84 Std. einen solchen von $10^{4,8}$. Bei dem Beaudette-Stamm wird ein syncytialer Typ des CPE festgestellt. Einschlußkörperchen werden weder im Cytoplasma noch in den Kernen der infizierten Zellen nachgewiesen. Das Virus erweist sich als aetherempfindlich. E. Tempel. 9791.

4-64/05-0592 Šiškov, N.; Bulgarien. Mery bořby s infekcionnymi boleznjami ptic v Bolgarii. **(Bekämpfungsmaßnahmen bei Infektionskrankheiten des Geflügels in Bulgarien.)** Veterinarija, Moskva **40** (1963) Nr. 3. S. 76–78.

Vf. gibt eine kurze Übersicht über Verbreitung und Bekämpfung von atypischer Geflügelpest, Pasteurellose, Tuberkulose, Pulloruminfektion, Paratyphus, Mycoplasmose, Pockendiphtheroid und Herztod. Mit der Adsorbatvaccine wurden keine günstigen Erfahrungen gesammelt; zur spezifischen Prophylaxe der Geflügelpest findet deshalb Lebendvaccine Verwendung. Für das Auftreten von Pasteurellose sind Stressfaktoren nicht von entscheidender Bedeutung, da die Seuche nur in einem Bezirk ermittelt wurde. Die Isolierung der Bestände, in denen auf eine gesunde Aufzucht geachtet wird, und die Anwendung von Antibiotica und Sulfonamiden brachte gute Ergebnisse. Auf eine Serumbehandlung verzichtet man bei der Pasteurellose. Abgetötete Vaccine ergaben keine befriedigenden Resultate. In manchen Beständen wurde mit avirulenter Lebendvaccine geimpft. Der jährliche Zukauf gesunder Jungtiere in den Großbetrieben führte zu einer starken Einschränkung der Verbreitung der Tuberkulose. Wenn ökonomisch vertretbar, werden tuberkuloseinfizierte Herden im Herbst gekeult. Die Pullorumseuche ist in einigen Bezirken weit verbreitet. Im Herbst finden diagnostische Untersuchungen der Zuchttiere statt. Nur von gesunden Hühnern werden Bruteier gewonnen. Infizierte Küken erhalten Biomycin und Nitrofuran-Präparate. Hühnertyphus tritt meist nur in kleinen Privathaltungen auf. Weitere Salmonellen-Infektionen verursachen nicht selten in Großbeständen hohe Verluste. Zwecks Behandlung stehen Antibiotica und Nitrofurane zur Verfügung. Infizierte, behandelte Tiere werden zur Mast, nicht aber zur Zucht verwendet. Durch Importe von Küken und Zuchthähnen wurde die Mycoplasmose nach Bulgarien eingeschleppt. Zur medikamentösen Behandlung haben sich Biovit 40 und Nitrofurazon bewährt. Widersprechende Ergebnisse bei der Anwendung einheimischer und importierter Antigene bewogen dazu, serologische Untersuchungen der Bestände auf Mycoplasmose bisher noch nicht allgemein in die Routinediagnostik einzubeziehen. Infiziertes Geflügel wird isoliert und zur Mast bzw. Produktion von Verbrauchseiern gehalten. (! ?) Bei der Immunisierung gegen Pockendiphtheroid zeigten sich nach Anwendung abgetöteter H-Virus-Adsorbatvaccine bessere Ergebnisse als nach Impfung mit lebendem T-Virus. Der enzootische Herztod verläuft in den Beständen meist in schwerer Form mit durchschnittlich 30 bis 40% Verlusten; entweder verenden die Tiere plötzlich oder nach kurzer Krankheitsdauer. Infektiöse Laryngotracheitis, infektiöse Bronchitis, aviäre Encephalomyelitis und Virushepatitis der Enten wurden bisher noch nicht festgestellt. G. Hille. 9795.

4-64/05-0593 Bamberger, K. The virus of a Rous sarcoma inducing tumour formation and haemorrhage in chickens and hen embryo. **(Über ein Virus des Rous-Sarkoms, das in Küken und Kükenembryonen Geschwülste und Blutungen hervorrief.)** Acta veterin. Acad. Sci. hung. **12** (1962) Nr. 4. S. 397 bis 403. – Aus: Ung. Agrar-Rdsch. **1963** Nr. 4.

Vf. prüfte die Eigenschaften eines durch ihn isolierten Rous-Sarkom-Virus. Das Virus rief Blutungen nicht nur in Embryonen, sondern auch in älteren Hühnchen hervor. Infolge der Infektion mit diesem Virus erkrankte ein Teil der Versuchshühner an Spindelzellsarkom, ein anderer Teil aber ging ohne Entwicklung von Geschwülsten infolge von Blutungen wegen Leber- oder Milzriß ein. Diese beiden Arten von pathologischen Veränderungen konnten auch im gleichen Tierkörper festgestellt werden. Zur Feststellung der Eigenschaften des Virus wurden 440 Küken in einem Alter von unter 40 Tagen infiziert. Diese Tiere gingen im Durchschnitt 22 Tage nach der Infektion ein. Falls der Tod nur durch Blutungen bedingt war, gingen die Tiere in etwas kürzerer Zeit ein (19,1 Tage), falls sich aber auch Geschwülste ausbildeten, lebten sie etwas länger (23,6 bis 24,6 Tage lang). Es wird vermutet, daß die i. v. Infektion die Blutungen, die i. m. aber die Geschwulstbildung begünstigt. Von den infizierten 440 Küken erwiesen sich 129 (29,3 vH) gegenüber der Infektion als resistent. Die Empfänglichkeit der Tiere war im Alter von 11 bis 20 Tagen am größten. Von jüngeren bzw. älteren Tieren blieben mehr gesund, und die erkrankten gingen später als diejenigen ein, die im Alter von 11 bis 20 Tagen infiziert worden waren. Das Virus tötete die Versuchstiere in der ersten Überimpfung in 99 bis 236 Tagen. Bei den nachfolgenden Überimpfungen wurden derartig differierende Werte nicht beobachtet. 9795.

4-64/05-0594 Kuprowski, M.; Wrocław, Landwirtsch. Hochschule, Veterinärmed. Fak., Pathol. Inst. **Stellungnahme zur Arbeit von B. Schiefer und B. Mehnert „Untersuchungen zur Ätiologie und Pathogenese der Typhlohepatitis der Hühnervögel", (Zbl. Vet. Med., Reihe B, Bd. 10, 1963, Heft 1 S. 28 bis 48).** Zbl. Veterinärmed., R. B **10** (1963) Nr. 6. S. 589-590. – 1 Abb., 6 Lit. Vgl. 4-64/03-0653.

An Hand einer Abb. werden die hämolytischen Eigenschaften von *Candida albicans* unter besonderen Bedingungen (Glukose-Blutagarplatten, Bebrütungstemperatur von 40 °C) erläutert. Bei der Züchtung von *Candida stellatoidea* wird keine Hämolyse beobachtet. Weiterhin ist festgestellt worden, daß *Candida albicans* Ekto- und Endotoxine bildet. E. Tempel. 9805.

4-64/05-0595 Saéz, Henri; Paris, Parc Zool., Muséum Nat. d'Histoire Naturelle. Debaryomyces isolés chez des mammifères et des oiseaux. **(Von Säugetieren und Vögeln isolierte Debaryomyces.)** Recueil Méd. vétérin. **139** (1963) Nr. 1. S. 51-58. – 2 Tab., 14 Lit. Zus. in Engl., Span.

Innerhalb der Jahre 1959-1961 sind 527 lebende und verendete Tiere des Zoologischen Gartens von Paris auf Hefepilze untersucht worden. Dabei werden 17 Stämme isoliert, die 5 verschiedenen Species angehören. Die Identifizierung erfolgt auf Grund morpho-biologischer Eigenschaften nach holländischen Veröffentlichungen. Es handelt sich um folgende Species: 11 *D. kloeckeri*, 3 *D. subglobosus*, 1 *D. hansenii*, 1 *D. nicotianae* und 1 *D. coudertii nov. spec.* Sämtliche Stämme wachsen nicht bei 37 °C. Es wird angenommen, daß *Debaryomyces* meist vom Futter stammt. Außerdem werden 3 Stämme von *D. kloeckeri* isoliert, die bei 37 °C gedeihen. Sie stammen aus Faeces einer Taube, einer Schlange (*Bitis sp.*) und aus getrockneten Weintrauben. E. Tempel. 9805.

4-64/05-0596 Altenkirch, Gunda; Berlin, Humboldt-Univ., Veterinärmed. Fak., Inst. für Parasitol. und Veterinärmed. Zool. **Ein Beitrag zum Endoparasitenbefall des Haushuhnes unter besonderer Berücksichtigung der Haltungsbedingungen.** Diss. Berlin **1963** 62 S. – 15 Tab., 85 Lit.
Bei 1580 Kotuntersuchungen von Hühnern mit Hilfe des Kochsalzflotations- und des Sedimentationsverfahrens wurden in 43,1% Endoparasiteneier und -oocysten ermittelt, und zwar Haarwurmeier in 22,4%, Coccidienoocysten in 16,6% und Spulwurmeier in 13,1%, Heterakiseier und Bandwürmer jedoch äußerst selten. Bei 45,8% der Legehennen, 41,3% der Küken und 39,9% der Junghühner konnten koprologisch Endoparasiten nachgewiesen werden. Bei getrennter Aufzucht der Küken und Junghühner von den Legehennen wurde ein um 22,8% niedrigerer Endoparasitenbefall der jungen Tiere als bei nichtgetrennter Aufzucht festgestellt. Der nachgewiesene Endoparasitenbefall war in 41 untersuchten Betrieben bei besseren hygienischen Verhältnissen niedriger als bei schlechteren. In Großbetrieben (LPG Typ III, VEG) waren die hygienischen Verhältnisse besser als in Kleinbetrieben, wo die ermittelte endoparasitäre Verseuchung um 14,9% höher lag. Bei niedrigerem Endoparasitenbefall wurde eine höhere Legeleistung als bei höheren Befall nachgewiesen. Hühner mit schlechtem allgemeinen Gesundheitszustand wiesen allgemein einen höheren Endoparasitenbefall auf als gesunde Hühner; jedoch war diese Feststellung durch die subjektive Festlegung des Gesundheitszustandes beeinträchtigt. E. Wiesner. 9810.

4-64/05-0597 Deo, P. G. und Srivastava, H. D.; Izatnagar, Indian Veterin. Res. Inst. Studies on the acquired resistance of chickens to Ascaridia galli (Schrank, 1788) Freeborn, 1923. **(Untersuchungen über die erworbene Resistenz von Küken gegenüber Ascaridia galli [Schrank, 1788] Freeborn, 1923.)** Indian J. veterin. Sci. Animal Husbandry **31** (1961) Nr. 3. S. 203-211. – 5 Tab., 14 Lit.
Parasitenfrei gehaltene, 4 Wochen alte Leghorn-Küken erhalten 200 embryonierte Eier (eE) von *Ascaridia galli* und werden nach 4 Wochen erneut mit 200 eE infiziert. 3 Wochen nach der Zweitinfektion enthalten die 12 verwendeten Küken 35,45 (10-76) Würmer aus der ersten und 3,27 (0-10) Würmer aus der zweiten Infektion. Eine Zweitinfektion von 5 Küken mit 500 eE ergibt 36,0 $\pm$ 12,6 Würmer aus der ersten und 2,4 $\pm$ 0,8 Würmer je Küken aus der zweiten Infektion gegenüber 43 $\pm$ 9,9 Würmer je Küken der 10 Kontrolltiere, die zum Zeitpunkt der Zweitinfektion 500 eE als Erstinfektion erhielten. 12 weitere 4wöchige Küken werden in 14tägigen Abständen mit je 200 eE, insgesamt 800 eE infiziert. 14 Tage nach der letzten Dosis werden sie und 12 Kontrollen mit Tetrachlorkohlenstoff zu 2 ml je Tier behandelt und bei ihnen 47,5, bei den Kontrollen 0,0 Würmer gefunden. Die 1 Woche nach der Behandlung erfolgte Zweitinfektion liefert 4 Wochen p. i. 1,3 $\pm$ 0,7 Würmer je Kontrolltier und 0,0 Würmer je Küken der Zweitinfektion. Weitere Versuche ergeben, daß die erworbene Immunität gegenüber einer Zweitinfektion auch in Abwesenheit von Würmern der Erstinfektion 4-5 Wochen lang anhält (gerechnet vom Zeitpunkt der 4 Wochen nach der Erstinfektion erfolgten Zweitinfektion). Zur Ausbildung dieser Immunität genügt auch eine geringere Dosis eE (200) bei der Erstinfektion, sie ist dann jedoch nicht so vollständig wie nach höheren Dosen eE. C.-U. v. Mickwitz. 9810.

4-64/05-0598 Darski, Jerzy. Niektóre czynniki wpływające na inwazyjność i płodność Ascaridia galli u kur. **(Über einige die Invasionsfähigkeit und Fruchtbarkeit von Ascaridia galli bei Hühnern beeinflussende Faktoren.)** Acta parasitol. polon. **10** (1962) Nr. 26. S. 411-418. – 1 Abb., 3 Tab., 11 Lit.
Es wurde der Einfluß der Rasse des Geschlechts, Alters und der Fütterung auf die Invasionsfähigkeit und Fruchtbarkeit von *Ascaridia galli* untersucht. Es wurde festgestellt, daß bei Küken die Invasionsextensität 50% beträgt. Der Ascaridiosisverlauf ist bei 1, 2 und 5 Tage alten Küken stürmisch, und die Mortalitätsrate beträgt bis zu 100%; bei 1 Tag alten Küken ist der Krankheitsverlauf etwas langsamer, jedoch ist die Anzahl der Todesfälle ähnlich. Das 1, 6 und 12 Mon. alte Geflügel zeigte einen chronischen Krankheitsverlauf, und die Todesfälle kommen verhältnismäßig selten vor. Die Invasionsextensität ist bei leichten Geflügelrassen (Grünfuß, Leghorn, Liliput) höher als bei den schweren Rassen (Sussex, Rhodeländer). Das mäßig hungernde Geflügel ist gegen die Invasion weniger resistent als die regelmäßig ernährten Tiere, jedoch bleiben die Ovulationsintensität und der Invasionsgrad niedriger. Die Ovulationsintensität wird durch die Futtermenge und -qualität bedingt. Die Ascariden ovulieren intensiver beim Geflügel der leichten Rassen (außer Liliput) und bei Hähnen. Die Ovulation verläuft im Winter weniger intensiv.
PRL/CBR. 9810.

4-64/05-0599 Supperer, R. und Pfeiffer, H.; Wien, Tierärztl. Hochschule, Inst. für Parasitol. und Allg. Zool. **Zur Differentialdiagnose der Capillariaarten sowie des Ascaridia- und Heterakisbefalles beim Haushuhn durch die Kotuntersuchung.** Berliner Münchener tierärztl. Wschr. **76** (1963) Nr. 18. S. 375-379. – 3 Ab., 11 Lit. Zus. in Engl.
Voraussetzung für eine planvolle Bekämpfung der Endoparasiten beim Haushuhn ist neben der pathologisch-anatomischen Untersuchung eine genaue koprologische Diagnose. Praktische Bedeutung hat das Flotationsverfahren, wobei als Flotationsmedium statt konzentrierter Kochsalzlösung eine 34%ige Zinksulfatlösung oder eine Mischung von konz. Kochsalz- und 34%iger Zinksulfatlösung sich sehr gut bewährt hat. Während die koprologische Diagnose von *Capillaria*-Eiern auf Grund ihres charakteristischen Aussehens keine Schwierigkeiten bereitet, sind bei der routinemäßigen Betrachtung der Eier von *Ascaridia galli* und *Heterakis gallinae* kaum Unterschiede erkennbar. Neben der separaten Dünndarm- und Blinddarmkotuntersuchung, der Größenmessung (Heterakiseier sind kürzer als 77,5 μ und schmaler als 48,5 μ) bietet die Beurteilung der in Form von Granula abgelagerten Reservesubstanzen in der Eizelle eine Unterscheidung der Eier beider Arten. Eier von *Ascaridia galli* enthalten dichter gelagerte Granula, wodurch das Plasma dunkler erscheint. Im Gegensatz zu Eiern von *Heterakis gallinae*, deren Kern meist exzentrisch liegt, sind Eier von *Ascaridia galli* an beiden Polen frei von Granula und erscheinen somit aufgehellt. Die in Österreich bisher festgestellten *Capillaria*-Arten des Haushuhnes (*C. annulata, C. contorta, C. retusa, C. obsignata, C. caudinflata, C. bursata*) werden bezüglich ihres Wirtsspektrums, ihrer Lokalisation im Wirtsorganismus, ihrer Verbreitung, Morphologie und Biologie beschrieben und dabei die differentialdiagnostischen Merkmale herausgestellt.
D. Ebner. 9810.

4-64/05-0600 Procházka, F. Vztah heterakidózy a askaridiózy k užitkovosti drůbeže. **(Der Einfluß von Heterakidose und Ascaridiose auf die Nutzleistung des Geflügels.)** Drůbežnictví [Praha] **11** (1963) Nr. 5. S. 77. – 2 Abb.
Zu den häufigsten Darmparasiten, die besonders beim Junggeflügel und bei Legehennen großen Schaden an Nutzleistung verursachen, zählen besonders *Heterakis gallinae* und *Ascaridia galli*, die kurz beschrieben werden. Die Krankheitsmerkmale sind im großen ganzen die gleichen: herabgesetzte Vita-

lität, Durchfälle, mangelnde Freßlust und oft auch Hinken. Der Befall und sein Grad werden informativ durch die Kotuntersuchung auf Eier der Parasiten festgestellt, die durch Sektion bestimmt werden. Die Behandlung des *Heterakis*-Befalls geschieht mit Phenothiazin, die des *Ascaridia*-Befalls mit Helmirazin. Wichtig ist die Vorbeuge, die näher beschrieben wird. Die Küken sollen nicht gemeinsam mit dem erwachsenen Geflügel aufgezogen werden oder in Räumen, wo früher erwachsenes Geflügel untergebracht war, ohne Reinigung und Desinfektion gehalten werden. Die Entwurmung muß wiederholt werden. ČSSR / ÚVTI. 9810.

4-64/05-0601 Pieńkowski, Mieczysław. Codrinal w leczeniu kokcidiozy u zwierząt i ptactwa domowego. **(Codrinal in der Coccidiosebehandlung bei Haustieren und Geflügel.)** Med. weteryn. **19** (1963) Nr. 7. S. 383.
Es wurden Beobachtungen über die Wirkung von Codrinal-Hoechst bei Coccidiosefällen durchgeführt. Die Behandlung wurde an Grünfußküken, Kaninchen, Füchsen und Hunden vorgenommen. Bei den Küken (50 Tiere im Alter von 3 Wochen) war *Eimeria tenella* die Krankheitsursache. Das Präparat wurde in einer Dosis von 4 g pro 1000 ml Trinkwasser verabreicht. In der Versuchsgruppe ging der Durchfall zurück. Durch die parasitologische Untersuchung konnten keine Oocysten im Kot mehr festgestellt werden. Bei den Kaninchen wurde eine Mischinfektion (*Eimeria perforans* und *Eimeria magna*) festgestellt. Hier wurde Codrinal in einer Menge von 80 mg pro 1 kg Kgw. angewandt. Nach 6tägiger Anwendung war eine Verminderung der Oocystenzahl im Kot und eine Besserung des Gesundheitszustandes zu beobachten. Bei den mit *Isospora sp.*, befallenen Füchsen wurde das Präparat in Dosen von 0,2 g pro Tier für vier aufeinanderfolgende Tage gegeben. Die Behandlung war in allen Fällen erfolgreich. Ein mit *Isospora bigemina* infizierter Hund erhielt für 5 Tage täglich 0,5 g. Schon nach 4 Tagen konnte eine beträchtliche Besserung des Gesundheitszustandes erzielt werden. Oocysten wurden im Kot nicht mehr festgestellt. Daraus folgt, daß Codrinal ein wirksames Präparat bei der Behandlung der Geflügel-, Kaninchen-, Fuchs- und Hunde-Darmcoccidiose; ist. Es hat sich auch dort bewährt, wo andere Präparate (z.B. Nitrofurazonpräparate) versagten. Außer der Wirksamkeit besitzt Codrinal auch andere vorteilhafte physiko-chemische Eigenschaften, wie z. B. eine leichte Lösbarkeit und eine gute Absorptionsfähigkeit. PRL/CBR. 9810.

4-64/05-0602 Pellérdy, L. Összefüggés a csirkék A-vitaminellátottsága és a vakbélcoccidiosis között. **(Zusammenhänge der Vitamin A-Versorgung mit der Blinddarmcoccidiose der Küken.)** Magyar Állatorvosok Lapja [Ung. veterinärmed. Bl.] **17** (1962) Nr. 11. S. 415–416. – Aus: Ung. Agrar-Rdsch. **1963** Nr. 3.
In Versuchen an mehreren Hunderten junger Küken untersuchte Vf., inwieweit peroral verabreichtes Vit. A [Aquital, Chinoin] einen vorteilhaften Einfluß auf den Verlauf der Blinddarmcoccidiose der Küken ausüben kann. Bei Küken, die nur mit einigen Oocysten infiziert wurden und gleichzeitig mit der Infektion 5000 bis 10000 IE Vit. A erhielten, zeigte die Blinddarmcoccidiose einen milderen Verlauf, und es gingen weniger Küken ein als in der mit Vit. A nicht behandelten Kontrollgruppe. Bei massiven Infektionen mit 100000 oder auch mehr Oocysten konnte kaum eine protektive Wirksamkeit des Vit. A festgestellt. werden. Der Verlauf der Infektion war ähnlich bei Versuchsküken, die 40000 IE Vit. A erhielten. Derartig hohe Vitamindosen entfalteten keine gesundheitsstörende Wirkung. Neben anderen Stoffen ist auch eine frühzeitige und reichliche Versorgung der Küken mit Vit. A für die Senkung der durch Blinddarmcoccidiose verursachten Verluste von Bedeutung; sie darf aber keinesfalls als einzige Präventivmaßnahme bei dieser Krankheit aufgefaßt werden. 9810.

4-64/05-0603 Pellérdy, L. **Über die Spezifität der in verschiedenen Galliformes schmarotzenden Arten der Gattung Eimeria. Die Coccidiose des Perlhuhns (Numida meleagris).** Acta veterin. Acad. Sci. hung. **12** (1962) Nr. 3. S. 279–286. – Aus: Ung. Agrar-Rdsch. **1963** Nr. 3.
Im Rahmen von Kreuzinfektionsversuchen ist es nicht gelungen, von *Gallus domesticus* stammende Coccidien bei *Pavo cristatus, Phasianus colchicus* und *Meleagris gallopavo* sowie aus *Numida meleagris* stammende Coccidien bei *Gallus domesticus* und *Pavo cristatus* anzusiedeln. *Eimeria numidae* kommt bei *Numida meleagris* vor. Ihre Oocysten sind 15–21 × 12–19 (19 × 15)µ groß und haben eine glatte Hülle. In ihrer endogenen Entwicklung sind mindestens 2 Schizogonien in der Dünndarmschleimhaut zu beobachten. Die Entleerung der Oocysten setzt am 5. Tage nach der Infektion ein. *Eimeria numidae* ist eine selbständige Art, die nur bei *Numida meleagris* vorkommt. Nach experimenteller Übertragung wirkt *Eimeria numidae* auf empfängliche Perlhühnchen ausgesprochen pathogen. 9810.

4-64/05-0604 Adamesteanu, I., Adamesteanu, C., Popescu, E. und Boiciu, G.; Rumänien. Spirillez kur. **(Die Spirillose der Hühner.)** Veterinarija, Moskva **39** (1963) Nr. 1. S. 39–40.
Beim Auftreten der Spirillose oder Spirochaetose sind Bekämpfungsmaßnahmen schnellstens einzuleiten, da in den ersten Tagen nach Seuchenausbruch die Letalität im allgemeinen hoch ist und 50% erreichen kann. In kleinen Beständen wird durch die Anwendung von Arsen-, Wismut- und Penicillin-Präparaten sowie durch Verbrennen der Stalleinrichtungen der Seuche Einhalt geboten. Dieses Verfahren ist natürlich in Großbetrieben nicht durchführbar. Das Umpflügen der Ausläufe und das Verstäuben insektizider Präparate garantiert nicht die Vernichtung der Krankheitsüberträger, *Argas persicum* und *Ornithodorus moubata*. Die Verabreichung von Osarsol, Penicillin und Neo-Salvarsan bewirkt nur in 40–60% der Fälle einen therapeutischen Effekt. Von 12000 Hühnern aus infizierten Beständen wurden Tiere mit deutlicher Eosinophilie ausgewählt, getötet und dabei das Blut aufgefangen. Zeigten Hühner bei der Sektion für Spirochaetose sprechende pathologische Organveränderungen, so wurden Milz und Leber zerkleinert und in 1%iger Kochsalzlösung suspendiert. Nach Filtration der kühl gelagerten Mischung von Blut und Organsuspension erhielten Versuchstiere je 0,3–0,6 ml injiziert. Am darauffolgenden Tage applizierte man 5 ml gelöstes Osarsol (50 g pro Liter) per os. Eine Wiederholung der Behandlung erfolgte nach weiteren 2 Tagen. Im Experiment konnten durch diese Verfahren gute Erfolge erzielt werden. Analoge Ergebnisse brachte ein Großversuch mit 20000 Hühnern. 3–9 Monate nach der Behandlung infizierte Tiere erkrankten nicht, Krankheitserreger waren in den Organen nicht nachweisbar. Nach den Ergebnissen der durchgeführten Untersuchungen ruft eine künstliche Infektion, der 24 Stunden p. i. eine Osarsolgabe folgt, eine Immunität hervor, die 8 Monate lang wirksam ist. G. Hille. 9810.

4-64/05-0605 Martynowicz, T. und Ramisz, A. Syngamoza bażantów – jej leczenie i profilaktyka. **(Syngamosis der Fasanen, Behandlung und Prophylaxe.)** Med. weteryn. **19** (1963) Nr. 1. S. 45-47. – 16 Lit.
Es wurden 1300 junge Fasanen untersucht. Die Syngamose trat Anfang Juli auf, und ihre Intensität war so stark, daß täglich bis zu sechs Tieren starben. Unter den Krankheitserscheinungen müssen das charakteristische Öffnen des Schnabels, die erschwerte Atmung mit kurzem Pfeifton erwähnt werden. Durch Sektion wurden eine starke Invasion mit *Syngamus trachea* (bei einem Fasan bis zu 10 Stück) sowie Veränderungen in der Schleimhaut der Luftröhre festgestellt. An der Stelle, wo sich der Parasit festgesetzt hatte, erfolgte eine starke Entzündung der Schleimhaut mit reichlicher Schleimabsonderung, oft mit Blut vermischt. Bei einigen Tieren war die Hypertrophie

so stark, daß der Tod durch Ersticken eintrat. Bei der Behandlung verwandte man versuchsweise Lugol'sche Flüssigkeit, aber ohne befriedigende Ergebnisse. Es wurden mehrere Versuche mit einer anderen Therapie durchgeführt, und zwar die Inhalation von zerstäubtem Stibium varium tartaricum. Es wurden 30 bis 40 Küken in einen dicht abschließenden Holzkasten gebracht. Zu Beginn wurden 20 g und nach weiteren 10 Minuten nochmals 20 g zerstäubt. Diese Behandlung hatte bei 500 Küken ein positives Ergebnis. Bei der Vorbeugung der Krankheit müssen vor allem zwei Momente berücksichtigt werden, und zwar das Reinhalten der Ausläufe und die gründliche Isolierung der Farm. PRL/CBR. 9810.

4-64/05-0606 Kalamarz, E. Badania nad biologia Mallophaga. I. Zastosowanie izotopu żelaza (Fe^{59}) w badaniach nad składem pokarmu piórojadów (Mallophaga), bytujacych na kurach (Gallus domesticus L.). **(Biologische Forschungen über Mallophagen. 1. Mitt. Anwendung des Eisenisotops [Fe^{59}] bei der Forschung über die Zusammensetzung der Nahrung von Mallophagen, die auf Hühnern [Gallus domesticus L] leben.)** Zeszyty naukowe wyższej Szkoły rolniczej Olsztynie **15** (1963) Nr. 2. S. 247-251. — 2 Tab., 6 Lit.
Die angestellten zwei Versuche erstreckten sich auf die Gruppe der federfressenden Ektoparasiten des Geflügels. Es wurden 2321 federfressende Individuen, die zu 5 Arten gehörten, untersucht, und es konnte bei der Mehrzahl mittels mikroskopischer Analyse das Vorhandensein von Blut im Verdauungskanal festgestellt werden. Den Hühnern wurde sodann das Eisenisotop ^{59}Fe intravenös verabfolgt und alle auf diesen Hühnern parasitierenden Federfresser mittels des autoradiographischen Kontaktverfahrens untersucht. Die Versuche ergaben, daß die Arten *M. stramineus* und *M. gallinae* das Blut des Wirtstieres aufnehmen. Diese Arten sind wegen der Gefahr einer möglichen Krankheitsübertragung besonders gefährlich und müssen in epizootiologischer Hinsicht untersucht werden. PRL/CBR. 9810.

4-64/05-0607 Kalamarz, E. Badania nad biologia Mallophaga. II. Krew jako pokarm larw piórojadów Menopon gallinae (L) in Menacanthus stramineus (Nitzsch), oraz niektóre inne obserwacje nad biologia tych gatunków. **(Forschungen über die Biologie der Mallophagen. 2. Mitt. Blut als Nahrung der Larven der federfressenden Menopon gallinae [L] und Menacanthus straminens [Nitzsch] sowie einige andere Bemerkungen zur Biologie dieser Arten.)** Zeszyty naukowe wyższej Szkoły rolniczej Olsztynie **15** (1963) Nr. 2. S. 253-260. — 2 Abb., 4 Tab., 11 Lit. 1. Mitt. vgl. vorst. Ref.
An vier Versuchshähnen wurden im Verlaufe eines Winters die obengenannten Federfresser gezüchtet. Anschließend zählte man die Menge der Parasiten und die Zahl der einzelnen Parasiten mit dem Blut in der Speiseröhre. Bei den Untersuchungen wurde festgestellt, daß die Larven der Federfresser beider Arten Blut aufnehmen, das für ihr Leben eine unerläßliche Nahrung darstellt. Die Ursache für das Mißlingen bei den Untersuchungen der Biologie dieser Arten in vitro ist das Fehlen der natürlichen Nahrung in Form von Blut des Wirtes. Die untersuchten Gattungen können wahrscheinlich selbst die Haut durchdringen und in das Blut gelangen. Der Vermehrungsrhythmus der Federfresser hängt vor allem von der Umwelttemperatur ab. PRL/CBR. 9810.

4-64/05-0608 Simitch, T., Bordjocki, A. und Savin, Z.; Belgrade, Yougoslavie, Fac. Vétérin., Inst. de Parasitol.; Inst. de Rech. Méd. Infection du canard, per os, par la forme kystique du Toxoplasma gondii. **(Per os-Infektion der Ente mit Cysten von Toxoplasma gondii.)** Recueil Méd. vétérin. **139** (1963) Nr. 5. S. 403-406. — 1 Lit. Zus. in Engl., Ital.
Der Taubenstamm von *Toxoplasma gondii* ist auf weißen Mäusen gehalten worden, in denen er große Mengen Cysten entwickelt hat. Als Versuchstiere

werden Enten im Alter von 3 Tagen, 3 Wochen und 6 Mon. verwendet, die mit Organen der infizierten weißen Mäuse gefüttert werden. Bei den 3 Tage alten Entenküken treten bereits am nächsten Tage fast totale Lähmungserscheinungen auf; aber sie fressen noch. Zwischen dem 6. bis 8. Tag sind sie verendet (akute Form der Toxoplasmose). Bei den Enten im Alter von 3 Wochen und 6 Mon. treten keinerlei klinisch erkennbare Veränderungen auf. Sie werden 14 Tage nach der oralen Infektion getötet und eine Organemulsion intraperitoneal auf *C. citellus* verimpft, die an akuter Toxoplasmose erkranken und zwischen dem 9. und 18. Tage sterben.

E. Tempel. 9810.

4-64/05-0609 Breziński, J. Najczęściej wystepujace pasożyty zewnętrzne gołębi. **(Die am häufigsten auftretenden äußeren Parasiten der Tauben.)** Hodowca drobnego Inwentarza **11** (1963) Nr. 5. S. 17. — 2 Abb.

Die Taubenmilbe ernährt sich vom Blut und zeigt sich am häufigsten bei Jungtauben. Sie kann die Ursache für Erschöpfung und Tod sein. Vor dem Ausschlüpfen müssen sämtliche Holzteile des Taubenschlags mit Leinöl bestrichen werden. Im Winter werden die Taubenschläge mit Tritox desinfiziert und ausgeweißt. Ein Parasit, der die Federn beschädigt, ist der Federfresser oder die Taubenmotte. Vorbeugung und Behandlung bestehen darin, daß man Sand zum Baden mit einer Beimischung von Salz und Schwefelsäure in den Taubenschlag stellt. Die beschädigten Federn muß man herausreißen, das Fiederwerk bestreut man mit Tritox. In schlecht gehaltenen Taubenschlägen kann der Floh die jungen Tauben beunruhigen und entkräften. Der Floh wird durch Sauberkeit und Zerstäuben von Tritoxpulver bekämpft. Tauben werden auch von der gewöhnlichen Wanze und der Taubenwanze befallen, die die Eier in die Risse und Spalten der Wände legen. Die Risse und Spalten sind mit Tritox zu bespritzen. Der gesamte Stall ist zu weißen, die Nester mit Tritox zu bestäuben. Durch öfteres Entfernen der Verunreinigungen aus dem Taubenstall verhindert man das Auftreten des Wurms (Larven der Schädlinge), die nachts die Taubenküken befallen und die Haut an Hals und Bauch schädigen. Die Krätzmilben leben überwiegend in der Haut. Krätzmilben, die in den Federn leben, üben in der Mauser einen negativen Einfluß auf die Entwicklung der Federn aus. Die kahlen Stellen müssen mit einer Flüssigkeit, bestehend aus 5 g Thymol, 60 g Spiritus und 35 g Glycerin, bestrichen werden.

PRL/CBR. 9810.

4-64/05-0610 Stoican, E., Negru, D., Fromunda, V. und Georgescu, I. Cercetări privind tratamentul comparativ cu tetraclorură de carbon, arecolină bromhidrică şi adipat de piperazină în amidostomoza şi drepanidotenioza. **(Untersuchungen über die vergleichende Behandlung der Amidostomosis und Drepanidotaeniasis mit Tetrachlorkohlenstoff, Arecolinum hydrobromicum und Piperazinadipat.)** Lucrările ştiinţ. Inst. Patol. Ig. animală **12** (1963) S. 453–459. — 8 Lit. Zus. in Russ., Engl., Franz.

Bei Mischbefall durch *Amidostomum* und *Drepanidotaenia* wurden bei Gänsen durch die gleichzeitigeVerabreichung von CCl_4 (2 ml je Tier) und Arecolinum hydrobromicum (0,002 g je Tier) gute Resultate erzielt. Piperazinadipat in der Dosis 0,6 g je kg Kgw. zeigte bei schwachem Befall durch *Amidostonum* nach individueller Verabreichung eine Wirksamkeit von 91%, die bei Massenbehandlung mit dem Futter bis auf 30—50% herabsank. Gegenüber *Drepanidotania* war Piperazinadipat unwirksam, während mit Arecolinum hydrobromicum (0,001 g/kg Kgw.) als Einzelverabreichung, sehr gute Resultate erzielt wurden.

J. May. 9810.

4-64/05-0611 Sova, Zdeněk. Zkušenosti s léčením trichomoniasis u holubů aminonitrotiazolem. **(Erfahrungen mit der Behandlung der Trichomoniasis von Tauben durch Aminonitrothiazol.)** Veterinářství **13** (1963) Nr. 3. S. 130.

Vier mit Trichomoniasis verseuchte Taubenzuchten wurden mit dem tschechoslowakischen Präparat Aminonitrothiazol versuchsweise behandelt, das mit mit dem ausländischen Mittel Enheptin übereinstimmt. Sechs Tage nacheinander erhielten die Tauben eine Gabe von 20 mg (0,1%ige Lösung 2mal täglich je zu 10 ml mittels Pipette in den Kropf verabreicht), worauf eine vollständige Heilung erfolgte. Behandelt werden sämtliche, auch klinisch gesunde Tauben, weil diese die Quelle von Rezidiven und neuen Infektionen bilden können. Die ganze Anlage muß selbstverständlich ordnungsmäßig desinfiziert werden. Ferner wird empfohlen, auch das Präparat Melakran Spofa zu überprüfen, das zur Behandlung der Hystomonadenseuche verwendet wird. ČSSR / ÚVTI. 9810.

4-64/05-0612 Trippenbach, W. Choroby i ich leczenie. **(Geflügelkrankheiten und ihre Behandlung.)** Drobiarstwo **11** (1963) Nr. 6. S. 11-23. – 9 Abb.

Die beim Geflügel auftretenden Krankheiten werden eingeteilt in Virus-, Bakterien-, Pilz- und Parasitenerkrankungen und Stoffwechselkrankheiten. Viruserkrankungen: Hühnerpest, Virus-Hepatitis der Enten, Pseudodiphterie des Geflügels, infektiöse Lähmung der Hühner und Marek-Paralyse, infektiöse Gelenksentzündung, infektiöse Entzündung des Kehlkopfs und der Luftröhre, infektiöse Entzündung der Luftröhre der Hühner, infektiöser Schnupfen. Bakterienerkrankungen: Weiße Kükenruhr, Tbc, Pasteurellose, Geflügelpest, infektiöser Schnupfen, Mycoplasmose, Geflügeltyphus, Salmonellose. Pilz- und Parasitenkrankheiten: Soorpilz-Aspergillose, Räude und Moniliase. Invasionskrankheiten: Coccidiose, infektiöse Blinddarm- und Leberentzündung, Spulwurm, Heterakidose, Capillariose, Amidostomatose, Band- und Magenwürmer. Äußere Parasiten: Federlinge, Zecken, Haarlinge, Cnemidocoptes. Stoffwechselerkrankungen: Rachitis, Osteoporose, Perosis, Leukose. Vergiftungen: Durch Kohlenoxyd, Phosphorzink, Kupferverbindungen, Quecksilber, Barium, Thallium, Kochsalz, Natriumfluorid, ätzende Säuren (Salz-, Schwefel- und Essigsäure), Laugen und Blei. Bei der Behandlung der Krankheiten werden die Symptome sowie die Methoden der Behandlung und Vorbeugung angegeben. Am Schluß werden die Seren, Impfstoffe und Mittel zur Bekämpfung der Geflügelkrankheiten angegeben. PRL/CBR. 9850.

4-64/05-0613 Kotz, Jerzy und Bubien, Zenon. Toksyczność Alfanaftylotiomocznika dla kur. **(Alphanaphtylothioharnstofftoxizität bei Hühnern.)** Zeszyty naukowe wyższej Szkoły rolniczej Wrocławiu, Weteryn. **11** (1962) Nr. 42 S. 69-80. – 6 Abb., 1 Tab., 12 Lit. Zus. in Russ., Engl.

Der Alphanaphtylothioharnstoff ist als amerikanisches Präparat „ANTU", sowjetisches Präparat „Krysid" und polnisches Präparat „Alphantin" allgemein bekannt. Es ist eins der am meisten verwandten Rodenticide. Da beträchtliche Meinungsverschiedenheiten hinsichtlich seiner Toxizität für die Haustiere bestehen, wurden Untersuchungen an Hühnern durchgeführt. Für den Versuch wurden 25 Sussex-Hühner verwandt. Einmalige Dosen von 50 bis 3000 mg/kg Kgw. verursachten keine Todesfälle. Erst durch Dosen von 4000 mg/kg Kgw. wurde der Tod der Hühner im Laufe von einigen Stunden herbeigeführt. Eine langdauernde Verabreichung von „ANTU" in Dosen von 100 mg/kg Kgw. verursachte keine Todesfälle. Die während einiger Tage verabreichten Gaben von 500 mg/kg Kgw. führten zum Tode. Die charakteristischen Erscheinungen für die akute und chronische Vergiftung sind folgende: Benommenheit, Appetitlosigkeit, Durststeigerung und Durchfall; bei chronischen Intoxikationen tritt eine allgemeine Entkräftung und Kachexie auf. Die akuten Vergiftungen (Dosen von 3000-4000 mg/kg Kgw.) sind vor allem durch Lungenödem, plasmolytische Koagulationsnekrose der Leberzellen- und Nierenkanälchenepithelien, karyolytische Koagulationsnekrose der Duodenumzotten und Anfangsabschnitte des Jejunums charakterisiert. In

Fällen chronischer Intoxikationen wurden die Veränderungen an den gleichen Organen gefunden, jedoch waren sie stärker ausgeprägt, und außerdem wurde in allen Fällen eine fettige Degeneration der Leberzellen beobachtet. Die endokrinen Drüsen zeigten sowohl in akuten als auch in chronischen Vergiftungsfällen keine Veränderungen. PRL/CBR. 9850.

4-64/05-0614 Juhász, S. Heveny szivizomelfajulás és szivtágulat pulykacsibéken. Cinmérgezési kisérletek a betegség mesterséges elöidézésére. **(Akute Herzmuskelentartung und Herzerweiterung bei Putenküken. Versuche zur künstlichen Erzeugung der Krankheit durch Zinkvergiftung.)** Magyar tudományos Akad., állategészségügyi Kuttantézetének Évkönyve [Ung. Akad. Wiss., Forsch.-Inst. Tierzucht, Jb.] **1962** (hrsg. 1963) – Aus: Ung. Agrar-Rdsch. **1963** Nr. 4.

Etwa 10% eines 2 Wochen alten Putenbestandes gingen innerhalb einiger Tage ein. Bei der Autopsie wurde milde Enteritis, Leberentartung sowie Herzmuskeldegeneration und eine starke Erweiterung des Herzens festgestellt. Das Futter der Tiere bestand aus Mischschrot, zu dem als Proteinquelle in reichlicher Menge Sauermilch beigemischt wurde. Nach der Änderung des Futters hörten die Verluste bald auf. Es wurde vermutet, daß die Sauermilch aus den zur Lagerung verwendeten Eimern Zink löste und dies einer Vergiftung veruraschen konnte. Das Zentrale Veterinärhygienische Institut fand jedoch in der Leber der eingegangenen Tiere normale Zinkwerte. Vf. versuchte das Krankheitsbild durch Beimischung von 0,5, 1,0 und 2,0% Zink zum Futter künstlich hervorzurufen. Diese Zinkmengen wurden auf Grund von Vorversuchen festgestellt, bei denen es sich herausstellte, daß Sauermilch bei Zimmertemperatur von Zinkeimern etwa 0,2 bis 0,4% Zink löst. Küken, die 0,5% Zink im Futter aufgenommen hatten, zeigten keinerlei Krankheitserscheinungen. Es konnte bei ihnen sogar ein – wenn auch nicht signifikant höherer – Gewichtszuwachs festgestellt werden. 1% Zn rief bedeutende Verminderung der Gewichtszunahme hervor und verursachte auch einige Todesfälle. Demgegenüber gingen 90% der Küken ein, die 2% Zn verzehrten. Bei der Autopsie dieser Küken konnten aber keine Herzveränderungen aufgefunden werden. 9850.

4-64/05-0615 Rigdon, R. H., Couch, J. R., Creger, C. R. und Ferguson, T. M.; Galveston, Univ. of Texas; College Station, Texas Agric. and Mechanical Coll. System. Galactose intoxication pathologic study in the chick. **(Pathologische Studien über Galaktose-Intoxikation beim Küken.)** Experientia [Basel] **19** (1963) Nr. 7. S. 349-352. – 8 Abb., 1 Tab., 9 Lit. Zus. in Franz.

An Küken verschiedenen Alters wurden Diäten mit 10% bis max. 54% Galaktose verfüttert. Eintagsküken, die 20% Galaktose erhalten hatten, zeigten schon nach 1-2 Tagen Tremor und verendeten nach 2-5 Tagen. 1-4 Wochen alte Tiere zeigten bei derselben Dosierung erhöhte Bewegungsaktivität und oftmals Anfälle. Die histologische Untersuchung verendeter oder nach Anfällen getöteter Tiere ergab im Gehirn Degeneration von Neuronen mit Vacuolenbildung und pericellulärem Ödem, besonders an den Basalganglien, Medulla und Occipitallappen. Entzündliche Reaktionen fehlten. Die genannten Veränderungen waren bei getöteten Tieren nicht immer zu finden. Der Mechanismus über das Zustandekommen der Veränderungen ist unbekannt. W. Seffner. 9850.

4-64/05-0616 Becker, K.; Berlin-Dahlem, Bundesgesundheitsamt. **Ergebnisse einer Probebekämpfung verwilderter Haustauben.** Anz. Schädlingskunde verein. Schädlingsbekämpf. **36** (1963) Nr. 5. S. 73-77.

Die Bestandsdichte verwilderter Haustauben hat in manchen Städten Deutschlands eine solche Dichte erreicht, daß die öffentliche Hand regulierend eingreifen muß. Es werden die Ergebnisse von Probebekämpfungen mit der

HCN-Methode an sieben Taubenschwärmen in Westberlin mitgeteilt. Die Bekämpfung wurde in den frühen Morgenstunden durch Auslegen von zyklonhaltigen Futterbrocken durchgeführt. Die Schwärme wurden dabei knapp um die Hälfte reduziert, wobei es auf die Geschicklichkeit des Personals ankommt. Bei den getöteten Tieren fanden sich auffallend viel männliche, was damit zu erklären ist, daß während der Nacht und den Morgenstunden das Brutgeschäft von den weiblichen Tauben übernommen wird.

L. Stoll. 9850.

4-64/05-0617 Jungherr, E. L.; New York, Amer. Cyanamid Co. Histopathology in the diagnosis of poultry diseases. **(Histopathologie in der Diagnostik der Geflügelkrankheiten.)** Brit. veterin. J. **119** (1963) Nr. 3. S. 93 bis 98. – 10 Abb., 1 Tab., 11 Lit.

Zur richtigen Einschätzung histopathologischer Veränderungen müssen Fälle aus der Praxis und aus Versuchen miteinander verglichen werden. Die verschiedenen Erkrankungen der Atmungsorgane lassen sich mit Hilfe der Histopathologie gut von einander unterscheiden. Geflügelpocken: ballonähnliche Degeneration der schuppigen Epithelzellen und Bildung von intracytoplasmatischen, sudanophilen und eosinophilen Einschlußkörperchen; infektiöse Laryngotracheitis: nekrotisierende desquamative Tracheitis mit Einschlußkörperchen vom Typ A in den Epithelzellen; infektiöse Bronchitis, Newcastle Disease und Mycoplasmose: Tracheitis catarrhalis mit Schwellung der Epithelzellen und nachfolgender Abflachung der intraepithelialen Drüsen, Ödem und mononuclearer Infiltration der Propria mucosae; Infektion mit *Haemophilus gallinarum*: Zerstörung des Epithels, submucöses Ödem und mucopurulentes Exsudat von kurzer Dauer. Die verschiedenen Vit.-Mangel-Erkrankungen kann man ebenfalls histol. besser differenzieren. Die Diagnostik von Neoplasmen ist grundsätzlich nur mit Hilfe der Histologie möglich. Besonders wichtig ist diese Methode zur Aufklärung nervöser Störungen wie Encephalomalacie, Encephalitis, Newcastle Disease, Leukose, Neurolymphomatose. In der Diskussion bestätigt J. S. Garside den großen Wert der Histopathologie an Hand von Versuchen mit *Mycoplasma gallisepticum*.

E. Tempel. 9850.

XXV. KRANKHEITEN DER TIERE ZOOLOGISCHER GÄRTEN, DER PELZTIERE, DES WILDES, DER FISCHE

4-64/05-0618 Anonym. Fifth international symposium on diseases of zoo animals. **(Fünftes Internationales Symposium über Krankheiten der Zootiere.)** Veterin. Rec. **75** (1963) Nr. 35. S. 886-887.

Das alljährlich stattfindende Symposium wurde 1963 in Amsterdam abgehalten. Die Hauptthemen galten den Erkrankungen der Raubtiere und der Beuteltiere.

A. Kuntze. 9862.

4-64/05-0619 Heje, Niels-Iver; Copenhagen, Roy. Veterin. and Agric. Coll. Tuberculosis in zoo-mammals. **(Tuberkulose bei Zoosäugetieren.)** Nord. Veterinärmed. **14** (1962) Nr. 9. Suppl. Nr. 1. S. 199-205. – 6 Lit.

Von 1952 bis 1961 wurden 417 Tiere des Zoologischen Gartens Kopenhagen seziert. Hierunter wurden insgesamt 13 Fälle von Tuberkulose bei 3 Affen, 3 Elchantilopen, 6 Giraffen und 1 Lama ermittelt. Während die letzten drei Tierarten mit *M. bovis* infiziert waren, wurde aus den Affen die humane Variante nachgewiesen. In 9 Fällen wurde der Primärherd im Verdauungstrakt gefunden, bei den übrigen 4 Fällen (jeweils einer bei jeder Tierart) in der Lunge bzw. deren Lymphknoten. Das pathologisch-anatomische Bild war bei den einzelnen Tierarten unterschiedlich. Es ähnelte beim Affen dem des Menschen, während beispielsweise die Veränderungen bei den Giraffe denen der Pferdetuberkulose glichen. Das von den Haustieren her bekannte Ein-

teilungsprinzip für die Pathogenese der Tuberkulose kann auch für die Beurteilung der Tbc bei Zoo-Säugetieren verwendet werden.
E. Wiesner. 9862.

4-64/05-0620 Kronberger, H.; Leipzig, Karl-Marx-Univ., Veterin.-Pathol. Inst. **Geschwülste bei Zootieren.** Nord. Veterinärmed. **14** (1962) Nr. 9. Suppl. Nr. 1. S. 297–304. – 10 Lit.

Es werden die im Leipziger Veterinär-pathologischen Institut zwischen 1942 und 1961 gefundenen Neubildungen bei Zootieren und die zwischen 1917 und 1961 bei Zoo- und Ziervögeln diagnostizierten ausgewertet. Die meisten der beschriebenen Geschwülste der Zoosäugetiere stammten von Landraubtieren. Bei 7 der 10 obduzierten Waschbären und bei je 2 von 7 Marderhunden bzw. Fleckenhyänen wurden Neubildungen beobachtet. Bei 6 der 7 betroffenen Waschbären saßen die Primärtumoren in der Schilddrüse, wobei ungeklärt blieb, ob die Ursache hierfür rein geographisch oder fütterungsbedingt ist. Unter den Vögeln fanden sich bei 228 Wellensittichen 10 Geschwulstträger (4,4%), wobei es sich zumeist um Carcinome und Sarkome handelte. Die Geschwulsthäufigkeit liegt damit weitaus höher als beim Hausgeflügel (Haushuhn 2,09% aus 10723 Sektionen im gleichen Zeitraum).
E. Wiesner. 9862.

4-64/05-0621 Heymann, Horst. **Adaptionssyndrom bei Affen.** Nord. Veterinärmed. **14** (1962) Nr. 9. Suppl. Nr. 1. S. 329–334. – 4 Lit.

Besonders unter den Affen sind nach Tiertransporten Anpassungskrankheiten bis zur restlosen Eingewöhnung häufig. Verantwortlich gemacht werden hierfür neben der kurzen Transportzeit (Flugzeug) die Transportbelastung (Zusammenpferchung) und das völlig andere Klima sowie die neuen Fütterungsmethoden im Ankunftsland. Ausschlaggebend sind höchstwahrscheinlich die psychischen Reize (Abfangen aus der Wildnis, Zusammenpferchen, Beförderung, neue Lebensverhältnisse), und so sind Erkrankungen in Wintertransporten nicht häufiger als in Sommertransporten. Zahlreiche Sektionen lassen eine Nebennierenhypertrophie als Ausdruck der erhöhten Corticosteronproduktion erkennen. Im Stadium der Erschöpfung versagt die Nebenniere, die verschiedensten, mitunter banalen Noxen gewinnen die Oberhand, führen zu Adaptationskrankheiten mit ihren vielen Symptomen und schließlich zum Tode. E. Wiesner. 9862.

4-64/05-0622 Mandal, L. N., Gupta, B. N. und Prasad, A. K.; Patna, Ranchi Veterin. Coll.; Bihar Veterin. Coll.; Bihar, Livestock Res. Stat. Amoebiasis and giardiasis in a chimpanzee. **(Amoebiasis und Giardiasis bei einem Schimpansen.)** Indian veterin. J. **40** (1963) Nr. 6. S. 374-376. 9862.

4-64/05-0623 Mortelmans, J. und Vercruysse, J.; Antwerp, Belgium, Inst. of Trop. Med. Dithiazanine iodide (Dilombrin Pfizer), a useful antihelmintic drug in white-faced chimpanzees (Pan schweinfurthii-Gigl). **(Dithiazanin-Jodid [Dilombrin Pfizer], ein nützliches Heilmittel gegen Helminthen in weißgesichtigen Schimpansen [Pan schweinfurthii-Gigl].)** Nord. Veterinärmed. **14** (1962) Nr. 9. Suppl. Nr. 1. S. 279-283. 9862.

4-64/05-0624 Füzi, M. und Csóka, R.; Budapest, Ungarn, Med. Univ., Inst. für Mikrobiol. **Serologische Untersuchungen auf Leptospirose unter Affen.** Z. Immunitäts- u. Allergieforsch. **125** (1963) Nr. 3. S. 246-252.

100 importierte *Macacus*-Affen wurden mit 40 Leptospiren-Serotypen, zum Teil exotischen Ursprungs, mit Hilfe der Agglutinations-Lysis-Reaktion auf das Vorkommen von Antikörpern geprüft. Positive Seroreaktionen wurden bei 4 Seren beobachtet, und zwar zweimal mit *L. poi* und je einmal mit *L. pomona* und Leptospiren der Hebdomadisgruppe. Nach experimentellen Untersuchen anderer Autoren sind Affen zumindest für *L. icterohaemorrhagiae*

empfänglich. Die Untersuchungen der Vff. sprechen dafür, daß importierten Affen für die Einschleppung exotischer Leptospiren keine große Bedeutung zukommt. L. Stoll. 9862.

4-64/05-0625 Peters, J. C. und Zwart, P. **Dithiazanin-Jodid (Dilombrin) als Therapeutikum gegen Acanthocephalabefall bei Affen.** Nord. Veterinärmed. **14** (1962) Nr. 9. Suppl. Nr. 1. S. 284–287. 9862.

4-64/05-0626 Heider, Günther; Leipzig, Karl-Marx-Univ., Inst. für Veterin.-Mikrobiol. und Tierseuchenlehre. **Untersuchungen zur Ätiologie einer der Pseudotuberkulose ähnlichen Erkrankung bei Blaumaulmeerkatzen (Cercopithecus cephus L.).** Nord. Veterinärmed. **14** (1962) Nr. 9. Suppl. Nr. 1. S. 206–212. – 6 Lit.

Zwei Blaumaulmeerkatzen erkrankten mit Erscheinungen, die denen der Tuberkulose und Pseudotuberkulose sehr ähnlich waren und die sowohl klinisch wie auch pathologisch-anatomisch nicht ohne weiteres von diesen beiden Krankheiten abgetrennt werden konnten. Aufgrund der verschiedensten Untersuchungen glaubt Vf., daß die von ihm bei beiden Tieren isolierten Bakterienstämme zur Familie der *Brucellaceae* gehören. Innerhalb dieser Familie scheinen sie dem Genus *Pasteurella* anzugehören und hier der Species *Pasteurella pseudotuberculosis* eng verwandt zu sein. Eine Identität mit dieser Art liegt jedoch nicht vor. Therapeutisch werden bei Verdacht tuberkulöser Erkrankungen von Affen und Meerkatzen Iso-Nicotinsäure-Hydrazid und Antibiotica, z. B. Tetracyclin empfohlen. E. Wiesner. 9862.

4-64/05-0627 Duncan, J. R., Lederer, H. A., Ramsey, F. K. und Tyler, D. E. Fibrous dysplasia in a monkey. **(Fibröse Dysplasie bei einem Affen.)** Iowa State Univ. Veterinarian **25** (1962/63) Nr. 2. S. 81–82. – 3 Abb., 9 Lit.

Die klinischen Veränderungen eines an Osteodystrophia fibrosa erkrankten Kapuzineräffchens werden beschrieben. Das Tier verstarb nach dreimonatiger Krankheitsdauer. A. Kuntze. 9862.

4-64/05-0628 Becker, W. und Lahde, G.; Oldenburg, Landwirtschaftskammer Weser-Ems, Tiergesundheitsamt. **Shigella sonnei beim Schimpansen.** Nord. Veterinärmed. **14** (1962) Nr. 9. Suppl. Nr. 1. S. 217–224. – 29 Lit.

Im Schrifttum wird seit mehr als 50 Jahren regelmäßig über bakterielle Ruhrinfektionen bei Affen berichtet. In vorliegendem Falle wird eine tödliche *Shigella sonnei*-Infektion beschrieben. Der Tod der Schimpansen trat nach nur zweitägiger Krankheitsdauer ein; pathologisch-anatomisch war vor allem eine ausgedehnte katarrhalische, im Dickdarm teilweise hämorrhagische Enteritis festzustellen. Der Infektionsweg konnte nicht geklärt werden, obwohl *Sh. sonnei* die häufigste Ursache bei Fällen von Bakterienruhr im Regierungsbezirk Osnabrück ist. Grundsätzlich wird darauf hingewiesen, daß alle neu angekauften, insbesondere importierte Affen auf pathogene Darmkeime untersucht werden sollten, wobei nicht nur Salmonellen. sondern auch Shigellen berücksichtigt werden müssen. E. Wiesner. 9862.

4-64/05-0629 Farst, Don D. Tuberculosis in great apes – Columbus Municipal Zoo. **(Tuberkulose bei großen Affen im Städtischen Zoo in Columbus.)** Speculum **16** (1963) Nr. 3. S. 11–12. – 1 Abb.

Zwei junge Schimpansen reagierten bei der routinemäßigen Tuberkulinisierung positiv. Daraufhin wurden alle 7 erwachsenen Menschenaffen im Städtischen Zoo in Columbus unter Sernylandämpfung (Sernylan = Sernyl = Phencyclidin) tuberkulinisiert sowie klinisch und röntgenologisch auf tuberkulöse Veränderungen untersucht. 6 Tiere reagierten tuberkulinpositiv. Alle Menschenaffen wurden streng isoliert und sollen 12–24 Mon. mittels INH (14 mg/kg) und PAS (150–200 mg/kg) behandelt werden. A. Kuntze. 9862.

4-64/05-0630 Elze, Karl; Leipzig, Karl-Marx-Univ., Ambulator. und Geburtshilfl. Tierklin.; Zool. Garten. **Symptomatologie, Therapie und Prophylaxe der Omphalitis bei Löwenbabys (Panthera leo L.).** Nord. Veterinärmed. **14** (1962) Nr. 9. Suppl. Nr. 1. S. 251–258.

Im Zoologischen Garten Leipzig sind zwar bis heute fast 2000 Löwenbabys zur Welt gekommen, doch befriedigen noch immer nicht die Aufzuchtergebnisse. Als besonders kritische Tage werden der 2. und 3. und nochmals der 5. bis 7. Lebenstag angesehen. Vf. hat an 26 jungen Löwen in den letzten Jahren die Erfahrung gesammelt, daß Omphalitis im Gegensatz zu den Erfahrungen bei der Hauskatze hier recht häufig vorkommt. Sie manifestiert sich besonders vom 2. Lebenstag an und ist die wesentlichste Ursache der Verluste in der ersten Lebenswoche. Gute Wochenstubenhygiene, sorgfältigste Gesundheits- und Nabelkontrolle in den ersten Lebenstagen und rechtzeitig einsetzende prophylaktische Medikation oder Therapie (2 × 50 bis 100000 E Strecillin-Öl) gewähren einen sicheren Schutz vor Exitusfällen infolge septikämischer Omphalitis. E. Wiesner. 9862.

4-64/05-0631 Korda, Piotr; Warszawa, Zool. Garten. **Die häufigsten Erkrankungen bei Känguruhs in zoologischen Gärten.** Nord. Veterinärmed. **14** (1962) Nr. 9. Suppl. Nr. 1. S. 244–248. – 7 Lit.

Bei einer Analyse der in den polnischen zoologischen Gärten beobachteten Krankheitsfälle und Todesfälle unter Känguruhs wird Nocardiose am häufigsten festgestellt. Es ist allerdings zu bemerken, daß in den meisten Fällen Mischinfektionen (Actinobacillus, Streptothrix) vorlagen, die auch eine Kombinationstherapie erforderten. Symptome der Krankheit und Verlauf der Behandlung werden beschrieben. E. Wiesner. 9862.

4-64/05-0632 Scherbauer, Inge. **Verlauf und Behandlung einer Pneumonie bei einem Känguruh von einem Circus.** Nord. Veterinärmed. **14** (1962) Nr. 9. Suppl. Nr. 1. S. 249–250.

Kurzer kasuistischer Beitrag. Temperatur 35,5 °C (normal 32°), Puls 144, beschleunigte oberflächliche Atmung, 64 Atemzüge, struppiges, glanzloses Haarkleid, Mattigkeit, schlaffes Herabhängen eines Ohres. Bei Perkussion im Bereich des rechten Ellenbogengelenks handflächengroße Dämpfung, in deren Bereich das Atemgeräusch unterdrückt und pfeifend ist. 2,0 Polybion, 250000 E Omnamycin, 4,0 Transpulmin i. m. und Inhalation von Fichtennadel-Latschen-Öl blieben ohne Erfolg. Temperatursteigerung bis 37,0. Am 3. Tag nach 500000 E Pulmothenat und 4,0 Transpulmin geringgradige Besserung, jedoch immer noch 37,1°. Am 9. Krankheitstag erneuter Temperaturanstieg auf 38,1°. Bis zur endgültigen Genesung nach insgesamt etwa 14 Tagen wurden mehrfach noch Transpulmin, Lachesis, Campher und Polybion gegeben. Besonders Lachesis und Pyrogenium werden als günstig wirkende Präparate bezeichnet. E. Wiesner. 9862.

4-64/05-0633 Buck, N., Fry, P., Green, C., Gwynn, R., Keen, P., Pout, D., Pressland, D. und Suddes, H.; Camden Town, London, Roy. Veterin. Coll. The use of a thiambutene-(phencyclidine) hyoscine mixture for the immobilisation of the topi (Damaliscus korrigum) and the hippopotamus (Hippopotamus amphibius). **(Die Verwendung einer Thiambuten-(Phencyclidin-) Hyoscin-Mischung zur Immobilisation der Topi-Leier-Antilope und des Flußpferdes.)** Veterin. Rec. **75** (1963) Nr. 24. S. 630–633. – 2 Abb., 8 Lit.

2 Flußpferde (*Hippopotamus amphibius*) und 4 Topi-Leier-Antilopen (*Damaliscus korrigum*) wurden zur Blutentnahme und klinischen Untersuchung mittels Thiambuten-Phencyclidin-Hyoscin-Mischung niedergelegt bzw. immobilisiert. Die Morphinwirkung (des Thiambutens) wurde durch Nallorphingaben verkürzt bzw. aufgehoben. Die „Narkose"mischung ist der Verwendung des Succinylcholins dadurch überlegen, daß sie eine sehr große therapeutische

Breite besitzt und außerdem durch Antidote bei evtl. Überdosierung rückgängig gemacht werden kann. Nachteilig ist jedoch die sehr lange Dauer bis zum Eintritt der Wirkung. Bei den Flußpferden vergingen etwa 2 Std. bis der Effekt voll ausgeprägt war. Die Antilopen liegen z. T. stundenlang fest, ohne daß jedoch Tympanien beobachtet wurden. A. Kuntze. 9862.

4-64/05-0634 Gorovitz, Ch.; Tel Aviv, Israel, Zool. Garten. Tuberculosis in an African elephant. **(Tuberkulose bei einem Afrikanischen Elefanten.)** Nord. Veterinärmed. **14** (1962) Nr. 9. Suppl. Nr. 1. S. 351–352.

Ein 31jähriger Afrikanischer Elefant erkrankte Mitte Mai 1959 und starb 3 Mon. später. Mukosa und Submukosa der Trachea kurz vor ihrer Bifurkation waren 5–15 mm verdickt, hart und fibrös. Ähnliche Veränderungen waren in den Bronchien und Bronchioli zu finden. In etwa 70% der rechten Lunge fanden sich ungleichmäßige, solide Infiltrationen von harter und spekkiger Konsistenz. In den befallenen Teilen wurden zahlreiche nekrotische Herde beobachtet. Das benachbarte Lungengewebe war teilweise ödematös und blutgefüllt, teilweise entzündet mit akuter Hepatisation, teilweise fibrös verändert und teilweise eitrig und gangränös. Derartige Veränderungen fanden sich besonders in der Hilusregion. Die linke Lunge zeigte, abgesehen von einer hypostatischen Kongestion, keine Veränderungen. Mediastinal- und Bronchiallymphknoten waren vergrößert und von Granulationsgewebe infiltriert. Die größten Lymphknoten hatten einen Durchmesser von 30 cm. Weitere Veränderungen wurden außerdem in der Milz beobachtet. Die Diagnose Tuberkulose wurde histologisch bestätigt, bakteriologische Untersuchungen konnten nicht durchgeführt werden. E. Wiesner. 9862.

4-64/05-0635 Elze, Karl; Leipzig, Zool. Garten; Karl-Marx-Univ., Ambulator. und Geburtshilfl. Tierklin. **Über eine unter dem klinischen Bild des Botulismus verlaufene Erkrankung beim Elefanten.** Nord. Veterinärmed. **14** (1962) Nr. 9. Suppl. Nr. 1. S. 259–271.

Innerhalb weniger Stunden erkrankte ein weibl. indischer Elefant unter den Symptomen völliger Schwäche, Mattigkeit, Lähmungserscheinungen der Extremitäten, Schluckbeschwerden, Salivation, schwachem und fadenf. Puls. Das Tier starb nach einem Tag. Pathologisch-anatomisch und -histologisch wurde Herz- und Kreislaufversagen ermittelt (greises Tier), bakteriologisch wurde kein Befund ermittelt. 3 Tage später erkrankte eine 9jährige indische Kuh aus der gleichen Boxe. Nach zweitägiger relativ ergebnisloser Behandlung mit Kreislaufmitteln, Traubenzucker und Methiovert werden 37 × 50,0 m Botulismus-Antitoxin-Serum Typ AB i. m. bzw. s. c. in Depots zu 50,0 bis 100,0 ml gespritzt (20–40fache Menschendosis). Die Injektionen des artfremden Eiweißes (Hammelserum) werden reaktionslos vertragen. In den ersten zwei Tagen danach besserte sich der Zustand langsam, vom 3. Tage an zusehends. Per exclus. wurde Botulinusverdacht diagnostiziert. Es wird empfohlen, tunlichst die Verfütterung von angegangenem Obst und Gemüse, fauligem Gras oder Feldfutter und verschmutztem, schimmeligen oder aus Überschwemmungsgebieten stammenden Heu zu verhindern. Auch die Ratten und Mäuse sollten in Zoologischen Gärten schärfstens bekämpft werden.

E. Wiesner. 9862.

4-64/05-0636 Stoll, L.; Berlin, Dtsch. Akad. der Wiss., Inst. für Vergleichende Pathol. **Experimentelle Infektionen mit Keimen der Salmonella- und Arizona-Gruppe bei Schlangen.** Nord. Veterinärmed. **14** (1962) Nr. 9. Suppl. Nr. 1. S. 2 25–232. — 22 Lit.

Bei Reptilien, insbesondere Schlangen, rufen häufig Keime der Salmonella- und Arizonagruppe Verluste hervor. Der Nachweis der Erreger erfolgt dabei durch bakteriologische Untersuchung des Kloakeninhalts. Klinische Erscheinungen sind meist nicht wahrnehmbar. Vf. versuchte an 19 Schlangen

(*Natrix natrix*, Ringelnatter) zu prüfen, ob es gelingt, gesunde Tiere tödlich zu infizieren. In unterschiedlicher Versuchsanordnung erhielten 8 Schlangen *S. muenchen* und 11 Keime der Arizonagruppe. Aus der ersten Gruppe starben 2 und aus der zweiten Gruppe 3 Tiere. Experimentelle Super- und Mischinfektionen mit diesen Keimen riefen keine weiteren Verluste hervor. Vf. schlußfolgert daraus, daß Salmonellen und Arizonakeime bei Reptilien zu den fakultativ krankmachenden Bakterien gehören. E. Wiesner. 9862.

4-64/05-0637 Lindau, K.-H.; Köln, Zool. Garten. **Erfahrungen mit Moronal bei der Aspergillose von Pinguinen.** Kleintier-Prax. **7** (1962) Nr. 7. S. 214–216.
Die Aspergillose ist bei Pinguinen eine Erkrankung, die stets große Verluste im Bestand verursacht hat. Seit einiger Zeit wird im Kölner Zoo das Moronal prophylaktisch und therapeutisch angewendet. Die Erfolge mit diesem Mycostaticum sind gut, obwohl aus Applikationsgründen das Mittel mit dem Futter verabreicht wurde. (1–3 Dragees tgl. für drei Tage). Fortgeschrittene Fälle sind nicht zu retten. K.-P. Jaksztien. 9862.

4-64/05-0638 Wolinski, Zbigniew und Landowski, Jan; Warszawa, Zool. Garten. **Über die Krankheits- und Todesfälle der Seelöwen in den polnischen Zoologischen Gärten.** Nord. Veterinärmed. **14** (1962) Nr. 9. Suppl. Nr. 1. S. 125–137. – 3 Tab.
Es werden zunächst sehr eingehend die Unterbringung und die sonstigen Haltungsbedingungen der Seelöwen (*Zalophus californianus*) in den polnischen Zoologischen Gärten beschrieben. In der Zeit von 1956 bis 1961 gingen daselbst von insgesamt 22 Seelöwen 12 Tiere ein. In 3 Fällen blieb die Todesursache unbekannt, in einem Falle wurde der Tod traumatisch verursacht. In 2 weiteren Fällen waren es Infektionskrankheiten (Pasteurellosen), in 1 Fall eine Parasitose (Lunge), in 4 Fällen Magen-Darmerkrankungen und in einem Falle eine Erkrankung der Atmungsorgane (Pneumonie), die zum Tode führten. Allgemein kann man sagen, daß die Magen-Darmerkrankungen der Robben auch heute noch eine bedeutende Rolle spielen, obwohl viele, früher tödlich verlaufende Fälle heute durch Antibiotica und Vitaminpräparate erfolgreich behandelt werden können. E. Wiesner. 9862.

4-64/05-0639 Raethel, H. S.; Berlin-Zehlendorf, Landesveterinäruntersuchungsamt. **Häufige Robbenerkrankungen in Zoologischen Gärten.** Nord. Veterinärmed. **14** (1962) Nr. 9. Suppl. Nr. 1. S. 344–350. – 16 Lit. Zus. in Engl., Dän.
Unter den beiden häufigsten Robbenarten, dem Seehund und dem Kalifornischen Seelöwen, sind Aborte, Totgeburten und lebensschwache Junge relativ häufig. Die Ursachen hierfür sind vor allem in einer qualitativ noch unzulänglichen Ernährung zu suchen. Unter den Todesursachen der Robben wird am häufigsten über traumatische Verletzungen des Verdauungsapparates durch abgeschluckte Fremdkörper berichtet. Daneben treten aber auch häufig Enteritiden auf, besonders nach Verfütterung verdorbener Fische, und gelegentlich auch Kochsalzvergiftungen. Auch Erkrankungen des Respirationsapparates sind nicht selten, Tuberkulose wird beobachtet. Augenerkrankungen, zumeist Hornhauttrübungen, und Pulpaentzündungen, durch das Abwetzen der Stoßzähne an Stein oder Beton, sind häufig, und ein wichtiges Kapitel der Robbenerkrankungen bilden Erfrierungen. Sehr häufig haben Robben auch unter Parasitenbefall zu leiden (Milben in den Atmungswegen, Magennematoden, Herzfilarien). E. Wiesner. 9862.

4-66/05-0640 Eriksen, E.; Copenhagen, Roy. Veterin. and Agric. Coll. Diseases of seals in the Copenhagen Zoo. **(Krankheiten bei Robben im Zoologischen Garten von Kopenhagen.)** Nord. Veterinärmed. **14** (1962) Nr. 9. Suppl. Nr. 1. S. 141–149.

Übersicht über die von 1954 bis 1962 festgestellten Krankheiten bei Seehunden, Seelöwen, See-elefanten und Walrossen. Die meisten Todesfälle traten als Folge von Gastroenteritiden ein, die jedoch nur schwache oder unspezifische Symptome zeigten. Erkrankungen der Atmungsorgane waren bei vorliegendem Material selten. Bei einem weiblichen Walroß wurde eine myeloische Leukämie diagnostiziert. Bei See-Elefanten wurde eine impetigoähnliche Krankheit festgestellt, bei der betahämolytische Streptokokken nachgewiesen werden konnten. Die sonst bei Robben üblichen Parasiten wurden auch hier gefunden: *Contracoecum*, *Anisakis*, *Dirofilaria immitis* und von den Ektoparasiten *Echinophthirius*. In keinem Falle waren jedoch die Parasiten als Krankheitserreger von Bedeutung. E. Wiesner. 9862.

4-64/05-0641 Schmitt, J.; Frankfurt/M., Zool. Garten. **Aktinomykose bei einer Mähnenrobbe.** Nord. Veterinärmed. **14** (1962) Nr. 9. Suppl. Nr. 1. S. 170–173. – 4 Lit.
Bei einer weiblichen Mähnenrobbe wird ein aktinomykotischer Prozeß im Bereich der Pleura gefunden. Die pathologisch-anatomischen und -histologischen Befunde werden beschrieben. Tuberkulose konnte ausgeschlossen werden, obwohl das Bild weitgehend der Serosentuberkulose ähnelte. Es wird vermutet, daß die vorliegende Thorax-Aktinomykose über Bißverletzungen im Hals-Brust-Bereich (lymphogen oder hämatogen) entstanden ist. Auch an eine endogene Infektion von der Mundhöhle her wäre zu denken.
E. Wiesner. 9862.

4-64/05-0642 Haaften, J. L. van; Itbon, Arnhem, Holland, Inst. for Biol. Field Res. Diseases of seals in Dutch coastal waters. **(Krankheiten bei Robben in holländischen Küstengewässern.)** Nord. Veterinärmed. **14** (1962) Nr. 9. Suppl. Nr. 1. S. 138–140. – 1 Abb.
Beschreibung der Symptome einer Krankheit, deren Ursache bisher nicht geklärt werden konnte. Auffallend war die häufige Anwesenheit der Lungenwürmer *Otostrongylus circumlitus* und *Parafilaroides gymnurus*.
E. Wiesner. 9862.

4-64/05-0643 Appleby, E. C.; Camden Town, London, Roy. Veterin. Coll. A case of gastric perforation by a foreign body in an elephant seal (Mirounga leonina). **(Ein Fall von Magenperforation durch einen Fremdkörper bei einem See-Elefanten [Mirounga leonina.].)** Nord. Veterinärmed. **14** (1962) Nr. 9. Suppl. Nr. 1. S. 164-165. 9862.

4-64/05-0644 Larsen, Steen; Copenhagen, Roy. Veterin. and Agric. Coll. A survey of the post mortem findings in Pinnipedia, autopsied during the 10-year period 1952-1961. **(Ein Überblick über Sektionsbefunde bei Pinnipedia, die in dem Jahrzehnt 1952–61 obduziert wurden.)** Nord. Veterinärmed. **14** (1962) Nr. 9. Suppl. Nr. 1. S. 150-160. 9862.

4-64/05-0645 Reineck, Mariane; Wilhelmshaven, Forsch.-Anst. für Meeresgeol. und Meeresbiol. „Senckenberg". **Über die Aufzucht verlassener Säuglinge von Phoca vitulina und dabei beobachtete Krankheiten.** Nord. Veterinärmed. **14** (1962) Nr. 9. Suppl. Nr. 1. S. 121–124. 9862.

4-64/05-0646 Singh, Ratan, Singh, Rathore Sohan und Kohli, R. N.; Bikaner, Coll. of Veterin. and Animal Sci. Ascites in camel – a case report. **(Ein Fall von Ascites beim Kamel.)** Indian veterin. J. **40** (1963) Nr. 6. S. 377 bis 380. 9862.

4-64/05-0647 Hilgenfeld, M.; Berlin, Dtsch. Akad. der Wiss., Inst. für Vergleichende Pathol. **Toxoplasmose bei Zootieren — eine mögliche Infektionsquelle für den Menschen.** Z. ges. Hyg. Grenzgebiete **9** (1963) Nr. 8. S. 576 bis 586.

In einem Tierpark wurde ein endemisches Auftreten der Toxoplasmose in einem Känguruhbestand beobachtet. 15 Tiere erlagen der Infektion. Der Toxoplasmennachweis wurde durch den Tierversuch aus Gehirnmaterial, Lungengewebe und Herzmuskel erbracht. Außerdem ist auf Grund der Organveränderungen anzunehmen, daß aus Nasensekret, Kot und Harn Toxoplasmen ausgeschieden wurden. Eine direkte Übertragung von Tier zu Tier wird vermutet. Im Zusammenhang mit der Endemie wurden Personen, die direkt oder indirekt Umgang mit den Tieren hatten, auf das Vorhandensein von Toxoplasmoseantikörpern untersucht. Verwendet wurden Sero-Farb-Test und KBR. Bei 20 untersuchten Personen betrug die Gesamtdurchseuchung 60%, das entspricht etwa der Durchseuchung der hiesigen Landbevölkerung. Das Pflegepersonal war zu 100% positiv, ohne jedoch klinisch zu erkranken.
L. Stoll. 9862.

4-64/05-0648 Møller, Tage; Copenhagen, Roy. Veterin. and Agric. Coll., Dep. of Gen. Pathol. and Pathol. Anatomy. Three casuistic reports of toxoplasmosis in zoo-animals (Macropus bennetti, Marmota marmota, Lepus timidus). **(Drei kasuistische Beiträge zur Toxoplasmose bei Zootieren [Macropus bennetti, Marmota marmota und Lepus timidus].)** Nord. Veterinärmed. **14** (1962) Nr. 9. Suppl. Nr. 1 S. 233–243. – 15 Lit.

Es werden drei letal verlaufende Fälle von Toxoplasmose bei einem Känguruh, einem Alpenmurmeltier und einem Schneehasen beschrieben. Bei den beiden erstgenannten Tieren wurde die Diagnose mikroskopisch und im Übertragungsversuch auf Mäuse gestellt, im dritten Falle nur mikroskopisch.
E. Wiesner. 9862.

4-64/05-0649 Dziuk, H. E., Fashingbauer, B. A. und Idstrom, J. M.; St. Paul, Univ. of Minnesota, Coll. of Veterin. Med.; Minnesota Div. of Game and Fish. Ruminoreticular pressure patterns in fistulated white-tailed deer. **(Pansen-Hauben-Druckverhältnisse bei Virginiahirschen, denen Pansenfisteln angelegt worden waren.)** Amer. J. veterin. Res. **24** (1963) Nr. 101. S. 772-783. – 8 Abb., 3 Tab., 19 Lit.

Bei 2 männlichen Virginiahirschen (*Odocoileus virginianus*), die vorher abgerichtet worden waren Futter aufzunehmen, sich hinzulegen bzw. aufzustehen, wurden die Motilitätsverhältnisse der Vormägen untersucht. Die Pansenfisteln waren in Chloralhydratnarkose angelegt worden. Die Pansenbewegungen dauerten 20-30 Sek. Häufigkeit der Hauben- und ersten Pansenkontraktion änderten sich mit der Aktivität der Tiere. Die zweiten Pansenkontraktionenen und der Ructus verhielten sich im Verhältnis 1:1. Prinzipiell entsprechen die Druck- bzw. Motilitätsverhätlnisse denen von Rind und Schaf. Erstaunlich war, daß beide Hirsche nach der Abrichtung umgänglicher waren als die meisten Rinder und Schafe. A. Kuntze. 9862.

4-64/05-0650 Clarke, Neville P., Huheey, Marilyn und Martin, William M.; Denver, Colo., Stanley Aviation Corporation. Pentobarbital anesthesia in bears. **(Pentobarbitalnarkose bei Bären.)** J. Amer. veterin. med. Assoc. **143** (1963) Nr. 1. S. 47-51. – 1 Abb., 1 Tab., 6 Lit.

Bären sind wegen der anatomischen Ähnlichkeit mit dem Menschen und der etwa gleichartigen Reaktion auf aerodynamische Effekte besonders gut für Luftfahrtexperimente geeignet. 6 Baribals (*Euarctos americanus*) und 2 Kragenbären (*Selenarctos thibetanus*) wurden insgesamt 18mal mittels Nembutal leicht narkotisiert, bevor sie allen Versuchsbedingungen (Mitnahme im Flugzeug, Ausschleudern mit einem Schleudersitz bei hoher Geschwindigkeit) unterworfen wurden. Die Bären mußten 12-18 Std. vor Versuchsbeginn fasten und erhielten im Zwangskäfig 10,9-15,8 mg/kg (Durchschnitt 13,5 mg/kg) Pentobarbital i. v. in die V. saphena ext. bzw. int. injiziert.

Die Narkose ist relativ oberflächlich und für größere chirurgische Eingriffe nicht ausreichend. A. Kuntze. 9862.

4-64/05-0651 Appleby, E. C.; Camden Town, London, Roy. Veterin. Coll. A small outbreak of pseudotuberculosis in monkeys and tropical birds. **(Eine kleine Enzootie von Pseudotuberkulose bei Affen und tropischen Vögeln.)** Nord. Veterinärmed. **14** (1962) Nr. 9. Suppl. Nr. 1. S. 213–216. – 2 Lit.
2 Affen- und 7 Vogelarten erkrankten im Zoologischen Garten von Edinburgh an Infektionen mit *Pasteurella pseudotuberculosis*. Innerhalb von 6 Wochen starben 3 Affen und 8 Vögel. Klinische Symptome waren im allgemeinen nur wenige Stunden vorhanden, jegliche Behandlung blieb erfolglos. Pathologisch-anatomisch wurden die stärksten Veränderungen in Leber und Milz nachgewiesen, bakteriologisch konnte der Erreger aus den Eingeweiden nachgewiesen werden. Histologisch fanden sich entweder tuberkelähnliche Granulome mit zentral verkäsendem Herd oder große basophile Kolonien im Leberparenchym. Es wird angenommen, daß die Infektion über Früchte erfolgte, die mit Rattenkot beschmutzt worden waren, obwohl es nicht gelang, den Erreger vom Futter zu isolieren. E. Wiesner. 9862.

4-64/05-0652 Zwart, P.; Utrecht, Nederland, Inst. voor Trop. en Protozoaire Ziekten. Acariasis in canaries (a clinical report). **(Milbenbefall bei Kanarienvögeln. Klinischer Bericht.)** Nord. Veterinärmed. **14** (1962) Nr. 9. Suppl. Nr. 1 S. 292–296. – 4 Lit.
Im Frühjahr 1961 wurden zum ersten Mal Tracheamilben (*Sternostoma tracheacolum*) bei Kanarienvögeln in den Niederlanden beobachtet. Die Diagnose wurde aus der Einsendung eines privaten Züchters in Rotterdam durch Autopsie gestellt. Es wird das bisherige Schrifttum zu dieser Frage ausführlich gewürdigt. Die Behandlung der erkrankten Tiere erfolgte durch Inhalation von 4%igem Melathionpuder einmal wöchentlich über einen Verlauf von 6 Wochen. Zur Behandlung wurden die Vögel einzeln in einen $10 \times 10 \times 15$ cm großen Pappkorton gebracht. Es trat völlige Heilung ein. E. Wiesner. 9862.

4-64/05-0653 Tunomi, J. und Kangas, J.; Helsinki, State Veterin. Med. Inst. A fluorescent antibody technique for studies of mink virus enteritis. **(Eine Fluoreszenz-Antikörpertechnik zum Studium der Nerz-Virusenteritis.)** Arch. ges. Virusforsch. [Wien] **13** (1963) Nr. 4. S. 430–434. – 3 Abb., 8 Lit.
Vff. beschreiben eine Methode zur Feststellung fluoreszierender Antikörper in den Epithelzellen vom Dünndarm experimentell infizierter Nerze. Die spezifischen Virusantigene in diesen Epithelzellen waren zu cytoplasmatischen Körpern vereinigt. Der mögliche Nutzeffekt einer Fluoreszenz-Antikörpertechnik in der Forschung und Diagnostik der Nerz-Virusenteritis wird diskutiert. W. Winkler. 9870.

4-64/05-0654 Černý, Lubomír. Tuberkulóza u norků. **(Tuberkulose bei Nerzen.)** Veterinářství **13** (1963) Nr. 4. S. 152–154.
Es wird das Auftreten sowie das makro- und mikroskopische Bild der Tuberkulose bei 10 von derselben Farm stammenden Nerzen beschrieben, bei denen vor allem Veränderungen an der Lunge vorherrschten (die Herde waren über die ganze Lunge verstreut). In der Bauchhöhle stellte man eine Vergrößerung der Mesenteriallymphknoten, der degenerierten Leber (ohne makroskopische Tbc-Veränderungen) und der Milz fest. Histologisch und histochemisch wurden Veränderungen an Leber und Milz festgestellt, die für eine spezifische Tbc-Erkrankung sprachen, und eine starke Aktivierung des RES (mit Phagocytose der Tbc-Keime in der Milz). Das Plasma der epitheloiden Zellen und das nekrotisierte Gewebe enthielten Zuckersubstanzen mit 1,2-Glykolgruppen (positive PAS-Reaktion). Die Befunde deuteten auf perorale Infektion mit bovinem Typus, gefolgt von hämatogener Dissemination hin (bereits früher u. a. von Nieberle beschrieben). ČSSR / ÚVTI. 9870.

4-64/05-655 Akkermans, J. P. W. M.; Rotterdam, Centr. Diergeneeskundig Inst. Een onderzoek in de praktijk naar het voorkomen van Aleutian disease bij nertsen met behulp van de iodine agglutination test. **(Eine Praxis-Untersuchung über das Vorkommen der Aleuten-Krankheit bei Nerzen mit Hilfe des Iodin-Agglutinationstestes.)** Tijdschr. Diergeeeskunde **88** (1963) Nr. 13. S. 822–825. – 8 Lit. Zus. in Engl., Dtsch.

Bei der Aleuten-Krankheit der Nerze wird stets eine Hyperglobulinämie festgestellt. Mit Hilfe des Iodin-Agglutinationstestes nach Henson, Leader und Gorham ist es möglich, die Krankheit schon frühzeitig nachzuweisen. Die technische Durchführung der Blutentnahme und der Untersuchung werden beschrieben. Der Vf. ist mit den Ergebnissen zufrieden. E. Tempel. 9870.

4-64/05-0656 Dózsa, I., Kemenes, F. und Szent-Iványi, Th.; Budapest, Városliget, Zoo; Veterinärhochschule, Inst. für Seuchenlehre. **Untersuchungen über die Empfänglichkeit des Sumpfbibers (Myocastor coipus) gegenüber dem humanen, bovinen und aviären Typ des Tuberkuloseerregers.** Nord. Veterinärmed. **14** (1962) Nr. 9. Suppl. Nr. 1. S. 193–198.

Es wurden die Angaben von Ippen (1960) nachgeprüft, nach denen der Sumpfbiber gegenüber humanen Tuberkelbakterien empfänglich, gegenüber bovinen oder aviären Erregern jedoch widerstandsfähig sei. Aufgrund der Ergebnisse mehrerer Versuchsreihen konnten diese Angaben nur insoweit bestätigt werden, daß Vff. ebenfalls den humanen Typ als pathogen und den aviären als unschädlich für diese Tierart fanden. Von den in den Infektionsversuchen verwendeten zwei bovinen Stämmen war der Sumpfbiber nur gegenüber dem alten Laboratoriumsstamm „B“ resistent, während sich der virulente bovine Stamm „SZM“ als unter den Versuchsverhältnissen mindestens ebenso pathogen für diese Tierart erwies wie der humane Stamm. Die Unterschiede zwischen humanem und virulentem bovinem Stamm waren im Sektionsbild nicht so ausgeprägt, um zur Differenzierung der beiden Säugetiertypen des Erregers dienen zu können. E. Wiesner. 9870.

4-64/05-0657 Jusubov, M. Ju.; Karajasy, Aserbaidshan. SSR, Pelztierzuchtfarm. Vakcinacija nutrij pri pasterelleze. **(Vaccination der Nutrias bei Pasteurellose.)** Krolikovodstvo i zverovodstvo, Moskva **6** (1963) Nr. 2. S. 24 bis 25.

In einer Pelztierfarm beobachtete man starke Verluste unter den Nutrias (3584 in 5 Mon.) durch die Pasteurellose. Therapeutisch eingesetztes Serum gegen Rinderpasteurellose zeigte keinen allseitigen Erfolg. Bei der Sektion verendeter Tiere ermittelte man die für die Pasteurellose typischen Merkmale. Die bakteriologische Untersuchung bestätigte die Diagnose. Nach günstig verlaufenen vorbereitenden Versuchen setzte man zur Verhütung weiterer Verluste die Botulismus-Pasteurellose-Komplex-Vaccine für Nerze mit Erfolg ein. Dieser spezifische Schutz wurde durch Verbesserung der Fütterung und laufende Desinfektion gefestigt; in einigen Fällen kam das bereits erwähnte Serum zusätzlich zum Einsatz. W. Bathke. 9870.

4-64/05-0658 Hohner, L.; Karl-Marx-Stadt, Veterinäruntersuchungs- und Tiergesundheitsamt. **Neue Funde von Bandwurmfinnen beim Sumpfbiber (Myocastor coypus).** Angew. Parasitol. **4** (1963) Nr. 2. S. 108-110. – 6 Lit.

Die Parasitenfauna des Sumpfbibers (*Myocastor coypus Mol.*) ist der Artenzahl nach recht umfangreich. Die einheimische Nachzucht weist vorwiegend nicht wirtsspezifische Arten auf. Bislang sind nach der vorliegenden Literatur 6 Cestoden-Arten, zumeist deren Finnen gefunden worden. Bei einem in der Nähe von Arad (Rumänien) in der freien Wildbahn eingefangenen Sumpfbiber wurden in der Bauch- und Brusthöhle einige hundert 1,5-2,0 mm große vesiculäre Gebilde mit einem Skolex und sehr kleinen Schwanzbläschen gefunden. Rauchbach (1960) ordnete diese Finnen der Art *Taenia taeniaefor-*

mis zu. Vf. beschreibt das gleiche Material und hält die Cysticercen auf Grund der Skolexgröße, der Form, Größe und Zahl der Haken für Finnen der Art *Taenia crassiceps* (Zeder 1800), larv. (*Cysticerus longicollis* Rudolphi 1819) deren Adultus beim Fuchs, *Vulpes vulpes* vorkommt. S. Nickel. 9870.

4-64/05-0659 Malanowska, Teresa. Salmonella choleraesuis przyczyna ronień lisów. **(Salmonella choleraesuis als Abortursache bei Füchsen.)** Med. weteryn. **19** (1963) Nr. 7. S. 396-397. – 1 Tab. Zus. in Russ., Engl.
In einer Fuchsfarm (Blaufüchse) wurde häufiges Verwerfen und Neugeborenenverluste festgestellt. Die bakteriologische Untersuchung der Organe neugeborener Füchse erbrachte das Vorhandensein von *Salmonella choleraesuis*. Dagegen konnten die Bakterien aus den Kotproben (über 200) der erwachsenen Tiere nicht isoliert werden. Serologische Untersuchungen wurden mit dem Blutserum abortierender Mütter zweimal durchgeführt. Die erste Untersuchung zwei Wochen nach dem Verwerfen, die zweite sieben Wochen später.. In der ersten Untersuchungsreihe schwankte der Serumagglutinationstiter von 1:800 bis 1:100 und in der folgenden von 200 bis negativ. Die Agglutinationsreaktion mit Blutseren der zum Decken der abortierenden Weibchen verwandten männlichen Tiere zeigte in der ersten Untersuchung eine Titerhöhe von 1:100 bis negativ und in der zweiten einen Titer von 1:50 bis negativ. Die beobachtete Titererniedrigung kann mit dem Verschwinden der Bakterien aus dem Körper zusammen gebracht werden. Auf die Schnelligkeit dieses Vorganges übt das Chloromycetin einen Einfluß aus (für die Dauer von 7 Tagen 250 mg täglich pro Tier). Es ist dagegen merkwürdig, daß die bakteriologische Kotuntersuchung bei erwachsenen Tieren negativ ausfiel. Das kann einerseits mit dem schnellen Verschwinden der Bakterien aus dem Körper nach dem Verwerfen oder der Geburt, andererseits mit der Möglichkeit der Keimlokalisation in den Geburtswegen erklärt werden. Das ist mit einer verhältnismäßig niedrigen Keimvirulenz für die erwachsenen Tiere verbunden. Auf Grund der Beobachtungen wurden folgende Schlüsse gezogen: 1. *S. choleraesuis* verursacht das Verwerfen. 2. *S. choleraesuis* ist ein pathogener Mikroorganismus für Jungtiere und relativ pathogen für erwachsene Füchse. 3. Die Agglutinationsreaktion besitzt bei der durch *S. choleraesuis* hervorgerufenen Salmonellose einen größeren diagnostischen Wert als die bakteriologische Kotuntersuchung. 4. Chloromycetin hemmt den Krankheitsverlauf, aber es beseitigt die Bakterienträger nicht. 5. Die Anwendung von Salmonellavaccine führt zur Krankheitstilgung in der Farm.
PRL/CBR. 9870.

4-64/05-0660 Malczewski, Andrzej. Helminthofauna hodowlanych lisów i norek w Polsce. **(Helminthenfauna der Zuchtfüchse und -nerze in Polen.)** Acta parasitol. polon. **10** (1962) Nr. 16. S. 231-260. – 12 Tab., 29 Lit.
Es wurden Untersuchungen über die Pelztierverwurmung in Polen durchgeführt. Die Beobachtungen wurden an 330 Blaufüchsen, 61 Silberfüchsen und 104 Nerzen gemacht. Es wurden 33 Wurmgattungen, und zwar 17 Trematoden, 7 Cestoden-, 8 Nematoden- und 1 Acanthocephalusgattung festgestellt. Der höchste Trematodenprozentsatz (74% der untersuchten Tiere) wurde bei Blaufüchsen (*Alopex lagopus* L.) der höchste Cestodenprozentsatz (26%) bei Blaufüchsen (*Vulpes vulpes fulvus* Desm.), der höchste Nematodenprozentsatz (48%) bei Füchsen und die einzige Acanthusgattung (*Corynosoma somerme*) bei Nerzen festgestellt. Die Mehrzahl der isolierten Parasiten war bisher nur bei Vögeln bekannt. Die Invasionsextensität bei Blaufüchsen betrug 96%, bei Silberfüchsen 77% und bei Nerzen 17%. Eine Gattung (*Apophallus brevis*) wurde zum ersten Mal in Europa, 7 Gattungen (*Opisthorchis felineus, Rossicotrema donicum, Cryptocotyle lingua, Alaria alata, Dibotriocephalus latus, Cordicephalus phocarus, Taenia hydatigena*) zum ersten Male in Polen festgestellt. Der Blaufuchs erwies sich als ein neuer Wirt für

15, der Silberfuchs für eine und der Nerz für drei Wurmgattungen. Es konnte festgestellt werden, daß die Futterart den entscheidenden Einfluß auf die qualitative Wurmzusammensetzung sowie auf die Invasionsextensität und -intensität ausübte. PRL/CBR. 9870.

4-64/05-0661 Machnicka-Roguska, Barbara und Fagasiński, Andrzej. Białka surowicy krwi u lisów srebrzystych po podaniu leczniczych dawek adipinianu piperazyny i chterochlorku etylenu. **(Blutserumeiweiß bei Silberfüchsen nach Applikation von therapeutischen Dosen Piperazinadipat und Tetrachloraethylen.)** Acta parasitol. polon. **10** (1962) Nr. 6. S. 96-103. — 2 Tab., 7 Lit.

Piperazinadipat und Tetrachloraethylen gehören zu den am meisten bei Pelztieren als Wurmmittel angewandten Präparaten. Es besteht die Ansicht, daß sie völlig ungefährlich seien und keine schädlichen Nebenwirkungen besäßen. Da jedoch nach ihrer Anwendung Störungen des Allgemeinbefindens auftraten, wurden Untersuchungen über das Verhalten der Blutserumeiweiße in der Elektrophorese nach Anwendung dieser Präparate durchgeführt. Die Ergebnisse führen zu dem Schluß, daß bei Füchsen, die Teterachloraethylen erhielten, eine relative Erhöhung des Alpha$_2$-, Beta- und Gammaglobulingehalts auftritt. Das deutet auf das Vorhandensein von Entzündungen hin. Veränderungen des Beta- und Gammaglobulingehalts wurden erst nach viermaliger Verabreichung festgestellt. Das spricht für eine Kumulation infolge der successiven Gaben (Erscheinungen von Leberschädigung). Nach der Verabreichung von Piperazinadipat trat eine Verminderung des relativen Albumin- Alpha$_1$- und Alpha$_2$-Globulingehalts auf. Nach Absetzen der Präparate kehrte die Höhe dieser Fraktionen zum Anfangswert zurück, was dafür spricht, daß die beobachteten Veränderungen einen vorübergehenden Charakter hatten. Die Ergebnisse der durchgeführten Untersuchungen weisen sogar auf die Toxizität therapeutischer Tetrachloraethylendosen hin. Darum ist die Anwendung auf unerläßliche Fälle zu beschränken.
PRL/CBR. 9870.

4-64/05-0662 Laughton, Nancy, Till, D. X. und Noble, C.; Birmingham, Univ. An outbreak of acute pseudotuberculosis in a chinchilla colony. **(Ein Ausbruch einer akuten Pseudotuberkulose in einem Chinchillabestand.)** Veterin. Rec. **75** (1963) Nr. 33. S. 835-838. — 4 Abb., 11 Lit.

Von 29 Tieren einer Chinchillazucht gingen innerhalb von 5 Tagen 10 Tiere unter den Erscheinungen der Appetitlosigkeit, Lethargie und Schläfrigkeit ein. Fieber und Veränderungen der Beschaffenheit des Kotes traten nicht auf. Zur Sektion gelangte nur ein Tier, bei dem eine membranöse Colitis ohne Lymphknotenschwellung sowie eine Durchsetzung der Leber und Milz mit gelbweißen Herden festgestellt wurde. Histologisch wurden nachgewiesen: Bakterienkolonien und Zellinfiltrate in der Submucosa des Colons, Infiltrationsherde mit zentralen Bakterienkolonien und Nekrosen in der Leber, Herde verschiedener Größe und Charakters, von denen mehrere Bakterienkolonien enthielten, in der Milz, degenerative Veränderungen im Bereich der Glomeruli und Tubuli der Nieren, Hyperämie, Ödem und Emphysen der Lunge. Die Bakterien waren gramnegativ, konnten kulturell aus der Leber isoliert und als *Pasteurella pseudotuberculosis* differenziert werden. Die Resistenzbestimmung ergab eine Empfindlichkeit gegenüber Streptomycin 10 μg, Chloroamphenicol 25 μg, Tetracyclin 25 μg, Chlortetracyclin 50 μg. Gegenüber Penicillin 1 IE, Novobiocin 5 μg und Sulfadimidin 200 μg bestand eine Resistenz. Ein Heilerfolg ließ sich weder mit Chloramphenicol noch mit Sulfadimidin erzielen. Zu erwägen ist der prophylaktische Einsatz einer aus avirulenten Stämmen von *Past. pseudotuberculosis* gewonnenen Lebendvaccine. H. Zimmermann. 9870.

4-64/05-0663 Galli, Giuseppe. Segnalazione di un focolaio di listeriosi nel cincilla in Italia. **(Hinweis auf einen Listeriose-Ausbruch beim Chinchilla in Italien.)** Veterin. ital. **14** (1963) Nr. 7/8. S. 617-622.
Eine Erkrankung von vier Chinchillas, die aus Kanada eingeführt wurden, wird mit ihren klinischen Symptomen, pathologisch-anatomischen Befunden und bakteriologischen Untersuchungsergebnissen beschrieben. Im Tierversuch und durch serologische Untersuchung wird bestätigt, daß es sich um *Listeria monocytogenes*, Serotyp 1 handelt. Vf. vermutet, daß die importierten Chinchillas an sich gesunde Bakterienträger waren, die infolge der Umwelteinflüsse, nicht zuletzt auch der Futterumstellung, erkrankten und innerhalb weniger Tage eingingen. Eine Ausbreitung auf die 20 in der Aufzuchtstation gehaltenen Chinchillas erfolgte nicht. Es handelt sich um den exakt geführten Nachweis der ersten Falles von Listeriose beim Chinchilla in Italien.
K. Reinhardt. 9870.

4-64/05-0664 Krzeski, L. Kokcidioza królików. **(Die Coccidiose bei Kaninchen.)** Hodowca drobnego Inwentarza **11** (1963) Nr. 5. S. 12-13.
Die Coccidiose wird durch einzellige Parasiten – Sporentierchen – hervorgerufen. Desinfektionsmittel sind für ihre Vernichtung wenig wirksam. Hohe Temperatur und Trockenheit vernichten sie schnell. Bei den Kaninchen treten einige Arten dieser Parasiten auf; einige von ihnen leben nur im Darm, andere in den Gallengängen der Leber. Die Coccidien vernichten die Organe, in denen sie sich entwickeln, und vergiften den Organismus. Der Befall erfolgt durch die Berührung des von Coccidien befallenen Materials, d. h. Exkremente, Futter und Wasser sowie durch die Berührung erkrankter Tiere. Je jünger die Kaninchen sind, um so empfindlicher sind sie gegen die Krankheit. Die Krankheit wird gefördert durch Futter, das arm an Mineralsalzen und Vitamin A ist. Die Darmcoccidiose ruft Freßunlust, starken Durchfall, Blähungen, Blutarmut und Schwäche hervor. Die Symptome der Lebercoccidiose sind dieselben, nur mit dem Unterschied, daß anstelle von Durchfall Gelbsucht auftritt. Die Behandlung besteht darin, kranke von gesunden Tieren zu trennen, sie in desinfizierten Käfigen unterzubringen und ihnen Medikamente zu verabreichen. Bei Darm- und Lebercoccidiose wird den Kaninchen 3 bis 5 Tage Natriumsulfometazin in 0,2%iger Lösung gegeben, Phenothiazin wirkt nur bei Darmcoccidiose; Die Dosierung beträgt 1 bis 2 g Phenothiazin je kg Kgw. Kaninchen bei der Morgenfütterung 5 bis 7 Tage lang. Ein wirksames Mittel gegen die Darmcoccidiose ist auch Furakokzid. Es werden 0,02% mit Weichfutter 10 bis 14 Tage lang verabreicht. Die halben Dosierungen dieser Medikamente gibt man auch Kaninchen, die keine Krankheitssymptome zeigen, allerdings mit kranken Tieren in Verbindung kamen. PRL/CBR. 9870.

4-64/05-0665 Lanphear, Paul R.; New York, Animal Inspection and Quarantine Div. Transquilization and immobilization of wild animals. **(Beruhigung und Immobilisation von Wildtieren.)** J. Amer. veterin. med. Assoc. **142** (1963) Nr. 10. S. 1126–1129.
Es machte sich eine Kennzeichnung von Wildwiederkäuern, die aus Ländern importiert worden waren, in denen MKS oder Rinderpest herrscht, notwendig. Zu diesem Zweck wird über den Einsatz von Succinylcholinchlorid bei Wildwiederkäuern, Zebras und Onager berichtet. Gallamin setzte man bei 8 Weißschwanz-Gnus, Promazin bei 15 Wildwiederkäuern und 26 Onager bzw. Zebras ein. Aus 5 Tab. ist das jeweilige Geschlecht der Tiere, das geschätzte Gew., die angewandte Dosierung, die Dauer bzw. der Eintritt der Wirkung und die Wirkungsweise ersichtlich. O. Dietz. 9880.

4-64/05-0666 Larsen, L. H.; Sydney, New South Wales, Univ., Veterin. School. Restraint and anaesthesia of wild animals in captivity. **(Ruhig-**

stellung und Anaesthesie von Wildtieren in Gefangenschaft.) Austral. veterin J. **39** (1963) Nr. 3. S. 73–80.

Bei der Ruhigstellung und Narkotisierung von in Gefangenschaft gehaltenen Wildtieren wird der Tierarzt vor besondere Probleme gestellt. Von 1959–1962 konnte der Autor am Tarong-Park-Zoo in Sydney 62 Wildtiere verschiedener Arten narkotisieren. Ein Fortschritt wurde durch die Projektilinjektionen und durch die Anwendung von Muskelrelaxantien, besonders durch Anwendung des Succinylcholins und durch Anwendung von Neuroleptica erzielt. Die Großkatzen reagieren ähnlich wie die Hauskatzen. Die Bären reagieren ähnlich wie die Hunde, die Wildwiederkäuer können mit dem Hausrind verglichen werden, die Rhinos und Elefanten zeigen ähnliche Reaktionen wie das Pferd. Zunächst werden Barbituratnarkosen mit Pentobaton-Natrium und Thiopenton-Natrium beim Löwen beschrieben. Weitere Barbituratnarkosen wurden beim Tiger, Jaguar, Ozelot und dem Kodiak-Bären durchgeführt. Zum Teil erfolgte eine Prämedikation mit Neuroleptica und eine zusätzliche Applikation von Atropinsulfat. Bei zwei Hyänen konnte eine Allgemeinbetäubung umgangen werden. Bei Affen wurde ebenfalls ein Barbiturat eingesetzt. 14 Känguruhs wurden unter Thiopenton-Narkose kastriert. Eine Elefantennarkose wurde durch Prämedikation von 1250 mg Promazin eingeleitet und mit Thiopenton unterhalten. Beim Rhino erfolgte die Narkose durch Kombination von Chloralhydrat und Thiopenton. Eine Giraffe wurde mit Succinylcholin gelegt. Elch-, Antilopen- und Guanako-Narkosen wurden wiederum durch Anwendung von Barbituraten erzielt. Die einzelnen operativen Eingriffe, die unter den entsprechenden Narkosen durchgeführt wurden, werden aufgeführt. Insgesamt wird über 4 Todesfälle berichtet.
O. Dietz. 9880.

4-64/05-0667 Lang, Ernst M.; Basel, Schweiz, Zool. Garten. **Erfahrungen mit neuen Anthelminthica bei Wildtieren.** Nord. Veterinärmed. **14** (1962) Nr. 9. Suppl. Nr. 1. S. 272–278. 9880.

4-64/05-0668 Siefke, A. **Der Einfluß von Endo- und Ektoparasiten auf die Qualität des Wildes.** Jagd **13** (1963) Nr. 5. S. 103–106. – 2 Abb.

Anhand der Lit. wird der Einfluß von Parasiten auf den Gesundheitszustand, das Kgw. und die Geweihbildung des Rehwildes diskutiert. Nach Zugrundelegung eines tschechischen Berechnungsschlüssels betrug der parasitenbedingte Verlust beim Rehwild der DDR im Jahre 1959 1038000 DM! Gefährlichster Endoparasit ist *Haemonchus contorus.* Ektoparasiten spielen keine wesentliche Rolle. A. Kuntze. 9880.

4-64/05-0669 Wackernagel, Hans; Basel, Zool. Garten. **Reh-Haltung.** Nord. Veterinärmed. **14** (1962) Nr. 9. Suppl. Nr. 1. S. 377–380. 9880.

4-64/02-0670 Cociu, Mihai und Wagner, Gert; Bukarest, Zool. Garten. **Ein Fall von Magen- und Darmwurmbefall bei Capreolus capreolus in Halbgefangenschaft.** Nord. Veterinärmed. **14** (1962) Nr. 9. Suppl. Nr. 1. S. 288–291. 9880.

4-64/05-0671 Ursiny, J. Pri pitve zajačej zveri. **(Sektion von Hasenwild.)** Pol'ovníctvo Rybárstvo **1963** Nr. 4. S. 4–5. – 5 Abb.

Für die Information der in der forstwirtschaftlichen Produktion Tätigen beschreibt Vf. einige Ursachen des Absterbens von Rehwild und besonders von Hasen. Diese Ursachen sind: Mangel an Grünfutter, im Winter Befall durch Lungen- und Darmparasiten, Tbc, Leukämie, eitrige Lungenentzündung und Tularämie bei Hasen. Näher beschreibt er die Entwicklung von Cysticerken bei Hasen und den Schutz gegen die Cysticerkose und warnt vor unsachgemäßem Sammeln des eingegangenen Wildes, das an Tollwut erkrankt sein könnte (Fund eines eingegangenen Dachses). ČSSR/ÚVTI. 9880.

4-64/05-0672 Vámos, R. und Tasnádi, R. Ammóniás halpusztulás tünetei és tényezői. **(Symptome und Faktoren der durch Ammoniak verursachten Fischverluste.)** Állattenyésztés [Tierzucht] **11** (1962) Nr. 4. S. 367–371. – Aus: Ung. Agrar-Rdsch. **1963** Nr. 3.
In ihren Versuchreihen untersuchten die Vff. die Ursachen der Anreicherung an Ammoniak in Fischteichen, das Verhalten der Karpfen in einer alkalischen und ammoniakhaltigen Umgebung, den Einfluß einer höheren Temp. und eines erhöhten pH-Wertes auf die Gestaltung der sogenannten Manifestationszeit, die Wirkung der ammoniakhaltigen Umgebung auf Karpfen, die an Bauchwassersucht leiden, sowie bei Karpfenhaltung auf Reisfeldern, die Ursachen des Fischsterbens durch Kopfdüngung der Reisfelder mit Ammioniak-Düngemitteln und schließlich die Grenzwerte der auf Karpfen toxisch wirkenden geringsten Ammoniakkonzentration. Sie unternahmen die physiol. Untersuchungen in 4,52 m langen, 2,62 m breiten und 0,9 m tiefen Betonbehältern an 0,6 bis 0,8 kg schweren Karpfen. Auf Grund ihrer Versuchsergebnisse stellten sie fest, daß das künstlich alkalisierte Wasser an sich bei einem pH-Wert von 9,5 keinen schädlichen Einfluß auf die Fische hat. Bei Erhöhung der Temp. erhöht sich – auch bei unverändertem pH-Wert – die Menge des undissoziierten Ammoniaks erheblich; so kann eventuell eine geringe Konz. von 1 bis 1,5 mg/l mit einem pH-Wert über 9 bei anhaltender Er-Erwärmung des Wassers Fischverluste verursachen. Die für Karpfen toxische bzw. letale Menge beträgt 0,5 mg NH_3 je Lit. Karpfen, die infolge der Wirkung des Ammoniaks auf den Grund des Gewässers gesunken waren, kamen – wenn man sie in frisches Wasser versetzte, zu sich und regenerierten sich innerhalb von 2 Std. offensichtlich völlig. Die Wirkung des Ammoniaks trat bei den an Bauchwassersucht erkrankten Karpfen früher in Erscheinung als bei den gesunden. Bei Karpfenhaltung auf Reisfeldern darf man bei einer Gelegenheit nicht mehr als 30–40 kg Ammoniakdünger je Katastraljoch (= 0,575 ha) ausstreuen, damit das eventuell sich bildende Ammoniak den toxischen Grenzwert nicht überschreitet. Der Kunstdünger muß bei trübem Wetter oder in frühen Morgenstd. ausgestreut werden, wenn die Temp. des Wassers noch niedrig ist. Zur Herabsetzung des pH-Wertes im Wasser ist es ratsam, das Feld vor dem Ausstreuen des N-haltigen Kunstdüngers mit frischem Flußwasser mit einem pH-Wert von ca. 7,2 aufzufüllen. 9890.

4-64/05-0673 Molnár, K. und Németh, I. **Beiträge zur Untersuchung der Fischparasiten in Ungarn. 1. Mitt. Kiemenwürmer von Karpfen und Karauschen.** Acta veterin. Acad. Sci. hung. **12** (1962) Nr. 3. S. 249–255. – Aus: Ung. Agrar-Rdsch. **1963** Nr. 3.
Seit dem Herbst 1960 durchgeführte Fisch-parasitologische Faunauntersuchungen ergaben, daß in Ungarn an den Karpfen und Karauschen außer den zur Gattung *Dactylogyrus* [*Monogenea*] gehörigen bereits bekannten drei Kiemenparasitenarten [*Dactylogyrus vastator*, Nybelin, 1924; *C. anchoratus* Dujardin, 1945; *D. extensus* Mueller et van Cleave, 1932] noch weitere drei, in Ungarn bisher nicht beobachtete Arten [*Dactylogyrus wegeneri* Kulwiec, 1927; *D. minutus* Kulwiec, 1927; *D. intermedius* Wegener, 1919] schmarotzen. Auf Grund von Lit. und einigen Untersuchungen werden die charakteristischen morphol. Merkmale dieser Arten mitgeteilt. Die in Ungarn unter dem Namen *D. solidus* Achmerow, 1948 bekannte Art ist mit dem von Mueller und von Cleave 1932 beschriebenen *D. extensus* identisch, stellt somit das Synonym des letzteren dar. Im Gegensatz zu den bisherigen Erfahrungen kommt diese Art auch an Karauschen vor. 9890.

4-64/05-0674 Lucký, Z., Mesároš, E. und Pleva, V. Příspěvek k etiologii infekční vodnatelnosti kaprů. **(Beitrag zur Ätiologie der infektiösen Wassersucht des Karpfens.)** Sborník Vysok é koly zemědělsék Brně, Řada B

10(31) (1962) Nr. 3/4. S. 113-122. — 8 Abb., 10 Tab., 19 Lit. Zus. in Russ., Engl., Dtsch.
Die Erforschung der Ätiologie der infektiösen Wassersucht der Karpfen wird teilweise beschrieben. Den Gegenstand der Versuche bildeten Karpfenbruten im Gewicht von 30-40 g und Karpfensätze von 250-400 g Gewicht, die aus Zuchten stammten, wo keine Form dieser Erkrankung festgestellt wurde. Das Material wurde entweder intraperitoneal oder per os infiziert, und zwar teils mit Bakterienstämmen, *Aeromonas punctata* (*syn. Pseudomonas punctata*), die Fischen entstammten, die an der inneren Form der infektiösen Wassersucht erkrankt waren, teils mit Filtrat von Organen und Haut der kranken Fische. Bei den Versuchen mit künstlicher bakterieller Infektion gingen die meisten Fische ein; durch Versuche mit Filtraten und Suspenionen wurde bei sämtlichen Fischen die Wassersucht hervorgerufen, die Fische aber gingen nicht einmal nach 2 Mon. ein. Die Infektion mit *Aeromonas punctata* war notwendig, wenn die Fische an infektiöser Wassersucht eingehen sollten, aber die Frage der Virus-Ätiologie blieb ungeklärt. ČSSR/ÚVTI. 9890.

4-64/05-0675 Rychlicki, Z. und Hłond, S. Próby stosowania wapna palonego przy inwazji kulorzeska (Ichtyophthirius). **(Versuche zur Anwendung von gelöschtem Kalk gegen Ichtyophthirius-Invasion bei Karpfen.)** Roczniki Nauk rolniczych, Ser. B **82** (1963) Nr. 1. S. 183-186. — 6 Lit.
In den Teichen von zwei Versuchsbetrieben wurde gelöschter Kalk in Form von Stückchen bis zu 7 mm zur Bekämpfung einer Ichtyophthirius-Invasion bei Karpfen verwendet. Bei dieser Bekämpfungsmaßnahme wurden bei der Fischbrut weder Ausfälle durch Tod noch durch Atemnot festgestellt. Die Fische verhielten sich normal. Die Ergebnisse der Beobachtungen zeigen, daß die Verwendung von gebranntem Kalk zur Bekämpfung von Ichtyophthirius zweckmäßig ist. Nach Anwendung von Kalk ging dieser Schädling sichtbar zugrunde. Es müssen dabei hohe Kalkdosierungen angewandt werden (Stoßdosierungen), vor allem in der Anfangsphase der Invasion, d. h. zum Zeitpunkt der Vermehrung des Parasiten, sobald er auf die Oberfläche der Fischhaut gelangt. Anschließend setzt er sich unter der Haut fest. Die Karpfenbrut zeigt große Resistenz gegen Kalkeinwirkung.
PRL/CBR. 9890.

4-64/05-0676 Żarnecki, S. Howe poglądy na posocznicę karpia. **(Neue Anschauungen über die Septikämie bei Karpfen.)** Gospodarka rybna **15** (1963) Nr. 5. S. 19-21.
Auf Grund vieler Untersuchungen wurde festgestellt, daß eine der wichtigsten Ursachen für das Auftreten der Septikämie bei Karpfen die Abnahme der Eiweißmenge im Blutserum ist. Es wurde festgestellt, daß ein sehr wichtiger Faktor, der die Zusammensetzung und Menge des Eiweißes im Blut beeinflußt, die Zusammensetzung des Futters ist. Sehr gute Ergebnisse bei der Bekämpfung der Septikämie gibt die Methode von Zator. Die Methode besteht darin, die Karpfen im Herbst nicht zu fangen, sondern sie den Winter über in den Aufzuchtteichen zu belassen. Der überwinterte Besatz wird im späten Frühjahr gefangen, wenn in den Aufzuchtteichen, die besetzt sein müssen, sich das Wasser bereits etwas erwärmt und die Fauna sich wieder entwickelt hat. Es wurde festgestellt, daß für das Auftreten der Krankheit in erster Linie der Anfälligkeitsgrad des Karpfens oder seine Kondition maßgebend sind. Es wurde festgestellt, daß Erschütterungen durch das Fangen im Herbst, die Überwinterung in starker Konzentration in den tiefen Überwinterungsteichen, das Fangen der geschwächten Karpfen sofort nach der Eisschmelze und ihr Umsetzen in frisch angefüllte Teiche, wo sie hungern, zu einer übermäßigen Schwächung der Fische beitragen. Im geschwächten Organismus entstehen günstige Voraussetzungen für die massenhafte Entwicklung der Infektion, und es kommt zum Ausbruch der Septikämie. Die Methode von

Zator verhindert eine zu große Reduzierung der Eiweißmenge im Blutserum während des Winters und ermöglicht den Aufbau von Albumin und anderen Eiweißen im zeitigen Frühjahr. PRL/CBR. 9890.

4-64/05-0677 Priebe, K.; Bremerhaven-F., Staatl. Veterinäramt. **Beitrag zum Auftreten und zur Morphologie des als „Tintenbeutel" bezeichneten Parasiten Sarcotaces arcticus in der Muskulatur des Blauen Lengfisches (Molva byrkelange Walb).** Berliner Münchener tierärztl. Wschr. **76** (1963) Nr. 17. S. 356-360. — 9 Abb., 3 Lit.
In der Muskulatur des Blauen Lengfisches (*Molva byrkelange* Walb) treten des öfteren etwa walnußgroße cystenartige Veränderungen, sog. „Tintenbeutel" auf, die Anlaß zu lebensmittelhygienischer Beanstandung geben. Von den im Herbst und Winter 1962 in Bremerhaven angelandeten Fischen dieser Art waren in einigen Fällen bis zu 10% mit derartigen Veränderungen behaftet. Als Ursache wurde bereits 1874 und 1896 ein parasitischer Krebs erkannt, der zu den *Cirripedien* gehört und den Namen *Sarcotaces arcticus* trägt. Die Morphologie des Parasiten und seiner Larvenstadien wird eingehend beschrieben und durch zahlreiche Abbildungen veranschaulicht.
R. Buchwalder. 9890.

4-64/05-0678 Havelka, Josef; Vodnany-Praha, ČSSR, Fischerei-Forsch.-Inst. **Die Heilung eines erkrankten Zitteraales (Electrophorus electricus) durch Antibiotika.** Z. Fischerei Hilfswiss. [N.F.] **11** (1963) Nr. 5/6. S. 475 bis 480. — 4 Abb. Zus. in Russ., Engl.
Bei einem 12,17 kg schweren Zitteraal (*Electrophorus electricus*) entwickelte sich zwischen rechtem Auge und Bartflosse ein 5 × 8 cm großer Eiterherd. Wochenlang vorher hatte das Tier schon die Nahrung verweigert. Als Erreger wurden *Pseudomonas punctata ascitae* und *Ps. fluorescens* isoliert. Im Abstand von einer Woche erhielt der Fisch 2mal je 500 mg Synthomycetin i. m. Danach heilte die Wunde zu. Ein Jahr später bildeten sich Rezidive aus, die anfänglich erneut mit Synthomycetin-, später mit Streptomycininjektionen behandelt wurden. Während der Genesung verstarb der Fisch an den Folgen einer Phenolvergiftung. A. Kuntze. 9890.

4-64/05-0679 Lom, Jiří. Prvoci na našich rybách. **(Protozoen auf unseren Fischen.)** Živa **11(49)** (1963) Nr. 4. S. 126-129. — 9 Abb.
Zu den zahlreichen Parasiten, die bei größerer Vermehrung die Haut der Fische angreifen und deren Tätigkeit noch nicht genügend erforscht ist, gehören neben den Würmern die Protozoen. Auf der Haut fast eines jeden Fisches kann man mindestens einige Exemplare und in bestimmten Perioden auch eine größere Anzahl von Infusorien der Ordnung *Peritricha*, am häufigsten den Gattungen *Scyphidia* und *Epistylis* gehörend, vorfinden. Von der Familie *Urceolariidae*, die auf der Haut und den Kiemen leben, sind am häufigsten die Trichodinen (*T. domergues* und *T. nigra*), von denen bestimmte Arten nur auf bestimmten Fischen leben. Die Trichodinen vermehren sich besonders in den Frühjahrsmonaten auf geschwächten Fischen, greifen ihre Haut an und öffnen auf diese Weise den Zutritt verschiedenen bakteriellen und mykotischen Seuchen (besonders bei der Brut). Ausschließlich auf Kiemen leben die Gattungen *Trichodinella*, die auch in das Innere des Fischkörpers vordringen. Auf Kiemen verschiedener Fischarten leben weitere Infusorien, wie z. B. *Trichophrya intermedia*, die sich vom Aussaugen durchbluteter Kiemenblätter ernähren. Von weiteren auf der Oberfläche der Fische lebenden Protozoen sind der Flagellat *Costia necatrix* und das Infusorium *Chilodonella cyprini* (leben nicht nur auf Karpfen, sondern auch in Aquarien) sowie *Ichthyophthirius multifillis*, eine Wimpertierart (die schon einen Gewebeparasiten darstellt, denn seine vegetativen Stadien bohren sich tief in die Haut ein), zu nennen. Den besten Schutz gegen die Vermehrung

der obenerwähnten Protozoen bildet die Fürsorge dafür, daß die Fische während der Überwinterung gesund bleiben. Wird das Auftreten der Protozoen festgestellt, bedient man sich verschiedener chemischer Lösungen, besonders beim Besatz in neuen Behältern. ČSSR/ÚVTI. 9890.

XXVI. ZOONOSEN

4-64/05-0680 Schoop, G.; Frankfurt/M., Johann-Wolfgang-Goethe-Univ., Inst. für Zoonosenforsch. **Zur Epidemiologie der Zoonosen.** Dtschr. tierärztl. Wschr. **69** (1962) Nr. 19. S. 544-547.
Es wird der Versuch unternommen, die Infektionskrankheiten in das Gebäude der Ökologie einzubauen. Das Wesen der Biozönose wird erläutert. Der Mensch als ein Glied der Biozönose, hat in seiner geschichtlichen Zeit systematisch in die Biozönosen eingegriffen. In der Tierzucht wurden wirtschaftlich nutzbare Tiere auf engem Raum zusammengedrängt. Mit zunehmender Populationsdichte wuchs die Gefahr der Seuchen. Auch die Haltung und Pflege dieser Tiere brachten für den Menschen Gefahren mit sich. Die klassischen Zoonosen wie Malleus, Milzbrand u. a. sind zurückgedrängt. Auch die Tuberkulose wurde an vielen Orten ausgerottet. Neue Zoonosen wie Listeriose, Toxoplasmose, Ornithose wurden infolge verbesserter Diagnostik entdeckt. An einigen Beispielen, so bei der Ornithose, wird erläutert, wie sich durch Eingriffe in die Biozönose der Charakter einer Erkrankung ändern kann.
L. Stoll. 9900.

4-64/05-0681 Cameron, T. W. M.; Quebec, Canada, McGill Univ., Macdonald Coll. Sylvatic zoonoses. **(Sylvatische Zoonosen.)** Veterin. Rec. **75** (1963) Nr. 36. S. 895-897.
Je nachdem, ob Infektionskrankheiten von der Frühzeit an bei Wildtieren vorkamen oder erst zu einem späteren Zeitpunkt der phylogenetischen Entwicklung von Haustieren auf Wildtiere übertragen wurden, unterscheidet Vf. zwischen primären und sekundären sylvatischen Zoonosen. Die Stellung des Menschen als häufiger oder gelegentlicher Wirt von Erregern sylvatischer Zoonosen wird besonders beleuchtet. Viele der Infektionskrankheiten des Menschen haben ihren Ursprung in der engen Lebensgemeinschaft mit dem Tier, und im Laufe der phylogenetischen Entwicklung haben sich bestimmte Krankheitserreger so dem menschlichen Organismus angepaßt, daß sie ihre Pathogenität für den ursprünglichen tierischen Wirt verloren haben. Andere Erreger paßten sich dem Haustier an und gefährden auf diese Weise den Menschen („domestische Zoonosen"), können unter Umständen aber auch auf Wildtierarten wieder übergreifen. – Unter diesem Gesichtswinkel werden bedeutsame Zoonosen herausgegriffen und von ihrem Ursprung bis heute verfolgt. – Die Arbeit ist vor allem vom vergleichend-pathologischen Standpunkt interessant. K.-D. Jentzsch. 9900.

4-64/05-0682 Poljakov, I. Ja.; Leningrad, Unions-Forsch.-Inst. für Pflanzenschutz. Dostiženija i zadači ėkologii v bor'be s gryzunami–vrediteljami sel'skogo chozjajstva. **(Errungenschaften und Aufgaben der Ökologie im Kampfe mit Nagetieren, die Schädlinge der Landwirtschaft sind.)** Zoologičeskij žurnal, Moskva **41** (1962) Nr. 11. S. 1601-1617. – 111 Lit. Zus. in Engl.
9900.

4-64/05-0683 Folesky, H. **Hautkrankheiten in der Landwirtschaft.** Hyg. Lande **1963** Nr. 6. S. 63–71.
Bei Beschäftigten in der Landwirtschaft können beruflich bedingte Hautkrankheiten durch folgende Ursachen auftreten: 1. Klimatische Einflüsse; 2. Chemische Substanzen, hier besonders Pflanzenschutzmittel und Kunstdünger; 3. Pflanzen oder phytogene Stoffe, z. B. Hopfen, 4. Kontakt mit gesunden Tieren, z. B. Tierhaarallergien und Bienengift; 5. Infektions-

krankheiten der Haut. Vf. gibt zu jedem Abschnitt einige Beispiele aus der Literatur, wobei besonders die Imkerallergien, die Hautbrucellosen und der Melkerknoten abgehandelt werden. L. Stoll. 9900.

4-64/05-0684 Kaiser-Meinhardt, I.; Berlin, Humboldt-Univ., Charité, II. Klin. und Poliklin. für Hals-, Nasen-, Ohrenkrankh. **Die Beziehungen der Anthropozoonosen Tularämie, Leptospirose und Toxoplasmose zur Oto-Rhino-Laryngologie.** Z. ges. Hyg. Grenzgebiete **9** (1963) Nr. 6. S. 471–474.
Die Zoonosen Tularämie, Leptospirose und Toxoplasmose haben mitunter Schwerhörigkeit zur Folge. Seltener sind Meningitiden, Gleichgewichtsstörungen, Nystagmus und Facialisparesen anzutreffen. Vf. schildert kasuistische Erkrankungsfälle bei Kindern von 3–11 Jahren, hervorgerufen durch die genannten Zoonosen, die Komplikationen im Hals-, Nasen- und Rachenraum hervorriefen. L. Stoll. 9900.

4-64/05-0685 Bouvier, G.; Lausanne, Suisse, Inst. Galli-Valerio. Transmission possible de la tuberculose et de la brucellose du gibier à l'homme et aux animaux domestiques et sauvages. **(Die mögliche Übertragung der Tuberkulose und Brucellose des Wildes auf den Menschen und die Haus- und wilden Tiere.)** Bull. Office int. Épizooties **59** (1963) Nr. 3/4. S. 433–436.
Bei folgenden wildlebenden Säugetieren wurde Tbc festgestellt: 1 Gemse (0,26%), 11 Rehen (1,23%), 5 Dachsen (18,55%) und 2 Hirschen. Bei Wildvögeln erwiesen sich die nachstehenden Arten als tuberkulös: 4 Schwäne, 1 Bläßhuhn, 1 Kranich, 1 Drossel, 4 Ringeltauben, 1 Rußente, 2 Rebhühner und 3 Fasanen. Die 2 Hirsche stammten aus Graubünden, die anderen Tiere aus der Umgegend von Basel. Meist sind schwere Lungenveränderungen festgestellt worden. Da von Wildtieren sehr große Mengen von Tuberkelbakterien ausgeschieden werden, bilden sie oft den Anlaß für eine Ansteckung von Rindern bzw. von Neuinfektionen. Es handelt sich bei Gemsen in der Regel um den bovinen Typ, nur in seltenen Fällen um den humanen. Füchse und Dachse infizieren sich durch die Aufnahme von an Tbc verendeten Gemsen. Die Brucellose ist bei folgenden Tieren ermittelt worden: 2 Gemsen (0,22%), 7 Rehen (1,8%) und 73 Hasen (5%). Während es sich bei Gemsen und Rehen um *Brucella abortus* handelt, kommt bei Hasen in der Regel *Brucella suis, var. dan.* vor. Die pathologisch-anatomischen Veränderungen bei den genannten Wildtieren werden beschrieben. E. Tempel. 9908.

Redaktionsschluß: 20. 2. 1964

Herausgeber: Deutsche Demokratische Republik · Deutsche Akademie der Landwirtschaftswissenschaften zu Berlin, Institut für Landwirtschaftliche Information und Dokumentation Berlin W 8, Krausenstraße 38/39; Fernsprecher: 22 51 61. Chefredakteur: Dr. Ursula Witthrodt, stellvertretender Chefredakteur: Dr. Werner Kleeberg, Berlin W 8, Krausenstraße 38/39; Fernsprecher: 22 51 61. Redaktion der Abteilung IV-Veterinärmedizin: Oberveterinärrat Dr. Kurt Reinhardt und Prof. Dr. Ekkehard Wiesner, Berlin W 8, Krausenstraße 38/39; Fernsprecher 22 51 51. Verlag: Akademie-Verlag GmbH, Berlin W 8, Leipziger Straße 3–4; Fernsprecher: 22 04 41, Telex-Nr. 01 17 73, Postscheckkonto: Berlin 350 21. Bestellnummer dieses Heftes: 1030 IV – IX/5. Das Landwirtschaftliche Zentralblatt, Abt. Veterinärmedizin, erscheint monatlich. Einzelheft DM 20,–; einseitig bedruckte Ausgabe DM 24,–. Jahresbezugspreis DM 192,–; einseitig bedruckte Ausgabe DM 288,– einschl. Register, zuzüglich Porto- und Versandkosten. Gesamtherstellung: VEB Druckerei „Thomas Müntzer" Bad Langensalza. Veröffentlicht unter der Lizenznummer 1292 des Presseamtes beim Vorsitzenden des Ministerrates der Deutschen Demokratischen Republik.

FSC
www.fsc.org
MIX
Papier | Fördert
gute Waldnutzung
FSC® C083411

Zeitfracht Medien GmbH
Ferdinand-Jühlke-Straße 7
99095 Erfurt, Deutschland
produktsicherheit@kolibri360.de